慢性肾脏疾病病理诊断及实用透析技术的临床应用

主　编　王希倩　李莉娜　王丹　夏晓东　华罗刚
副主编　边　蕾　张　杰　刘迎澳

天津出版传媒集团
天津科学技术出版社

图书在版编目（CIP）数据

慢性肾脏疾病病理诊断及实用透析技术的临床应用 / 王希倩等主编. -- 天津 : 天津科学技术出版社，2024.3
ISBN 978-7-5742-1942-7

Ⅰ. ①慢… Ⅱ. ①王… Ⅲ. ①慢性病－肾疾病－病理学－诊断②慢性病－肾疾病－血液透析 Ⅳ. ①R692 ②R459.5

中国国家版本馆CIP数据核字(2024)第068607号

慢性肾脏疾病病理诊断及实用透析技术的临床应用
MANXING SHENZANGJIBING BINGLIZENDUAN JI SHIYONG TOUXI JISHU DE LINGCHUANGYINGYONG
责任编辑：李彬
责任印制：兰毅
出版：天津出版传媒集团
　　　天津科学技术出版社
地址：天津市西康路 35 号　邮编 300051
电话：（022）23332377
网址：www.tjkjcbs.com.ci
发行：新华书店经销
印刷：天津涵峰印刷有限责任公司

开本 787×1092 1/16 印张 16 字数 420 000
2024 年 3 月第 1 版第 1 次印刷
定价：60.00 元

编 者 名 单

主　编　王希倩　李莉娜　王丹　夏晓东　华罗刚
副主编　边　蕾　张　杰　刘迎澳

编　者　张　洁　庞　楠　张文婧　才让拉姆　郭子君

目　录

第一篇 概 论

第一章 透析技术的概况

第一节 透析技术的发展及临床应用概况

血液透析替代肾脏，20 年前仅仅是为了提高终末期慢性肾衰竭患者的存活率，而现在则要求血液透析不仅满足治疗的需要，更要保证患者的生活质量并使他早日恢复工作。这个目标的确立是在血液透析技术日臻完善的基础上提出来的。近年来，血液透析技术进展主要表现在以下几方面。

一、透析方法的改进

1. 透析液　我国目前仍使用醋酸盐透析液。临床研究表明有相当一部分患者表现为醋酸盐不耐受性，有加重心衰发生的倾向。因此国外已有 70%～80%以上血液净化中心已采用碳酸氢钠透析液，统计表明减少并发症的发生。为减少透析不均衡综合症的发生，增加透析液中糖含量，取得明显的疗效。透析液内钙、镁离子的浓度分别控制在 1.5～1.75mmol/L 及 0.5～0.75mmol/L，这有助于预防透析骨症。但是，透析液的含糖量增加、透析器膜的孔径加大后可能出现有所谓“反滤过”导致内毒素污染。为此，在透析液进入透析器前增加一个过滤器以清除污染物。同时采用容量法进行超滤自动控制。

2. 抗凝血技术的改进　在血液透析过程中，为了避免凝血，常以肝素为抗凝剂。长期使用肝素，可出现多种合并症和不良反应。近年来抗凝血技术的改进集中在以下两方面。

（1）合理选用其他有效的抗凝剂。如对出血性疾患进行透析时使用 NM 或 FOY。新的蛋白分解酶阻断剂——sulfamoyl penyl qunidinobenzoate methansulfonate 也有良好效果。抗血小板剂（E-5510）可口服使用，十分方便。低分子肝素可以减少用量及并发症，已得到广泛使用。

（2）改进透析器膜和血管通路的材料，以提高其抗凝血性。文献介绍聚乙烯乙烯醇（EVAL）膜的性能最佳，甚至可以进行无抗凝剂透析。使用表面肝素修饰血液通路及血仿膜透析器，也可进行无抗凝剂透析。其他类如纤维素膜会激活内源性或外源性血液凝固因子，聚砜和聚丙烯腈膜促进激活血小板凝血因子，因此仍需使用抗凝剂。

3. 膜的生物相容性问题　在血液透析过程中（特别是开始重 5 分钟以后），可以出现一过性白细胞减少、补体 C3 和 C5 被激活、某些血小板因子（β-TG）和第四因子（PF4）发生变化，还能出现诸如“首次使用综合征”的一类症状。出现这些现象有多种原因，但主要原因是所用膜的生物相容性问题。

近年来，针对生物相容性问题，很多学者潜心研究，开发出多种制膜材料。近期开发的膜中血仿膜的生物相容性最好，铜仿膜的生物相容性最差，其他一些高分子合成膜则介于两者之间。血仿膜是由纤维素膜改进而成，生物相容性、抗凝血性等均优于其他膜。

透析膜的生物相容性不好时，透析过程中还可能引起血液流变学特性改变、红细胞脆性增强、氧化耐受性降低，许多透析患者的免疫问题也与膜的生物相容性有关。因此，改进膜的生物相容性研究是血液净化的重要研究方向。

4. 透析器的重复使用问题　透析器的复用在世界许多地方普遍存在。在发展中国家，费用的考虑和尽可能治疗更多的晚期慢性肾衰患者是主要的原因。在工业化国家，由于保险支付费用下降和昂贵的治疗方法的推出，使降低治疗费用成为必经之路。近年来，透析器的复用多数学者强调复用的经济价值，但也有些学者注意到：复用的透析器除生物相容性较好外，还有其他的生物效应。文献中报道，复用的铜仿膜透析器在防止白细胞减少、血小板的变化和防止补体激活或在临床上出现相应的症状方面均明显优于首次使用的相同膜透析器。这可能是：在复用的透析器膜表面，由于与血液接触，吸附了一些蛋白类物质，形成一层新的表面，从而改变了生物相容性所致。但也有可能，血浆中的某些成分与膜的结构结合，改变了膜的性质。对此点还须做较多的工作来进一步证实。就白细胞的功能（多核白细胞趋化、吞噬功能、杀菌功能）而言，复用的铜仿膜透析器（国内目前应用较多的一种）有明显的优点。

文献的数据还显示，复用组的淋巴细胞转化功能、T 细胞功能和 T 细胞亚群的分布，也优于初用组。复用的透析器还可以改善红细胞脆性、氧化耐受性，改善血液流变学变化。因此，有许多学者赞同复用。还有一些学者则报道，复用透析器导致过敏反应增加、热原反应增多。复用高通量透析器增加感染的危险，因为血透膜表面的蛋白质沉淀为细胞存活提供更好的基底。复用程序改变了血透膜表面的蛋白质层，在氧化物对某些被吸收的蛋白质产生变形作用后，产生负电荷还会激活接触相系统，使产生更多的缓激肽。患者由于与用甲醛清洗的透析器接触，体内产生 Anti-N 类抗体。对合成纤维膜透析器的反复灭菌过程增加了膜的可透性，有可能导致大量的氨基酸和白蛋白的丢失。因此，他们认为复用是死亡率增高的原因之一。复用问题的争议还会继续下去。但是关键是要规范复用与灭菌的程序和方法。只有规范了程序和方法才能保证复用透析器的临床安全、有效地使用。而不能简单地像有的学者认为的那样，单用比复用好，而复用比不用好，或者认为应当简单地规定不准复用。

二、并发症的防治

实际上血液透析合并症的防治与透析方法的改进密切相关的。同时，也与透析治疗方案的改进、药物使用直接关联的。近年透析合并症的预防取得很大的进展。

1．继发性甲状腺功能亢进的预防，主要采用以下办法。

（1）应用活性 V 维生素 D_3。

（2）亢进的患者应用低钙透析液（1.25mmol/L 以下）及使用磷吸附剂。

2．铝蓄积症可出现透析性脑病、骨软化、贫血等，主要采用以下办法。

（1）限制铝摄入。

（2）降低透析液的铝含量。

（3）由于透析用水是正常人需用水的几百倍至几千倍，加强对透析用水的纯化处理极重要，采用反渗透法净化水，采用专门设备清除微量元素和有机物。

（4）应用去铁敏（DFO），形成 AI-DFO 复合物，减少对肝病和对眼、耳功能的影响等。

3．腕管综合征与淀粉样变沉积症的预防　近年来发现，慢性血液透析患者的腕管综合征和淀粉样变沉积症的发病率逐年上升，依靠透析存活 10 年以上者甚至高达 40%以上。原因是 β_2-微球蛋白在体内蓄积从而导致肌腱、关节发生淀粉样沉积所致，有时可累及骨、肝、心、肠管、皮下组织、残留肾或周身各器官。目前使用的各种透析膜对 β_2-微球蛋白的清除都不理想，而孔径较大的改进膜对 β_2-微球蛋白的清除可能好些，但又会流失较多的低分子蛋白。许多研究结果提示，膜的孔径超过 4.5nm，分子量在 30 000D 以下的物质皆可通过。有的学者认为，膜的孔径超过 9nm 时才能通过上述分子量的物质。β_2-微球蛋白的分子量为 11 800D，溶菌酶为 14 500D，催乳素为 22 000D，能清除 β_2-微球蛋白的膜孔径也能使分子量相近的其他物质流失。就清除 β_2-微球蛋白而言，就目前市场供应的几种膜材料，在孔径范围较相近时，聚砜膜、聚丙烯腈膜、聚甲基丙烯酸甲酯膜和血仿膜等可能更好。其顺序是：聚甲基丙烯酸甲酯膜＝聚砜膜＞聚丙烯腈膜＞铜仿膜。应用高效膜透析器有可能解决清除 β_2-微球蛋白问题，但要重视“反滤过”的问题。内毒素可激活白介素及肿瘤坏死因子（TNF），从而出现新的问题。

4．肾性贫血　终末期慢性肾衰患者都伴有贫血症状。血液透析治疗虽能替代部分肾脏功能，缓解病症，对贫血状况却不能改善，甚至还有部分加重的情况，这与肾衰患者体内促红细胞生成素分泌不足及造血抑制因子增加有关。很多学者还观察到终末期慢性肾衰患者体内某些毒素影响红细胞寿命，易出现溶血，导致溶血亢进。毒素导致的某些血小板功能障碍会发生加重透析患者的出血与失血。传统的治疗方法采取输血补充，近年来临床广泛采用基因重组促红细胞生成素（rHu-EPO），取得较好的治疗效果。一般采用 EPO 每次 150U/kg，每周 3 次。临床上的治疗目标通常是使 Ht 上升到 30%～35%，此时一般症状也有明显改善，生活质量提高，体力增强，食欲增进，营养状态改善，心血管功能、性功能、中枢神经系统功能、凝血功能、免疫功能等均有改善。

用药的不良反应主要有：①高血压：可能与EPO能使毛细血管痉挛的作用有关；②凝血亢进；③透析效率降低。有的报道提示，经过治疗Ht由20%上升到40%时，尿素清除率降低5%（实际上为6%～7%）。这是一个实际问题。现在临床上治疗的目标是使Ht上升到35%，若能上升到40%就应对效率降低的问题予以足够的重视；④过敏反应：发生率为4%～5%。

三、透析与氧自由基

正常细胞有氧代谢，能产生氧自由基，发挥其有益作用；同时机体组织、细胞又含有氧自由基清除剂，以消除其有害作用。在正常情况下，两者处于平衡状态，代谢失调，失去平衡，即氧自由基产生过多就会产生有害作用。在各种内因性、外因性刺激下，可导致反应性氧自由基产生过多，它对细胞膜、DNA有直接损害作用，可生成变性蛋白。它是自体免疫性疾病及癌的重要病因，也可损伤血管内皮细胞而引起循环障碍。在血液透析过程中，由细胞释放出的氧自由基增多（特别是开始的5～15分钟之后），补体激活和白介素-1、肿瘤坏死因子（TNF）、血小板激活因子（PAF）等细胞活素及LTB4、LTC4/D等因子出现又是氧自由基产生的诱发因子或促进因子。有人认为，透析性淀粉样变、红细胞寿命缩短的贫血、一过性肺功能障碍和甲基胍的产生等都与此有关，近来受到血液透析学术界的重视。

在血液透析过程中，有很多因素能使氧自由基释放增加。

1. 透析过程、体外循环开始至5分钟后，在一过性白细胞减少的同时，补体激活C3a、C5a增多，这是透析膜与生体相互作用的结果。此时由细胞中释放出来的氧自由基增多、血液中的氧自由基含量达到最高值。增加的数量取决于所用的透析膜。此时，一部分白细胞附着在膜及末稍血管壁上，一部分渗到血管外。在补体被激活的同时，IL-1、TNF、PAF等细胞活素和LTB4、LTC4/D4等因子也能诱发氧自由基产生。

2. 膜的直接刺激使白细胞释放的氧自由基数量增多，故膜的质量决定着氧自由基产生的数量。就制膜材料与多核白细胞接触时产生氧自由基的可能性而言，聚甲基丙烯酸甲酯膜的刺激最强，但在透析过程中释放的氧自由基并不多，其原因有待进一步探讨。

3. 透析器膜与血小板相互作用导致氧自由基释放增加。透析开始15分钟后，也有一过性血小板减少，同时血栓素（TXA_2、TXB_2）产生增加，血小板第Ⅳ因子和β-TG释放，血小板细胞膜的通透性加大，释放的氧自由基增多。

4. 透析器的某些灭菌消毒剂环氧乙烷和福尔马林，能使机体发生炎性反应，促使氧自由基产生。血液管路材料和β-葡聚糖均有促使氧自由基产生的作用。

5. 一些与透析液有关联的物质有促使氧自由基产生的作用。如氯胺，可产生反应性很强的次氯酸（OCL^-），内毒素作用到血管内皮细胞、多核白细胞、单核细胞或巨噬细胞等，使血小板激活物质（PAF）产生增多，这些都促进、诱发氧自由基产生。。

在血液透析过程中，氧自由基产生过多时、可造成多方面的损害，应予以足够的重视。有的作者观察到在透析过程中患者SOD变化，这也说明氧自由基的影响。给予氧自由基清除剂可有效地提高透析的安全性和有效性，也能够预防某些合并症的发生。

第二节　透析指征评价

血液透析是治疗急、慢性肾衰竭和其他一些严重疾病的重要治疗手段。血液透析治疗是对有可逆性因素的慢性肾损伤急性加重患者，使其度过急性加重期，为尿毒症患者日后进行肾移植提供有力保障，对肾移植前后提供应急措施，维持尿毒症患者生命，使尿毒症患者更好地融入社会。从事血液透析治疗的医护人员应掌握透析指征和诱导透析的基本知识。

一、急性肾衰竭

急性肾衰竭是多种病因引起的急性肾功能损害，是临床常见的危重症之一，是一大类病因各异、预后迥异的疾病，可在数小时至数天内使肾单位调节功能急剧减退，以致不能维持体液电解质平衡和排泄代谢产物，从而导致高血钾、代谢性酸中毒等一系列临床综合征。鉴于急性肾衰竭是器官衰竭中少数能够痊愈的疾病之一，因此很多学者主张在诊断明确的前提下及早开始进行透析治疗，开展治疗的时机不局限于所谓的透析指征，积极争取肾功能的恢复。出现下列任何一种情况即可进行透析治疗。以最大限度地争取人、肾均存活。

1. 透析指征　急性肾衰竭合并高分解代谢者指征：每日血尿素氮（BUN）上升大于等于 10.7mmol/L，血肌酐（SCr）上升＞176.8μmol/L，血钾上升 1～2mmol/L，HCO_3^-下降大于等于 2mmol/L。

非高分解代谢患者指征：无尿 48 小时以上，BUN 大于等于 21.4mmol/L，SCr＞442μmol/L，血钾≥6.5mmol/L，HCO_3^-＜15mmol/L，二氧化碳结合力＜13.4mmol/L，有明显容量负荷过重、急性肺水肿、消化道症状、精神及意识障碍；误输异型血或者其他原因所致溶血，游离血红蛋白＞12.4mmol/L。

2. 紧急透析指征

（1）严重高钾血症，血清钾＞7.0mmol/L 或有严重心律失常。

（2）急性肺水肿，对利尿药无反应。

（3）严重代谢性酸中毒，血 HCO_3^-＜13mmol/L。

二、慢性肾衰竭

成年非糖尿病肾病患者的肾小球滤过率（GFR）＜10ml/（min·1.73m²）；糖尿病肾病患者 GFR＜15ml/（min·1.73m²）这个指标并不是绝对的，即使患者指标达到上述标准，但如果患者尿量正常，无明显的水负荷，营养状况良好，机体内环境稳定，不影响日常生活，也可延缓肾脏替代治疗。

1. 早期透析指征

（1）内生肌酐清除率（Ccr）＜10ml/min。

（2）尿素氮（BUN）＞28.6mmol/L 或 SCr＞707.2μmol/L。

（3）血尿酸增高伴痛风者。

（4）高钾血症，K^+≥6.5mmol/L。

（5）代谢性酸中毒。

（6）口中有氨气味，食欲缺乏和恶心、呕吐等。

（7）慢性充血性心力衰竭、肾性高血压或尿毒症性心包炎，经一般治疗无效者。

（8）出现尿毒症神经系统症状。

2. 紧急透析指征

（1）药物不能控制的血钾浓度＞6.5mmol/L。

（2）水钠潴留、少尿、高度水肿伴有心力衰竭、肺水肿、高血压。

（3）代谢性酸中毒 pH＜7.2。

（4）并发尿毒症性心包炎、胸膜炎、中枢神经系统症状（如神志恍惚、嗜睡、抽搐、昏迷、精神障碍等）。

三、中毒和药物逾量

临床中遇到中毒和药物逾量时也可采用血液净化的方法进行治疗，一些相对分子质量较小、水溶性、蛋白结合率低的药物或毒物可采用血液透析、腹膜透析、血液灌流和血浆置换清除。有下列情况之一被认为是透析治疗的指征。

1. 用相对分子质量较小、水溶性、蛋白结合率低、危及生命的毒物或药物，如醇类、四环素、异烟肼、丙酮、造影剂等，保守治疗无效，临床症状进行性恶化。

2. 严重的中毒反应，出现生命体征异常。

3. 血药浓度已达到致死剂量。

4. 因中毒严重或患有慢性疾病，药物正常排泄障碍。

5. 药物代谢后产生毒性更大的物质或发生延迟性中毒的物质。

6．可能致死的药物存留在消化道而继续被吸收。

7．中毒者原患有慢性支气管炎、肺气肿，加重了昏迷的危险。

四、其他

在实际临床工作中，有很多内外科治疗方式不能涉及或治疗难以奏效者，也可采用血液净化的方式治疗。这为血液净化赋予了新的指征。

1．溶血　其游离血红蛋白＞80mg/dl。

2．代谢紊乱　高钙血症、高尿酸血症、乳酸性酸中毒、高渗性昏迷等病理生理状态，虽然并不是尿毒症所致，仍然可通过血液净化的手段予以纠正。

3．严重的水负荷过重　肾病综合征、肾功能正常的糖尿病肾病伴随高度水肿、顽固性心力衰竭、肝硬化腹水回输。

4．肝衰竭　肝性脑病、高胆红素血症、严重高热、低体温等。

第二章　肾脏解剖结构与生理功能

一、肾的临床解剖

1．肾的位置　肾位于脊柱两侧，腹腔的后上部，腹膜后间隙内，属腹膜外位器官。左肾在第 11 胸椎体下缘至第 2～3 腰椎椎间盘平面之间；从背部定位，其位于第 11～12 胸椎棘突之间或第 12 胸椎棘突至第 2～3 腰椎棘突平面。右肾位于第 12 胸椎体上缘至第 3 或第 3～4 腰椎棘突之间平面。左肾上端多数高于右肾，平均高出 1.7cm。肾下端距两髂嵴间连线的距离：左肾平均为 6.3cm，右肾平均为 5.7cm。一般女子较男子低半个腰椎体，儿童低于成人，新生儿肾的位置最低，有的可至髂嵴水平。两肾上端相距较近，距正中线平均 3.8cm；下端相距较远，距正中线平均 7.2cm。男子两肾至正中线的距离略长于女子。肾内侧缘至正中线的距离，即肾上下端的最突出点之间连线的中点至正中线的距离，平均为 4.1cm。左右两肾的此项平均值相等，但男子稍长于女子。在腰背部，肾门的体表投影点在竖脊肌外缘与第 12 肋所形成的夹角处，称肾区。

2．肾的形态　肾是泌尿系中重要的实质性器官，左、右各一，形似蚕豆，重量为 134～148g。肾分内、外两缘，前、后两面，以及上、下两端。内侧缘中部的凹陷称肾门，为肾的血管、神经、淋巴管及肾盂出入之门户。肾门的边缘称为肾唇。肾门前缘叫前唇；后缘叫后唇；上缘叫上唇；下缘叫下唇。由肾门伸入肾实质的腔隙称肾窦，内有肾动脉、肾静脉、淋巴管、神经、肾小盏、肾大盏和肾盂等通过，其间填充有脂肪组织。肾门是肾窦的开口。肾门诸结构被结缔组织包裹形成肾蒂。由于下腔静脉靠近右肾，右肾蒂较左肾蒂短，故右肾的手术较难施行。肾蒂内各结构的排列关系，自前向后顺序为：肾静脉、肾动脉和肾盂末端；自上而下顺序是：肾动脉、肾静脉和肾盂末端。肾的外侧缘较窄薄并向外凸隆，前面朝向腹外侧，凸度较后面明显；后面贴近腹后壁，上端宽而薄，下端窄而厚。

3．肾的构造　肾实质可分为位于表层的肾皮质和位于深层的肾髓质。肾皮质位于肾被膜下，呈弓形覆盖在肾锥体底的表面，并在肾锥体之间伸向肾窦，形成肾柱，内含叶间动脉和静脉。肾皮质厚 1～1.5cm，新鲜标本为红褐色，富含血管并可见许多红色点状小颗粒，由肾小体与肾小管组成。肾髓质血管较少，呈淡红色，约占肾实质厚度的 2/3，主要由 15～20 个肾锥体构成。肾锥体呈圆锥形，底朝向皮质，与皮质分界不清。肾锥体结构致密而有光泽，有许多由肾直小管和血管平行排列形成的颜色较深的放射状条纹，自髓质作放射状伸入皮质的条纹叫辐射部，又名髓质突。髓质突之间的部分为皮质迷路，内含肾小体和肾曲小管。肾锥体的尖朝向肾窦，突入肾小盏内，形成肾乳头，每个肾有 7～10 个肾乳头，肾乳头的形状，有时很不规则，其中较大者为复乳头，是由 2～3 个肾乳头合并而成。每个肾乳头上有 10～30 个小孔，叫乳头孔，是乳头管的开口。乳头孔排列成筛状，又名筛区。肾内生成的尿液经筛区进入肾小盏。肾小盏呈漏斗形，共有 7～8 个，其边缘包绕肾乳头，有时一个肾小盏可包绕 2～3 个肾乳头，承接排出的尿液。2～3 个肾小盏汇合成一个肾大盏。2～3 个肾大盏汇合成一个肾盂。肾盂离开肾门向下弯行，约在第2腰椎上缘水平，逐渐变细与输尿管相移行。成人肾盂容积3～10ml，平均为7.5ml。

4．肾的毗邻　肾较凸的前面实际上是肾的前外侧面。左、右肾前面的毗邻关系不同。

左肾前面：上端有一小区与左肾上腺相邻，左肾前面外侧半的上部约2/3与脾相邻。中部的方形区与胰体和脾血管相接触。方形区上方与肾上腺区和脾区之间的三角区与胃相接触。在脾区和胰区下方的外侧区与结肠左曲和降结肠起始部相邻，内侧区与小肠襻相邻。左肾前面的上部与胃底后壁相接触的面称胃面，中部与胰尾和脾血管相依的部位称胰面。

右肾前面：上端有一小区与右肾上腺接触。肾上腺覆盖肾的上端或其内侧缘的上部。此区以下肾前面的大部分（约3/4）为肝右叶的压迹，称为肝面，其内侧区与十二指肠降部相邻。肾前面下部的外侧区与结肠右曲相邻，称结肠系膜面。内侧区与部分小肠相邻。

肾后面：实际为肾的后内侧面，包埋在脂肪内，不覆盖腹膜。肾的后面有膈内、外侧弓状韧带、腰方肌、腹横肌腱膜、肋下血管和神经、髂腹下神经和髂腹股沟神经。膈将肾与肋膈隐窝的胸膜分隔开，有时膈在外侧弓状韧带的上方缺少肌纤维，使肾周围脂肪组织与膈胸膜相接触。

肾上端厚而圆，两侧肾上端都与肾上腺相邻。

肾下端窄厚，可伸到髂嵴下方2.5cm处。

右肾内侧缘邻十二指肠降部叫十二指肠面。

左肾外侧缘的上部被网膜囊的腹膜覆盖与脾分开，下部与降结肠接触；右肾的外侧缘借腹膜与肝右叶分开。

5．肾的血管和肾段　肾动脉平第1～2腰椎椎间盘高度，起于腹主动脉，横行向外，经肾门入肾实质。在肾门，肾动脉先分成两条大的第一级分支，即前支和后支。前支较粗，再分出4个二级分支与后支一起进入肾实质内。肾动脉的5个二级分支在肾内呈节段性分布，称肾段动脉。每支肾段动脉分布到一定区域的肾实质，称为肾段。每个肾分5个肾段，即上段、上前段、下前段、下段和后段。肾段动脉的分支穿行于肾柱内，称为叶间动脉。叶间动脉在皮质和髓质交界处的分支，称为弓状动脉，该动脉与肾表面平行。自弓状动脉向皮质表面发出许多放射状的分支，称为小叶间动脉，伸向皮质内和髓放线之间。小叶间动脉发出许多侧支，即入球小动脉，进入肾小体。入球小动脉在肾小体内继续分成若干小支并盘曲在一起，形成肾小球。肾小球再集合成出球小动脉离开肾小体，再形成毛细血管网，分布于皮质和髓质内的肾小管上。皮质内的毛细血管网集合成小叶间静脉，与小叶间动脉伴行，注入弓形静脉，由弓形静脉合成叶间静脉，随同名动脉流入肾静脉，经肾门出肾。

髓质的弓形动脉和小叶间动脉的分支与髓襻平行，故称直小动脉。由直小动脉分支形成毛细血管网，再集合形成直小静脉，最后入弓形静脉。

6．肾的神经和淋巴　肾内有交感神经和副交感神经分布。交感神经的节前纤维起源于第6～12脊髓胸节的侧角，经内脏大、小神经和腰内脏神经至腹腔丛和主动脉肾丛，在腹腔神经节和主动脉肾节换元，其节后纤维沿肾动、静脉达肾门形成肾丛。肾丛沿动脉分支进入肾脏支配血管、肾小球和肾小管，特别是皮质肾小管，分布于血管，形成神经末梢网。肾内这些神经大部分是血管运动性的，使肾血管收缩。血管外膜有感觉神经末梢。肾的副交感神经节前纤维来自迷走神经背核，经迷走神经至腹腔丛和肾丛，在主动脉肾节换神经元，节后纤维进入肾脏，使肾血管舒张，并使肾盂收缩。

肾的淋巴管分为被膜淋巴管丛和深层淋巴管丛，两者之间有支吻合。肾的被膜淋巴管丛与邻近器官的淋巴管相通；而深层淋巴管丛则在肾小管间呈网状分布，再合并为较大的淋巴管与血管伴行，出肾门注入附近的腰淋巴结。

7．肾的异常和畸形

（1）单肾：一侧肾缺如或发育不全，先天性单肾发生率约为0.5%，以右侧发生率较高。一侧发育不全者，其健侧肾功能亢进，出现代偿性增大。

（2）三肾：其中两肾仍居正常位置，第三肾位置不定，通常多在两正常肾之间，脊柱的前方，或稍偏一侧，亦可低于正常肾者。临床上罕见。

（3）多囊肾：胚胎时期的肾小管与集合管不相交通，致使肾小管的分泌物难以排出，引起肾小管膨大成囊状。随着囊肿的增大，使肾组织受到压迫而逐渐萎缩、坏死以致最终导致肾功能衰竭。

（4）马蹄肾：左、右两侧肾的下端相互连接呈马蹄形，出现率为1%～3%，易引起肾盂积水、感染或结石。

（5）低位肾：一侧者多见，两侧者少见。原因为胚胎时肾上升受到某种影响所致。肾可在骨盆上口平面或髂窝内，导致肾血管低于正常位置，即有时肾血管起于腹主动脉下部，甚至起于髂总动脉或髂内动脉；因肾与肾上腺的原基不同，低位肾者，肾上腺的位置却属正常。由于输尿管短而变形，尿流不畅，易引起肾盂积水、感染和结石。

（6）双肾盂及双输尿管：输尿管芽重复出现或分支形成双肾盂及双输尿管。

（7）胎盘肾：左、右两肾在腹主动脉末端分叉处完全愈合，形成不规则大肾，形似胎盘，故名胎盘肾。其发生率较马蹄肾更少。

二、肾的组织结构

肾主要由许多迂曲且排列紧密的泌尿小管构成。这些泌尿小管之间由少量结缔组织相隔，其中有血管、淋巴管和神经穿行。每一条泌尿小管都由肾单位和集合小管组成。

（一）肾单位

肾单位由肾小体和肾小管组成，是肾的基本功能单位，它与集合小管共同完成肾的泌尿功能。肾小体与血浆的渗滤有关，肾小管与血管球滤过液的选择性回吸收以便形成终尿有关。集合小管的功能是浓缩尿液，并把来自几条肾小管的液体导入末端的乳头管。肾乳头的表面有大量的乳头管开口存在。每一肾内有100万～200万个肾单位，一般在出生后数月内，肾单位的数量逐渐增加，至成年即行停止。正常情况下，一部分肾单位功能处于活跃状态，另一部分处于静止状态，这些肾单位系交替地进行功能活动。因此，肾脏有很大的代偿能力，当一侧肾被切除之后，另一侧肾仍能完成生理功能。

1.肾小体　是由血管球和肾小囊两部分构成的小球样结构，呈圆形或椭圆形，直径为150～250μm。除了狭窄的周边皮质带或称壳皮质之外，在其他肾皮质区和肾柱内均见到肾小体。

（1）肾小球：由一团毛细血管构成，毛细血管间有少量结缔组织相连，周围由肾小囊包裹。血管球为一滤过装置，人两侧肾毛细血管的总滤过面积接近于体表面积，约为1.5m^2。肾动脉在肾内反复分支，以入球小动脉进入肾小体内，入球小动脉由血管极入肾小囊，再反复分成若干小支，各小支弯曲盘绕，分别形成血管小叶。各小叶的毛细血管先集合成数支，再与其他血管小叶的集合支汇合，形成出球小动脉，由血管极出肾小囊。

毛细血管内皮为有孔隔膜型。电镜下见内皮小孔呈圆形，有隔膜，小孔呈筛状，排列整齐，冰冻蚀刻标本见孔径为80～100nm。毛细血管内皮周围有一层较厚基膜，成人厚320～340nm。基膜内有极细的Ⅳ型胶原原纤维，这些成分有利于水分及溶质的停留、流动和扩散，也可限制一定的分子通过。基膜可分为三层：内、外两层电子密度较低，中间一层致密，含有丰富、排列规律的胶原原纤维和一定量黏多糖。至内皮小孔处，中层致密胶原原纤维消失。基膜可随年龄而增厚，新生儿为0.3μm，老年为0.4μm。正常情况下，基膜可限制大型血浆蛋白分子滤过。在病理状态下，大分子物质可以通过，如慢性肾炎及类脂肾病时，基膜有缺损。在老年高血压及动脉粥样硬化症患者，基膜明显增厚。

（2）肾小囊：其又称Bowman血管球囊，是肾小管扩大的盲端，血管球深陷其中。其壁可分内、外两层，两层之间有一狭窄的腔隙，称为囊腔，此腔为肾小管的始端。其外侧壁称为壁层，由单层扁平上皮构成；内层又称脏层，由很多体积较大、扁平、有突细胞形成，称此为足细胞。

足细胞的胞体发出数支大型的初级突起，每个初级突起又伸出若干指状且表面附有絮状阴离子物质的次级突起。突起之间有20～30nm宽的裂隙，称裂孔。裂孔间有5～7nm厚的隔膜，称为裂孔膜。电镜观察到裂孔膜含有排列呈拉锁状的微丝，膜的中央显示一致密点。足细胞胞质内的高尔基复合体发达，粗面内质网显示有扩张池，有大量核蛋白粒、线粒体和少量微管及微丝。微管伸至初级突起，和联系胞体与次级突起之间的物质运输和交换有关。次级突起内微丝集合成束，可直达突起末端，微丝的收缩能调节裂孔的直径。足细胞也参与基膜的形成与更新，一般基膜每年更新一次。

肾小体旁入球小动脉的管径及管内肌层均大于出球小动脉。血管球内皮上有若干小孔，内皮的基板和足细胞的基板融为一体，基板外为裂隙膜，形成一道独特的限制体液从毛细血管管腔进入泌尿腔隙的屏障，即血-尿屏障，又称滤过膜。滤过膜三层结构的过滤作用各有不同。内皮小孔可阻止较大分子物质，如限制血细胞、血小板及直径＞100nm 的分子通过；分子量 480 000、直径为 12.2nm 的铁蛋白可被基膜所阻止；分子量为 240 000 的触酶及分子量为 160 000 的髓过氧化酶可通过内皮小孔和基膜，但被裂孔膜所限制。滤过膜一般可过滤水、葡萄糖、电解质、多肽及尿素等。滤入囊腔的液体称为原尿。成人每昼夜两肾共形成原尿约 180L。经肾小管重吸收形成的终尿，每日为 1.5～2L。滤过膜的通透性与血管球血液循环功能状态、滤过膜各层分子孔径大小、滤过物质的重量、直径及所带电荷的性质和数量等有关。在肾小体血循环正常情况下，由于内皮、基膜的表面以及足细胞的次级突起和裂孔膜周围皆附有阴离子成分的物质，带正电荷分子较易穿过滤过膜，而带负电荷分子物质则不易通过。某些肾病可引起裂孔扩张或引起局部次级突起消失，初级突起合并。严重者基膜增厚或缺失等，可影响滤过膜的通透性，结果导致某些大分子物质容易通过，形成血尿或蛋白尿。

2. 肾小管　由单层上皮构成，其基膜厚度不一。上皮细胞的类型和功能因部位不同而异，主要与进出管壁的各种离子和水分的主动转运和被动扩散有关。

（1）近端小管：从肾小囊到近端小管曲部之间，有一狭窄的短管叫颈，该段稍细，由较低的立方上皮或扁平细胞构成。颈以下为近端小管，是肾小管中最长而弯曲的一段，长 14mm，直径为 60μm，占皮质的大部分。

1）近端小管曲部：又称近曲小管，位于皮质内，平均长 4.5～5.2mm，直径为 20～50μm。上皮高低与管内液压状况有关，当腔扩张时，上皮变低呈扁平；当小管内滤液减少，管腔变小时，上皮变高呈立方或锥形。上皮细胞外有厚 130～150nm 的基膜。细胞质强嗜酸性，核大而圆，位于细胞基部，核下胞质内有呈平行排列的线纹，称基底纹。管腔不规则，细胞表面有明显刷状缘，刷状缘是由大量紧密排列、长约 1.2μm、宽约 0.03μm，呈杆状，中间有轻度弯曲的微绒毛构成。大量微绒毛可使两肾近曲小管细胞回吸收总面积扩大达 50～60m^2。微绒毛表面及基部质膜有薄层细胞衣，质膜下陷可形成管泡状的吞饮泡即顶端小泡，这与细胞回吸收蛋白质有关。免疫组化技术显示刷状缘含有酸性和碱性磷酸酶、琥珀酸脱氢酶、Na^+-K^+-ATP 酶、多肽酶、葡糖糖-6-磷酸脱氢酶、细胞色素氧化酶和亮氨酸氨肽酶等。胞质中部有过氧化小体和溶酶体，过氧化小体内含有少量颗粒及棒状晶体，具有尿酸盐氧化酶及 D-氨基酸氧化酶等的活性。溶酶体自胞质中部可深入基部，其间夹有空泡、多泡体、板层体及少量脂滴。

2）近曲小管直部：主要分布于髓质外带，小管变直，上皮较低，管腔较大。刷状缘和基底纹不明显。

（2）细段：构成髓襻降支的一部分，或弯曲成襻，形成升支的一段。一般长 4.5～10mm，管径较细为 14～15μm。上皮为单层扁平，细胞表面刷状缘消失，但有散在而不规则的微绒毛，故在横切面上与大的毛细血管相似，其不同之处在于它的管腔中没有红细胞。胞质少而清晰，含少量核蛋白粒和线粒体。核呈椭圆形并突入管腔。电镜下可见相邻细胞顶端有紧密连接，其连接嵴有 3～4 层并互相连接构成嵴网。表面和基部分别有少量微绒毛及质膜内皱。细段上皮甚薄，水和电解质较易透过。髓襻在尿液浓缩中起重要作用，等渗液体由近端小管进入降支细段后，由于髓质的间质处于高渗状态，降支细段内的水分可渗透过管壁而入间质内；升支对水的通透性相对低些，而能主动把 Cl^- 和 Na^+ 由管腔运送到间质。

（3）远端小管：在光镜下与近端小管相比，主要不同在于管壁上皮细胞较小，管腔较大，上皮细胞的游离面一般没有刷状缘。远端小管分为直部和曲部两段。

1）远端小管直部：即升支粗段，长约 9mm，管径较粗，约 30μm。上皮呈立方形，细胞界限不明显，胞质嗜酸性，染色较近曲小管为浅，游离面无刷状缘，基底纹明显。电镜下观察，细胞表面有少量较短的微绒毛，基部质膜内皱发达，有的内皱可伸至细胞顶部，内皱间有较多细长的线粒体，由于质膜内皱具有丰富的 Na^+-K^+-ATP 酶，可将腔内高浓度的 Na^+ 泵出至间质，以致小管内液的渗透压比管外间质中的低。

2）远端小管曲部：又称远曲小管，位于肾小体附近，长 4.5～5.0mm，粗 35～50μm。上皮呈低柱状，细胞界限清晰，核多位于近腔面，基部纵纹、胞质内皱和线粒体不如直部发达。但具有丰富的钠泵，可将Na^+泵出，致使间质渗透压明显上升，管内渗透压下降。并具有泌氢、泌氨、排钾和进行离子交换等作用，这对维持血液的酸碱平衡有重要作用。

（二）集合管

集合管或称直集合管，由远曲小管汇合而成。集合管自皮质沿髓放线直行入髓质，并不断地与其他一些集合管逐渐彼此合并，至锥体尖端处，形成较大的乳头管。集合管的管径由始段到乳头管逐渐变粗（由40μm增至200μm)。管壁上皮细胞起初为单层立方形，以后逐渐增高成低柱状上皮，细胞分界清楚，核圆位于中央。上皮可分明、暗两种细胞，明细胞又称主细胞，其特点是数目多、胞质浅、含少量线粒体，细胞表面伸出一根长的纤毛，游离面有较多的微绒毛，外盖薄糖衣。胞膜内皱不发达。暗细胞又称闰细胞，较明细胞细长而着色深，细胞数目少，在皮质占集合管上皮细胞总数的37%，在外髓占18%，在内髓及乳头部不足1%。暗细胞分散于明细胞间，主要分布于集合小管近端，其游离面凸向管腔，表面微绒毛比明细胞长，胞质密度深，含有大量的线粒体、丰富的粗面内质网、游离核蛋白粒和小泡，基底质膜内皱。有报道表明，某些哺乳类的暗细胞可合成心房肽，它具有扩充血管和加速肾的滤过作用。

（三）乳头管

乳头管由数根直集合小管构成，其直径为200～300μm，上皮细胞增高呈单层柱状。全部由明细胞组成，排列整齐，核位于中央，细胞表面分布很少量的短小微绒毛，细胞分界清楚，细胞器少，基部质膜内皱短而少。此段上皮具有分泌尿素的功能。

（四）肾小体旁器

肾小体旁器是肾小管与血管之间连接处的一种特殊结构。由球旁细胞、致密斑和球外系膜细胞组成。三者位于肾小体的血管极处，大致呈三角形，致密斑为三角的底，入球小动脉和出球小动脉构成两侧边，球外系膜细胞位于该三角的中心。

1. 球旁细胞　肾小体血管极的入球小动脉及少量出球小动脉的平滑肌细胞肥大，转变为上皮样立方形细胞，称为球旁细胞。2岁以下婴儿缺少球旁细胞。球旁细胞与普通平滑肌细胞不同，细胞体积大，呈立方形或多边形，核较大，圆形或椭圆形，细胞质丰富，呈弱嗜碱性。电镜下观察，细胞内肌丝少，粗面内质网及核糖体较多，高尔基复合体发达。球旁细胞与血管腔之间仅隔一层基膜和内皮，并紧接球外系膜细胞，与致密斑只隔一薄层基膜，这种紧密排列方式，非常有利于球旁细胞调节入球小动脉血压及远端小管的液体吸收。球旁细胞为分泌细胞，含直径20～40nm的有界膜球形分泌颗粒。采用免疫荧光测定，其颗粒内含有肾素；采用免疫组化多标记技术，发现未成熟颗粒内具有肾素、肾素原及Cathepsin B.H.L.（组织蛋白酶）。后者能促进肾素原转变为肾素。肾素在球旁细胞内合成后，大部分释放入小动脉管腔内，小部分进入肾内淋巴管道。肾素是一种促使血管收缩、血压升高的体液因子，还有促进肾小管重吸收Na^+、排出K^+的作用。球旁细胞还分泌红细胞生成素，刺激红细胞生成。

2. 致密斑　远曲小管在接近肾小体入球小动脉处，其管壁的局部上皮细胞升高，形成圆盘状隆起，即致密斑。直径40～70μm，细胞呈高柱状，排列紧密，核椭圆，细胞表面有稀疏微绒毛或有单根纤毛，胞质内高尔基体发达，其基部常缺少基膜。胞质上端含有吞饮泡；侧面及基部伸出一些侧突，突起上方有纵行排列的线粒体。致密斑可感受远端小管内液体容量和Na^+浓度变化，当Na^+浓度降低时，可调节球旁细胞分泌肾素，以促进远端小管保钠排钾。

3. 球外系膜细胞　球外系膜细胞又称极垫细胞，是位于血管极入球小动脉和出球小动脉之间的一群细胞。这群细胞为上皮样、类似球内系膜细胞的小型星状细胞，其突起相互连接。并与球内系膜细胞、球旁细胞及血管的平滑肌细胞间有缝隙连接，借此可互通信息。

（五）肾间质

在泌尿小管和血管之间夹有少量的结缔组织，称为肾间质。这些结缔组织主要是胶原纤维、少量弹力纤维及成纤维细胞和巨噬细胞等。肾间质在肾内的分布不均匀，由皮质向髓质逐渐增加，至肾锥体近乳头处，乳头管间含有较多的肾间质。髓质部出现一种上皮样有突起的间质细胞，其高尔基体及内质网均发达并有分泌粒。老年后结缔组织增生，基质减少，组织致密，渗透力减弱。

三、肾脏功能

肾功能是指肾脏排泄体内代谢废物，维持机体钠、钾、钙等电解质的稳定及酸碱平衡的功能，肾功能检查包括血肌酐、血尿素氮、血及尿β_2-微球蛋白、尿白蛋白、尿免疫球蛋白G、尿分泌型免疫球蛋白A等。

（一）肾脏的排泄功能

1. 概述　机体在物质和能量代谢过程中，会不断地产生代谢终产物，同时体内还有摄入过多的或不需要的物质，如异物和药物代谢产物等，都必须及时地从血液中排到体外，即为排泄，这是维持内环境相对稳定的重要环节。由于肾脏通过产生尿液的方式进行排泄，不仅排出的物质种类最多，排出的量也很大，是机体最重要的排泄途径，因此肾脏也是维持机体内环境稳态的最重要器官之一。

肾脏的尿生成功能，包括肾小球的滤过、肾小管和集合管的重吸收及分泌三个基本过程。血浆经过肾小球的滤过而产生原尿，经过肾小管和集合管的重吸收及分泌、浓缩和稀释而产生终尿，经乳头管、肾盏进入肾盂。由于压力差以及肾盂的收缩，尿液被送入输尿管，再通过输尿管的周期性蠕动而被输送到膀胱。尿液在膀胱内贮存并达到一定量时，通过引起反射性排尿动作，将尿液经尿道排放至体外。

膀胱的排尿是一种反射活动。当膀胱内尿量充盈到一定程度时（400～500ml），膀胱壁的牵张感受器受到刺激而兴奋，冲动沿盆神经传到骶髓的排尿反射初级中枢，同时到达脑干和大脑皮层的排尿反射高级中枢，并产生尿意。排尿反射进行时，冲动沿盆神经传出引起逼尿肌收缩、尿道内括约肌松弛，于是尿液进入后尿道。这时尿液又刺激尿道的感受器，冲动沿阴部神经再次传到骶髓排尿中枢，进一步加强其活动，使尿道外括约肌开放，于是尿液被强大的膀胱内压（可高达14.7kPa，即150cmH_2O）驱出。尿液对尿道的刺激可进一步反射性地加强排尿中枢活动，呈正反馈，使排尿反射一再加强，直至膀胱内的尿液排完为止。大脑皮层等排尿反射高级中枢能对脊髓初级中枢施加易化或抑制性的影响，以控制排尿反射活动。

排尿或贮尿发生障碍即出现排尿异常。临床上常见的有尿频、尿潴留和尿失禁。排尿次数过多者称为尿频，常常是由于膀胱炎症或机械性刺激（如膀胱结石）引起的。膀胱中尿液充盈过多而不能排出者称为尿潴留，多半是由于腰骶部脊髓损伤使排尿反射初级中枢的活动发生障碍所致，但尿流受阻也能造成尿潴留。当脊髓受损以致初级中枢与大脑皮层失去功能联系，失去对排尿的意识控制时，可出现尿失禁。

2. 排出代谢终产物　肾脏通过尿的生成和排出，可以排出机体在代谢过程中产生的大部分代谢终产物以及进入体内的异物。尿中含水95%～97%，固体物质为3%～5%。固体物质中的有机物主要是尿素，还有肌酐、马尿酸、尿胆素等，无机物主要是NaCl，还有硫酸盐、磷酸盐、钾和铵等盐类。其中尿素、尿酸、肌酐和其他含氮物质是蛋白质、核酸的代谢终产物，必须从肾脏排泄。非挥发性酸如硫酸盐、硝酸盐、磷酸盐等则是蛋白质和脂肪代谢后产生，也必须从尿液中排出。另外，各种电解质、水等，以及机体摄入和机体代谢产生的许多非含氮物质，绝大部分也须经肾脏排泄。

3. 调节水平衡和渗透压　尿量的多少取决于机体的摄水量和其他途径的排出量，摄水多或其他途径排出少则尿量多，反之则少，如机体缺水时，尿量可降至350～400ml/d。异常情况下，每天尿量长期在2500ml以上称为多尿，在100～150ml为少尿，少于100ml则为无尿。

肾脏通过对尿量的调节，进而调节了机体的水平衡，使机体在饮水过多或过少时，能维持体内水分的正常。而肾脏调节水平衡的功能，更重要的是调节了细胞外液的量和渗透压，使得机体在正常情况下，能维持细胞外液渗透压的相对稳定。调节尿量最重要激素是抗利尿激素（ADH）。

4. 调节电解质平衡　体内电解质浓度的相对稳定是保持内环境稳态的重要因素之一。肾脏在醛固酮等激素的调控下，通过多种方式对体内电解质浓度进行调节。首先是肾脏通过调节水的排泄量来调节电解质浓度，即改变溶剂的量来改变溶液的浓度。其次是通过改变肾小球滤过和肾小管的重吸收来调节电解质的排泄量，使体内电解质量保持相对恒定。另外，远端小管还可通过调节K^+的分泌，近端小管还可通过调节磷的重吸收来调节相应的电解质浓度。

5. 调节酸碱平衡　正常尿液的pH受食物的影响可在4.5～8.0变动，如荤素杂食者尿液呈酸性，系由于蛋白质分解产生硫酸盐、磷酸盐从尿排出所致，而素食者尿液呈碱性，是由于植物所含酒石酸、苹果酸、枸橼酸等均可在体内氧化，尿中的酸性产物减少而致。

机体代谢过程中不断地产生酸性代谢产物，其中挥发性酸可从肺排出，而非挥发性酸则几乎全部从肾脏排出。另外，近端小管在排酸的过程中，还可重吸收HCO_3^-，用于缓冲酸性物质；远端小管还可分泌H^+而排酸。若体内碱性物质过多时，肾脏同样可以通过减弱上述过程而促进碱的排出，进而维持体内的酸碱平衡。

（二）肾脏的内分泌功能

肾脏除了产生尿液进行排泄的功能外，还能产生多种生物活性物质，如肾素、促红细胞生成素、前列腺素等，故肾脏又是一个具有重要内分泌功能的器官。

肾素（renin）是由球旁器中的球旁细胞合成和分泌的一种酸性蛋白酶，进入血液后，主要通过肾素-血管紧张素-醛固酮系统发挥调节作用，可对小血管的口径、血量、血Na^+、K^+等进行调节。促红细胞生成素（EPO）是由肾皮质管周细胞（如成纤维细胞、内皮细胞等）产生的一种分子量为34 000的糖蛋白，其编码基因定位于7号染色体上，主要通过促进晚期红系祖细胞增殖和分化，而刺激骨髓产生红细胞。前列腺素（PG）是一簇二十碳不饱和脂肪酸，能增加肾血流量特别是肾皮质血流量，并可降低全身血压。肾脏的近端小管还有1α-羟化酶和24羟化酶，可将经肝脏羟化过的25-（OH）D_3进一步趋化为高生物活性的1，25-（OH）$_2D_3$及低生物活性的24，25-（OH）$_2D_3$，主要是调节Ca^{2+}的代谢。

另外，肾脏细胞还具有自分泌、旁分泌功能，能产生细胞因子及其他内源性活性物质等。

四、尿的生成

（一）肾小球的滤过

血液经过肾小球毛细血管时，血浆中的水和小分子溶质滤入肾小囊形成滤过液，就是血浆的超滤液。每分钟两肾产生的超滤液量称为肾小球滤过率（GFR）。若肾小球滤过率为125ml/min，则每天从肾小球滤过的血浆总量将高达180L。肾小球滤过率和肾血浆流量的比值称为滤过分数，由此分析发现，流经肾的血浆约有1/5由肾小球滤过到囊腔中。肾小球滤过率的大小决定于滤过系数K_f，即滤过膜的面积及其通透性的状态）和有效滤过压。肾小球滤过率＝$K_f \cdot P_{UF}$，P_{UF}表示有效滤过压。

1. 滤过膜及其通透性　人肾脏全部肾小球毛细血管总面积约在1.5m^2以上，通常情况下肾小球的滤过面积保持稳定。在急性肾小球肾炎时，由于有滤过功能的肾小球数量减少，有效滤过面积减少，可导致肾小球滤过率降低而出现少尿或无尿。

滤过膜由毛细血管的内皮细胞、基膜和肾小囊的上皮细胞三层构成：内皮细胞上的窗孔直径50～100nm，只能防止血细胞通过；基膜是主要滤过屏障，有4～8nm的多角形网孔；上皮细胞具有足突相互交错形成裂隙，裂隙上有一层滤过裂隙膜，膜上有直径4～14nm的孔，成为滤过的最后一道屏障。滤过膜各层含有糖蛋白为主的带负电荷物质，可限制带负电荷的血浆蛋白的滤过。在病理情况下，滤过膜上带负电荷的糖蛋白减少或消失，就会导致带负电荷的血浆蛋白滤过量比正常时明显增加，从而出现蛋白尿。因此，物质通过肾小球滤过膜的能力，取决于该物质的分子大小及其所带的电荷。通常认为，像葡萄糖分子（分子量180，有效半径为0.36nm）这样有效半径小于2.0nm的中性物质，可自由滤过；而有效半径大于4.2nm的大分子物质则不能滤过；有效半径在2.0～4.2nm的各种物质，随着有效半径的增加，它们被滤过的量逐渐降低。这种特性是由于滤过膜上存在着大小不同的孔道所致。另外，试验发现有效半径约3.6nm的血浆白蛋白（分子量为96 000）却很难滤过，系白蛋白带负电荷所致，故滤过膜的通透性还取决于被滤过物质所带的电荷。

2. 有效滤过压　肾小球有效滤过压＝（肾小球毛细血管血压＋囊内液胶体渗透压）－（血浆胶体渗透压＋肾小囊内压）。由于肾小囊内液的胶体渗透压可忽略，故有效滤过压＝肾小球毛细血管血压－（血浆胶体渗透压＋肾小囊内压）。由于肾小球毛细血管血压较其他器官的毛细血管血压高，如大鼠肾小球毛细血管血压平均值为45mmHg，为主动脉平均压的40%左右，这样由肾小球毛细血管的入球端到出球端的血压下降不多，而肾小囊内压约为10mmHg，大鼠肾小球毛细血管入球端的血浆胶体渗透压约为25mmHg，因此在入球端的有效滤过压＝45－（25＋10）＝10mmHg。由于血浆胶体渗透压在血液流经肾小球毛细血管时，随着不断产生滤过液而逐渐升高，导致有效滤过压逐渐下降，当有效滤过压下降到零时，就达到滤过平衡，不再产生滤过液。这样，滤过平衡越靠近入球小动脉端，有效滤过的毛细血管长度就越短，肾小球滤过率就越低。

（二）肾小管与集合管的转运

人的两侧肾脏每天生成的肾小球滤过液可达 180L，而排出的终尿仅为 1.5L 左右，表明滤过液中约 99%的水被肾小管和集合管重吸收。而且，滤过液中的葡萄糖、氨基酸全部被肾小管重吸收回血，钠、尿素等被不同程度地重吸收，肌酐、尿酸和 K^+等还被肾小管分泌到小管液中。重吸收是指物质从肾小管液转运至血液中，而分泌是指上皮细胞将本身产生的物质或血液中的物质转运至肾小管液内。

1．近端小管中的物质转运　流经近端小管的滤过液中，约 67%的 Na^+、Cl^-、K^+和水被重吸收，85%的 HCO_3^-也被重吸收，100%的葡萄糖和氨基酸被重吸收，但 H^+则分泌到肾小管中。近端小管重吸收的关键动力是上皮细胞基侧膜上的 Na^+泵；许多溶质和水的重吸收都与 Na^+泵的活动有关。

（1）Na^+、Cl^-和水的重吸收：在近端小管前半段，Na^+主要与 HCO_3^-、葡萄糖、氨基酸一起被重吸收。其中 Na^+进入上皮细胞的过程或与 H^+的分泌相耦联称为 Na^+-H^+交换（经 Na^+-H^+交换体进行的逆向转运），与 Na^+泵的作用有关，分泌到小管液中的 H^+还有助于小管液中的 HCO_3^-的重吸收。而 Na^+进入上皮细胞的过程与葡萄糖、氨基酸的转运相耦联，称为 Na^+-葡萄糖（氨基酸）同向转运，是继发性主动转运。在近端小管后半段，Na^+主要与 Cl^-通过细胞旁路和跨上皮细胞两条途径被重吸收，其中 Cl^-顺浓度梯度经细胞旁路（即通过紧密连接进入细胞间隙）而被重吸收，而 Na^+通过细胞旁路重吸收是顺电位梯度进行的，都是被动的转运。水则随 NaCl 等溶质被重吸收，是靠渗透作用进行的。因此，此段小管液与血浆渗透压相同，是等渗重吸收。

（2）HCO_3^-的重吸收与 H^+的分泌：HCO_3^-的重吸收与小管上皮细胞管腔膜上的 Na^+-H^+交换有密切关系，肾小管上皮细胞分泌 1 个 H^+就可使 1 个 HCO_3^-和 1 个 Na^+重吸收回血，这在体内的酸碱平衡调节中起重要作用；同时，碳酸酐酶的作用也非常重要，用乙酰唑胺抑制碳酸酐酶的活性后，Na^+-H^+交换就会减少，Na^+和 HCO_3^-重吸收也会减少，而 $NaHCO_3$、NaCl 和水的排出增加，可引起利尿。

（3）K^+的重吸收：肾小球滤过的 K^+ 67%左右在近端小管被重吸收回血，可能是一个主动转运过程。尿中的 K^+主要是由远曲小管和集合管分泌的。

（4）葡萄糖的重吸收：尽管肾小球滤过液中的葡萄糖浓度与血糖浓度相同，但尿中几乎不含葡萄糖，说明葡萄糖全部被重吸收回血。由于近端小管对葡萄糖的重吸收有一定的限度，在葡萄糖的滤过量（即肾小球滤过率×血浆葡萄糖浓度）达到 220mg/min 时（即血浆葡萄糖浓度约 9.99mmol/L）时，就有部分肾小管对葡萄糖的吸收已达到极限，尿中开始出现葡萄糖，此时的血浆葡萄糖浓度称为肾糖阈。血浆葡萄糖浓度再继续升高，则尿中葡萄糖含量也随之增加，当血浆葡萄糖浓度达 16.65mmol/L（300mg/dl）时，葡萄糖的滤过量为 375mg/min，全部肾小管对葡萄糖的吸收均已达到极限，此时葡萄糖的滤过量为葡萄糖吸收极限量。成年人肾的葡萄糖吸收极限量，男性为 375mg/min，女性为 300mg/min。

（5）其他物质的重吸收和分泌：滤过液中的氨基酸与葡萄糖以同样的机制重吸收，即与 Na^+同向转运，但同向转运体可能不同。机体的代谢产物和进入体内的某些物质如青霉素、酚红和大多数利尿药等，由于与血浆蛋白结合而不能通过肾小球滤过，而在近端小管被主动分泌到小管液中。

2．髓襻中的物质转运　小管液在流经髓襻的过程中，约 20%的 Na^+、Cl^-和 K^+等物质被进一步重吸收，而且髓襻升支粗段的 NaCl 重吸收在尿液稀释和浓缩机制中具有重要意义。一般认为，髓襻升支粗段 NaCl 的继发性主动重吸收是以 Na^+-$2Cl^-$-K^+同向转运完成的，即：①髓襻升支粗段上皮细胞基侧膜上的 Na^+泵将 Na^+由细胞内泵向组织间液，造成管腔内与细胞内 Na^+的浓度梯度；②Na^+与管腔膜上同向转运体结合，形成 Na^+-K^+-$2Cl^-$同向转运休复合物，Na^+顺电化学梯度将 $2Cl^-$和 K^+一起同向转运至细胞内；③进入细胞内的 Na^+、Cl^-和 K^+的去向各不相同：Na^+由 Na^+泵泵至组织间液，Cl^-由于浓度梯度经管周膜上的 Cl^-通道进入组织间液，而 K^+则顺浓度梯度经管腔膜而返回管腔内，循环使用；④由于 Cl^-进入组织间液，K^+返回管腔内，导致管腔内出现正电位；⑤由于管腔内正电位，使管腔液中的 Na^+等正离子顺电位差从细胞旁路进入组织间液，这是不耗能的 Na^+被动重吸收。由于髓襻升支粗段对水的通透性很低，水不被重吸收，造成小管液低渗，组织间液高渗。Na^+-K^+-$2Cl^-$同向转运体对速尿、利尿酸等利尿剂很敏感，抑制转运体后，干扰尿的浓缩机制，导致利尿。

3．远曲小管和集合管中的物质转运　在远曲小管和集合管，重吸收大约12%滤过的Na^+和Cl^-，分泌不同量的K^+和H^+，重吸收不同量的水。水、NaCl 的重吸收以及K^+和H^+的分泌可根据机体的水、盐平衡状况来进行调节。如机体缺水或缺盐时，远曲小管和集合管可增加水、盐的重吸收；当机体水、盐过多时，则水、盐重吸收明显减少，水和盐从尿排出增加。因此，远曲小管和集合管对水和盐的转运是可被调节的。水的重吸收主要受血管升压素（也称抗利尿激素）调节，而Na^+和K^+的转运主要受醛固酮调节。

远曲小管后段和集合管含有两类细胞，即主细胞和闰细胞。主细胞重吸收Na^+和水，分泌K^+。闰细胞则主要分泌H^+。主细胞重吸收Na^+主要通过管腔膜上的Na^+通道。管腔内的Na^+顺电化学梯度通过管腔膜上的Na^+通道进入细胞，然后由Na^+泵泵至细胞间液而被重吸收。

K^+的分泌：尿中K^+的排泄量视K^+的摄入量而定。高K^+饮食可排出大量的K^+，低K^+饮食则尿中排K^+量少，使机体的K^+摄入量与排出量保持平衡，维持血浆K^+浓度的相对恒定。

H^+的分泌：除了近端小管细胞通过Na^+-H^+交换分泌H^+，促进$NaHCO_3$重吸收外，远曲小管和集合管的闰细胞也可分泌H^+。H^+的分泌是一个逆电化学梯度进行的主动转运过程。闰细胞分泌的H^+可与上皮细胞分泌的NH_3结合，形成NH_4^+，是尿液酸碱度的决定因素之一。

NH_3的分泌：在远曲小管和集合管的上皮细胞，由谷氨酰胺脱氨而生成NH_3，因具有脂溶性而通过细胞膜向小管周围组织间液和小管液自由扩散。分泌的NH_3能与小管液中的H^+结合并生成NH_4^+，小管液的NH_3浓度因而下降，于是管腔膜两侧形成了NH_3的浓度梯度，此浓度梯度又可加速NH_3向小管液中扩散。由此可见，NH_3的分泌与H^+的分泌密切相关。

（三）*尿液的浓缩和稀释*

随着体内缺水或水过多等不同情况，尿的渗透浓度可出现大幅度的变动，当体内缺水时，机体将排出渗透浓度明显高于血浆渗透浓度的高渗尿，即尿被浓缩，而体内水过多时，将排出渗透浓度低于血浆渗透浓度的低渗尿。正常人尿液的渗透浓度可在50～1200mOsm/（kg・H_2O）波动。肾的浓缩和稀释能力在维持体液平衡和渗透压恒定中起重要的作用。

1．尿液的稀释　尿液的稀释是由于小管液中的溶质被重吸收而水不易被重吸收而造成的。这种情况主要发生在髓襻升支粗段，因主动吸收 NaCl 而对水几乎不通透，故小管液低渗。在体内水过多而抗利尿激素释放被抑制时，远曲小管和集合管对水的通透性非常低，NaCl 被重吸收而水不被重吸收，故小管液渗透浓度可降低至50mOsm/（kg・H_2O），形成低渗尿，造成尿液的稀释，当抗利尿激素完全缺乏时产生尿崩症，每天可达20L 的低渗尿。

2．尿液的浓缩　由于小管液中的水被重吸收而溶质留在小管液中，可造成尿液的浓缩。重吸收水的动力来自肾髓质的渗透梯度的建立，即髓质的渗透浓度从髓质外层向乳头部不断升高，肾皮质部的组织间液的渗透浓度与血浆的渗透浓度之比为1.0，而髓质部组织间液与血浆的渗透浓度之比，由髓质外层向乳头部逐渐升高，分别为2.0、3.0、4.0，表明肾髓质的渗透浓度由外向内逐步升高形成渗透梯度。当抗利尿激素促进远曲小管和集合管对水通透性增加时，小管液从外髓集合管向内髓集合管流动时，水便不断进入高渗的组织间液，使小管液不断被浓缩而变成高渗液，最后尿液的渗透浓度可高达1200mOsm/（kg・H_2O），形成浓缩尿。因此，髓质的渗透梯度的建立是浓缩尿的必要条件。

形成髓质渗透梯度的重要结构是髓襻，髓襻越长则浓缩能力就越强，如沙鼠的肾髓质内层特别厚，它的肾能产生20倍于血浆渗透浓度的高渗尿。猪的髓襻较短，只能产生1.5倍于血浆渗透浓度的尿液。人的髓襻具有中等长度，最多能产生4～5倍于血浆渗透浓度的高渗尿。至于肾髓质渗透梯度的形成机制，通常用肾小管各段对水和溶质的通透性不同和逆流倍增现象来解释。研究发现，髓襻升支粗段对Na^+和Cl^-的主动重吸收是髓质渗透梯度建立的主要动力，而尿素和 NaCl 是建立髓质渗透梯度的主要溶质。

3．直小血管在保持肾髓质高渗中的作用　与髓襻相适应的直小血管，由于可产生逆流交换现象，即直小血管降支在进入髓质的入口处，其血浆渗透浓度约为300mOsm/（kg・H_2O），由于直小血管对溶质和水的通透性高，当它在向髓质深部下行的过程中，周围组织间液中的溶质就会顺浓度梯度不断扩散到直小血管降支中，而其中的水则渗出到组织间液，使血管中的血浆渗透浓度与组织间液达到平衡。在折返处，其渗透浓度可高达 1200mOsm/（kg·H_2O）。当直小血管升支从髓质深部返回外髓部时，血管内的溶质浓度比同一水平组织间液的高，溶质又逐渐扩散回组织间液，并且可以再进入降支，这是一个逆流交换过程。因此，当直小血管升支离开外髓部时，只把多余的溶质带回循环中。此外，组织间液中的水不断进入直小血管升支，又把组织间液中多余的水随血流返回循环，进而发挥维持肾髓质渗透梯度的作用。

五、尿生成的调节

（一）影响肾小球滤过的因素

1．滤过膜的通透性和滤过面积　通透性越高、滤过面积越大则滤过率越高。

2．肾小球毛细血管血压　当动脉血压降到 80mmHg 以下时，肾小球毛细血管血压将相应下降，于是有效滤过压降低，肾小球滤过率也减少。

3．囊内压　肾盂或输尿管结石、肿瘤压迫或其他原因引起的输尿管阻塞，可使肾盂内压显著升高导致囊内压也将升高，致使有效滤过压降低而肾小球滤过率减少。

4．血浆胶体渗透压　在全身血浆蛋白浓度明显降低时，由于血浆胶体渗透压降低，有效滤过压将升高，导致肾小球滤过率增加。例如由静脉快速注入大量生理盐水使血液稀释时，肾小球滤过率将增加。

5．肾血浆流量　肾血浆流量主要通过影响滤过平衡的位置，对肾小球滤过率产生影响，如肾血浆流量加大，肾小球毛细血管内血浆胶体渗透压的上升速度减慢，滤过平衡就靠近出球小动脉端，肾小球滤过率将增加。在严重缺氧、中毒性休克等病理情况下，由于交感神经兴奋，肾血流量和肾血浆流量将显著减少，肾小球滤过率也减少。

（二）肾内自身调节

肾对尿生成的自身调节包括肾血浆流量的调节、小管液中溶质浓度的影响和球-管平衡等。由于小管液中溶质所形成的渗透压，是对抗肾小管重吸收水分的力量，在小管液溶质浓度升高时，由于渗透压升高而妨碍肾小管对水的重吸收，结果尿量增多，如糖尿病患者的多尿，是由于肾小管不能将葡萄糖完全重吸收回血，使小管液中的葡萄糖含量增多，小管液渗透压因而增高，结果妨碍了水和 NaCl 的重吸收而造成的。临床上给患者使用可被肾小球滤过而又不被肾小管重吸收的甘露醇，可提高小管液中溶质的浓度，达到利尿和消除水肿的目的，称为渗透性利尿，这是通过小管液溶质浓度改变进行的肾内自身调节。

另一种肾内自身调节方式是球-管平衡，即肾小球滤过率增大或减小时，近端小管总是定比重吸收，也就是近端小管的重吸收率始终为肾小球滤过率的 65%～70%。其生理意义在于使尿中排出的溶质和水不致因肾小球滤过率的增减而出现大幅度的变动。定比重吸收的机制与管周毛细血管血压和胶体渗透压的改变有关，如在肾血流量不变的前提下，当肾小球滤过率增加时，进入近端小管旁毛细血管的血液量就会减少，血浆蛋白的浓度相对增高，此时毛细血管内血压下降而胶体渗透压升高，导致小管细胞间隙内的 Na^+和水加速通过基膜而进入小管旁的组织间隙，Na^+和水重吸收量增加，进而重吸收仍可达到肾小球滤过率的 65%～70%。

（三）神经和体液调节

1．肾交感神经的作用　肾交感神经兴奋后：①入球小动脉收缩较出球小动脉收缩明显，肾小球毛细血管血压下降，肾小球滤过率降低；②刺激球旁细胞释放肾素，通过血管紧张素Ⅱ和醛固酮，增加肾小管对 NaCl 和水的重吸收；③增加近端小管和髓襻上皮细胞重吸收 Na^+、Cl^-和水，进而导致尿量减少。

2．抗利尿激素　抗利尿激素（ADH）即血管升压素（AVP），是下丘脑的视上核和室旁核的神经元分泌的激素。它的主要作用是提高远曲小管和集合管上皮细胞对水的通透性，从而增加水的重吸收，使尿液浓缩，尿量减少（抗利尿）。同时，抗利尿激素也能增加髓襻升支粗段对 NaCl 的主动重吸收和内髓部集合管对尿素的通透性，提高髓质组织间液的渗透浓度，有利于尿液浓缩。

3．肾素-血管紧张素-醛固酮系统　肾素是由球旁器中的球旁细胞分泌的一种蛋白水解酶，能催化血浆中的血管紧张素原使之生成血管紧张素Ⅰ（十肽），再经血液和组织（肺）中血管紧张素转换酶降解，生成血管紧张素Ⅱ（angiotensin Ⅱ，八肽），刺激肾上腺皮质球状带合成和分泌醛固酮。

醛固酮对尿生成的调节：醛固酮可促进远曲小管和集合管的主细胞重吸收 Na^+，同时促进 K^+ 的排出，所以醛固酮有保 Na^+ 排 K^+ 的作用。醛固酮进入远曲小管和集合管的上皮细胞后，与胞浆内的受体结合，形成激素-受体复合物；后者通过核膜进入细胞核，并调节特异性 mRNA 转录，最后合成多种醛固酮诱导蛋白，通过：①增加管腔膜的 Na^+ 通道数量；②增加线粒体中 ATP 的生成，为上皮细胞 Na^+ 泵提供更多的能量；③增强基侧膜的 Na^+ 泵活性，进而促进远曲小管和集合管对 Na^+ 的重吸收增强，对 Cl^- 和水的重吸收增加，K^+ 的分泌量增加。

醛固酮的分泌除了受血管紧张素调节外，血 K^+ 浓度升高和血 Na^+ 浓度降低也可直接刺激肾上腺皮质球状带增加醛固酮的分泌，导致保 Na^+ 排 K^+，从而维持血 K^+ 和血 Na^+ 浓度的平衡。

4. 心房钠尿肽　心房钠尿肽（ANP）是心房肌合成的激素，有明显的促进 NaCl 和水排出的作用。其作用机制可能包括：①抑制集合管对 NaCl 的重吸收。心房钠尿肽与集合管上皮细胞基侧膜上的心房钠尿肽受体结合，可激活鸟苷酸环化酶，造成细胞内 cGMP 含量增加，后者使管腔膜上的 Na^+ 通道关闭，抑制 Na^+ 重吸收，增加 NaCl 的排出；②使出球小动脉和入球小动脉（尤其是后者）舒张，增加肾血浆流量和肾小球滤过率；③抑制肾素的分泌；④抑制醛固酮的分泌；⑤抑制抗利尿激素的分泌。

六、肾脏的血液循环

肾的血液供应很丰富，正常成人安静时每分钟约有 1200ml 血液流过双肾。人两肾的重量约 300g，仅占体重的 0.5%，但其供血量却相当于心输出量的 20%～25%。其中约 94%的血液供应肾皮质层，约 5%供应外髓，其余不到 1%供应内髓。通常所说的肾血流量主要指肾皮质血流量。同时，肾的血流速率很快，远大于血供丰富的其他器官如心脏、肝脏和脑等，大约是每 100g 组织 400ml/min，这种高速率的血流有利于尿的生成。

（一）肾的血液供应

1. 肾的血管支配　肾血液供应要通过两次毛细血管网。肾动脉由腹主动脉垂直分出，其分支经叶间动脉→弓形动脉→小叶间动脉→入球小动脉。每支入球小动脉进入肾小体后，又分支成肾小球毛细血管网，后者汇集成出球小动脉而离开肾小体。出球小动脉再次分支形成毛细血管网，缠绕于肾小管和集合管的周围，称为小管周围毛细血管，然后才汇合成静脉，流经小叶间静脉→弓形静脉→叶间静脉→肾静脉。

2. 肾内微循环的组成与功能

（1）肾小球微循环：肾小球微循环由入球小动脉、肾小球毛细血管网及出球小动脉组成。入球小动脉与出球小动脉在结构和分支模式上有明显差异，入球小动脉在其进入肾小球丛之前，内弹力层和平滑肌细胞层就比较松弛，平滑肌细胞被颗粒细胞取代，并与球外系膜紧密接触。入球小动脉一进入肾小球丛即分支并分布于肾小球丛的表面，其初级分支管腔较大，并具有肾小球毛细血管的特征，包括有孔的内皮、特征性的肾小球基底膜及上皮足状突起。而出球小动脉则起源于肾小球丛的深部，由肾小球毛细血管汇聚而成，其内皮细胞向腔内凸起，导致内径减小。

肾小球毛细血管内血压较高，原因在于肾动脉直接发自腹主动脉，而且皮质肾单位入球小动脉的口径比出球小动脉的约粗 1 倍，因此，肾小球毛细血管有利于肾小球的滤过。

（2）肾皮质球后微循环：出球后血管在肾皮质区的分布模式，通常用血管内注射硅胶后，对肾脏进行显微镜观察，新近通过微 CT 技术，不需肾脏切片即可对注射的肾微血管进行观察。现已发现，出球小动脉及由此分支而成的小管周围毛细血管的形式，在肾皮质的不同区域明显不同，如肾皮质表层的出球小动脉，分支成的高密度毛细血管网，包绕在起源于肾表层肾小球的近曲小管周围，这对皮质肾单位近端小管对水和电解质的重吸收是非常重要的。与之不同的是，起源于近髓肾小球的出球小动脉，延伸到髓质，并产生了髓质微循环模式：在外髓是互相缠绕的毛细血管网，在内髓是长而不分支的直小血管，这与尿液的浓缩功能有关。

因此，由于球后微循环中的小管周围毛细血管是第二次分出的毛细血管，从能量角度看，之前已消耗许多能量，因而血压较低，对肾小管的重吸收是必要的。

（3）肾髓质微循环：通常以叶间动脉分支成弓形动脉或弓形动脉本身的分支点作为肾皮质与髓质的分界。对肾髓质微循环的研究，主要集中于由下降和上升的直小血管所形成的逆流机制，这主要是内髓的结构特征。另外，以髓襻升支粗段的起点为界区分内髓和外髓，其中外髓中除髓襻升支粗段外，还有近端小管降直段、髓襻降支细段和集合管。外髓又包含两种不同形态结构的外带和内带，内带是指髓襻升支粗段与降支细段重合的部分。这些不同形态结构的髓质区域，是由不同的血管系统供血的。总体而言，髓质的血液供应来源于近髓肾小球的出球小动脉，这些肾小球的数量占肾小球总数的7%～18%。

（二）肾血流量

1. 测量技术

（1）清除率方法：清除率（C）是指两肾在单位时间（min）内能将多少毫升（ml）血浆中所含的某一物质完全清除，这个被完全清除了某物质的血浆的毫升（ml）数就称为该物质的清除率。设尿中某物质的浓度为U（mg/100ml）、每分钟尿量为V（ml/min）和血浆中某物质的浓度为P（mg/100ml），且尿中该物质均来自血浆，故有U·V＝P·C，亦即：

$$C=U\cdot V/P$$

根据上式就可计算出各种物质的清除率。例如，在正常情况下，葡萄糖的清除率为0，因为尿中不含葡萄糖；而尿素则为70ml/min，等。因此，清除率不仅反映肾对不同物质的清除能力，也可了解肾对各种物质的排泄功能。

（2）其他方法：可以更精确测量肾血浆流量的方法有：①标记物稀释法：即直接测定恒速输注到肾动脉的标记物在肾静脉的稀释情况，以计算肾血浆流量的方法。即肾血浆流量＝I/（V_i-A_i），其中I为标记物的恒速输注速率（mg/min），V_i为肾静脉血中标记物的浓度（mg/ml），A_i为输注点上游肾动脉血中标记物的浓度（mg/ml）；②放射性示踪剂的摄取、转运时间和清除动力学分析法：如放射性的微球、K^+、Rb^+、碘安替比林、Kr、Xe等；③定量成像法：如PET、CT和MRI等；④动物实验中还有电磁流量计法。

2. 肾总血流量的估计　通常女性较男性稍低，如早期用清除率估计的结果是：1.73m^2体表面积的女性为982±184ml/min（均数±标准差），男性为（1209±256）ml/min。后来用其他方法测定的肾血浆流量为女性（592±153）ml/（min·1.73m^2），男性（654±163）ml/（min·1.73m^2）。6个月到1岁的小孩的肾血浆流量大约为成人的一半，随后逐渐增加，到3岁时达到成人水平。30岁以后又逐渐降低，90岁时只有20岁的一半。

若按每克肾脏的流量计算，不同种属间的肾总血流量是可比的，如男性和女性的人双侧肾平均重量为290g和248g，平均肾总血流量为4ml/（min·g），在体实际测量值为4.6ml/（min·g）。清醒犬的肾血流量为3～4ml/（min·g），而未麻醉的大鼠平均在5ml/（min·g）左右。

（三）肾血流量的自身调节

实验证明，当肾灌注压波动在80～180mmHg时，全肾的血流量维持相对恒定，其肾小球毛细血管的压力变化亦不大。只有当全身动脉血压低于80mmHg或高于180mmHg时，肾血流量才随着血压波动而波动。这种肾血流量的相对恒定状态称为肾血流的自身调节，对于维持正常的肾小球滤过功能十分重要。一般认为，肾血流的自身调节主要发生于肾皮质，而肾髓质的血流常随血压的变动而波动。

在移植肾或人工灌注的离体肾脏实验中，在完全排除外来的神经支配和体液因素影响以后，其血流量在一定灌注压的范围内能维持相对恒定，证实了肾血流自身调节现象的存在。它说明肾脏在灌注压发生较大幅度波动的情况下，可以通过自身的调节机制，来维持其血流量的相对恒定，而无需外来神经和体液的调节。其基本原因在于肾内血流阻力可以随着动脉压的波动而发生平行的变化：当动脉压升高时，肾内血流阻力亦增大，因而肾血流量保持不变；相反，在动脉压降低时，肾内血流阻力随之降低，而肾血流量可以维持。

（四）肾血流量的神经体调节

1. 神经调节　肾脏具有丰富的神经支配，其神经主要来自腹腔神经丛，具有肾上腺素能和胆碱能的两种纤维。交感神经主要支配叶间动脉、弓形动脉、小叶间动脉、入球小动脉和一些直小血管。但是在肾小球出球小动脉和肾小管周围血管神经纤维则很少见。迷走神经纤维与交感神经相伴行，亦支配相同的区域。

交感神经的作用主要是缩血管反应。人体由卧位转变为立位时，由于胸内血液减少，降低了心房或大静脉内牵张感受器的刺激，反射性引起交感神经兴奋，可使肾血流量减少，肾皮质有交感神经支配，但髓质血管交感神经较少，当出血性低血压时，通过颈动脉窦和主动脉弓压力感受器，反射性引起交感神经兴奋，可使皮质血流量减少，髓质血流量增加，改变肾内血流分配，促进肾小管对钠重吸收，可出现少尿或无尿。充血性心力衰竭、肝硬化腹水或有效血容量减少，亦有与出血性低血压类似的情况，髓质血流增加，亦可出现钠潴留的倾向。此外，剧烈运动和环境温度升高亦可通过交感神经，促使皮质血管收缩，肾血流减少。疼痛、麻醉、手术、缺氧时，交感神经呈异常兴奋状态，也使肾血流量减少而出现少尿。

2. 体液调节　肾脏血流受许多激素和体液因素的影响。

（1）儿茶酚胺：儿茶酚胺包括肾上腺素、去甲肾上腺素、多巴胺、异丙基肾上腺素等。早在60多年以前就曾发现，肾上腺素可以使入球小动脉舒张、出球小动脉收缩，使肾小球毛细血管压增加，而引起利尿反应。

去甲肾上腺素可使肾小动脉收缩，增加肾血管阻力，降低肾血流量。而且它尚可影响肾血流的分配，使肾皮质血流不规则下降，髓质血流增加，使尿量减少。这一效应是通过不同α受体实现的，应用α受体阻断剂可以阻断这一反应。

小剂量异丙肾上腺素可以增加肾血流量，大剂量可使肾血管收缩。这两种作用是通过不同受体实现的，小剂量的舒血管反应是β受体的作用，大剂量缩血管效应是α受体的作用，应用相应的受体阻断剂可抑制这些血管效应。

多巴胺有减少肾血管阻力、增加肾血流的作用。这种作用不受β受体阻滞剂、阿托品、利血平及单胺氧化酶抑制剂的影响。因此，多巴胺的作用是通过肾血管上多巴胺受体来实现，应用多巴胺受体阻断剂可以减弱这一反应。极大剂量的多巴胺可引起缩血管效应，这一效应可为α受体阻断剂所阻断。

（2）乙酰胆碱：肾内灌注乙酰胆碱可以增加肾血流量、尿量和钠的排泄，作用机制与刺激一氧化氮产生有关。但也有人发现，乙酰胆碱可以改变肾内血流分配，促进外层皮质血流向内层皮质转移；还有人发现，肾内灌注乙酰胆碱，可以促进去甲肾上腺素的释放，使血管收缩，增加肾血管阻力。

（3）抗利尿激素：生理剂量的抗利尿激素（即加压素）并不影响全肾的血流量，但可改变肾内的血流分配。实验表明，生理剂量的抗利尿激素可促使外层皮质和内层髓质血流减少，使内层皮质和外层髓质的血流增加，即使近髓肾单位的血流增加，使滤过增多，从而使髓襻粗段氯离子的浓度增加，这将有利于髓质渗透梯度的形成，提高肾的浓缩能力。关于抗利尿激素影响肾血流分配的机制，一般认为是由于促进前列腺素合成所引起的。前列腺素可使血管舒张，而抗利尿激素本身又可使外层皮质和内层髓质血管收缩，故促进血流向内层皮质和外层髓质转移。

（4）其他：肾素-血管紧张素系统、花生四烯酸代谢产物、一氧化氮以及内皮素均参与肾血流的调节。

综上所述，神经和体液的调节对肾血流量及肾内血液分配有着不同的作用，综合作用是十分复杂的。外层皮质血流主要反映皮质肾单位的血流，它与钠的排泄和滤过密切相关；内层皮质和外层髓质血流反映髓旁肾单位的血流，它与髓质渗透梯度的形成和尿的浓缩以及血压的调节功能有关。

第三章　肾脏病理与临床

第一节　肾病常见症状病理学

一、水肿

血管外组织间隙过多液体积聚的病理状态。液体积聚超过体重的4%或5%可表现为显性水肿。可分全身性和局限性。全身性水肿为液体在组织间隙内弥漫分布，若皮肤受压后出现凹陷，称为凹陷性水肿；局限性水肿为液体在组织间隙内局部分布，可为凹陷性，也可为非凹陷性。

人体内水占体重的60%，其中2/3为细胞内液，1/3为细胞外液；细胞外液中血管内占1/4，组织液占3/4。生理状态下，血液静水压、血浆胶体渗透压、组织液静水压、组织液胶体渗透压和毛细血管通透性是维持血管内外液体平衡的主要因素，少部分组织液可通过淋巴管回流入血液。组织液的形成和吸收处于动态平衡时，机体不发生水肿。水肿源于：①血浆胶体渗透压降低：如营养不良、各种原因导致的低蛋白血症。②毛细血管内静水压升高：如各种原因引起的静脉回流障碍、循环血容量增加。③毛细血管壁通透性增高：如血管活性物质、炎症、细菌毒素、缺氧。④淋巴液回流受阻：如淋巴结切除术后或淋巴管阻塞。甲状腺疾病所致水肿是糖胺聚糖在组织间隙内沉积所致，为非凹陷性，如格雷夫斯病所致胫前黏液性水肿和甲状腺功能减退症所致的全身黏液性水肿。

二、蛋白尿

尿液中蛋白质含量超出正常范围。成人尿蛋白＞150mg/d为蛋白尿。正常尿液中蛋白质含量为30～130mg/d，用普通尿常规检查蛋白质呈阴性反应，阳性提示蛋白尿。

肾小球滤过膜由内皮细胞及表面膜结构（富含蛋白多糖、糖胺多糖）、基膜、足细胞与裂孔膜所组成，形成滤过膜的孔径屏障和电荷屏障，有选择通透性，即阻挡血细胞和血液中各类大、中分子蛋白质滤过，允许小分子蛋白如微球蛋白（β_2-microglobulin，β_2-MG），溶菌酶、免疫球蛋白轻链和少量白蛋白滤过。生理状态下由于滤过屏障各层结构和功能完整，即使每天从肾脏滤出原尿约180L，其流经近端小管时98%蛋白质又被小管细胞重吸收，因而尿液中仅有少量蛋白。此外尿路细胞还分泌少量蛋白如T-H蛋白、IgA和尿激酶等进入尿液，共同组成生理性尿蛋白。

病理状态下，免疫或非免疫炎症、毒物、药物、缺血、代谢及先天缺陷都会导致滤过膜或肾小管上皮细胞损伤而产生蛋白尿。21世纪以来大量研究更关注足细胞在病理性蛋白尿发生中的作用。发现无论是足细胞数量减少，还是裂孔膜蛋白neph-rin或podocin或α-辅肌动蛋白4的基因和蛋白表达缺失，或足细胞表面带阴电荷蛋白如足萼糖蛋白、podoplanin、podoen-din表达异常，以及足细胞产生血管内皮生长因子过多导致与内皮细胞间调控紊乱，均可造成滤过屏障损伤，产生蛋白尿。此外肾小球滤过压、血浆蛋白浓度等因素对蛋白尿发生也有影响。

三、管型尿

蛋白质在肾小管（主要在远端小管）内凝固形成的圆柱状结构物随尿液排出的病理状态。正常人尿液中无管型或仅偶见透明或细颗粒管型，若管型数量增加或发现特殊管型，均为肾脏病理损伤的指征。

管型是在远端小管或集合管处，以肾小管髓袢升支分泌T-H蛋白为基质，在尿液浓缩、酸化和尿流缓慢条件下形成的。

尿沉渣显微镜检查发现管型时，主要根据形态学作出分类，化学染色和免疫学染色方法可进一步鉴别。光学显微镜（简称光镜）下管型为直或弯曲的圆柱体，两边平行，一端钝圆。受形成时所处部位影响（长短、粗细各异）及所含物质不同，管型可分数种类型。①透明管型：各种管型的基本结构，由T-H蛋白和少量白蛋白组成，质地薄、无色、半透明，显微镜视野调暗些易发现。②细胞管型：按所含细胞不同分为红细胞管型、白细胞管型、上皮细胞管型。红细胞管型是指管型中以红细胞为主，呈黄褐色或红色，镜下管型内可见红细胞。若管型在尿路内停留过长，其中红细胞溶解，呈红色血液或血红蛋白管型。白细胞管型是指管型中以白细胞为主，多为中性粒细胞，加稀酸可清晰辨认多形核，可与肾小管上皮细胞管型中的单个核区别。肾小管上皮细胞管型，细胞较白细胞大，有时可见大核，典型者细胞呈瓦片状排列，充满管型，镜下呈浅黄色。数种细胞混合组成的管型统称为细胞管型。③颗粒管型：所含颗粒来自崩解变性的细胞残渣、血浆蛋白及其他物质，镜下淡黄色或棕褐色。因管型内颗粒大小不同，又分粗颗粒管型和细颗粒管型。一般认为粗颗粒管型在肾小管腔内滞留时间过长，颗粒降解成为细颗粒。

④蜡样管型：为蜡烛样、边界清晰两边常有切迹，折光性强，易折断，镜下灰色；由细颗粒或细胞管型衍化而来。⑤脂肪管型：含圆形、大小不等、折光性很强的脂滴；偏振光显微镜下可见脂滴中心呈十字交叉，称马耳他小体；苏丹Ⅲ染色脂滴呈橙红色。通常认为脂滴来自肾小管上皮细胞脂肪变性、崩解。⑥宽大管型：无论宽度还是长度均为一般管型的数倍，易折断；通常在损伤扩张的肾小管或集合管内，由颗粒或蜡样管型衍变而来。此外由于管型内含物不同还有细菌管型、结晶管型、胆红素管型等。一条管型内除红细胞、白细胞外还有颗粒可称为混合管型；若其中一类物质为主（如红细胞）并占 1/3 容量以上，则可称为红细胞管型。管型在低渗、碱性尿中易溶解破坏，尿标本应及时进行检测。

四、血尿

尿液中红细胞数超过正常值范围。红细胞＞3 个/HP，或阿迪斯（Addis）法红细胞计数＞50 万个/12 小时、＞6 万个/小时。可分为显微镜下血尿（红细胞≥3 个/HP）和肉眼血尿。正常人每天有红细胞从尿液排出，离心沉渣镜检红细胞＜3 个/HP，为变形红细胞。

血液流经正常肾脏时，肾小球滤过膜阻挡血细胞通过，滤过屏障有先天缺陷或损伤时，红细胞从肾单位排入尿液中；或血液经尿路的破损血管直接进入尿液。月经血、痔疮血混入或人为加入血液也能造成假血尿。

相差显微镜、扫描电镜、普通光学显微镜辨认尿红细胞形态，区分肾小球源性与非肾小球源性血尿。根据其形态变化，血细胞分为多形性、均一性和混合性 3 类。多形性血尿又称肾小球源性血尿或内科性血尿，尿沉渣红细胞形态多样（面包圈、荷叶样、草莓样、葫芦样等）细胞大小不一，尤其棘红细胞（面包圈的基础上发出小泡）更有代表性；均一红细胞血尿又称非肾小球源性血尿或外科性血尿，红细胞形态似外周血中红细胞呈扁盘状，大小基本一致；混合性血尿指变形红细胞和正常形态红细胞同时存在，被认为多属肾小球源性血尿。但在临床实践中发现在肾小球疾病的急性期肉眼血尿阶段尿红细胞常以正常形态为主，随病程延长变形红细胞比例逐渐增加。

第二节　急性肾衰竭病理学

急性肾衰竭（acute renal failure，ARF）是各种原因引起的肾泌尿功能在短时间内急剧下降，以至机体的内环境发生严重紊乱的病理生理过程，临床上常伴有少（或无）尿，但亦有部分患者尿量并不减少（非少尿性）ARF。近来的研究显示，某些病因所致的 ARF，其非少尿型可高达 80%。ARF 病理形态学变化，主要是针对肾性 ARF 而言，而由其引起的肾器质性变化。这些病变可以发生在肾小球、肾小管、肾血管及肾间质。尽管引起肾器质性病变的原因很多，但病理变化可归为 4 大类型。

一、急性肾小管坏死（acute tubular necro-sis，ATN）

ATN 占肾性 ARF 的 75%，或因缺血或因肾中毒引起的肾小管上皮细胞损伤，均有可见的肾小管病理改变，肾小管功能紊乱仍被认为是这类 ARF 的主要发病机制。表现为尿浓缩、稀释能力降低以及对抗利尿激素的反应异常。近年来，已证实肾小球、肾间质和肾血管细胞的功能系统也参与这类 ARF 的发生、发展，如肾小球滤过膜通透性异常，外髓质淤血，系膜细胞及内皮细胞功能紊乱等，均为 ATN 的结果。

1. 缺血性 ATN　其形态学特征为，局灶性肾小管上皮细胞坏死和肾小管基底膜破坏，称之小管破裂性损伤。常常累及部分肾小管，有些肾小管病变较轻，具有明显的异质性。其中近曲小管直段和亨利襻上升支受损最严重，上皮细胞的刷状缘脱落或变薄。肾小管上皮有单个细胞凋亡或小团细胞的小灶状坏死。在远曲小管和集合管内，有大量的透明管型及色素颗粒管型，发生阻塞管腔的现象。病变早期可见肾小管上皮细胞线粒体肿胀，线粒体嵴断裂和减少，以及粗面内质网扩张。若病变较重，则出现细胞坏死、剥离，基底膜裸露、断裂等改变。在无明显肾小管坏死区域可见肾间质水肿，血管扩张，伴不同程度的中性白细胞、淋巴细胞及单核细胞浸润。其间质中炎性细胞浸润的程度与肾小管断裂明显相关。

2. 中毒性 ATN　系由药物和毒物所造成的，此型表现为广泛性肾小管坏死，主要损伤近曲肾小管，亦可累及所有肾单位，肾小管上皮细胞大片融合样坏死，而基底膜完整未受破坏；若损害严重则可发生肾小管破裂及小管基膜断裂。远曲小管和集合管中常有各种管型，肾间质中有水肿及炎性细胞浸润。不同毒物引起的ATN，其病变特征可有所不同。

（1）抗生素：多种抗生素可引起急性肾小管坏死。常见的有：①氨基糖苷类抗生素，其主要病理改变为肾小管刷状缘微绒毛的坏死脱落，溶酶体中髓鞘样小体形成，肾小管上皮细胞变性、坏死脱落，间质中可见纤维素样变性和灶状淋巴细胞、单核细胞浸润。髓鞘样小体出现与庆大霉素的用药量有关。②β-内酰胺类抗生素，主要为肾小管上皮细胞变性，严重者可有坏死，间质水肿并可见淋巴细胞和浆细胞，以及较多的嗜酸性粒细胞浸润，有时间质内可发现上皮样的细胞肉芽肿形成。

（2）生物毒素：蛇毒引起的肾病变，主要为肾小球毛细血管襻节段性坏死，大量纤维素沉积和中性粒细胞浸润，肾小管坏死主要见于远曲小管和集合管。管腔内可见大量的红细胞管型。

3. 其他大量研究表明，并非所有ATN患者都出现典型的病理改变，有些根本没有上皮细胞坏死，肾小球系膜细胞、内皮细胞等仅在电镜下显示明显病变，故ATN是否以肾小管细胞坏死为病理形态基础，引起广泛的争论。近来研究提示，除了极少数ATN病例（如大剂量氯化汞中毒和严重持续肾缺血），有广泛的肾小管坏死外，大多数病例及实验动物模型均不出现明显的肾小管坏死，肾小管发生病理形态改变也十分轻微，诸如近曲小管刷状缘脱落，细胞膜蛋白方向性改变等；如果细胞坏死或出现形态方面的病理改变，损伤的程度则十分严重。肾小管上皮细胞损伤的程度范围都不尽一致，有的细胞损害较轻，而有些则较重，这种形态结构损伤的异质性，对受损肾小管功能的可恢复性有重要影响。非致死性受损的细胞功能与结构的恢复，以及正常的增生可修复坏死脱落的上皮，从而使肾小管作为器官功能单位的完整性得以恢复，如果所有肾小管细胞均受损，将导致不可逆性肾衰竭。

在肾缺血和中毒时，肾小管上皮细胞增生与修复明显增强，形态学上再生的上皮细胞呈扁平状，核深染，可见核分裂。目前认为ATN时，无论是存活的受损肾小管细胞的功能恢复，还是脱落坏死细胞被正常细胞增生所补充和修复，均依赖生长因子——上皮生长因子（EGF）、转化生长因子（TGF）、胰岛素样生长因子（IGF）、血小板源生长因子（PDGF）、及成纤维细胞生长因子（FGF）等的作用。它们与靶细胞表面的特异性受体结合，激活细胞内的效应机制，通过细胞内的信息传递过程促使DNA的合成并使细胞分裂、增生，同时生长因子又可调控其增生与修复的过程。有人研究指出，体内给予药理剂量的EGF可缩短ATN病程，证明EGF在该病变中的作用。

二、急性间质性肾炎（acute interstitial nephritis，AIN）

以药物、感染、全身免疫性疾病、肿瘤为病因。

1. 药物介导的AIN　抗生素、非甾体类抗炎药和利尿药均可引起AIN，最常见的是，药物所引起的变态反应性间质性肾炎。这种间质性肾炎常伴有发热、皮疹、淋巴结增大、关节痛和嗜酸性细胞增多症，提示其免疫性损伤及细胞介导的免疫反应的发病机制。这种免疫性损伤以小管周围病变最明显，表现为肾小管斑片状损伤伴间质水肿等。肾活检光镜下肾小球常无明显病变，肾间质可见局灶性或弥漫性淋巴细胞、浆细胞和嗜酸性粒细胞浸润，肾小管上皮细胞变性；电镜下肾小球正常或病变轻微，非甾体类抗炎药介导的AIN可有肾小球足细胞足突弥漫融合，与微小病变相似；免疫荧光检查一般没有免疫复合物沉积，但甲氧西林，非甾体类抗炎药导致的AIN、TBM偶见IgG及补体呈颗粒样或线样沉积。

2. 感染所致AIN　感染无疑是引起的反应性急性小管间质肾炎主要原因，因其发病机制的不同，分两大类。

病原微生物直接感染，主要是包括急性肾盂肾炎、超过70%的急性肾盂肾炎病例是由大肠埃希菌引起的。偶有真菌、原虫、衣原体、病毒感染或肾结核感染。

但部分患者肾间质并无病源微生物，而由全身性或肾外性感染引起的小管间质性肾炎称为反应性急性小管间质肾炎。引起急性小管间质肾炎常见的病原微生物尽管多种，但主要是细菌，病毒感染亦可引起急性小管间质肾炎。

3. 全身免疫性疾病所致AIN

（1）系统性红斑狼疮（SLE）：SLE并发ARF，主要是由于狼疮性肾炎严重的肾小球增生性病变所致，近来人们注意到部分狼疮性肾炎患者，肾小球病变属于轻至中度，而肾小管间质病变较严重，光镜下可见肾小管变性、坏死及萎缩，间质纤维化并伴有不同程度的淋巴细胞、单核细胞及白细胞浸润。荧光显微镜下，可见肾小管基底膜有IgG、C3、C4、C19颗粒状荧光沉积。免疫荧光的强度与肾小管间质损伤的程度密切相关。电镜下可见致密沉积物沿着肾小管基底膜沉积。目前认为狼疮性肾炎，其间质改变的程度与预后有关。

（2）节结病：该病所致的AIN所引起ARF少见，多系肉芽肿性间质性炎症。

4．恶性肿瘤细胞浸润　恶性淋巴瘤和白血病患者，肾间质结缔组织内和血管周围，可见小灶状肿瘤细胞浸润，肾体积增大，肿瘤细胞直接浸润引起的ARF很少见，而且瘤细胞直接浸润经化疗和放疗后可得以改善。

多发性骨髓瘤所致的ARF发生率较高。多发性骨髓瘤的高钙血症、低血容量、高黏血症、大量免疫球蛋白轻链引起的肾间质性炎症，都可成为ARF的原因。免疫球蛋白轻链在肾小管腔堆积，形成大量管型阻塞肾小管腔；近曲小管对轻链免疫球蛋白的吸收，可造成肾小管上皮细胞损伤，电镜所见为免疫球蛋白轻链沉积使肾小球、肾小管基底膜和系膜基质均匀致密化，均质性增厚，亦可见沿肾小球基底膜内面和肾小管基底膜外面分布，与许多致密沉积物病呈细颗粒状分布有所不同。免疫荧光显示轻链沉积物分布于肾小球基底膜、肾小管基底膜、系膜基质、血管壁及间质内。多发性骨髓瘤引起ARF可经化疗和血浆置换治疗获得缓解。

三、新月体肾炎

新月体肾炎典型的病变特征为：累积50%以上肾小球，以包曼囊内大量新月体或环状体形成。新月体刚形成时，主要由细胞组成，称之为细胞性新月体；随病情迁延，新月体有结缔组织增生，则称之为纤维细胞性新月体；最终完全由纤维组织组成，称为纤维性新月体。

新月体发生在肾小球包曼囊，是由壁层上皮细胞增生所致。新月体肾炎是一组由不同病因导致病理改变相同的疾病。目前根据免疫病理特征不同，将新月体肾炎分3类：①Ⅰ型，抗GBM抗体介导的新月体肾炎，IgG沿GBM呈线样沉积，循环抗GBM抗体阳性，临床表现为肺出血肾炎综合征或抗肾小球底膜肾炎；②Ⅱ型，免疫复合物介导的肾炎、肾小球毛细血管样及系膜区见大量颗粒状免疫复合物沉积，见于原发性和继发性肾小球疾病，如IgA肾炎、狼疮性肾炎、紫癜性肾炎等；③Ⅲ型，寡免疫性新月体肾炎，特征为肾小球内无免疫复合物沉积，临床表现为ANCA相关性系统性血管炎，如微型多血管炎、Wegener肉芽肿等。

四、急性肾血管病

恶性高血压伴肾内微动脉纤维素样坏死、肾动脉栓塞、肾静脉血栓形成以及多发性大动脉炎、溶血性尿毒症综合征等是其主要原因。

1．恶性高血压　恶性高血压主要病变为小动脉纤维素样坏死，伴有炎症细胞浸润形成的坏死性小动脉炎，小叶间动脉和小动脉内膜显著增厚，其内多数平滑肌细胞增生，并呈向心性排列成葱皮样改变。肾动脉出口处粥样斑块，是肾动脉阻塞最常见的原因，随年龄增长和糖尿病加重，缺血的肾通常有广泛性萎缩，肾小球受压、肾小管萎缩、间质纤维化和局灶性炎症细胞浸润等特征。

2．肾动脉栓塞或血栓形成　其栓子或来自于心脏附壁血栓，或心瓣膜赘生物以及大动脉粥样硬化斑块脱落。肾动脉栓塞多是双侧性的，往往伴有其他脏器栓塞。肾动脉栓塞时，既出现肾前性的ARF变化，又可出现ATN的改变。肾动脉血栓形成亦可见于外伤、肾动脉粥样硬化和肾病综合征。

3．肾静脉血栓形成　婴儿低血容量可诱发肾静脉血栓形成，而成年人肾静脉血栓形成则见于肾病综合征，镰状细胞病、口服避孕药、下腔静脉血栓延伸至肾静脉和恶性肿瘤。

4．肾血管炎

（1）过敏性血管炎和结节性多动脉炎：常损害肌型动脉，并常在分支处发生病变和动脉瘤形成。肾梗死常见，患者常有腰痛和血尿，严重者还有高血压，晚期发生ARF。镜下，肾动脉、叶间和弓形动脉呈坏死性动脉炎变化，病变局限于动脉分叉处，管形纤维素样坏死和中性粒细胞浸润。管壁薄弱而发生动脉瘤性扩张，管腔内常有血栓形成。肾小球呈节段性或弥漫性纤维素样坏死，伴系膜细胞增生，新月体形成，血管内微血栓形成。电镜下无特征性改变。免疫荧光可见少量IgG、IgA和补体成分沿受损的毛细血管壁及系膜区沉积。

（2）韦格纳肉芽肿（wegener granulomaosis，MG）：是一种特殊类型的坏死性肉芽肿性血管炎。80%～85%患者呈现肾功能损害，常同时有其他临床症状。肾病变常为局限性坏死性肾小球肾炎伴新月体形成。肉芽肿性肾小球肾炎不常见。20%病例合并肾乳头坏死，这可能是由于直血管血栓梗阻所致，坏死性细、小动脉炎易见，间质常有炎性细胞浸润。免疫荧光检查可在受损肾小球和动脉壁显示少量IgM和（或）IgG、C3沉积，但电镜未能见沉积物。

5. 溶血性尿毒症综合征　以微血管病性溶血性贫血、血小板减少性紫癜和氮质血症为临床特征，为小儿ARF最常见原因，成年人亦可发生。属弥散性血管内凝血（DIC）的肾小球病。早期肾小动脉和细动脉内膜、内膜下纤维素沉积和纤维素样坏死、血栓形成和内皮细胞增生。肾小球急性缺血和梗死，系膜细胞轻度增生和新月体形成。后期，小动脉和细动脉内膜增厚和嗜碱性黏液变性。

6. 肾移植术后ARF　肾移植术后出现的排斥反应和环孢素中毒是肾移植术ARF主要的原因。

（1）排斥反应：肾移植术后出现的排斥反应，其基本病变为血管排斥反应和间质排斥反应，特别是肾血管变化是移植排斥反应最突出的特征。在超急排斥反应时血管以变性坏死为主；急性以渗出为主；慢性则以增生性变化为主。超急性排斥反应的肾小动脉内皮细胞肿胀、空泡变性和脱落、管腔内纤维素析出，中性白细胞靠壁聚集和渗出浸润；急性排斥反应有动脉的纤维素样坏死，内膜炎症渗出和泡沫细胞形成，间质明显水肿和淋巴细胞为主的炎性浸润；慢性排斥反应，则以动脉内膜平滑肌细胞和成纤维细胞增生和纤维化，肾小球、肾小管的萎缩硬化，间质纤维化为其特征。

（2）环孢素A毒性损害：可分为肾功能性毒性和肾组织性毒性损害，前者无明显器官组织形态学变化，后者表现为肾小管、血管和间质损害，主要的形态改变为肾小管上皮细胞内可见巨线粒体等大空泡和微钙化形成。肾小动脉和细动脉壁纤维素样坏死，即内膜和内膜下纤维素样坏死伴血栓形成、内皮细胞增生，管壁增厚，管腔狭窄甚至闭塞，间质常发生局灶性纤维化和肾小管萎缩伴炎性细胞浸润。

ARF除了病因分类外，亦可以根据发病初期的尿量，分为少尿和非少尿型，前者在ATN多见，病情重，病程较长，预后较差；如发生损伤的肾单位少于10%，肾的泌尿功能障碍较轻，病程相对较短，严重的并发症较少，预后较好。

第三节　慢性肾衰竭病理学

一、概述

慢性肾衰竭（chronic renal failure，CRF）是所有进展性肾病晚期的终末结局，常见的疾病有各种类型的原发性肾小球肾炎、糖尿病肾病、狼疮性肾炎、高血压性肾病、慢性肾盂肾炎、多囊肾病、梗阻性肾病、慢性间质性肾炎、良性肾小动脉硬化症等。

慢性肾衰竭患者肾脏的病理改变，可因不同的病因病变表现多样化，肉眼观一般表现为：肾脏体积变小，质硬，色苍白，表面多呈弥漫性细颗粒状——颗粒性固缩肾，晚期则颗粒性萎缩变为平滑性萎缩，或有瘢痕形成，切面肾皮质变薄、纹理模糊不清，皮髓质分界不明显，肾盂、肾盏有/无变形，黏膜可增厚。显微镜下一般表现为：大部分肾单位破坏，部分肾单位代偿性肥大。具体表现为大量肾小球硬化、纤维化；肾小管萎缩；间质纤维组织增生及炎症细胞浸润。

（一）肾小球病变

1. 肾小球玻璃样变、纤维化、硬化

（1）肾小球玻璃样变是指血浆蛋白和脂蛋白在肾小球沉积，多见于局灶节段性肾小球硬化以及各种晚期硬化性肾小球肾炎。

（2）肾小球纤维化是指含有Ⅰ型和Ⅲ型胶原纤维大量增生，多见于缺血性硬化，间质性肾炎及晚期新月体性肾小球肾炎。

（3）肾小球硬化是终末肾的主要病变，表现为整个肾小球变为嗜伊红染色无结构物质。上述病变是由于系膜细胞增生，系膜基质增多，细胞外基质大量堆积，肾小球毛细血管基底膜增厚、闭塞等原因所致，系膜区增多的主要成分包括Ⅲ、Ⅳ、Ⅴ型胶原纤维，纤维连接蛋白，层粘连蛋白，硫酸肝素及硫酸糖蛋白软骨素等。

2．肾小球毛细血管腔异常

（1）毛细血管腔狭窄：镜下表现为由于内皮细胞增生或肾小球缺血以及新月体挤压而致的毛细血管塌陷，导致的管腔狭窄现象。

（2）毛细血管腔扩张：镜下表现为管腔扩张并有大量红细胞堆积。另外，在糖尿病肾小球硬化症中毛细血管可出现节段性血管瘤样扩张。

3．肾小球系膜病变　系膜细胞和系膜基质增生是常见的系膜病变。在2～3μm厚度的切片上，正常肾小球周缘的一个毛细血管襻系膜区不超过两个系膜细胞，宽度不超过毛细血管直径（判断系膜病变时应以肾小球周缘的毛细血管襻为标准）。

增生的系膜组织对肾小球毛细血管有压迫和破坏，系膜宽度超过毛细血管直径，常呈弥漫性分布，或出现弥漫性分布节段性加重的结节和团块状实性区，并伴有球囊粘连。根据系膜增生的形态和原因，系膜增生性病变有下述几种：

（1）非细胞增生的系膜增宽：系膜细胞数未增多甚至减少，系膜区增宽，系膜基质明显增多，PAS、PASM染色法均可显示阳性，说明出现了肾小球硬化。可见于晚期系膜增生性肾小球肾炎、肝病性肾小球硬化症等系膜基质产生过多的肾小球病；也见于肾淀粉样变性病、糖尿病肾小球硬化症以及骨髓瘤肾小球硬化症等系膜区特殊蛋白质沉积的疾病。

（2）系膜细胞增生性系膜增宽：各种因素包括大分子免疫复合物，均可使系膜细胞呈现轻重不等的增生，并伴有系膜基质增多，后期迁延为以系膜基质为主的肾小球硬化。

（3）肾小球毛细血管襻分叶：正常的肾小球在切片上显示均匀弥漫排列的毛细血管团，而无分叶现象。当系膜组织在肾小球毛细血管团中出现了实性结节状的增生时，毛细血管可因受挤压而出现萎陷乃至消失，肾小球即呈明显的分叶状结构。

（二）肾小囊病变

正常状态下，肾小囊仅为一狭窄的裂隙，病理状态下，可以出现肾小囊腔黏连、新月体填塞、肾小囊破裂、肾小囊扩张。

肾小球毛细血管襻部分与肾小囊壁层黏连融合称为肾小囊黏连，表现为肾小球毛细血管襻不受挤压，反而被牵扯向肾小囊壁层，黏连处肾小囊壁增厚。

肾小动脉及细动脉狭窄性病变及各种肾脏疾病的晚期阶段，由于长期缺血，毛细血管襻塌陷，肾小囊腔充以玻璃样蛋白物质，肾小囊增厚、皱缩，并可出现断裂，融合于肾小球周围的纤维组织中。

肾单位因各种管型阻塞及纤维性病灶的挤压，可使肾小囊腔扩张，并有蛋白性液体储留于腔内。

（三）肾小管病变

慢性肾衰竭肾小管病变可以是原发的，也可以是继发的，对于肾小球疾病所继发的肾小管病变，可能由于肾小球硬化致血流受阻，使由出球细动脉供血.的肾小管因缺血而萎缩、消失，也可能由于蛋白尿对肾小管的毒性作用。肾小管病变在显微镜下，主要表现为萎缩的肾小管上皮细胞扁平、体积变小，基底膜增厚和皱缩，管腔缩小或少数扩张。

（四）肾间质纤维化

肾间质纤维化是肾小球硬化以及相应肾小管萎缩、消失的继发性病变。显微镜下表现为：间质区增宽、增多，纤维组织增生明显，并伴有多数淋巴细胞、浆细胞、单核细胞浸润的灶状浸润，纤维组织收缩使有病变的肾小球互相靠拢，残存的肾单位发生肾小球肥大、肾小管扩张等代偿性改变。肾间质中、小动脉内膜和肌层增厚及纤维化，管腔狭小。

二、不同肾病所致慢性肾衰竭的病理特点

1．慢性肾小球肾炎所致CRF的病理特点　肉眼观察，两侧肾脏对称性萎缩变小，质硬，色苍白，表面多呈较均匀的弥漫性细颗粒状——颗粒性固缩肾，晚期则颗粒性萎缩变为平滑性萎缩。切面肾皮质变薄、纹理模糊不清，皮髓质分界不明显。肾盂周围脂肪增多。

慢性肾小球肾炎的病因和发病机制各不相同，但最终均引起肾小球玻璃样变、硬化和纤维化。肾小球疾病的基本病变位于肾小球，当肾小球受到损伤时，肾小管、肾间质也必然产生相应的病理变化，但后两者的病变是继发的。光镜观察，可见大量肾小球球性硬化、玻璃样变，球囊壁增厚、黏连；肾小球内 PAS 染色阳性的嗜酸性玻璃样物质增多，细胞减少，严重处毛细血管塌陷、闭塞，肾小球萎缩。局部肾小管萎缩或消失，间质纤维组织增生，常伴有淋巴细胞和浆细胞浸润。肾内细、小动脉发生玻璃样变和内膜增厚、管腔狭窄。间质纤维化使局部肾小球相互靠拢。病变轻的肾单位出现代偿性改变，肾小球体积增大，肾小管扩张，见各种管型。免疫荧光：IgM、IgG、C3 呈不规则、稀疏的非特异性沉积。

2. 狼疮性肾炎所致 CRF 的病理特点　系统性红斑狼疮的肾脏病变称为狼疮性肾炎，其病变特点是病变呈广泛性和多样性，表现在肾小球、肾小管、肾间质及血管多部位的不同程度的多种病变。

光镜下表现为：肾小球毛细血管基底膜增厚呈线圈样或白金耳样改变，内皮细胞肿胀增生或坏死，纤维素样坏死，炎细胞浸润，肾小球基底膜断裂，毛细血管襻塌陷或闭塞，新月体形成等；有时出现具有诊断意义的苏木素小体分布在坏死区、系膜区、毛细血管基底膜内；肾小管上皮细胞变性、坏死、脱落、基底膜增厚，肾小管萎缩或扩张；肾间质内常见大量淋巴细胞、单核细胞等炎症细胞弥漫性浸润，间质纤维组织增生；肾血管特别是小动脉及入球小动脉的病变，表现为腔内血浆蛋白积聚，内皮细胞肿胀或破坏，管腔狭窄，甚至管腔内出现纤维素、免疫球蛋白、补体等，使毛细血管栓塞而闭塞。

对于病变较轻的肾小球，免疫荧光下见大量颗粒状免疫球蛋白及补体成分沉积于肾小球毛细血管内皮下、基底膜及系膜区。在肾小管基底膜、血管壁及间质等处亦有免疫球蛋白及补体成分积聚。电镜下见大量粗大的电子致密物在肾小球系膜区、内皮下、上皮下、肾小球基底膜内、肾小管基底膜、血管壁等处沉积，沉积物有时可凸出于管腔，沉积物中可出现透明的平行排列的结晶体，呈指纹状结构，可能为结晶脂蛋白；上皮细胞足突可消失；内皮细胞胞质内可见到大量的管网状结构，可能是胞质内质网对病毒感染的反应。

3. 多囊肾所致 CRF 的病理特点

（1）先天性多囊肾：依其遗传传递方式分婴儿型和成人型多囊肾病两型。

1）婴儿型多囊肾：为常染色体隐性遗传病。95%为双侧性，少数单侧。肉眼观肾脏的豆形外观基本保存，受损肾脏可呈不同程度的肿大，重量增加，表面常呈大小比较一致的细小或粗大结节。切面皮质和髓质均呈蜂窝状，见大小较一致的囊肿，严重病例肾实质几乎全部被囊肿所取代，一般皮、髓质分界完全消失。较轻病例在囊肿间有肾实质散在。囊肿主要分布于皮质，少数在髓质。囊内充满透明液体，液体中含高浓度的尿素、尿酸和肌酐，有时内含红色血性液体。除近肾门的部分囊肿与肾盂相通外，其余大部分囊肿无开口，与外界不相通。

光镜下肾实质内弥漫分布着被覆单层立方、柱状或扁平上皮的囊肿，囊间可见一些较正常的肾单位存在，间质结缔组织常增多，特别在囊肿周围结缔组织丰富，偶见肌纤维和软骨组织。从肾小球发生的肾小球囊肿可与肾小管相通或不相通。肾小管囊肿可由肾小管的任一部分发生，可与或不与肾小球相通。集合管发生的囊肿有开口与肾盏相通。

免疫病理和电镜无特殊表现。

2）成人型多囊肾病：为常染色体显性遗传。肉眼观肾脏呈多囊状肿大。光镜下多数大小不等的被覆单层立方或肾小管上皮（扁平上皮）的囊腔，囊间有萎缩的肾单位和肾间质纤维组织增生伴炎症细胞浸润。免疫病理和电镜无特殊表现。

（2）髓质海绵肾：比先天性多囊肾少见，多发生于成人，是发生于肾髓质的一种先天性缺陷，以集合管囊性扩张而呈现海绵样外观为特征。肉眼观以双侧肾均受累多见，占 80%，单侧/局灶性占 20%。切面见肾脏乳头部的肾锥体呈囊性变，形成无数小孔，状如海绵，易见小结石。囊肿大小 1～4mm，偶达 6～7mm，多为球形，但亦可为多角形或不规则形，一般皮质内无囊肿形成。

光镜下立方或扁平上皮的囊腔。肾髓质可见集合管和乳头管囊性扩张，囊壁内面被覆立方或单层上皮，可见钙质沉积。免疫病理和电镜无特殊表现。

4. 糖尿病肾病所致 CRF 的病理特点　糖尿病肾病晚期，多数肾小球出现球性硬化，称糖尿病肾小球硬化症。肉眼观肾脏体积可正常或略缩小。光镜下肾小球毛细血管壁及系膜区有结节状或弥漫分布的玻璃样物质沉积，肾小球基底膜普遍增厚。表现为：①弥漫性系膜增宽和基底膜增厚；②系膜基质结节状增多，形成 Kimmelstiel-Wilson 结节，结节增大可使毛细血管腔阻塞；③肾小球毛细血管动脉瘤样扩张；④血浆漏出并沉积导致沉积性病变，可见系膜和肾小囊透明样沉积物，表现为肾小囊滴状病变和毛细血管襻纤维素样帽状沉积。肾小管基底膜增厚，肾小管上皮细胞含大量糖原出现颗粒样和空泡样变性，称 AE 病变，晚期肾小管萎缩。肾间质病变包括纤维化、水肿和淋巴细胞、浆细胞和多形核白细胞浸润。肾小动脉和细动脉玻璃样变，肾动脉及其分支呈动脉粥样硬化的病变。

免疫荧光为非特异性。血浆白蛋白、IgG 及其他球蛋白可呈间断性细线状沿 GBM 沉积，也可见 IgG 沿球囊壁及肾小管基底膜呈连续线形沉积。

电镜下基底膜弥漫性均质增厚，系膜弥漫性基质增多或系膜结节形成。

5. 慢性肾盂肾炎所致 CRF 的病理特点　慢性肾盂肾炎属慢性肾小管-间质性炎症。病变特点是慢性间质性炎症、纤维化和瘢痕形成，常伴有肾盂和肾盏的纤维化和变形。

肉眼见单或双侧肾脏体积缩小、变硬，肾表面有多数大小不等的不规则凹陷瘢痕，瘢痕组织之间通常有粗细不等的颗粒状突起，是肾单位代偿肥大的改变，双侧肾脏病变常不对称。肾包膜与肾实质紧密粘连，不易剥离。切面皮质明显减少，特别在瘢痕区皮质大部分消失，且有灰白色纤维组织条索散在，和一些小囊肿形成，肾皮质瘢痕与其下相对应的肾盏的畸形可作为慢性肾盂肾炎的瘢痕与其他类型的肾瘢痕相鉴别的一个诊断特点。皮髓质界限不清，肾乳头萎缩，肾盏和肾盂因瘢痕收缩而变形，肾盂和肾膜增厚并呈颗粒状。肾脏瘢痕数量多少不等，多见于肾的上、下极。

光镜下主要见肾间质炎症和瘢痕组织。陈旧的瘢痕几乎完全由萎缩或扩张的肾小管组成，其间有纤维组织分隔，可见正常肾组织，保留有大血管。瘢痕区内，肾组织正常结构破坏，纤维组织增生和淋巴细胞、浆细胞、单核细胞和数量不等的中性粒细胞浸润；部分肾小球发生纤维化和玻璃样变。在瘢痕组织中的血管病变可轻可重。动脉和小动脉可显示中层和内膜增厚。非瘢痕区内，部分肾小球可以完全正常，部分肾小球周围的结缔组织围绕肾小球增生呈同心圆纤维化，肾小球囊基底膜明显分裂增生，肾小球血管丛逐渐发生纤维化，最后完全玻璃样变并与肾小囊粘连，部分肾小球代偿性肥大。部分区域肾小管上皮细胞萎缩，另一些区域肾小管扩张，扩张的肾小管内可出现均质红染的胶样管型，形态与甲状腺滤泡相似，有的肾小管内充满中性粒细胞。肾细、小动脉呈不同程度的硬化，血管内膜结缔组织增生肥厚，内弹力膜断裂。

肾盂和肾盏也普遍受累，通常表现为黏膜上皮明显增生，甚至发生鳞状上皮化生，黏膜下出现慢性炎细胞浸润及纤维组织增生，常形成大片的淋巴细胞浸润区或淋巴滤泡，中性粒细胞、嗜酸性粒细胞也可见到，偶尔可见巨细胞。

与尿液返流或尿路阻塞有关的慢性肾盂肾炎，肾间质和或肾小管内有 Tamm-Horsfall 蛋白沉淀物沉积，可通过免疫荧光显微镜和 PAS。PAS 染色 Tamm-Horsfall 蛋白沉淀物表现为强阳性的无定形的纤维状物。有时候沉积物周围有大量单核细胞浸润，偶尔可见中性粒细胞或巨细胞。这些沉积物可能是由于肾小管断裂后尿内容物释放入肾间质所致。

6. 慢性间质性肾炎所致 CRF 的病理特点　肾盂肾炎有破坏性间质性肾炎之称，目前临床上习惯将非破坏性间质性肾炎定义为慢性间质性肾炎，它是指肾间质组织的一种炎症，病变主要特征为肾间质组织有淋巴细胞和浆细胞浸润及纤维化，肾小管萎缩，肾实质的破坏不明显。慢性间质性肾炎发生于某些疾病（如甲状旁腺功能亢进和多发性骨髓瘤或由磺胺、青霉素、庆大霉素、卡那霉素等药物引起的过敏性间质性肾炎）时的慢性肾损害。肉眼观察多为双侧肾脏受累，体积缩小。显微镜下改变除肾间质淋巴细胞和浆细胞浸润外，尚有明显的间质纤维组织增生，肾小管萎缩伴基底膜增厚。肾小球病变相对较轻，部分由于肾小管损害而继发性硬化，未受累肾小球无特殊病变。

免疫荧光见 IgG 及 C3 于肾小管基底膜呈线形沉积，肾小球一般无免疫球蛋白及补体沉积。

7. 良性肾小动脉硬化症所致 CRF 的病理特点　良性肾小动脉硬化症又名高血压肾，为高血压病时所出现的肾脏损害，是全身细动脉硬化的一个组成部分。主要损害肾小叶间动脉及其分支，其中入球小动脉病变最严重。肉眼观察许多病例，肾大小如常且表面光滑。严重/长期高血压的病例，肾脏缩小，表面呈细颗粒状，皮质内常有潴留性小囊肿形成。切面上，皮质高度变薄，硬度增加，髓质结构基本正常。镜下皮质区可见部分间质组织呈条索状增生，其中含有大量发生硬化的细动脉。细动脉内膜增厚和玻璃样变，管腔变窄以至闭塞。病变细动脉所属的肾小球毛细血管丛，早期发生基底膜增厚，后来呈现不同程度的玻璃样变，肾小囊亦发生纤维化和玻璃样变。细动脉性肾硬化时，肾小球血管丛因玻璃样变而特别粗大，管腔消失，基底膜增厚但不分裂，肾小球周围亦不出现同心圆纤维化现象。疾病晚期，镜下可见毛细血管襻塌陷，肾小囊腔充以玻璃样蛋白物质，肾小囊基底膜增厚、皱缩，并可出现断裂，融合于肾小球周围的纤维组织中。

8. 缺血性肾病所致 CRF 的病理特点　动脉粥样硬化性肾硬化是肾脏大、中动脉因粥样硬化所致血管堵塞性病变，一般为全身性动脉粥样硬化的一个组成部分，主要累及肾动脉、叶间动脉。本病依动脉损害部位可分为两型：①周围型：主要病变发生于肾内较大的动脉和中等大动脉；②中央型：粥样硬化斑块主要发生于肾外的肾动脉主干或其分支。

肉眼观，多为单侧受累，受累肾脏体积缩小，或表面有较大的瘢痕性凹陷；切面见瘢痕形成，还可见肾动脉或小叶间动脉管壁呈偏心性增厚，管腔狭窄。

光镜下见肾动脉主干及其分支可见内膜粥样硬化，管壁呈偏心性增厚，管腔狭窄；可继发溃疡形成，并可形成血栓；粥样斑块破溃后可形成肾内动脉胆固醇栓塞。受累肾实质弥漫性萎缩，肾小球和肾小管萎缩和消失，被增生的纤维组织所代替，可见一些淋巴细胞和浆细胞浸润。

免疫病理和电镜无特殊表现。

第四节　常见肾脏病病理学

一、肾小球疾病

（一）基本病理变化

肾小球疾病的诊断有赖于肾穿刺活检进行病理学诊断并指导临床治疗和判断预后。不同于其他疾病的是肾小球疾病的诊断，肾穿刺活检组织不仅要进行常规染色和光镜观察，而且一般要进行特殊染色、免疫荧光和透射电镜检查。除苏木素伊红（HE）染色外，组织切片还可常规进行过碘酸-Schiff（PAS）染色、过碘酸六胺银（PASM）和 Masson 三色染色等特殊染色；PAS 染色可显示基膜和系膜基质；PASM 对基膜的染色更为清晰；Masson 染色可显示特殊蛋白性物质（包括免疫复合物），也可显示胶原纤维等；此外，还可用 Fibrin 染色显示血栓和纤维素样坏死。肾活检组织还常规运用免疫荧光法检查免疫球蛋白（IgG、IgM 或 IgA 等）和补体成分（C3、C1q 和 C4 等）沉积。透射电镜观察超微结构改变和免疫复合物沉积的状况及部位。

正常情况下，肾单位是肾脏基本的结构和功能单位。人体的两侧肾脏共有约 200 万个肾单位。肾单位由肾小球和与之相连的肾小管两部分构成。肾小球直径 150～250μm，由血管球和肾球囊组成。血管球由盘曲的毛细血管袢组成。肾小球毛细血管壁为滤过膜，由毛细血管内皮细胞、肾小球基膜（GBM）和脏层上皮细胞构成。脏层上皮细胞为高度特化的足细胞。毛细血管间为肾小球系膜，系膜由系膜细胞和基膜样的系膜基质构成。肾球囊又称鲍曼囊，内层为脏层上皮细胞，外层为壁层上皮细胞。脏、壁两层细胞构成球状囊，其尿极与近曲小管相连。

肾小球疾病时，不论是原发性还是继发性肾小球肾炎基本病理变化相似：

1. 细胞增多　肾小球细胞数量增多，系膜细胞和内皮细胞增生或肥大，并可有中性粒细胞、单核细胞及淋巴细胞浸润。壁层上皮细胞增生可导致肾球囊内新月体形成。

2. 基膜增厚　光镜下，PAS 和 PASM 等染色可显示基膜增厚。电镜观察表明基膜改变可以是基膜本身的增厚，也可为内皮下、上皮下或基膜内免疫复合物沉积所致。

3. 炎性渗出和坏死　发生急性肾炎的肾小球内可有中性粒细胞等炎细胞浸润和纤维素渗出，毛细血管壁可发生纤维素样坏死，可伴有血栓形成。

4. 玻璃样变和硬化　肾小球玻璃样变指光镜下 HE 染色显示均质的嗜酸性物质沉积。电镜下见细胞外出现无定形物质，其成分为沉积的血浆蛋白、增厚的基膜和增多的系膜基质。严重时毛细血管管腔狭窄和闭塞，肾小球固有细胞减少甚至消失，胶原纤维增加，最终导致节段性或整个肾小球的硬化。肾小球玻璃样变和硬化为各种肾小球病变发展的最终结果。

5. 肾小管和间质的改变　由于肾小球血流和滤过性状的改变，肾小管上皮细胞常发生变性，管腔内可出现由蛋白质、细胞或细胞碎片浓聚形成的管型。肾间质可发生充血、水肿和炎细胞浸润。肾小球发生玻璃样变和硬化时，相应肾小管萎缩或消失，间质发生纤维化。

肾小球疾病的病理诊断应反映病变的分布状况。根据病变肾小球的数量和比例，肾炎分为弥漫性和局灶性两大类：弥漫性肾炎指病变累及全部或大多数肾小球；局灶性肾炎指病变仅累及部分肾小球；根据病变肾小球受累毛细血管袢的范围，肾炎分为球性和节段性两大类：球性病变累及整个肾小球的全部或大部分毛细血管袢；而节段性病变仅累及肾小球的部分毛细血管袢。

（二）临床与病理联系

原发性和继发性肾小球肾炎的临床症状相似，包括尿量、尿性状的改变、水肿和高血压等。尿量的改变包括少尿、无尿、多尿或夜尿。24 小时尿量少于 400ml 为少尿，少于 100ml 为无尿。24 小时尿量超过 2500ml 为多尿。尿性状的改变包括血尿、蛋白尿和管型尿。血尿分为肉眼血尿和显微镜下血尿。尿中蛋白含量超过 150mg/d 为蛋白尿，超过 3.5g/d 则为大量蛋白尿。管型由蛋白质、细胞或细胞碎片在肾小管凝集形成，尿中出现大量管型则为管型尿。

肾小球疾病临床上常表现为具有结构和功能联系的症状组合，即综合征。肾小球肾炎的临床表现与病理类型有密切的联系，但并非完全对应。不同的病变可引起相似的临床表现，同一病理类型的病变可引起不同的症状和体征。肾炎的临床表现还与病变的程度和阶段等因素有关。

1. 肾小球疾病综合征

（1）急性肾炎综合征：起病急，常表现为明显的血尿、轻至中度蛋白尿，常有水肿和高血压。严重者出现氮质血症。引起急性肾炎综合征的病理类型主要是急性弥漫性肾小球肾炎。

（2）快速进行性肾炎综合征：起病急，进展快。出现水肿、血尿和蛋白尿等改变后，迅速发展为少尿或无尿，伴氮质血症，并发生急性肾衰竭。主要见于快速进行性肾炎，又叫急进性肾小球肾炎。

（3）肾病综合征：主要表现为大量蛋白尿，尿中蛋白含量达到或超过 3.5g/d；明显水肿；低白蛋白血症；高脂血症和脂尿。多种类型的肾小球肾炎均可表现为肾病综合征。

（4）无症状性血尿或蛋白尿：表现为持续或反复发作的镜下或肉眼血尿，或轻度蛋白尿，也可两者同时发生。主要见于 IgA 肾病。

（5）慢性肾炎综合征：主要表现为多尿、夜尿、低比重尿、高血压、贫血、氮质血症和尿毒症，见于各型肾炎的终末阶段。

2. 临床表现的病理学基础

（1）尿的变化

1）少尿或无尿：肾小球疾病时，主要因肾小球细胞增生肥大及数量增多或新月体形成使肾小球毛细血管受压、滤过率下降引起少尿或无尿。

2）多尿、夜尿和低比重尿：主要由于大量肾单位结构破坏，功能丧失所致，特别是肾小管结构受累、重吸收功能下降所致；血液流经残留肾单位时速度加快，肾小球滤过率增加，但肾小管重吸收功能有限，尿浓缩功能降低可形成低比重尿。

肾小球毛细血管壁的损伤，血浆蛋白滤过增加，形成大量蛋白尿。如尿中主要为低分子量的白蛋白和转铁蛋白，则为选择性蛋白尿，提示滤过膜的损伤相对较轻。损伤严重时大分子量的蛋白也可滤过，形成非选择性蛋白尿。

（2）低白蛋白血症：长期大量蛋白尿使血浆蛋白含量减少，形成低白蛋白血症。

（3）水肿：主要原因是低白蛋白血症引起的血液胶体渗透压降低；肾小球滤过下降，组织间液增多，血容量下降，醛固酮和抗利尿激素分泌增加，致使水钠潴留，水肿加重；超敏反应引起的毛细血管通透性增高可使水肿加重。

（4）高脂血症：可能与低白蛋白血症时刺激肝脏脂蛋白合成有关，还可能与血液循环中脂质颗粒运送障碍和外周脂蛋白的分解障碍有关。

（5）高血压：原因可能是水钠潴留并使血容量增加；由于肾小球硬化和严重缺血，肾素分泌增多所致；高血压导致细、小动脉硬化，肾缺血加重，使血压持续增高。

（6）贫血：主要由于肾组织破坏，促红细胞生成素分泌减少引起；体内代谢产物堆积对骨髓造血功能的抑制也起到一定作用。

（7）氮质血症和尿毒症：肾小球病变可使肾小球滤过率下降、大量肾单位受损使代谢产物不能及时排出，水、电解质和酸碱平衡失调等，导致血尿素氮和血浆肌酐水平增高，形成氮质血症。尿毒症发生于急性和慢性肾衰竭晚期，除氮质血症的表现外，还具有一系列自体中毒的症状和体征。尿毒症时常出现胃肠道、神经、肌肉和心血管等系统的病理变化，如尿毒症性胃肠炎、周围神经病变、纤维素性心外膜炎等。急性肾衰竭表现为少尿和无尿，并出现氮质血症。慢性肾衰竭时持续出现尿毒症的症状和体征。

（三）疾病类型与病理特点

1．急性弥漫性增生性肾小球肾炎 病变特点是弥漫性毛细血管内皮细胞和系膜细胞增生，伴中性粒细胞和巨噬细胞浸润。病变由免疫复合物引起，临床简称急性肾炎。本型肾炎又称毛细血管内增生性肾小球肾炎。根据感染病原体的类型，又分为链球菌感染后性肾炎和非链球菌感染性肾炎。前者较为常见。后者由肺炎球菌、葡萄球菌等细菌和腮腺炎、麻疹、水痘和肝炎等病毒引起。

双侧肾脏轻到中度肿大，被膜紧张。肾脏表面充血，有的肾脏表面有散在粟粒大小的出血点，故有大红肾或蚤咬肾之称。切面见肾皮质增厚。

病变累及双肾的绝大多数肾小球。肾小球体积增大，内皮细胞和系膜细胞增生，内皮细胞肿胀，可见中性粒细胞和单核细胞浸润。毛细血管腔狭窄或闭塞，肾小球血量减少。病变严重处血管壁发生纤维素样坏死，局部出血，可伴血栓形成。部分病例伴有壁层上皮细胞增生。近曲小管上皮细胞变性。肾小管管腔内出现蛋白管型、红细胞或白细胞管型及颗粒管型。肾间质充血、水肿并有炎细胞浸润。免疫荧光检查显示肾小球内有颗粒状 IgG、IgM 和 C3 沉积。电镜检查显示电子密度较高的沉积物，通常呈驼峰状，多位于脏层上皮细胞和肾小球基膜之间，也可位于内皮细胞下、基膜内或系膜区。

急性肾炎多见于儿童，主要表现为急性肾炎综合征。通常于咽部等处感染后 10 天左右出现发热、少尿和血尿等症状。血尿为常见症状，多数患者出现镜下血尿。尿中可出现各种管型，可有轻度蛋白尿，常出现水肿和轻到中度高血压。血浆肾素水平一般不增高。成人患者的症状不典型，可表现为高血压和水肿，常伴有血尿素氮增高。

儿童患者预后好，多数患儿肾脏病变逐渐消退，症状缓解和消失。但不到 1%的患儿转变为急进性肾小球肾炎。少数患儿病变缓慢进展，转为慢性肾炎。成人患者预后较差。

2．快速进行性肾小球肾炎 又称急进性肾小球肾炎，本组肾炎的组织学特征是肾小球壁层上皮细胞增生，形成新月体，故又称新月体性肾小球肾炎。

病理变化为双肾体积增大，颜色苍白，表面可有点状出血，切面见肾皮质增厚。

组织学特征是多数肾小球球囊内有新月体形成。新月体主要由增生的壁层上皮细胞和渗出的单核细胞构成，可有中性粒细胞和淋巴细胞浸润。这些成分附着于球囊壁层，在毛细血管球外侧形成新月形或环状结构。新月体细胞成分间有较多纤维素。纤维素渗出是刺激新月体形成的重要原因。早期新月体以细胞成分为主，称为细胞性新月体；之后胶原纤维增多，转变为纤维-细胞性新月体；最终成为纤维性新月体。新月体使肾小球球囊腔变窄或闭塞，并压迫毛细血管丛。

肾小管上皮细胞变性，因蛋白吸收导致细胞内发生玻璃样变。部分肾小管上皮细胞萎缩甚至消失。肾间质水肿，炎细胞浸润，后期发生纤维化。电子显微镜检查除见新月体外，Ⅱ型病例出现电子致密沉积物。几乎所有病例均可见肾小球基膜的缺损和断裂。免疫荧光检查Ⅰ型表现为线性荧光，Ⅱ型为颗粒状荧光，Ⅲ型免疫荧光检查结果为阴性。

临床表现为急进性肾炎综合征，由蛋白尿、血尿等症状迅速发展为少尿和无尿。如不及时治疗，患者常在数周至数月内死于急性肾衰竭。Goodpasture综合征的患者可有反复发作的咯血，严重者可导致死亡。检测血清中的抗GBM抗体和ANCA等有助于部分类型急进性肾炎的诊断。急进性肾炎预后较差。

3. 膜性肾小球病　是引起成人肾病综合征最常见的原因。本病早期光镜下肾小球炎性改变不明显，又称膜性肾病。病变特征是肾小球毛细血管壁弥漫性增厚，肾小球基膜上皮细胞侧出现含免疫球蛋白的电子致密沉积物。约有85%的膜性肾小球病为原发性。其余病例为系统性疾病的组成部分，属继发性膜性肾小球病。

病理变化为双肾肿大，颜色苍白，有“大白肾”之称。光镜观察早期肾小球基本正常，之后肾小球毛细血管壁弥漫性增厚。电镜观察显示上皮细胞肿胀，足突消失，基膜与上皮之间有大量电子致密沉积物。沉积物之间基膜样物质增多，形成钉状突起。六胺银染色将基膜染成黑色，可显示增厚的基膜及与之垂直的钉突，形如梳齿。钉突向沉积物表面延伸并将其覆盖，使基膜明显增厚。其中的沉积物逐渐被溶解吸收，形成虫蚀状空隙。免疫荧光检查显示免疫球蛋白和补体沉积，表现为典型的颗粒状荧光。增厚的基膜使毛细血管腔缩小，最终导致肾小球硬化。近曲小管上皮细胞内常含有被吸收的蛋白小滴，间质有炎细胞浸润。

膜性肾小球病多见于成人。临床常表现为肾病综合征。部分患者伴有血尿或轻度高血压。肾活检时见有肾小球硬化提示预后不佳。

4. 膜增生性肾小球肾炎　组织学特点是肾小球基膜增厚、肾小球细胞增生和系膜基质增多。由于系膜细胞明显增生，本病又称为系膜毛细血管性肾小球肾炎。

病理变化为光镜下两个类型病变相似。肾小球体积增大，系膜细胞和内皮细胞数量增多，可有白细胞浸润。部分病例有新月体形成。由于肾小球系膜细胞增生和基质增多，沿毛细血管内皮细胞下向毛细血管基底膜广泛插入，导致毛细血管基底膜弥漫增厚，血管球小叶分隔增宽，呈分叶状。因插入的系膜基质与基底膜染色特点相似，所以在六胺银和PASM染色时基底膜呈双线或双轨状。外侧为原有的基底膜，内侧为新形成的基膜样物质，其内有系膜细胞、内皮细胞或白细胞突起的嵌入。

Ⅰ型约占原发性膜增生性肾小球肾炎的2/3。电镜下特点是系膜区和内皮细胞下出现电子致密沉积物。免疫荧光显示C3颗粒状沉积，并可出现IgG及C1q和C4等早期补体成分。

Ⅱ型又称致密沉积物病，较少见。超微结构特点是大量块状电子密度极高的沉积物在基膜致密层呈带状沉积。免疫荧光检查显示C3沉积，通常无IgG、C1q和C4出现。

本病多发生于儿童和青年，主要表现为肾病综合征，常伴有血尿，也可仅表现为蛋白尿。本病常为慢性进展性，预后较差。

5. 系膜增生性肾小球肾炎　病变特点是弥漫性系膜细胞增生及系膜基质增多。本病在我国和亚太地区常见，在欧美则较少发生。

病理变化光镜下主要改变为弥漫性系膜细胞增生和系膜基质增多。电镜观察除上述改变外，部分病例系膜区见有电子致密物沉积。免疫荧光检查，在我国最常见的是IgG及C3沉积，在其他国家则多表现为IgM和C3沉积（又称IgM肾病）。

本病多见于青少年，男性多于女性。起病前常有上呼吸道感染等前驱症状。临床可表现为肾病综合征，也可表现为无症状蛋白尿和（或）血尿。

6. 局灶性节段性肾小球硬化　病变特点为部分肾小球的部分小叶发生硬化。光镜下病变呈局灶性分布，早期仅累及皮髓交界处肾小球，以后波及皮质全层。病变肾小球部分毛细血管袢内系膜基质增多，基膜塌陷，严重者管腔闭塞。电镜观察显示弥漫性脏层上皮细胞足突消失，部分上皮细胞从肾小球基膜剥脱。免疫荧光检查显示病变部位有IgM和C3沉积。随病变进展，受累肾小球增多。肾小球内系膜基质增多，最终引起整个肾小球的硬化，并伴有肾小管萎缩和间质纤维化。

7. 微小病变性肾小球病　又称微小病变性肾小球肾炎或微小病变性肾病。病变特点是弥漫性肾小球脏层上皮细胞足突消失。光镜下肾小球基本正常，肾小管上皮细胞内有脂质沉积，故有脂性肾病之称。

病理变化为肉眼观，肾脏肿胀，颜色苍白。切面肾皮质因肾小管上皮细胞内脂质沉积而出现黄白色条纹。光镜下肾小球结构基本正常，近曲小管上皮细胞内出现大量脂滴和蛋白小滴。免疫荧光检查无免疫球蛋白或补体沉积。电镜观察肾小球基膜正常，无沉积物，主要改变是弥漫性脏层上皮细胞足突消失，胞体肿胀，胞质内常有空泡形成，细胞表面微绒毛增多。

本病多见于儿童，是引起儿童肾病综合征最常见的原因。可发生于呼吸道感染或免疫接种之后。皮质类固醇治疗对90%以上的儿童患者有明显疗效，部分患者病情复发，有的甚至出现皮质类固醇依赖或抵抗现象，但远期预后较好，患儿至青春期病情常可缓解。

8. IgA肾病　特点是免疫荧光显示系膜区有IgA沉积，临床通常表现为反复发作的镜下或肉眼血尿。本病在全球范围内可能是最常见的肾炎类型。

病理变化为最常见的是系膜增生性病变，也可表现为局灶性节段性增生或硬化。少数病例可有较多新月体形成。免疫荧光的特征是系膜区有IgA的沉积，常伴有C3和备解素，也可出现少量IgG和IgM，通常无补体早期成分。电镜检查显示系膜区有电子致密沉积物。

IgA肾病可发生于不同年龄的个体，儿童和青年多发。发病前常有上呼吸道感染，少数发生于胃肠道或尿路感染后。可表现为急性肾炎综合征。本病预后差异很大，许多患者肾功能可长期维持正常，发病年龄大、出现大量蛋白尿、高血压或肾活检时发现血管硬化或新月体形成者预后较差。

9. 慢性肾小球肾炎　为不同类型肾小球疾病发展的终末阶段，病因和发病机制及病理变化具有原肾小球疾病类型的特点。病变特点是肉眼观，双肾体积缩小，表面呈弥漫性细颗粒状；切面皮质变薄，皮髓质界限不清；肾盂周围脂肪增多；大体病变称为继发性颗粒性固缩肾。光镜下大量肾小球发生玻璃样变和硬化，又称慢性硬化性肾小球肾炎；肾小管萎缩或消失，间质纤维化，伴有淋巴细胞及浆细胞浸润；病变轻的肾单位出现代偿性改变，肾小球体积增大，肾小管扩张，腔内可出现各种管型。肾小球玻璃样变和硬化，肾小管萎缩。间质纤维增生，炎细胞浸润

临床上部分患者有其他类型肾炎的病史；部分患者起病隐匿；早期可有食欲差、贫血、呕吐、乏力和疲倦等症状；有的患者则表现为蛋白尿、高血压或氮质血症，亦有表现为水肿者。晚期主要表现为慢性肾炎综合征。慢性肾小球肾炎预后均很差。如不能及时进行血液透析或肾移植，患者最终多因尿毒症或由高血压引起的心力衰竭或脑出血而死亡。

二、肾小管间质性肾炎

（一）肾盂肾炎

1. 急性肾盂肾炎　肾盂、肾间质和肾小管的化脓性炎症，主要由细菌感染引起，偶可由真菌或病毒等引起。

上行性感染引起的病变可为单侧性，也可为双侧性。下行性感染的病变则多为双侧性。肉眼观肾脏体积增大，表面充血，有散在、稍隆起的黄白色小脓肿，周围见紫红色充血带。病灶可弥漫分布，也可局限于某一区域。多个病灶可相互融合，形成大脓肿。肾脏切面肾髓质内见黄色条纹，并向皮质延伸。肾盂黏膜充血水肿，表面有脓性渗出物。严重时，肾盂内有脓液蓄积。

急性肾盂肾炎的组织学特征为灶状间质性化脓性炎或脓肿形成、肾小管腔内中性粒细胞集聚和肾小管坏死。上行性感染引起的病变首先累及肾盂，局部黏膜充血，组织水肿并有大量中性粒细胞浸润。早期中性粒细胞局限于肾间质，随后累及肾小管，导致肾小管结构破坏，脓肿形成。肾小管为炎症扩散的通道，管腔内可出现中性粒细胞管型。下行性感染引起的肾盂肾炎常先累及肾皮质，病变发生于肾小球及其周围的间质，逐渐扩展，破坏邻近组织，并向肾盂蔓延。

急性期后中性粒细胞数量减少，巨噬细胞、淋巴细胞及浆细胞增多。局部胶原纤维增多，逐渐形成瘢痕。上行性感染引起的病变多伴有肾盂和肾盏的变形。

2. 慢性肾盂肾炎　为肾小管间质的慢性炎症。病变特点是慢性间质性炎症、纤维化和瘢痕形成，常伴有肾盂和肾盏的纤维化和变形。上皮间质转化参与了纤维化和瘢痕的形成。慢性肾盂肾炎是慢性肾衰竭的常见原因之一。

慢性肾盂肾炎大体改变的特征是一侧或双侧肾脏体积缩小，出现不规则的瘢痕。如病变为双侧性，则两侧改变不对称。肾脏切面皮髓质界限不清，肾乳头萎缩，肾盏和肾盂因瘢痕收缩而变形，肾盂黏膜粗糙。肾脏瘢痕数量多少不等，分布不均，多见于肾的上、下极。

镜下表现为局灶性的淋巴细胞、浆细胞浸润和间质纤维化。部分区域肾小管萎缩，部分区域肾小管扩张。扩张的肾小管内可出现均质红染的胶样管型，形似甲状腺滤泡。肾盂和肾盏黏膜及黏膜下组织出现慢性炎细胞浸润及纤维化。肾内细动脉和小动脉因继发性高血压发生玻璃样变和硬化。早期肾小球很少受累，肾球囊周围可发生纤维化。后期部分肾小球发生玻璃样变和纤维化。慢性肾盂肾炎急性发作时出现大量中性粒细胞，并有小脓肿形成。

部分肾小球球囊壁增厚，纤维化；部分肾小管萎缩；部分肾小管扩张，腔内有胶样管型；间质纤维组织增生，有炎细胞浸润

慢性肾盂肾炎常缓慢起病，也可表现为急性肾盂肾炎的反复发作，伴有腰背部疼痛、发热，频发的脓尿和菌尿。肾小管尿浓缩功能的下降和丧失可导致多尿和夜尿。钠、钾和重碳酸盐丢失可引起低钠、低钾及代谢性酸中毒。肾组织纤维化和小血管硬化导致局部缺血，肾素分泌增加，引起高血压。晚期肾组织破坏严重，出现氮质血症和尿毒症。X线肾盂造影检查显示肾脏不对称性缩小，伴不规则瘢痕和肾盂、肾盏的变形。病变严重者可因尿毒症或高血压引起的心力衰竭危及生命。

（二）肾小管间质性肾炎

1. 急性药物性间质性肾炎　可由抗生素、利尿药、非甾体抗炎药及其他药物引起。肾间质出现严重的水肿、淋巴细胞和巨噬细胞浸润，并有大量嗜酸性粒细胞和中性粒细胞，可有少量浆细胞和嗜碱性粒细胞。新型青霉素Ⅰ和噻嗪类利尿药等药物可引起具有巨细胞的间质肉芽肿性改变。肾小管出现不同程度的变性和坏死。肾小球通常不受累，但NSAIDs引起的间质性肾炎可伴有微小病变性肾小球病和肾病综合征。

急性药物性间质性肾炎主要由免疫机制引起。药物作为半抗原与肾小管上皮细胞胞质或细胞外成分结合，产生抗原性，引起IgE的形成和（或）细胞介导的免疫反应，导致肾小管上皮细胞和基膜的免疫损伤和炎症反应。

2. 镇痛药性肾炎　又称镇痛药性肾病，是混合服用镇痛药引起的慢性肾脏疾病，病变特点是慢性肾小管间质性炎症，伴有肾乳头坏死。

病理肉眼观，双肾体积正常或轻度缩小。肾皮质厚薄不一。坏死乳头表面皮质下陷。肾乳头发生不同程度的坏死、钙化和脱落。镜下见肾乳头早期出现灶状坏死。严重时整个肾乳头坏死，局部结构破坏，仅见残存的肾小管轮廓，并有灶状钙化。有的肾乳头从肾脏剥脱。皮质肾小管萎缩，间质纤维化并有淋巴细胞和巨噬细胞浸润。

3. 马兜铃酸肾病　是一种慢性间质性肾脏疾病，其发病与摄取含马兜铃酸的中草药密切相关，表现为急性肾衰竭，病理学特征是急性肾小管坏死。也可表现为肾小管功能障碍、酸中毒等。绝大多数病例表现为慢性马兜铃酸肾病。多数病例起病隐匿，少数病例进展迅速，出现尿异常后1年内发生尿毒症。

三、肾脏常见肿瘤

1. 肾细胞癌　肾细胞癌多见于肾脏上、下两极，上极更为常见。常表现单个圆形肿物，直径3～15cm。切面淡黄色或灰白色，伴灶状出血、坏死、软化或钙化等改变，表现为红、黄、灰、白等多种颜色相交错的多彩的特征。肿瘤界限清楚，可有假包膜形成。肿瘤较大时常伴有出血和囊性变。肿瘤可蔓延到肾盏、肾盂和输尿管，并常侵犯肾静脉，静脉内柱状的瘤栓可延伸至下腔静脉，甚至右心。

肾癌组织学分类包括肾透明细胞癌、乳头状肾细胞癌和嫌色性肾细胞癌等多种类型，在各种类型中肾透明细胞癌最多见，占肾细胞癌的70%～80%。镜下肿瘤细胞体积较大，圆形或多边形，胞质丰富，透明或颗粒状，间质具有丰富的毛细血管和血窦。95%的病例为散发性。散发和遗传性病例均有染色体3p的缺失。缺失区域含有VHL基因，具有抑癌基因的特征。

肾细胞癌早期症状不明显，发现时肿瘤体积常已较大。间歇无痛性血尿是其主要症状，早期可仅表现为镜下血尿。腰痛、肾区肿块和血尿为具有诊断意义的三个典型症状。肿瘤可产生异位激素和激素样

物质，患者可出现多种副肿瘤综合征，如红细胞增多症、高钙血症、Cushing 综合征和高血压等。肾细胞癌容易转移。转移最常发生于肺和骨，也可发生于局部淋巴结、肝、肾上腺和脑。

2. 肾母细胞瘤　肾母细胞瘤多表现为单个实性肿物，体积较大，边界清楚，可有假包膜形成。少数病例为双侧和多灶性。肿瘤质软，切面呈鱼肉状，灰白或灰红色，可有灶状出血、坏死或囊性变。镜下具有肾脏不同发育阶段的组织学结构，细胞成分包括间叶组织的细胞、上皮样细胞和幼稚细胞三种。上皮样细胞体积小，圆形、多边形或立方形，可形成小管或小球样结构，并可出现鳞状上皮分化。间叶细胞多为纤维性或黏液性，细胞较小，梭形或星状，可出现横纹肌、软骨、骨或脂肪等分化。胚基幼稚细胞为小圆形或卵圆形原始细胞，胞质少。

四、其他类型的肾病病理学

1. 纤维样肾小球病

（1）光学显微镜：简称光镜。病变的肾小球表现为系膜增生和（或）肾小球基膜增厚。常见的病理类型为系膜增生性肾小球肾炎、膜性肾病和膜增生性肾小球肾炎，部分病例可伴新月体形成，晚期病例可出现肾小球硬化及肾小管萎缩和肾间质纤维化。过碘酸希夫（periodic acid-Schiff，PAS）染色结果如图。与肾淀粉样变性的肾小球酷似，但对淀粉样蛋白有特殊鉴别价值的刚果红染色，则呈阴性反应。

（2）免疫病理：免疫荧光显示，IgG、C3 等呈颗粒样分布于肾小球系膜区和（或）沿肾小球毛细血管壁分布。沉积 IgG 的主要成分为 IgG_4，κ 及）λ 轻链常可同时存在。免疫组织化学和免疫电镜研究结果显示，IgG、C3、κ 及 λ 链主要定位于肾小球系膜区及毛细血管壁，并在纤维样物质沉积部位分布。免疫电镜胶体金双标记及多重标记的研究结果显示，纤维样物质呈 IgG 阳性，同时还具有 κ 及 λ 轻链蛋白、C3 和淀粉样 P 成分，并与 IgG 在同一部位呈阳性分布；而细胞外基质成分，如Ⅳ型胶原等均呈阴性，提示纤维样物质并非肾小球损伤引起其自身细胞外基质异常的增生反应所致。

（3）透射电镜：超微结构观察是此病诊断的主要依据。纤维样物质呈弥漫性或多灶状分布于肾小球系膜区和（或）肾小球基膜，偶有沿肾小管基膜和肾间质分布。多数研究显示，FGP 的纤维丝直径为 15～25nm，约为肾淀粉样纤维直径的两倍。

2. 范科尼综合征　遗传性或获得性近端小管非选择性功能缺陷所致肾小管疾病。早期无明显器质性改变。严重缺钾可引起上皮细胞空泡样变性，电子显微镜（简称电镜）下可见非特异性的线粒体肿胀等细胞器形态改变。在浆细胞病引起的此征中，光学显微镜下可观察到典型的近端小管上皮细胞肿胀和退行性改变如细胞空泡变性、管腔刷状缘丢失和灶性细胞脱落等，特征性改变是轻链降解中间产物在近端小管上皮细胞内沉积。这些沉积物多以结晶的形式存在于胞质的溶酶体或内质网中，形态多样，可呈长方形、菱形、圆形或针状等。若无结晶形成，需通过电镜或免疫电镜才可能有阳性发现。

3. 原发性肾素增多症　肾球旁细胞瘤组织分泌大量肾素致严重高血压、周围高肾素而对低钠激发呈低反应为特征的肾小管疾病。肾素瘤多位于肾皮质，瘤体体积较小，直径 8～40mm，圆形或椭圆形，有完整的纤维包膜，呈灰黄色或浅黄色结节状。肿瘤分泌大量肾素，瘤组织提取物肾素活性较其周围正常组织高 3～31 000 倍。①光学显微镜检查见肿瘤细胞聚集成团或小梁状、乳头状排列，细胞呈圆形或多角形，大小一致，胞质轻度嗜酸性，细胞核位于中央，核仁不明显。可见细胞核异型，但无分裂象。②免疫组化检查见肌纤维特异性肌动蛋白和（或）平滑肌肌动蛋白、肾素抗体、CD34、波形蛋白染色阳性，但细胞角蛋白、结蛋白、S-100 蛋白、HMB-45、嗜铬粒蛋白、突触小泡蛋白染色阴性。③电子显微镜检查见特征性的菱形前肾素分泌颗粒和肌原纤维。

4. 过敏性紫癜肾炎　主要病理改变是肾小球系膜增生伴内皮细胞和上皮细胞增生，新月体也是突出的病理改变。①光学显微镜检查：依国际儿童肾脏病研究协作组（international study of kidney disease in children，ISKDC）分类而不同。Ⅰ级：肾小球轻微异常。Ⅱ级：单纯性系膜增生，局灶性，弥漫性。Ⅲ级：系膜增生，伴＜50%新月体形成/节段性病变（硬化、粘连、血栓、坏死），局灶性，弥漫性。Ⅳ级：病变同Ⅲ级，50%～75%肾小球有上述病变，局灶性，弥漫性。Ⅴ级：病变同Ⅲ级，75%以上肾小球有上述病变，局灶性，弥漫性。Ⅵ级：膜增生性肾小球肾炎。该组织学分型与预后密切相关，更适用于儿童而被广泛采用。III级以上新月体数的多少是影响预后的重要原因，临床常表现为急进性肾小球肾炎及肾病综合征。HSPN大部分存在肾间质及肾小管病变，评价肾小管-间质病理改变多采用以下分级：+级，间质基本正常，轻度肾小管变性扩张；++级，肾间质纤维化，肾小管萎缩＜20%，散在炎症细胞浸润；+++级，间质纤化，肾小管萎缩占30%，散在和（或）弥漫性炎症细胞浸润；++++级，肾间质纤维化，肾小管萎缩＞50%，散在和（或）弥漫性炎症细胞浸润。②免疫荧光检查：IgA、IgG、C3、备解素和纤维蛋白原的沉积，主要沉积在系膜区，以IgA沉着为主，毛细血管壁也有不同程度的受累，C1q、C4相对缺乏。③电子显微镜检查：系膜和血管内皮下的电子致密物沉积。

5．系统性硬皮病肾损害　病理表现酷似血栓性微血管病肾损害，血管和肾小球均可受累及。①肾脏大体标本可见梗死、出血甚至皮质坏死。光学显微镜下表现以叶间动脉和弓状动脉受累为主，早期主要为血管内膜水肿，以后逐渐出现内皮细胞增生并于内膜下产生大量由糖蛋白和黏多糖组成的黏液样物质，最终出现叶间动脉内膜明显增厚、内膜下纤维素样坏死和腔内血栓形成，管腔狭窄甚至完全闭塞。血管壁一般无淋巴细胞和单核细胞浸润，免疫球蛋白（主要是IgM）和C3可在小血管壁沉积，电子显微镜下常无连续性的电子致密物沉积。动脉外膜及其周围纤维化是区别于其他恶性高血压肾损害的特点。②肾小球的病理改变多样，以缺血性改变为主，如毛细血管襻增厚及塌陷、肾小球基膜不规则增厚等。在动脉狭窄严重，尤其是伴高肾素血症的患者可能出现明显的球旁细胞增生。③肾小管的病变同样以缺血性病变为主，肾小管上皮细胞扁平和“气球”样变。这些病理改变在不同硬皮病患者表现程度不等，发生SRC的患者血管病变严重，血管腔闭塞更常见。

6．抗肾小球基膜病　病理表现包括免疫荧光和显微镜检查所见。

（1）免疫荧光检查：IgG沿肾小球毛细血管襻线样沉积是此病的特征性表现。60%～70%的患者伴C3沿毛细血管壁呈线样或颗粒样沉积。病变严重者，由于毛细血管襻严重断裂、皱缩，可仅见IgG和（或）C3呈间断线样沉积似细颗粒样。沿肾小管基膜也可见IgG的线样沉积。

（2）显微镜检查：光学显微镜（简称光镜）下见早期表现为局灶节段性肾小球系膜细胞和系膜基质增生，伴白细胞浸润和节段性坏死。此后细胞性新月体形成，形成部位可见到基膜的断裂和纤维素样坏死。新月体大多处于同一时期，这种病变的均一性是此病区别于ANCA相关血管炎的重要特征。最严重的肾小球损伤表现为肾小球性坏死、环状细胞性新月体形成和严重的肾小囊断裂。慢性期表现为肾小球硬化和纤维性新月体形成。此病病情进展很快，在进行肾活检时，已有95%的患者有不同程度的新月体形成，81%的患者诊断为新月体肾小球肾炎（50%的肾小球有大新月体形成）。肾小球系膜细胞和内皮细胞增生不明显，无明显嗜复红蛋白沉积，这是区别于免疫复合物型新月体肾小球肾炎的特点。肾小管、间质的改变与小球病变程度一致；小动脉和小静脉无特殊改变。电子显微镜表现与光镜相同，无电子致密物沉积是重要的电子显微镜下超微结构病理表现。

7．原发性干燥综合征肾损害　pSS肾脏受损的病理表现为肾实质淋巴细胞浸润或免疫复合物沉积，最常见的肾脏受损是间质淋巴细胞浸润伴小管萎缩和纤维化。间质小管的损害常呈弥漫性或多灶状。即使临床上表现为肾小球肾炎，间质损害也相当显著。pSS表现为肾小球损害为主者，多数报告为膜性肾病及局灶性节段性肾小球硬化，尚有膜增生性肾小球肾炎及系膜增生性肾小球肾炎。免疫荧光可见IgG、IgA、IgM、C3、C1q在肾小球基膜颗粒样沉积或在肾小球系膜区局灶沉积，肾小管基膜可见IgC及C3沉积，少数为系膜区显著的颗粒性IgA沉积。电子显微镜下可见上皮下、内皮下及系膜区电子致密物沉积。

8．乙型肝炎病毒相关性肾小球肾炎　组织病理学上，各病理类型的HBV-GN与相应类型的原发性肾小球肾炎表现相似，电子显微镜（简称电镜）检查有时可发现病毒样颗粒，并可见管网状包涵物，提示此病与病毒感染相关。①此病最常见的病理表现为膜性肾病，HBV-膜性肾病常可表现出与特发性膜性肾病不一致的病理变化。光学显微镜（简称光镜）下除可见弥漫性肾小球基膜增厚及钉突外，增厚的基膜还常呈链环状，伴明显的系膜增生；免疫荧光检查除可见HBeAg、IgG及C3呈颗粒样沉积外，也常有IgM、IgA及C1q沉积，沉积部位除毛细血管壁外，也常见于系膜区；电镜检查可见大块电子致密物呈多部位分布，上皮下、基膜内、内皮下及系膜区均可见到。根据上述表现，有人称之为非典型膜性肾病。

这种病理学的特殊性决定其在临床上具有与原发性膜性肾病不同的表现。②部分患者病理表现为膜增生性肾小球肾炎，可见系膜细胞插入，GBM“双轨征”形成及内皮下的电子致密物沉积。少数患者可有新月体形成。肾脏病变由 HBV 和相应抗体形成的免疫复合物介导，因此在肾组织中可见 HBsAg、HBcAg 和 HBeAg 的沉积。

9．人类免疫缺陷病毒相关性肾病　①光学显微镜下毛细血管襻节段或球性塌陷萎缩，肥大、增生的足细胞聚集在塌陷的肾小球基膜外侧，脱落至肾小囊腔。肾小管囊性扩张，管腔内亦存在大量蛋白管型，小管上皮细胞因重吸收大量蛋白致胞质内含有蛋白滴。与原发性塌陷型 FSGS 相比，HIVAN 的 FSGS 肾小球塌陷发生率高，足细胞肿胀更明显，肾小管间质的改变也相对严重，可同时看到肾小管变性退化和肾小管上皮细胞增生，肾间质水肿、纤维化和炎症细胞浸润。②免疫荧光发现有 IgM 和 C3 等在肾小球系膜区沉积。③电子显微镜下可见肾小球基膜皱缩、断裂，足突融合消失，残存足细胞肥大变性，足细胞胞质内可见重吸收的蛋白滴，但一般找不到电子致密物的沉积。塌陷小球的足细胞表面分化成熟的标志物消失，伴足细胞肥大增生，说明此时足细胞表型发生改变。HIVAN 还可与其他感染的肾损害并存，如乙型肝炎病毒感染或梅毒螺旋体感染后的不典型膜性肾病或丙型肝炎病毒（hepatitis C virus，HCV）感染后的膜增生性肾小球肾炎。

10．血栓性微血管病肾损害　病理表现包括免疫荧光和显微镜检查所见。

（1）光学显微镜检查：①典型的肾小球病变为毛细血管壁增厚及基膜内疏松层增宽导致双轨形成，内皮细胞增生明显，内皮下间隙增大和内皮细胞肿胀造成毛细血管腔减小和闭塞。内皮下增大的间隙中含有蓬松的“绒毛样”物质，加重肾小球毛细血管腔狭窄和闭塞。在仍开放的毛细血管腔内，有时可见成堆的红细胞和纤维素性血栓。这类病变主要见于小儿患者和早期病例。血栓性微血管病的病变是可逆的，病情恢复后重复肾活体组织检查可见内皮细胞病变消失，管腔重新开放，但常遗留部分肾小球硬化。成人和大龄儿童的肾小球病变则多样，多表现为肾小球缺血，毛细血管襻皱缩和肾小囊腔扩大。管腔内可见红细胞，肾小球偶见局灶节段纤维素样坏死和新月体形成。②成人病例常见肾脏微小动脉和小动脉病变，表现为内皮下间隙增宽、管腔严重狭窄。管腔内常见纤维素和血小板血栓、肌内膜增生，有时还可见微小动脉壁的坏死。由于内皮细胞增生，在接近血管极的部位微小动脉可形成血管瘤样扩张或形成肾小球样结构。动脉主要累及小叶间动脉，表现为内膜肿胀、增生，管腔内血栓形成和血管壁坏死，管腔内可填充大量红细胞及其碎片。红细胞和纤维素也可进入动脉壁。动脉内膜增生可形成“洋葱皮”样改变，主要是因为大量增生的、拉长的肌内膜细胞环绕而成。内弹力膜也可出现多层，且无明显断裂。动脉中膜可正常或中度增厚。病变晚期可为内膜纤维组织形成，管腔狭窄。

（2）免疫荧光检查：以肾小球受累为主的儿童 HUS 患者几乎所有肾小球均有纤维蛋白原沿肾小球毛细血管襻颗粒样沉积、在系膜区呈团块状沉积。而以动脉受累为主者则较少见。部分患者可见 IgM、C3 和 C1q 沿肾小球毛细血管襻颗粒样沉积，IgG 和 IgA 则很少检测到。微小动脉和小动脉可有纤维蛋白原，分别沉积在血管壁和管腔内的血栓上。部分患者还可见到血管壁和管腔内血栓上有 IgM 和 C3 沉积，可能与免疫介导的机制相关。

（3）电子显微镜检查：肾小球毛细血管内皮细胞肿胀，胞质内较稀疏，除可见少数线粒体外，其他细胞器少见。突出特点是内皮下充填大量稀疏的细绒毛样或细颗粒物质，致使毛细血管增厚。其具体成分可能为纤维素或细胞碎片结合到一层薄的、新形成的肾小球基膜，这与光镜下过碘酸希夫染色和银染色中所见到的“双轨征”一致。肾小球系膜细胞可有插入现象。内皮下增宽的程度不一，严重者可导致毛细血管腔闭塞。管腔内由纤维素和血小板形成的血栓并不常见。

第五节　肾脏病理活检的应用

一、病理活检技术

自古巴医师安东尼诺·佩雷斯-阿拉（Antonino Pérez-Ara）和丹麦医师保罗·艾弗森（Paul Iverson）

等分别于 1951 年和 1952 年报道肾穿刺活检技术以来，肾活体组织病理检查技术在世界范围逐渐得到推广，并从单纯的光学显微镜检查，发展到光学显微镜（包括组织特殊染色检查）、免疫荧光（或免疫组织化学）及电子显微镜相结合的检查，显著提高了肾脏病诊断水平。

肾活体组织检查的标本制备和病理检查方法。包括光学显微镜（光镜）、免疫荧光、免疫组织化学（免疫组化）、透射电子显微镜（电镜）和免疫电镜检查技术。高质量的肾标本制备是肾活体组织检查（简称肾活检）病理诊断的基础。

1. 光镜检查技术　将肾组织制备成能在光镜下观察的组织切片，需行固定、脱水、包埋、切片、染色等步骤。

（1）标本制备方法：①固定：将肾活检标本用 10%的中性福尔马林（甲醛）在室温或 4℃下固定。②脱水：室温下用梯度乙醇脱水。③透明：脱水后的组织置入二甲苯。④浸蜡：透明后的组织置入溶化的石蜡中。⑤包埋：将浸蜡组织埋入已溶化石蜡的模具槽中。⑥切片：将包埋好的石蜡块置于切片机上切片。⑦捞片：将切片捞在涂有黏合剂的支撑物玻璃片上烤干。⑧染色：二甲苯脱蜡后梯度乙醇水化，最后进行苏木精-伊红（hematoxylin eosin，HE）染色、过碘酸希夫（periodic acidSchiff，PAS）染色、过碘酸六胺银（periodic-acid-silver methera-mine，PASM）染色和马松（Mas-son）染色等。

（2）病理检查：①HE 染色可观察标本全貌，对各种增生和渗出的细胞进行分辨，对细胞核显示清晰，对肾小管的损伤和坏死也可清楚显示。②PAS 染色主要显示糖蛋白，肾小球、肾小管和肾血管的基膜及肾小球的系膜基质可清晰显现，有利于分辨增生和渗出的细胞的定位。③PASM 染色可更精确地显示各部位的基膜和Ⅳ型胶原，可清晰显示肾小球基膜的空泡变性、增厚、钉突形成、双轨和多轨征、肾小球缺血性皱缩和缺血性硬化等病理改变，此外对肾小球的系膜增生与否也可很好观察。④Masson 染色可显示各部位的基膜、各种特殊蛋白（免疫复合物等）及Ⅲ型胶原等，对分辨免疫复合物的沉积和分布特点、辨别急性和慢性间质肾炎和损伤是必不可少的染色方法。⑤光镜标本的特殊染色有时对诊断也很必要，如刚果红染色对淀粉样变性肾病的诊断、普鲁士蓝染色对含铁血黄素等铁质的显示、范·科萨（van Kossa）染色对肾内钙沉积的显示等。

2. 免疫荧光检查技术　是标记免疫技术中发展最早的一种。

（1）标本制备方法：待检标本用浸透生理盐水的纱布包裹，制片时，取出组织置于冷冻切片包埋剂，在冷冻切片机上制成约 4μm 的切片，以荧光素标记的抗体进行染色，在荧光显微镜下进行观察。直接荧光只标记第一抗体，间接荧光应标记与第一抗体同种动物的第二抗体。尚可应用不同的荧光素标记，可在同一切片观察不同的抗原。若不能在短时间制作冷冻切片，可将湿纱布包裹的标本置于 0℃以下冰浴中。

（2）病理检查：应用石蜡切片进行免疫荧光检查时，应先进行抗原修复，再按直接或间接荧光法进行。镜下观察荧光素标记的冷冻标本，需及时、快速并记录或照相，以免长时间暴露于荧光激发器下荧光强度衰减。荧光显微镜下观察标本时，异硫氰标记的荧光抗体发绿色荧光，罗丹明标记的荧光发红色荧光。依次记录：①抗体的种类：如 IgG、IgA、IgM、C3、C4、C1q、纤维蛋白相关抗原等。②分布部位：如肾小球毛细血管壁或基膜、肾小球系膜区、肾小球基膜、肾小管基膜、肾间质、血管壁等。③显色图像：如细线状、细颗粒状、粗颗粒状、团块状等。④荧光强度：如刺眼（++++）、耀眼（+++）、低倍镜下清晰（++）、高倍镜下清晰（+）、不显荧光（-）。

3. 免疫组化检查技术　原理与免疫荧光方法相似，只是进行免疫组化操作的标本应用前述的石蜡切片而非冷冻切片。

（1）石蜡切片的制作：经甲醛类含醛基固定剂固定的组织，切片中的抗原决定簇因醛的交联作用而封闭，影响抗原-抗体反应，故进行免疫组化前，首先必须对组织切片进行抗原修复和处理，使组织中的固有抗原尽量多地暴露出来，以提升大部分抗体的阳性率和反应强度。常用的抗原修复方法有：蛋白酶消化法、微波抗原修复法、热水浴法。

（2）免疫组化染色方法：基本原理是抗体与酶结合后，在显色剂协助下显色，在普通光镜下观察。方法有直接法、间接法、过氧化物酶-抗过氧化物酶法（peroxi-dase-anti-peroxidase，PAP）、双 PAP

法、碱性磷酸酶-抗碱性磷酸酶法（alkaline phosphatase-anti-al-kaline phosphatase，APAAP）、葡萄球菌A蛋白免疫酶法（staphy-lococcal protein A peroxidase-anti-peroxidase，SPAPAP）、抗生物素蛋白-生物素-过氧化物酶复合物法（avidin biotin peroxidase com-plex，ABC）、链霉抗生物素蛋白过氧化物酶法（streptavidin pero-xidase，SP）、标记链霉抗生物素蛋白法（labeled streptavidin biotin，LSAB）、链霉抗生物素蛋白-生物素复合物法（Streptavidin-biotin-peroxidase complex，SABC）、免疫金染色法（immunogold staining，IGS）、免疫金银染色法（immuno-gold-silver staining，IGSS）、Histo-Gold法、增强聚合物一步法（en-hanced polymer one-step staining，EPOS）、Envision System法、催化信号放大法（catalyzed signal am-plification，CSA）、双重和多重免疫组化法等。在肾活检病理诊断中，基本与普通病理学领域中的应用相同。

直接法和间接法又称酶标法，操作最简单，是其他免疫组化方法的基础。将经过抗原修复的石蜡切片加酶标记的抗体，再加二氨基联苯胺（diaminobenzidine，DAB）显色（棕黄色），即可在普通光学显微镜下观察，但因其敏感性差，已很少应用。

PAP染色、双PAP法、APAAP法及SPAPAP法原理相似，将抗辣根过氧化物酶抗体与辣根过氧化物酶结合制备可溶性的酶抗酶复合物或碱性磷酸酶-抗碱性磷酸酶复合物；然后，在经过抗原修复的石蜡切片上滴加兔抗人的特异性抗体（一抗），再加抗兔IgG的抗体（二抗），最后加入兔酶抗酶复合物或兔碱性磷酸酶-抗碱性磷酸酶复合物，在显色剂（如DAB）协助下显色。酶抗酶复合物可与多个一抗的Fab段结合，有较强的放大作用，显著提高了敏感性，是肾活检病理诊断中可用的方法。

ABC法、SP法、LSAB法及SABC法原理相似，ABC法属于亲和免疫组化技术，抗生物素蛋白和生物素具有高稳定的化学性结合的特点，将生物素与过氧化物酶结合，形成生物素化的过氧化物酶，再加入抗生物素蛋白，形成抗生物素蛋白-生物素-过氧化物酶复合物法即ABC复合物。与PAP法相似，也是三步法，即在抗原修复后的石蜡切片上加动物（如兔）抗人的特异抗体（一抗），再加生物素化的抗兔IgG的二抗，二抗将一抗和ABC复合物连接起来，形成了一抗-生物素化二抗-ABC复合物的牢固的免疫反应集团，在显色剂（如DAB）协助下显色。抗生物素蛋白和生物素的结合极为稳定，故ABC法比PAP法更敏感，为后者的20～40倍。

SP法、LSAB法及SABC法均与链霉抗生物素蛋白有关。链霉抗生物素蛋白是从链霉菌分离出的蛋白质，分子量小，ABC复合物分子量大，因而穿透力较ABC复合物大，反应速度快，有两个和生物素亲和力极高的结合点，最终形成了一抗链霉抗生物素蛋白-生物素化二抗-ABC复合物的牢固的免疫反应集团，在显色剂（如DAD）协助下显色。

IGS法、IGSS法及HistoGold法原理相似，IGS法是将胶体金颗粒（直径＞20nm）标记在二抗或链霉抗生物素蛋白上，反应过程与酶标记的间接法相似，不需要显色，胶体金沉着的部位在光镜下显红色。IGSS法是银显影的方法，在IGS的基础上，沉积的金颗粒有一定的催化作用，用对苯二酚还原剂将银离子还原成银原子，被还原的银原子包绕在金颗粒周围，经照相术的显影技术，在光镜下呈黑色颗粒。

EPOS法、Envinsion System法及CSA法均是将二抗与酶标分子结合于多聚物，用以提高灵敏度。

4．透射电镜检查技术　以电子束穿透标本，经聚合放大后，显像于荧光屏进行观察和分析的技术。其分辨率达0.2nm，可观察到细胞器。

（1）标本制备方法：①取材和固定：标本体积一般是1mm³，固定液常用2%～4%的戊二醛磷酸钠缓冲液。②漂洗：将戊二醛固定后的组织块用0.1mol/L磷酸缓冲液漂洗，换液。③四氧化锇后固定：在4℃条件下，将漂洗后的组织块置于四氧化锇磷酸缓冲液中浸泡。④脱水：梯度丙酮脱水。⑤浸透：脱水的组织块依次浸入梯度递增的纯丙酮树脂包埋剂和纯树脂包埋剂浸透。⑥聚合：将浸透的组织块置入装满树脂包埋剂的胶囊中，制成待切硬块。⑦切片：先切成半薄切片（1μm），在光镜下选取需观察部位，去除不必要的部位，再切成超薄切片（40～50nm）。⑧捞片：电镜切片的支撑物为满布小孔的铜网或镍网，使之不被电子束冲击而破坏。将超薄切片置于金属网上。⑨染色：为使组织和细胞能在电镜下显像，必须通过染色造成反差。常用2%醋酸铀和6%枸橼酸铅染色。

（2）病理检查：肾活检的病理诊断中，电镜检查的主要目的是观察和分析组织和细胞的微细结构变化、免疫复合物的有无和沉积部位及特殊物质的有无。按其作用可分为三个层次：第一，在诊断中起决定作用。①遗传性肾病：奥尔波特综合征（Alport syn-drome）、薄基膜肾病、法布里病（Fabry disease）、指甲-髌骨综合征等。②异常球蛋白血症肾损伤：冷球蛋白血症肾病、轻链沉积病、瓦氏巨球蛋白血症肾病等。③纤维样蛋白沉积性肾病：早期淀粉样变性肾病、纤维样肾小球病、免疫触须样肾小球病、纤维连接蛋白肾小球病、胶原Ⅲ肾病等。第二，在诊断中起辅助作用。微小病变型肾病、膜性肾病的分期、不典型膜性肾病、感染后毛细血管内增生性肾小球肾炎、血栓性微血管病、膜增生性肾小球肾炎的分型、新月体肾小球肾炎的分型等。第三，在诊断中起补充和验证作用。在荧光和光镜已可确诊的各种肾病的基础上，电镜检查可进一步确定和验证。

5．免疫电镜检查技术　免疫电镜是透射电镜和免疫组化相结合的病理学方法，透射电镜观察到的电子致密物虽属于抗原-抗体复合物，但不能分辨抗原和抗体的种类，其他沉积的特殊蛋白也不能确定其性质，只有借助于免疫组化方可解决，即应用偶联有胶体金颗粒相应抗体，在透射电镜下显示肾活检标本上的特异性抗原和（或）抗体及其分布的精确部位、半定量的计数。将超薄切片置于镍网上，加一抗，4℃过夜再加与二抗偶联的胶体金，室温下反应。在透射电镜下观察胶体金颗粒的分布和密度。

二、肾活检的诊断价值

肾活检是充分评价肾小球疾病必不可少的检查，也常常是关键性的诊断程序。肾活检是判断那些临床特征不能明确反映病因的肾病，以确定患者，肾脏病变类型的唯一方法，是对肾小球疾病的正确判断及制订正确治疗方案的前提。

1．肾炎综合征（急性肾小球肾炎、急进性肾小球肾炎）　血清学检测也常常是确定性的诊断程序，但对于急进性肾小球肾炎而言肾活检常常是必需的。免疫荧光检查对于鉴别伴有新月体的肾小球疾病是有意义的，在取材后1～2天即出结果。此外，肾活检能为诊断遗传性疾病提供重要信息。

2．无症状性血尿和（或）蛋白尿的病因诊断　在单纯性血尿和（或）无症状性蛋白尿患者，肾活检的作用并不那么肯定，大多数患者在肾活检后其病因诊断及治疗方法仍难于决定。

3．大量蛋白尿的病因诊断　肾活检对于评价蛋白尿是否由肾炎引起是必要的。有丰富评价肾活检经验的病理工作者指出：临床诊断在确定大量蛋白尿的病因方面并不准确，对于肾小球疾病误诊达45%，例如临床上要区别膜性肾炎和局灶节段性肾小球硬化是不可能的。

4．系统性疾病的诊断　肾活检能帮助系统性疾病的诊断。虽然大多系统性疾病应在肾活检之前做出诊断，但实际工作中常常遇到依靠病史、体格检查和实验室检查不能明确诊断的情况。学者多次在无明显肾损害表现的可疑系统性红斑狼疮（SLE）患者，依靠肾活检确立了诊断。对于明确是SLE的患者，做活检的指征是蛋白尿间或有血尿。尽管不同狼疮性肾炎（LN）临床表现雷同，但治疗方案的选择和预后判断却有较大差异。最近认识到HIV感染患者可发生多种不同的肾脏疾病，包括HIV相关肾病、感染后肾小球肾炎、感染性小管间质性肾炎等。

5．糖尿病　肾活检并不是诊断糖尿病肾病的常规检查，如果临床上有其他明确的微血管病变，包括糖尿病视网膜病变，伴有的大量蛋白尿和慢性肾功能不全，都可认为是糖尿病肾病的表现，而没有必要做活检。如果是存在血尿，肾功能比预期恶化得快，有阳性的血清学发现，而患者缺乏糖尿病视网膜病变，或糖尿病病程相对较短，这时有必要行肾活检，以明确与糖尿病无关的病变。肾活检后，有些患者仅被诊断为糖尿病肾病，而另一些患者则可能被发现有伴发其他肾疾病。

肾活检能帮助评估肾损害严重程度、伴随的小管间质、动脉和小动脉改变。小管间质累及的程度（而不是肾小球损害的程度）与肾小球滤过率损害的相关性最好。小管间质损害是各种LN活动性和慢性指数的评估指标，这些指数反映了各种LN的严重性和最终预后。

三、肾活检的局限性

肾活检也存在局限性，并非所有肾活检的结果都是科学的。病理工作者应具有丰富的理论知识和熟练的实验技术来处理标本，以便获得完整的病理信息。取材必须合适，完整肾组织至少应具有5个以上肾小球。应确保正确的标本固定。

我们不主张在单纯只有光镜而没有免疫荧光和电镜的前提下发出病理报告，不成熟的免疫荧光技术，特别是很容易出现假阳性背景的免疫组化技术，也常有可能导致病理诊断的错误。

我们倡导培养既懂肾脏病临床又懂肾脏病理的医生。肾脏病学者必须提供合适的临床和辅助检查资料，病理学工作者和肾脏病学者应一起讨论临床、实验室检查和病理所见，以便能做到临床和病理诊断的统一。如果病理学工作者不了解肾脏病学，而肾科医师又不熟悉肾脏病理，肾活检所得出的诊断往往只能反映病理特征，而不能与临床联系起来，不能做出完整全面的病因和临床诊断，而单纯只反映病理特征的病理报告对临床诊断和选择合适治疗方案的指导价值常常是有限的。例如在实际工作中，常见诸如结论为“弥漫增生性肾小球肾炎”的病理报告，并未给临床医师提示究竟是LN可能性大，还是原发的IgA肾病可能性大，抑或是慢性活动性肝病继发的IgA肾病的可能。又如结论为“局灶硬化性肾炎”的病理报告，这与临床诊断还有很大距离，其病因诊断的可能范围则十分广泛，从多种小管间质性肾炎到多种肾小球肾炎。一个诊断为“轻度系膜增生”的病理报告，如果观察病理切片的医师在“讨论”或“结论”中未注明是属各种感染后肾小球肾炎恢复期，还是IgA肾病抑或小管间质性。肾炎等，因此，这一报告的临床价值是很有限的。对于局灶性肾脏疾病如局灶节段性肾小球硬化（FSGS），单次肾活检获得正确诊断的机会是有限的，连续切片可显著提高诊断正确率，但仍常常需要做重复肾活检。此外，肾活检的局限性还在于需要选择合适的患者，如患者所患疾病没有特异性肾小球或小管间质病理表现，肾活检便不能起到确诊的作用。

四、中国肾脏病理诊断需要关注的问题

随着肾脏病理重要性逐步展现，肾活检病理的专著、专业文献不断增多，肾活检和肾脏病理技术不断提高。但是受观念、经济条件和医疗技术的限制，导致肾活检质量受到影响，造成资源浪费，甚至诊断偏差。因此，基于中国肾脏病理诊断现状，亟须关注以下问题。

1. 把握肾活检指征，权衡肾活检必要性，避免出血风险和其他与肾活检相关并发症。对于临床观察到的急性肾炎综合征和不明原因的急性肾损伤等都是尽早行肾穿刺活检的适应证，在除外绝对禁忌证、控制相对禁忌证后，明确病理指导诊断和治疗。

2. 肾活检标本取材满意、病理检查方法完备、制片质量可靠是做出准确病理诊断的保障。取材时既要避免穿刺过浅，如仅有皮肤、肌肉及结缔组织，也要避免穿刺过深，如仅有肾髓质。为充分满足光学显微镜、免疫荧光法和电子显微镜检查需要，应取得足够而有效的病理组织。

3. 重视临床和病理关系。应培养具备全面病理学知识和肾脏病学基础的肾活检病理医师，既能识别累及肾脏的其他疾病，又能鉴别肾脏原发疾病。避免病理科医师因对肾脏疾病认知有限导致漏诊或误诊，建议有条件的医院定期召开临床病理讨论会。

4. 建立病因　发病机制导向的病理诊断模式。肾脏病理诊断应采用基于病因和发病机制的肾脏病理诊断模式，包括主要疾病名称、病理类型、已确定的疾病分型/分级/评分、慢性化程度及次要诊断等。

5. 应用新型病理学技术，开展肾脏特色病理。将数字化病理、人工智能、二代测序及蛋白质组学等新技术应用到病理学诊断和研究当中，推动肾脏病理诊断技术不断发展。综上所述，肾活检是肾脏专科不可或缺的病理检查方法，在临床诊断中发挥重要作用。目前经皮肾穿刺方法应用广泛，是肾活检的标准方法。肾活检病理是诊断肾脏疾病的“金标准”。肾脏病理报告规范化和肾脏病理技术创新是肾脏病学和肾脏病理学领域亟待解决的问题。只有良好的取材、制片和病理染色，结合规范的肾活检病理描述和基于发病机制的报告，辅以数字化病理库，才能使中国肾脏病理诊断技术不断发展，实现诊断、试验和科研的共同进步。

第六节　人工智能在移植肾脏病理中的应用

人工智能（artificial intelligence，AI）是近年来计算机领域一门发展迅速的新兴学科，主要通过算法和大数据来模拟人类任务进行学习，从而逐渐提高其决策的准确性。AI的应用目前已横跨交通，法律、安全及医学等众多领域。机器学习是AI的重要分支之一，通过分析数据集的模式和相关性等从而做出最佳决策/预测（减少人工干预），因此在医学领域得到较为广泛的应用。机器学习的学习方式可根据训练样本有无人工标记来进行分类，主要包括监督学习、半监督学习和无监督学习等范式。广义的机器学习还包括深度学习、对抗学习、迁移学习和强化学习等。

深度学习作为机器学习中应用最为广泛的子集之一，主要采用多层神经网络技术来自动提取并处理结构化或非结构化的数据，从而降低对人类专家的依赖，尤其在大型数据集建模中表现出色。深度学习具有多种学习架构，包括前馈神经网络、卷积神经网络和循环神经网络等。其中卷积神经网络可自动学习图像的特征，减少手工特征提取的工作量，可大大提高图像识别的精度和效率，因此在肾脏病理领域得到了广泛应用。

随着数字病理切片扫描仪的快速发展，全切片成像（whole slide image，WSI）已成为辅助分析临床常规、特殊及免疫组化等染色图像的重要媒介，这进一步推动了AI在移植肾脏病理中的广泛应用。目前临床病理医师常用"Banff标准"对移植后肾活检的患者进行诊断评分。然而常规Banff标准中多数为半定量评估指标，且不同病理医师对肾脏病理的评估存在较大的主观性和个体差异性。此外，传统的病理学研究方法主要依靠人工进行肉眼观察和分析，需要消耗病理医师大量的时间和精力。因此，为解决上述问题，2019年Banff数字病理工作组成立，提出了建立一个WSI库（包含临床和基本事实注释）的目标，以便比较不同研究小组之间AI算法的性能。近年来，移植肾脏病理中AI的应用不断涌现，为探究AI在移植肾脏病理领域中的应用前景，本文将就AI技术在移植肾脏病理中的应用情况作一综述。

一、基于机器学习的肾组织分类

准确判断肾脏正常组织和病变类型是移植后肾脏疾病明确诊断的重要基础。AI辅助识别正常肾组织或病变类型的相关研究目前已在自体肾脏病中广泛开展，但在移植肾脏病理中的研究相对较少。为了对移植后肾脏组织的不同类型进行多类分割（包括硬化/非硬化肾小球、空鲍曼氏囊、远端/近端/萎缩/未定义肾小管、肾动脉及间质等11种不同组织结构），Hermsen等利用卷积神经网络算法对40个肾移植术后患者的PAS染色切片进行训练。该模型经过内部和外部验证，总体识别准确率较高，Dice系数（衡量模型与病理医生识别结果相似度的指标）高达0.80～0.84。其中非硬化肾小球的识别效果最好（Dice系数为0.94～0.95），其次是总体肾小管识别以及肾间质（Dice系数分别为0.92～0.93和0.76～0.88）。此外，该模型输出的定量结果与病理医生半定量评分之间的良好相关性也进一步证实其较高的识别可靠性。

另外，肾皮质区的病变特征对于移植后肾活检病理的评估十分重要。对于肾脏疾病的诊断、治疗方案制定和预后判断等都具有重要意义。Farris等利用自动皮质感兴趣区域（ROI）选择算法对移植后患者肾脏组织Masson染色切片的皮质区域和肾小球进行自动定位，并取得了良好的识别效果（F1分数分别为0.83和0.87）。研究者并在此基础上使用VGG19卷积神经网络算法辅助识别肾组织的间质纤维化区域。结果显示，算法自动识别的纤维化区域与手动标记的纤维化区域之间有极高的相关性［γ＝1.00（0.99～1.00）］，并且与病理学家的间质纤维化评估结果存在一定的相关性［γ＝0.46（0.40～0.52）］。

二、供肾组织肾小球病变的评估

随着肾移植外科技术的成熟以及组织配型、新型免疫抑制剂等的广泛应用，肾移植已成为终末期肾病患者首选的治疗方式之一。然而，供肾的来源仍十分有限，为了最大程度减少供肾的丢弃并保障肾移植手术的顺利进行，病理学家须对供肾活检进行快速而准确的评估（包括肾小球硬化百分比、间质纤维化、动脉硬化和小动脉玻璃样变等）。其中评估肾小球硬化百分比是评估供肾组织的一个关键指标，但这一过程耗时较长，并且在不同病理学家之间存在较大的差异。因此，Altini等利用19名供者的26个肾脏样本构建了一个基于卷积神经网络的计算机辅助诊断系统，并尝试联合两种语义分割网络的方法（SegNet和Deep Lab v3+）用于自动检测分割硬化性和非硬化性肾小球。结果表明，DeepLabv3+算法在识别非硬化性肾小球时表现更好（F1分数0.924），而SegNet算法则在识别硬化肾小球方面表现更好（F1分数0.730）。

由于多数肾脏移植手术的紧急性和突发性，在供肾的病理切片快速制作过程中，切片的制备质量常常难以保障。为排除此部分干扰，Marsh等分别构建了基于图像块以及VGG16的卷积神经网络模型，并在48张冰冻HE染色WSI切片中进行训练。该模型不仅可以排除切片制备伪影、染色变化等的干扰，还可以正确分类硬化和非硬化性肾小球，其分类效果可达到病理学专家的水平。此外，肾脏移植手术通常涉及多中心的合作，因此迫切需要一种能够辅助识别多中心染色切片WSI的AI算法。Li等基于来自2个不同机构的258张尸体供肾HE染色WSI设计了一种基于U-Net架构和卷积神经网络的模型。她们对该模型进行外部验证，发现非硬化和硬化肾小球识别效果均较好，F1分数分别达0.93和0.87。

三、移植后排斥反应的识别

移植肾脏病理领域中，准确诊断移植后排斥反应对于保障肾脏远期存活率至关重要。目前“Banff标准”是移植肾脏病理领域诊断排斥反应的主要标准，但其评估指标主要是半定量评分，并且观察者间的变异性也会对肾移植术后排斥反应的准确诊断产生干扰。为消除这类弊端，Kers等采用卷积神经网络算法的两种训练方式（串联卷积神经网络和单个卷积神经网络）对3个医学中心1948例患者的PAS染色切片进行训练，并通过三折交叉验证（1847例）和外部队列验证（101例）的方法来评估模型识别结果的准确性。具体说来，串联卷积神经网络主要是首先利用第一层网络结构将同种异体肾移植活检标本分类为正常组和疾病组，再由第二层网络结构将疾病组分为排斥组和其他疾病组；而单个卷积神经网络则是将所有的活检标本直接分类为正常组、排斥组和其他疾病组进行训练。通过交叉验证，研究者发现两种卷积神经网络模型识别效果相似，均对正常组的识别效果最好（串联和单个卷积神经网络的AUC分别为0.83和0.80）（AUC：以假阳性率为横坐标，真阳性率为纵坐标的ROC曲线下面积，数值越高识别效果越好），其次为排斥组（AUC分别为0.61和0.76），而对其他疾病组的识别效果最差（AUC分别为0.61和0.50）。

另外，肾间质炎症和肾小管周围毛细血管炎也是“Banff标准”中评估排斥反应的重要指标，对患者的治疗及预后分层具有指导作用。为了更便捷、统一地评估肾间质炎症和毛细血管炎，Jacp等利用来自不同中心的423例自体和移植后肾脏疾病患者的肾组织Masson三色染色切片，开发并评估了一种可有效分割白细胞和管周毛细血管的深度学习模型。这一模型可自动检测白细胞和管周毛细血管，F1分数分别达76%和82%。并且该模型的定量结果与病理医师评估的总炎症百分比（$\gamma=0.89$，$P<0.001$）和管周毛细血管炎（$\gamma=0.82$，$P<0.001$）均具有极高的相关性，表明该模型在评估肾脏炎症方面具有极高的可靠性。

四、移植后免疫荧光沉积物的识别

肾活检是移植后肾脏疾病诊断的金标准，目前肾脏疾病的明确诊断不仅需要通过光学显微镜来评估肾小疾病的组织学特征，还需要借助免疫荧光和电子显微镜等技术进行综合诊断。Ligabue等收集2225例自体肾脏病患者和317例肾移植术后患者的肾活检样本，共计12259幅高倍（×400）免疫荧光图像，并对图像中IgA、IgG、IgM、C3、Clq、纤维蛋白原κ轻链和λ轻链等免疫沉积物的外观、分布、位置和强度等进行标记，随后，构建了一个可识别不同免疫复合物分布类型的卷积神经网络模型。研究结果显示，该模型对各免疫沉积物的识别准确率高达0.79～0.94，并且评估速度是病理医生的117倍，大大提高了工作效率。

五、移植后肾组织免疫组织化学病理分析

在移植肾脏病理学中，组织化学染色在诊断移植后肾脏疾病中发挥着重要的作用，如BK病毒相关性肾病和排斥反应等。Kim等开发了一种基于卷积神经网络的移植肾排斥反应检测系统，从而识别感兴趣区域并检测免疫组化染色玻片中C4d阳性和阴性的管周毛细血管。研究者发现检测C4d阳性和阴性管周毛细血管效果最好的分别是边缘大小为50像素和40像素的图像。该模型的检测召回率分别达0.8821和0.8094，可较好地识别C4d阳性和阴性的管周毛细血管。

此外，Hermsen等利用3种卷积神经网络对22例移植后肾功能延迟恢复患者的多重免疫组化（多重酪胺信号放大）标本进行训练，分别用于识别标本中细胞质染色的淋巴细胞、核染色的淋巴细胞以及巨噬细胞，F1分数分别达0.81、0.77和0.82，显示该模型在评估炎症浸润程度方面具有良好的性能。该团队还将PAS染色与免疫组化染色相结合，首先利用前述结构分割卷积神经网络对125张PAS中的组织类型进行训练，从而识别硬化肾小球、非硬化肾小球、间质纤维化、正常肾小管、萎缩肾小管等组织类型；然后利用淋巴细胞检测卷积神经网络模型对上述切片复染CD3后的WSI进行训练，从而达到识别炎症细胞的目的。该卷积神经网络模型计算的间质纤维化比例、肾小管萎缩比例、皮质区炎症、纤维化区域炎症、非纤维化区域炎症等指标均与5位病理学家的Banff对应评分（ci、ct、ti、i、iFTA）具有良好的相关性，进一步证实了结合多种卷积神经网络识别多重染色切片的可行性。

六、移植病理与预后的关系研究

多项研究表明，间质纤维化、肾小管萎缩及炎症等是移植后肾功能丢失的主要原因。Yi等基于两个独立队列中789个移植肾活检患者的PAS染色切片构建了一个深度学习模型。该模型可识别肾小管、肾间质及单个核细胞的浸润情况，其测量结果与2007年修订的Banff评分结果显著相关，提示该模型识别结果的高度准确性。此外，研究者还根据模型检测结果定义了小管间质异常评分和复合损伤评分，发现肾移植时的小管间质异常评分对移植后1年的肾功能丢失具有较高预测价值，而移植后12个月肾活检时的复合损伤评分则对长期移植物丢失预测价值较高。并且基于模型定义的小管间质异常评分和复合损伤评分对移植肾功能丢失的预测能力均优于Banff评分或其他临床指标。

七、AI在移植肾脏病理中的挑战

AI在移植肾脏病理学领域应用的研究十分广泛，但将其运用到临床实践中，仍面临多重挑战。首先，广泛应用AI技术需要大型全切片数字扫描仪的支持，然而目前许多医疗中心并未配备此类设备，并且高昂的设备费用也显著增加了AI应用的难度。值得注意的是，有研究发现，全面实施数字病理可在5年内节省约130万美元费用。其次，诊断过程的个体和地区差异也是AI广泛应用的重要挑战。不同中心的病理染色均存在切片厚度、染色试剂、染色流程等差异，这些差异可能直接影响AI的识别准确性。为了提高AI在不同中心肾脏病理切片中的鲁棒性，建立一个反映广泛差异的训练集至关重要，训练集需要包括来自不同染色批次、扫描仪和医疗中心的数据，然而，目前这类研究仍然匮乏。第三，移植肾脏病理学本身的复杂性也增加了AI识别的难度。移植肾的疾病类型众多且种类繁杂，包括移植肾的原发性疾病、各种免疫调节异常引发的排斥反应以及移植后出现的特殊感染等。并且移植肾脏病理学中的诊断往往需要整合临床表现、检验及影像检查等资料，从而全面评估移植肾情况，这就要求AI精确定位移植肾的各类病变，并有效处理和分析庞大复杂的临床数据。最后，医疗领域的保密性和伦理问题也是AI应用中必须面对的问题。在使用患者的医疗数据进行AI训练和应用时，必须严格保护患者的隐私并遵守相关的伦理规定。

为解决这些挑战，需要进一步的研究和改进，包括技术设备的更新升级、训练集的建立优化以及处理大规模复杂数据的方法开发等。同时，也需要对相关的法规和伦理问题进行更深入的研究和讨论。

第二篇　血液透析技术及临床应用

第四章　血液透析设备、用水和透析液

第一节　血液透析设备

一、血液透析用水处理系统

城市自来水或其他水源的水，经过水处理系统除去离子、微粒、细菌、病毒、内毒素等物质，使产水达到血液透析用水的水质要求。常用反渗透（RO）法，也可用蒸馏、去离子超滤等方法。

反渗透系统由前处理部分、反渗透机和后处理部分组成。前处理包括前级加压泵、沙滤或滤芯装置、除铁装置、软化装置、药用炭装置及连接管路等。经过以上处理，除去水中的较大颗粒、钙离子、镁离子、铁离子、氯离子及部分有机物，并提高水压，以达到反渗透膜的进水要求。反渗透机由保安滤器、反渗透组件（反渗透膜及膜壳）、高压泵、阀门、传感器、仪表、控制电路、消毒部分、连接管路、框架等组成。后处理包括卫生级管件、单向阀、透析机接口、支架等组成输送部分。

（一）前处理部分

1. 前处理的必要性　良好的前处理能够满足反渗透机进水水质要求，就可以确保反渗透装置长期安全运行，渗透水流量、脱盐率、回收率稳定，膜的使用寿命延长。具体说，前处理是为了做到以下方面。

（1）防止膜表面污染：即防止微生物、胶体物质、悬浮杂质等附着在膜表面或淤堵膜元件水流通道。

（2）防止膜表面结垢：反渗透装置运行时，由于水的浓缩，有一些难溶盐，如 $CaCO_3$、$CaSO_4$、$MgCO_3$ 等沉积在膜表面，因此，要防止这些难溶盐生成。

（3）确保膜免受机械和化学损伤，以使膜保持良好的性能和使用寿命。

2. 反渗透系统的水源　医院透析用反渗透系统大多采用自来水作为水源，其水质应符合国家饮用水标准。反渗透系统的出水水质、前处理的配置、设备的维护等都取决于水源的水质。单位在购买反渗透水处理系统前应做水质分析，根据水质及用水量配以相应的前处理和反渗透系统。

3. 前级加压泵　前级加压泵的作用是提高进水压力，克服前处理部分对水的阻力，保障反渗机进水压力与流量，一般由水泵、压力容器、连接管件、压力开关和控制电路组成。水压控制在 0.3～0.5MPa，自来水水压＞0.3MPa 的医院可不装前级加压泵。

4. 介质过滤（砂滤）　介质过滤器可以除去悬浮物和胶体，主要是物理过程。这是基于当水流流过过滤介质的床层时，悬浮物和胶体会附着在过滤介质表面。过滤出水质取决于杂质和过滤介质的大小、表面电荷和形状等。最常用的过滤介质是石英砂，有效直径为 0.5～1.2mm，过滤介质最小设计层深度为 0.8m，设计过滤流速通常为 10～20m/h。当水通过滤料床层进行过滤时，随着过滤出水的增多，床层中截留的固体杂质也增多，这时过滤器进出水的压力降增大，或床层除去悬浮固体杂质能力下降，当压力降增大到一定程度（30～60kPa）或过滤出水水质下降到一定程度时，过滤器的床层需进行反洗，通过反洗清除滤料中截留的杂质，过滤器两次反洗之间的运行时间称为运行周期。应根据进出水水质及用量确定运行周期，一般每周反洗 1 次或 2 次。水的过滤要考虑出水质量、出水数量两个重要因素。影响这两个指标的因素是进水特性和过滤器本身的特性。后者包括滤料特性、滤速和反洗方法。医院透析用的过滤装置一般由筒形压力容器，颗粒滤料，进水、出水与自动反洗控制器，收集装置等组成。自动控制器可根据需要设定 1 周内的反洗次数和反洗时间，如每周一、周四各反洗 1 次，控制器按设定的时间自动进入反洗程序进行反洗，一般反洗时间设在夜间 12 时以后，也可根据需要随时用手动控制进行反洗。过滤介质充填体积为筒形压力容器体积的 2/3，以利于反洗的进行。

5. 滤芯过滤　对反渗透膜进水用滤芯过滤也可除去水中的悬浮杂质。它适用于处理悬浮物含量较少的水，使用压力差最好＜40kPa，一般 1 个月或 2 个月更换 1 次，以免影响出水水质和水量。滤芯对水中机械杂质、浊度和铁均有较高的去除效果。因滤芯属于深层过滤范围，滤后出水中也出现大于公称精度的颗粒，只是出现的概率较小。

6. 水中铁的去除　反渗透进水对水中含铁量有严格的限制，水中铁进入反渗透系统会污染反渗膜，还有可能在铁细菌存在时，形成铁锈软泥。除铁的方法有混凝法、化学沉积法、锰砂过滤法。医院透析用水前处理常用锰砂过滤法。

7. 离子交换　是除去水中离子态物质的技术，它可制取软化水、无离子水。离子交换作用是用一种称为离子交换剂的物质来进行的，这种物质在溶液中能以所含的可交换离子与溶液中的同种符号的离子进行交换。现常用的离子交换树脂，它是一种高分子的聚合物。有交换容量高、外形大多为球状颗粒故水流阻力小、机械强度高、化学稳定性好等优点，被广泛地应用。

离子交换树脂的结构通常分为两个部分。一部分称为骨架，在交换过程中不参与交换反应；另一部分为连接在骨架上的活性基团，活性基团所带的可交换离子能与水中的离子进行交换。离子交换树脂外形大多呈珠状颗粒，它既不溶于水，也不溶于酸碱和有机溶剂。

（1）水硬度：水的硬度是水中钙、镁、铁、锰、铬等离子总量之和。主要是钙、镁离子的总和。它们能阻碍肥皂产生泡沫，又容易和一些阴离子基团生成难溶性的化合物，引起结垢。硬度的常用单位为毫克当量（mEq/L），或折算成 $CaCO_3$ mg/L 表示。

（2）钠离子软化：除去水中硬度离子的过程称为软化。软化的方法有多种，钠离子软化是其中一种，它采用的交换剂为阳离子交换树脂。含有硬度的水流经钠离子交换器时，水中的硬度成分（钙离子、镁离子）与交换剂中的钠离子进行交换。

钠型阳离子交换树脂使用一段时间后，出水的硬度泄漏量会逐渐增加，达到一定值时，钠型阳离子交换树脂失效。为了恢复交换能力，可用再生液对其进行再生，常用的再生液为饱和盐溶液。

软水器的软化效果是由进水总硬度、进水流量、钠型阳树脂的体积与交换容量、再生频率进行衡量的。一般情况下进水总硬度、钠型阳树脂的体积与交换容量改变量较少，根据用水量可确定再生周期，实际应用中用测定软水器出水硬度的方法来确定再生周期。

晚间对软水器进行再生，第 2 日晨，反渗机启动 30 分钟后测定软水器出水硬度，如不合格说明再生无效或树脂失效需重新再生或更换树脂，如合格正常使用。每天透析治疗、透析机清洗消毒结束后，再次测定软水器出水硬度，如不合格，说明现树脂不能保障一天的透析治疗用水，应更换树脂或增加树脂量。如合格，第 3 日透析治疗、透析机清洗消毒结束后用同样的方法测定软水器出水硬度；如不合格就应每天对软水器进行再生；如合格第 4 日同时、同样测定软水器的硬度，至测定到 n 天不合格，软水器再生周期定为（n－2）d（n＞2）。

8．药用炭过滤　主要用于除去水中的有机物和残余氯。医用水处理多选用优质果核壳类的药用炭，以确保机械强度好、吸附速度快、吸附容量大的要求。

用药用炭过滤法除去水中游离氯能进行的比较彻底。药用炭脱氯并不是单纯的物理吸附作用，而是在其表面发生了催化作用，促使游离氯通过药用炭滤层时，很快水解并分解出原子氧。

在医院透析用反渗透水处理中，必须除去残余氯。利用药用炭除去游离氯和氯胺有一个空床接触时间（EBCT）概念，EBCT 是水流过过滤器与药用炭接触的时间，除去游离氯为 6 分钟；除去氯胺为 10 分钟。

药用炭除去残余氯与水流和药用炭的接触时间有重要关系，当药用炭体积一定时，水流过快将导致不能有效除去残余氯，所以使用中单位时间的用水量不能大于规定量，定期反洗能保持药用炭与水的接触面积。在线或定期测定药用炭下游水中残余氯的浓度是监视药用炭过滤效果的简单方法，测定时应在水处理系统正常工作状态和水量较大时进行，以免造成错误判断，如发生连续超标，应减少水流量，增加反洗次数，或增加药用炭的体积。此外，药用炭也能除去水中的异味、色素和有机物等，作为此功能使用时，药用炭使用到一定时间，为了保持其吸附能力，需进行反洗或更换。药用炭的多孔结构，以及药用炭吸附的有营养的有机物，提供了细菌繁殖的环境，因此，药用炭过滤器的定期反洗或化学处理是必要的，药用炭过滤装置的反冲过程同介质过滤。

9．前处理的维护

（1）每天早晨检查药用炭罐出水含余氯量，评定药用炭罐的情况。

（2）定期反冲砂滤、药用炭罐，一般每周 1 次或 2 次。其目的是冲去截流物质、松动滤料。

（3）每天下班前检查树脂罐出水硬度，补充氯化钠，测量盐水的溶解度（可用比重法），观察吸盐情况。根据用水量，定期对树脂进行再生。

（4）观察各自动控制器工作情况，观察进水口、出水口的压力流量。

（二）反渗透

1．反渗透原理

（1）渗透：是指稀溶液中的溶剂（如水分子）自发地透过半透膜（如腹膜、反渗透膜）进入浓溶液侧的溶剂（水分子）的流动现象。半透膜只允许水通过，而阻止溶解固形物（盐）的通过。

（2）渗透压：浓溶液随着水的流入而不断被稀释，当水向浓溶液流动而产生的压力（P）足够用来阻止水继续流入时，渗透处于平衡状态。平衡时水通过半透膜流动是相等的，即处于动态平衡状态。而此时的压力称为溶液的渗透压。渗透压是溶液的一种特性，它随溶液浓度的增加而增大。

（3）反渗透：在浓溶液上加外力以克服自然渗透压，且该外力大于渗透压时，水分子自然渗透的流动方向就会逆转，使得浓溶液的浓度更大，这一过程就是渗透的相反过程。

（4）反渗透水处理工作原理：水通过泵升到一定压力，连续送至反渗透组件的进水口，产品水和浓水不断被排出。溶解固形物由反渗透膜截留在浓水中，含盐量很低的产品水供给透析机使用，通过浓水管道上的阀门调节浓水排出流量的大小，控制浓水和产品水的比例。

2. 反渗膜的特性

（1）各种离子透过膜的规律：一般来说，1 价离子透过率大于 2 价离子；2 价离子透过率大于 3 价离子；同价离子的水合半径越小，透过率越大，即：$K^+ > Na^+ > Ca^{2+} > Mg^{2+} > Fe^{3+} > Al^{3+}$（透过率越来越小）。溶解气体如 CO_2 和 H_2S 透过率几乎为 100%，HCO_3^- 透过率随 pH 升高而降低。

（2）反渗膜的透过机制：反渗透膜结构上层是致密层，而下面是多孔层，由致密层与水溶液接触，膜去除有机物是建立在筛网机制基础上的，因而有机物分子的大小与形状是确定其能否通过膜的重要因素。用筛网机制来解释反渗透膜为什么有 98%以上的脱盐率是不合适的。因为水分子和一般离子的大小的区别不是很大，水中离子可以小于纳米，水分子的有效直径为 0.5nm。反渗透膜有高的脱盐率是因为在膜表面布满了许多极细小的孔，在膜的表面选择吸附了一层水分子，盐类溶质则被膜排斥，而膜表面对水分子有选择吸附作用，水分子在反渗透压力的推动下通过膜，离子被截留在溶液中。

（3）膜的方向性：只有反渗膜的致密层与给水接触，才能达到脱盐效果。如果多孔层与给水接触，则脱盐率将明显下降，甚至不能脱盐，而透水量则提高，这就是膜的方向性。因此，若膜的致密层受损，则膜的脱盐率将明显下降，透水量则明显提高。

（4）反渗透膜的材质：反渗透膜同透析器一样有很多品种，多数用有机高分子材料制成，也有少数使用无机材料制成，其性能也各不相同。由于反渗透技术应用于水的脱盐等领域后，显示出了许多优越性，因此被广泛地研究，研制出了许多种类的膜材料。常用的膜材料有乙酸纤维素膜（CA 膜）、聚酰胺膜（PA 膜）和复合膜。透析用水处理常用复合膜。

（5）影响膜元件性能的因素：不管是哪种膜及构型，反渗透膜元件的性能都是由产水量、脱盐率、运行稳定性三个因素决定的，而这些因素又受以下条件制约。

1）给水特性：如温度、pH、溶解固形物等。

2）运行条件：如压力、回收率等。

3）膜本身的特性：如膜的材料、结构等。

3. 反渗透膜的构型　反渗透膜需要制成一定构型才能用于水处理。目前膜的构型主要有平板式、管式、卷式和中空纤维式。常用于医院透析用水处理的是卷式。

对于卷式构型，常用膜有乙酸纤维素膜和复合膜，利用这些膜制成膜元件，把膜元件放在压力容器内构成膜组件。血液透析用水处理系统常用的是复合膜。复合膜由超薄脱盐层、中间的多孔的聚砜内夹层、下面的聚酯支撑网层三层组成。由于聚酯支撑网层不平坦和多孔，不能用来直接支撑脱盐层，因而在该支撑层上面浇注一层聚砜微孔层，用于直接支撑脱盐层。聚砜层表面孔径控制在 0.015μm。脱盐层厚度为 0.2μm。在聚砜层的支持下，能承受较高压力，抗机械压力和化学侵蚀能力强。

卷式反渗透膜元件的叶片由两张平展开的膜和一张聚酯织物组成，聚酯织物在两张膜的中间，叶片一端胶接起来形成一个袋，另一端与带孔的 PVC 管黏接。叶片之间有塑料网，它们一起沿 PVC 中心管卷绕形成卷式构型。塑料端部装置黏接到卷式的叶片两端，玻璃钢材料的外表面保护卷式构型。这样，形成了一个完整的膜元件。聚酯织物可以起到产品水收集通道的作用，塑料网一是作为浓水（给水）通道；二是起加强给水通道水流紊动的作用，以便把浓差极化减少到最低程度。

高压水流进入第 1 个膜元件，并在该膜元件的螺旋卷绕之间的通道内流动。一部分给水渗透过膜，并通过卷式通道流到膜元件中心的产品水收集管；另一部分给水沿着膜元件长度方向继续流动至第 2 个膜元件，这一过程依次进行。每个膜元件的产品水通过公共产品水管流出。当给水每通过下一个膜元件时，给水浓度增大，流过最后一个膜元件时，给水成为浓水，并排出压力容器。

4. 反渗透系统使用维护　使用前应认真阅读使用说明书，严格按操作规程进行操作。首次使用前按质量控制要求进行水质和微生物检测，合格后方能使用。

反渗透系统运行数据的观察记录与分析，运行参数的调整，装置的清洗是维护的主要内容，做好维护便于及时发现问题，或发现潜在问题的发展趋势，并及时采取相应措施，确保系统长期稳定地运行。主要运行数据包括高压泵进出水水压、RO 产品水流量、RO 浓水流量、RO 给水电导率、RO 产品水电导率。利用水的电导度可以近似估算系统脱盐率。

电解质溶液的导电能力取决于溶液中的离子数目、不同离子在电场中的运动速度及离子所带电荷数。温度的改变，可改溶液的电导，温度大致每改变±1%，溶液电导可改变±2%。

前处理过程中水中钙、镁离子被树脂上的钠离子取代，水中的钠离子增多，成为主要离子，美国 AAMI 标准钠离子＜70mg/L，这时的电导率约 150μS/cm。电导率只反映水中总的离子浓度，不能作为透析用水是否合格的标准，但能反映水处理机的脱盐率。

反渗透运行维护内容主要有：反渗透机的进水一定符合反渗透膜的进水要求，水温在 5～45℃，膜元件标明的透水量一般是在 25℃的情况下，温度升高 1℃，透水量增加 3%；固态溶质（SDI）应当＜4.0；pH 3～10；游离氯＜0.1mg/L。水处理启动时对给水的冲击力（水锤）必须设法除去，回收率应受给水含盐的浓度限制，不能超过膜使用导则的限制。反渗透机运行中，膜表面浓水和给水之间往往会产生浓度差，严重时形成很高的浓度梯度，这种现象称为浓差极化，浓差极化将引起渗透压增加，使驱动力减小，从而使透水量减少，透盐量增大，同时加大膜表面难溶盐形成的概率，损害膜的致密层，对卷式膜要维持适当的给水流速，防止发生浓差极化。防止膜上结垢，控制回收率降低离子浓度，回收率 50%，排水浓缩 2 倍，回收率 75%，排水浓缩 4 倍。防止微生物污染，微生物可在膜上生长繁殖，使膜的透水量降低，透盐量增加，定期消毒能有效地减少微生物污染。

选用为医疗或血液透析设计的反渗透水处理机，因为为工业等设计的反渗透机较注重对离子的除去，而忽视生物污染的问题。建议选用卫生级反渗透膜或卫生热消毒型反渗透膜，该类型膜是为了满足医药对于微生物和热源等卫生指标的严格要求而专门设计的一类产品，与普通反渗透膜元件的主要区别是采用了无滞留区的完全充填（Ful-Fit）设计，完全消除死水区，在液体处理过程中，膜组件中的所有间隙里的液体都处于流动状态。

选用卫生级的管路和连接件，管件内壁光滑，减少连接，使用弧形弯头，消除水流盲区。具有化学消毒或热消毒、清洗功能，并有相应的安全保障措施。水处理机应避免阳光直晒，防止透光部分藻类生长。供水管路应选用卫生级管件，采用密闭循环透析机串连供水方式，提高反渗水的流速以加大水流的剪切力。前处理的砂滤、树脂、药用炭、滤器等均为微生物提供生存环境，应加强管理。安装时药用炭罐在树脂罐后，因自来水中氯的存在，可减少微生物对树脂的污染。根据用水情况定期对砂滤、树脂、药用炭罐进行反冲，每周至少 2 次，按时更换滤器的滤芯，每个月至少 1 次。按质量控制要求每个月对反渗水做细菌培养，发现有细菌生长，及时对系统进行消毒，因细菌培养环境条件的不同，部分微生物无法培养，所以细菌培养无细菌时，每 3 个月应对反渗透系统做预防性消毒。

（三）反渗水供水系统

反渗水供水系统可以分为两大类，即直接供水方式和非直接供水方式。直接供水方式就是反渗水自 RO 膜产出后，直接供应到使用点，中间没有任何储存环节。该方式可以很好地防止微生物在产品水中的增长。但是该种供水方式设备结构复杂，运行可靠性要求很高，只要有用水需求，RO 部分必须启动，所以相对耗电较多。同时考虑到用水量的波动性（透析机全部运行、部分运行和配液/复用用水），需要配置处理能力较强的设备，才可以满足需要。

非直接供水方式就是将反渗水储存在容器中，容器的空和满自动控制 RO 部分的启动和停止，反渗水通过储存容器供给透析机使用，该方式的好处是比较节电，同时 RO 部分采用间断式运行，相对可靠性要求较低，设备简单。但是产品水的储存必然会增加细菌繁殖的机会，所以必须采用各种方法抑制、清除细菌和内毒素，一般采用紫外线照射的方法杀灭细菌，再通过内毒素过滤器过滤掉内毒素，同时储存容器需要加装呼吸器防止空气中细菌进入。尽管采取多种方式，其供出水质量远远不能和直供方式相比。

二、血液透析机

血液透析机主要分为透析液供给系统和血液监护警报系统两部分。其中透析液供给系统包括电导率监测系统、配液系统、温度控制系统、超滤监测和漏血监测等；血液监护警报系统包括动脉压监测、静脉压监测、透析液压监测、血泵流速监测、肝素泵泵速监测和空气监测等。血液透析机的工作原理是：透析用浓缩液（A 型和 B 型）和透析用水（处理后的纯水）经过血液透析机（透析液供给系统）配制成合格的透析液，再通过血液透析器，与引出的血液进行超滤、渗透和溶质弥散作用；作用后的血液通过血液监护警报系统返回体内，同时通过透析器作用后的液体作为废液由透析液供给系统排出，此过程不断循环往复。

1．体外血液循环通路监测装置　整个体外血液循环通路监测装置都是为了血液安全服务的，血液通路中的压力监测是为了整个通路的通畅性和血液安全；血液进入血液通路就会监测到，是为了防止血液的丢失和空气的进入。血液透析机体外血液循环通路监测装置的报警是有级别的或者说是有区分的，一般用指示灯区分；指示灯分为四个，分别为蓝色指示灯、绿色指示灯、黄色指示灯和红色指示灯。

（1）蓝色指示灯：蓝色指示灯的亮起是起一个警示作用，蓝色指示灯亮起提示现阶段治疗模式改变，由原来的普通透析改为单超；单超治疗模式只脱水不脱毒素。

（2）绿色指示灯：绿色指示灯的亮起表示正在治疗中，如果绿色指示灯闪烁则表示治疗停止（血泵不会停，血路正常运转）或治疗存在影响因素。存在的影响一般有肝素泵未开启、透析机 A 液接头未弹起和（或）透析机 B 液接头未弹起。

（3）黄色指示灯：黄色指示灯的亮起表示提醒，如治疗开始后肝素泵受到影响，影响肝素泵的泵入，一般为肝素夹子未开启；还能提醒治疗过程中的定时，最后 30 分钟肝素泵停止泵入。

（4）红色指示灯：红色指示灯的亮起表示血液通路压力、血液通路安全受到影响或者血液透析机故障。

2．气泡监测、血液监测及静脉血路夹　气泡监测与血液检测都是通过射线来捕捉空气与血液的。静脉血路夹的作用是和气泡监测、血液监测联合使用的；当血路中存在的气泡到达气泡监测装置时，气泡监测发生报警红色指示灯亮起，静脉血路夹夹闭静脉管路同时血泵停止；血液检测一般在上机引血时，当从体内引出的血液到达血液监测装置时，血液监测发生报警红色指示灯亮起，静脉血路夹夹闭静脉管路同时血泵停止。

3．漏血装置监测　是用于监测透析器是否发生了破膜，导致血液进入透析液中。当透析器发生破膜时患者血液穿过破损的透析膜而进入透析液中，每分钟漏血量＞0.5ml 时，漏血监测装置发生报警，同时血泵停止转动，透析治疗停止并且阻止透析液进入透析器。

三、透析器

透析器的种类很多，透析器至今有一百多年的历史，是透析治疗最重要的部分。它的类型和作用如下所述。

（一）透析器的组成

透析器基本上可分为平板型、蟠管型、空心纤维型三类。它由透析膜和支撑结构组成。三种类型中空心纤维型透析器是现阶段的主要类型，由聚碳酸酯材料铸造成型的外壳与空心纤维透析膜构成。

（二）透析膜

血液透析患者透析治疗效果的好坏与透析膜息息相关。

1．透析膜的分类

（1）根据膜的材料分类：主要分为纤维素膜、改良或再生纤维素膜和合成膜。纤维素类透析器的缺点有超滤率低、生物相容性差等。高分子合成材料膜（如聚砜、聚丙烯腈膜）的优点有超滤性能好、生物相容性好等。

（2）根据超滤系数分类：①高通量透析膜：最大直径为 3.5nm，孔径平均为 2.9nm，具有高弥散和超滤能力。高通量滤过器超滤率为20～60ml/（mmHg·h），尿素清除率为185～192ml/min，肌酐清除率为172～180ml/min，国-微球蛋白透析后下降率为40%～60%；②低通量透析膜：最大直径为2.5nm，孔径平均为1.3nm，清除小分子毒素能力强。低通量透析器超滤率为4.2～8.0ml/（mmHg，h），尿素清除率为180～190ml/min，肌酐清除率为160～172ml/min，几乎不清β_2-微球蛋白。

2. 常用透析膜的特性

（1）天然高分子膜材料：主要是纤维素及其衍生物。此类膜材料主要有铜氨纤维素、硝化纤维素和醋酸纤维素三种。

（2）合成高分子膜材料：主要有聚砜膜、聚酰胺膜、聚碳酸酯膜、聚丙烯腈、聚乙烯醇及其共聚物膜、聚甲基丙烯酸甲酯膜及其共聚物膜和高截留相对分子质量透析器。

第二节　透析用水和透析液

一、透析用水

透析用水的标准随着科学技术的发展和使用污染透析液对患者产生不良影响的深入研究，以及许多治疗新方法的应用（在线血滤和高通量透析）等，世界各国均制定了相关的透析用水和透析液的国家或行业标准，主要从理化和微生物两大方面对水质进行规范，如美国AAMI、加拿大Z364.2.2、国际标准ISO13959等，我国也于2005年正式发布了行业标准YY0572-2005，分析各国透析用水的标准可以发现，各标准的化学污染物指标和微生物指标基本接近。

二、透析液

（一）透析液的组成

血液透析分为乙酸盐透析和碳酸氢盐透析两种，由于乙酸盐透析的不良反应很大，目前已经被淘汰。现在的血液透析主要是碳酸氢盐透析。透析液由A浓缩液（简称A液）、B浓缩液（简称B液）和反渗水三部分按一定比例混合而成。根据机型不同，比例有所不同（表4-1）。

表4-1　碳酸氢盐透析液混合比例

A液比例	B液比例	水	最终透析液稀释倍数
1	1.225	32.775	35×
1	1.83	34	36.83×
1	1.72	42.28	45×

A浓缩液中含有少量的乙酸（或其他酸替代），pH为3～4，包含透析液中的大部分离子，离子浓度高。B浓缩液包含碳酸氢钠（有些含有少量氯化钠），pH呈微碱性（7.7～7.9）。

根据每种透析机浓缩液比例稀释系统原理的不同，浓缩液配方分为两种（表4-2）。一种用于容量控制比例稀释系统的透析机，全部离子（碳酸氢钠除外）均在A液中，B液只含有碳酸氢钠（表4-3），另一种用于电导度控制比例稀释系统的透析机，为便于电导度控制，B液除含有碳酸氢钠以外，还含有少量氯化钠（20%）（表4-4）。

表4-2　两种浓缩液的成分

透析液	第1种	第2种
B液	碳酸氢钠	碳酸氢钠＋少量氯化钠
A液	其他离子、乙酸＋葡萄糖	剩余氯化钠＋其他离子、乙酸＋葡萄糖

浓缩液分为液体浓缩液和固体浓缩液两种。液体浓缩液可直接使用，方便、浓度稳定。但是由于质

量和体积大，增加了运输负担；另外，要考虑细菌污染和二氧化碳逸出的问题，限制了储存时间。固体（干粉）浓缩液需按一定容量溶解后使用，不如液体浓缩液方便，但是运输简单，储存时间较长（2 年以上）。

表 4-3　费森尤斯透析液配方

成分	A 液（mmol/L）	B 液（mmol/L）
Na^+	103	35
K^+	2.0～2.5	
Ca^{2+}	1.25～1.75	
Mg^{2+}	0.5～0.75	
Cl^-	109	
CH_3COO^-	3.0	
HCO_3^-		35

表 4-4　金宝透析液配方

成分	A 液（mmol/L）	B 液（mmol/L）
Na^+	75	65
K^+	2.0～2.5	
Ca^{2+}	1.25～1.75	
Mg^{2+}	0.5～0.75	
Cl^-	82	26
CH_3COO^-	4.0	
HCO_3^-		35

（二）透析液中的离子

1. 钠离子　钠离子与其对应的阴离子——氯离子和碳酸氢根维持了细胞外液 90%的渗透压，并且决定了细胞外液的容积和张力。正常血浆钠浓度为 136～145mmol/L，低于或高于这个范围称为低钠血症或高钠血症。

钠的主动跨膜移动维持了细胞膜内的低钠浓度和膜外的高钠浓度。由于水可以自由通过细胞膜，如果细胞外液钠变化引起渗透压改变，将影响细胞内液和细胞外液之间水的分布。高血钠使水从细胞内液流向细胞外液，降低了细胞内液的容积。低血钠使水从细胞外液流向细胞内液，增加了细胞内液的容积。透析患者身体累积的大部分钠离子可以通过对流与潴留的水分一同被清除（超滤）。单纯超滤液没有蛋白，超滤液中钠的浓度几乎与血浆中钠的浓度一样，比率是 0.993 为等渗，这样每升超滤液可清除 140mmol 左右钠。

透析当中，血浆氯化钠每变化 1mmol/L 可引起 1.8mOsm/L 血浆渗透压改变。改变将促使体内水分发生转移，使细胞内液和外液容积发生变化，由此可引起患者一些临床症状。

在低钠透析时，由于超滤进一步增加了细胞外液的水分丢失，由此引发的低血容量症可能影响患者心血管稳定。如果血浆钠下降 7mmol/L，将有渗透压失衡症状（恶心、呕吐和头痛）。当透析液钠浓度在 110～125mmol/L 时，产生的失衡综合征（精神错乱、癫痫发作、麻木和昏迷）患者可能有生命危险，钠浓度过低，甚至可引发致命的溶血。

在高钠透析中，水分从细胞内液（IC）转移到细胞外液（EC），使血浆再充盈，补偿由于超滤引起的细胞外液水分丢失。高钠透析可以维持透析中患者心血管的稳定，降低或避免透析失衡综合征发生。高钠透析的慢性综合征是由于患者的钠潴留，引起患者口渴、透析间期体重增加、高细胞外液容量、高血压等。

透析当中，透析液钠浓度通过弥散可引起血浆钠浓度改变。如果透析液钠浓度高于血浆，或者透析中通过静脉输入氯化钠可直接影响血浆钠浓度（0.9%氯化钠溶液 100～2000ml 含 1～2g 氯化钠、10%氯化钠溶液 5～20ml 含 0.5～2g 氯化钠）。在透析结束前静脉注射氯化钠，可以使一部分患者在透析间期因为口渴而增加水分摄入，使下次透析前血钠浓度降低，从而增加了透析中钠的积累。终末期肾病（ESRD）患者的慢性钠潴留可引起细胞外液容积增加，这是发生高血压的主要原因之一。因此，降低透析液钠浓度，在透析结束前避免静脉氯化钠注射是防止钠潴留的关键。理想的透析液浓度是使患者获得稳定钠平衡：通过弥散作用钠离子进、出血液及通过对流钠从血中排出后的血浆钠浓度与随后第 2 次透析结束后血浆钠浓度相等；在透析间期积累的水分被全部清除，使患者达到干体重。

透析液钠浓度选择要结合患者钠平衡知识和临床经验。如果透析液钠浓度是 140（138～142）mmol/L，透析平衡很容易达到。临床控制患者液体潴留维持干体重、结合血压监测，根据透析间期体重增加情况和透析前、后血浆钠水平周期性的控制，可以帮助确定最佳个体透析液钠的浓度。

2. 钾离子　健康人体内钾的含量大约为 50mmol/kg，2%分布于细胞外液，98%分布于细胞内液。正常血浆钾浓度是 3.5～5.0mmol/L。尽管 98%的钾存在于细胞内，但是由于体内平衡，可以通过血浆钾的浓度反映体内钾的总浓度。但是，在特殊情况下，如酸中毒、碱中毒，或其他因素影响钾的内部平衡，细胞内外钾的平衡将会改变。钾的口服摄入和在透析中的清除是 ESRD 患者体内钾平衡的主要参数。另外，细胞内、外钾分布的变化，潜在疾病和残余肾功能也影响钾平衡。在肾功能正常情况下，每天吸收钾的 90%（3～4g，75～100mmol）通过尿液排出，其余通过胃肠道排出。大部分慢性肾衰竭患者由于没有残余肾功能，只能通过透析将多余的钾清除。此外，可将摄入钾的胃肠道排泄（主要是结肠排泄）由 10%增加到 30%～40%。一个稳定透析的患者，体内钾平衡和透析前钾浓度受个体钾摄入量影响，一部分是常规钾来源：水果、蔬菜（土豆）、蛋白质、茶、坚果和牛奶；另外，还有一些隐性来源：盐的替代物、低钠食物等，还有含钾药物，如青霉素钾等。

通常情况下，慢性肾衰竭患者透析前血浆钾浓度是增高的，但也有报道当体内钾缺乏时血浆钾浓度正常或降低。肌细胞内含有高浓度钾，钾浓度降低将影响肌群的功能。持续营养缺乏的体弱者和老年患者及肌肉缺乏的患者特别容易发生低钾，这种患者在开始透析 1 年以后总钾量低于正常的 20%。透析中过度钾清除也可以引起体内总钾量的下降。某些药物可干扰尿毒症患者体内钾平衡，增加血浆钾浓度，如儿茶酚胺刺激 β_2 受体可以促进细胞钾的吸收。然而，如果尿毒症患者使用非选择性 β 受体阻滞药，则细胞对钾吸收的促进作用被改变，透析前钾的浓度将明显升高（+1.2mmol/L）。

慢性肾衰竭患者经常发生代谢性酸中毒，从而改变细胞内外钾的分布，引起血浆钾浓度升高。胰岛素能促进细胞对钾的吸收，胰岛素不足的酸中毒和糖尿病患者钾的分布容易被打乱。胃出血患者由于胃对钾的吸收增加，可引起高血钾。各种形式的组织损伤（梗死、血肿重吸收、横纹肌瘤、溶血感染和手术等）、禁食、高代谢、便秘和结肠切除（胃肠道钾清除下降）、输血（第 1 个 24 小时钾从细胞内释放和一些输入细胞溶解）、超强度运动均可使血钾升高。另外，呕吐、腹泻和限制钾摄入能够使透析前钾浓度降低。透析过程中通过扩散和超滤清除的钾离子分别占 85%和 15%。在透析第 1 个小时，血浆钾离子浓度快速下降，在剩下时间里下降速度降低。被清除的钾离子来自两部分：细胞外液和细胞内液的一部分。两部分钾离子的移动可以被区分为“外部”转移（钾由细胞外液至透析液的移动）和“内部”转移（钾由细胞内液至细胞外液的移动）。内部移动速度比外部移动速度慢，可能发生暂时的钾离子失衡——钾由细胞内移动到细胞外的数量小于由细胞外液进入透析液的数量。在透析结束以后，钾由细胞内移动到细胞外的过程仍在继续，直到建立一个稳定的平衡。因此，在透析结束几个小时以后，血浆钾浓度有一个明显的反弹（约 30%）。

血液透析患者体内钾的平衡经常是混乱的。在透析之前，大部分患者是高钾血症（血浆钾 5.5～6.5mmol/L，甚至更高），这主要是由于钾摄入和不同程度的代谢性酸中毒。通过透析钾被清除，血浆钾浓度迅速下降，在透析结束时甚至低于正常浓度。因为透析治疗的间断性，所以患者在 1 周内将多次发生高钾和低钾症状。严重高钾（＞6.5mmol/L）可使透析患者心动过缓。极高的血钾浓度可使心搏骤停。如果感觉肌肉无力甚至麻痹、末梢敏感障碍，神经肌肉传导减弱时，可能与血浆钾浓度高有关。

低血钾（<3.5mmol/L）可引发心动过速，特别是老年和有心脏病的患者。对于使用洋地黄治疗冠状动脉疾病、高血压性心血管疾病的患者及高血钙、低血镁和代谢性酸中毒的患者，如果使用低钾透析液（0～1mmol/L），相对于正常钾浓度的透析液，对清除透析患者血浆中的钾更安全和有效，但是钾的过度清除可引起严重的低钾血症，从而产生心动过速等症状。

发生酸中毒时，钾离子移出细胞。在透析过程中，透析液中的碳酸氢根进入血液对酸中毒进行纠正，使血液 pH 升高，促使钾离子进入细胞。代谢性酸中毒时，pH 每降低 0.1，血浆钾离子浓度约增加 0.7mmol/L。碱中毒 pH 升高 0.1，血浆钾离子浓度约降低 0.3mmol/L。静脉给予碳酸氢钠可以暂时降低血浆钾。因此，尿毒症患者静脉给予碳酸氢钠可用于紧急情况下等待透析前的高钾血症治疗。

胰岛素可诱导细胞内液对钾的吸收，使钾清除降低。研究表明，相对于含有 2g 葡萄糖的透析液，使用无糖透析液钾离子的清除可增加 24%。血浆中葡萄糖的水平决定了胰岛素的浓度，通过胰岛素调节，改善了细胞对葡萄糖和钾的吸收。相对于透析前禁食患者，餐后透析的患者钾离子清除下降。对于大部分透析患者，透析液中钾离子浓度为 2mmol/L 或 2.5mmol/L（至少 1～3mmol/L）是比较理想的，既能清除体内多余钾，又能避免透析后低钾（<3.3mmol/L）和透析前高钾（>6.0mmol/L）。如果患者有很严重的透析前高钾或低钾，透析的全部或部分过程使用低钾或高钾浓度的透析液。要避免使用改变细胞内液和细胞外液浓度梯度的药物和含钾药物，要考虑透析后钾浓度反弹。

3. 钙离子　钙广泛分布于人体各个组织中，其中 98%位于骨骼。骨骼和细胞外液之间钙浓度关系很密切，一方失调可影响另外一方。细胞外液钙的浓度对于正常神经肌肉活动是非常严格的，低钙可引起手足抽搐和惊厥，高钙延迟神经肌肉的传导，引起肌麻痹和刺激额外钙化。细胞内液离子钙的浓度为细胞外液的 1/10 000。健康成年人血浆钙浓度保持在 2.2～2.6mmol/L 的很小范围内，通过调节激素（甲状旁腺激素、降血钙素、维生素 D）的作用，可使它在结肠、骨骼和肾之间运动。每个人都有自己特定的血浆钙浓度，称为调定点。调定点通过激素诱导钙进出细胞外液来维持。PTH 对于调定点的调节很重要。钙以三种形式存在于细胞外液，即蛋白结合钙、复合钙和离子钙。血浆总钙浓度是 2.2～2.6mmol/L，在一定的 pH 下，约 40%的钙与蛋白结合（主要是白蛋白）；5%～10%与阴离子（乳酸、磷酸和碳酸）结合形成复合钙；50%～55%以离子钙形式存在。离子钙在血浆中的浓度是 1.1～1.4mmol/L。由于离子钙在整个细胞外液是被动分布的，其浓度改变可反映细胞外液总体钙浓度的变化。然而，如果血浆蛋白含量发生明显改变、存在非正常蛋白、pH，以及复合阴离子浓度发生变化，对血浆中钙的存在形式都有影响。因此，通过判断血浆总钙不能准确反映离子钙的浓度。通常，营养不良的低白蛋白透析患者发生的低血钙，为总血浆钙下降，而活性的离子钙在正常范围。

透析患者的钙平衡在肾功能逐渐丧失和 ESRD 时被打乱。而透析中钙的增加与减少一定要考虑透析患者的个体钙平衡。

钙平衡发生改变的过程：①由于活性维生素 D_3 通常只有通过肾 α_1-羟化酶由维生素 D 代谢形成，首先发生活性维生素 D 代谢物的合成下降；②磷酸代谢改变；③PTH 分泌增加。这些因素紧密关联，形成长期的负钙平衡。除了磷和 PTH 水平增加以外，钙的吸收不充分是肾性骨病发展的主要因素，如骨炎纤维化和骨软化。在肾功能逐渐丧失的早期，由于 PTH 对肾和肠道的作用，使血浆钙和磷的浓度仍然保持正常。但是，这种维持是以增加 PTH 分泌为代价的。当肾补偿能力让步于肾衰竭时，出现高磷血症和低钙血症（肾小球滤过率<20ml/min）。患者 PTH 升高程度、个体钙和磷摄入、钙盐和活性维生素 D 代谢物质处方及透析液钙浓度决定了 ESRD 患者钙和磷的水平。口服钙和活性维生素 D 代谢物可以补偿长期负钙平衡，改善被打乱的钙代谢。除了透析患者补充钙盐和活性维生素 D 代谢物以外，血液透析是影响透析患者钙平衡的主要因素。透析液钙浓度和特殊的临床要求决定了透析患者血浆钙浓度。透析的弥散作用（离子和复合钙）和对流作用可使患者血浆中钙浓度发生改变。例如，使用钙浓度 1.75mmol/L 的透析液，如果透析前血浆钙是 2.27mmol/L，患者钙累积为 21.9mmol/L（879mg）。使用 1.25mmol/L 时，没有钙转移发生；使用 0.75mmol/L 时，有 5.8mmol/L 钙丢失。透析当中血浆离子钙浓度的变化能干扰心肌和血管平滑肌收缩，使血压调节受到影响。透析液钙浓度和 pH 的明显改变可使血浆离子钙浓度发生变化。在标准的碳酸氢盐透析中，当透析液钙浓度为 1.25mmol/L 时，血浆离子钙的水平保持不变。

而透析液钙浓度为1.5mmol/L、1.66mmol/L和1.75mmol/L时，血浆离子钙浓度增加。

长期使用低钙或高钙透析液影响患者的钙平衡，其结果是影响患者肾性骨病的发展及磷代谢和甲状旁腺激素。降低透析液钙浓度，将增加钙丢失的危险，引起长期负钙平衡，使PTH分泌增加及相关骨转化改变。不过，PTH的增加可以通过使用活性维生素D进行抑制，从而使低钙透析液可以安全地使用。钙的丢失可以在透析之间通过增加肠道钙补充。高透析液钙浓度（1.75mmol/L）可以引起血钙升高，如果钙磷乘积＞60，有钙在血管和组织沉积的危险。

在血液透析开展的初期，透析液钙浓度设定更接近于正常血浆可扩散钙的浓度（1.1～1.4mmol/L）。后来，认识到低血钙在甲状旁腺亢进和肾性骨营养不良中扮演的角色后，增加了透析液钙浓度（1.75mmol/L）。目前，钙盐作为磷结合剂替代铝化合物被广泛使用（90%的患者）。同时，服用活性维生素D代谢物防止和治疗肾性骨病。为了避免高血钙而降低了透析液的钙浓度，从1.75mmol/L降到1.5～1.25mmol/L，甚至更低。

尿毒症患者血浆离子钙和蛋白结合钙的水平在肾功能不全时下降，而复合钙浓度升高。影响钙扩散的两个原因：①超滤后相关的蛋白浓度增加，使蛋白结合钙的百分比增加；②治疗过程中碳酸氢钠浓度升高，能够更改蛋白的净电荷，增加与蛋白结合钙的数量。

透析液中有15%～20%的钙与缓冲液结合，使透析液的离子钙浓度小于总钙。从透析器的透析液进口到出口，因为磷浓度的升高，使离子钙浓度下降，复合钙升高。在透析中改变钠浓度，其他离子将同时被改变。在这种情况下，透析液钙浓度可能被升高0.15mmol/L。

透析中也要考虑通过对流引起的钙转移，每升超滤液包含50mg钙；假定每次透析除水2L，每年约15g钙被排除。理想的透析液钙浓度是使患者达到零或微量的正钙平衡，即透析前最高总血浆钙浓度在2.4～2.5mmol/L（1.25～1.30mmol/L的离子钙）。透析液钙浓度的选择、口服钙及活性维生素D的补充要区别于不同患者。处方量要基于透析前、透析后血浆钙和磷的常规测定结果。常规碱性磷酸酶测定（作为骨转化的标记）和常规iPTH浓度计算（作为甲状旁腺功能亢进的标记），保持钙磷乘积＜60，以降低转移性组织钙化的危险。手、胸锁关节和髋关节的放射线筛查，结合骨矿物质含量或骨组织活检也能进行个体的肾性骨病诊断。

透析液钙浓度的选择一定要个体化，要考虑个体钙平衡、磷的水平，甲状旁腺亢进程度和对医疗方案的依从性。特别是对医疗方案的依从对于使用低钙透析液（1.25mmol/L）治疗的患者非常重要。因为通过扩散和对流导致的钙丢失，一定要通过透析间期肠道的钙吸收来补偿（口服钙盐和活性维生素D）。中等透析液钙浓度（1.5mmol/L）可以被很多患者接受，而一些患者仍然使用传统的1.75mmol/L钙浓度的透析液治疗。

4. 镁离子　镁参与糖降解和细胞分裂等300多种酶的活动。同时，它也在细胞附着和钠、钾、钙跨膜运动中起作用。另外，它在肌肉收缩和舒张、神经传递物质释放中起作用，并且在结缔组织的活动电位传递中作为钙拮抗因子。低血镁可产生神经肌肉和中枢神经的问题（抽筋、痉挛和神经病）及心律失常；葡萄糖代谢改变、动脉粥样硬化、高血压、心肌梗死、骨质疏松等并发症。高血镁也可以引起神经肌肉和中枢神经的并发症，如神经错乱、昏睡、呼吸抑制、麻痹性梗阻、肌肉无力等。此外，高血镁的症状还有恶心、呕吐及心血管问题（低血压、心动过缓、心内传导抑制，甚至心脏停搏）。正常血浆镁浓度为0.8～1.2mmol/L。因为镁是细胞内液离子，血浆镁的浓度改变仅仅反映身体里部分镁的变化。

ESRD患者因为尿量减少使血浆镁水平趋于升高，容易发生镁积蓄，尤其是服用含镁药物（静脉输液、螯合剂、抗酸药、松弛药和碳酸镁），以及横纹肌溶解和透析液镁浓度过高的患者。胃肠道对镁的吸收（主要是绿色蔬菜、大豆、坚果、谷物和巧克力）也影响血浆镁水平。总体上，透析患者血浆镁的水平大部分升高，但也有部分正常和下降。

透析是镁的清除过程。可以通过使用高浓度镁（0.75mmol/L）的透析液，保持血浆镁浓度正常；或使用低镁（0.25mmol/L）或无镁透析液，使血浆镁浓度下降。血浆镁浓度的增加可以延缓透析患者动脉钙化的进一步发展，并部分抑制透析当中PTH的分泌，但是，这种效果只有在急性高血镁时才能够获得。增加血清镁浓度对于临床PTH的长期抑制不显著，同时，高血镁可引起透析患者的一些临床并发症，如发生骨软化、肾性骨营养不良、瘙痒症、改变神经传导速度等。对于服用氢氧化镁或碳酸镁作为磷结合剂的患者，使用低镁透析液可以防止镁积累。使用低镁透析液在透析中可发生与血压无关的痉挛，如果将透析液转换到0.75mmol/L，症状可立刻缓解。

大部分透析液镁浓度为0.25～0.75mmol/L，但也有无镁和镁浓度1.0mmol/L的透析液。因为高血镁对骨软化的影响，ESRD患者血浆镁水平应当达到正常标准。通常使用镁浓度0.25～0.5mmol/L的透析液可以达到要求。低镁（0.25mmol/L）或无镁透析液被用于口服镁作为磷结合剂治疗的患者可以避免镁积蓄。对于肌肉痉挛患者，要小心使用无镁透析液。因为在短时高效透析中，可引起严重痉挛。

5．氯离子　人体内大约85%的氯离子（33mmol/kg）分布于细胞外液，是细胞外液的主要阴离子。正常血浆氯离子浓度为98～106mmol/L。氯离子的主要作用是保持细胞内-外液电中性，使阴性改变离子（氯、碳酸氢根等阴离子）数量与阳性改变离子（钠、钾、钙和镁离子）数量平衡。

氯离子的代谢与钠离子代谢有很密切的联系，氯与钠以氯化钠形式一同被吸收，氯和钠在正常肾被一同排泄，或者通过蒸发、腹泻和呕吐被一同排除。严重腹泻和呕吐伴随液体丢失可发生氯缺乏所致低氯碱中毒，引起胃肠的酸性物质分泌。氯离子缺乏的其他并发症有肌肉痉挛、淡漠和厌食。

尿毒症通常伴随酸中毒，表现为血浆碳酸浓度下降。在正常钠浓度情况下，增加氯离子浓度来弥补阴离子的不足，这种形式的酸中毒，称为高氯酸中毒。大部分透析液氯离子浓度为98～112mmol/L。因为钠、钾、钙、镁以氯盐的形式存在于透析液中，因此，最佳的透析液氯浓度是由电中性决定的。

6．碳酸氢根　人体系统pH应保持在7.35～7.45的小范围内。pH决定了蛋白分子形成并影响酶活性和膜功能。血液pH低于7.37为酸中毒，高于7.43是碱中毒。低于7.2或超过7.6将有生命危险。肾在维持人体酸-碱内环境的稳定中扮演了主要角色。在肾衰竭的情况下，人体酸碱平衡失调，肾没有能力排泄多余的不挥发酸而恢复机体自身缓冲液（碳酸氢盐等）平衡，继而发生代谢性酸中毒。透析治疗的一个重要目标就是通过在透析液中选择合适浓度的缓冲液纠正患者酸中毒，以改善和维持患者酸碱状态平衡。

人体自身的缓冲液系统分为碳酸氢盐缓冲液系统和非碳酸氢盐缓冲液系统。碳酸氢盐是细胞外液的主要缓冲液，大约占健康人体缓冲液容量的53%。磷酸盐（与有机分子结合或作为自由离子）和蛋白质（咪唑和羟基基团）是重要的细胞内缓冲液。在红细胞内，血红蛋白与有机磷酸盐一起充当缓冲液。另外，如果机体由于酸超负荷而呈现酸性状态，机体将动员骨骼进行缓冲。在过量的酸性条件下的5小时后，骨骼将是主要的缓冲原。成年人骨骼含有的碳酸磷酸钙[$Ca_{10}(PO_4)_6CO_3$]，在酸性状态下以$Ca_3(PO_4)_2$和$NaHCO_3$的形式从骨骼中释放，提供碳酸氢盐作为缓冲物质。其后果是引起负钙平衡和进行性骨矿物质丢失。

碳酸氢盐缓冲液系统分为两部分：碳酸（H_2CO_3）为氢的提供者（缓冲酸），碳酸氢盐（$NaHCO_3$）为氢的接受者（缓冲碱）。在红细胞和肾内碳酸脱水酶的帮助下，体内的二氧化碳和水反应后生成碳酸：

$$\xrightarrow{\text{碳酸脱水酶}} \quad CO_2 + H_2O \rightleftharpoons H_2CO_3$$

上面的酶催化反应发生特别快，碳酸微弱分解为少量的碳酸氢盐和氢离子：

$$\underset{\text{缓冲酸}}{H_2CO_3} \rightleftharpoons \underset{\text{缓冲碱}}{HCO_3^-} + H^+$$

碳酸氢盐大部分以碳酸氢钠形式存在于细胞外液，几乎完全溶解为碳酸氢盐和钠离子。结合上面的两个公式，整个碳酸氢盐缓冲系统表示为：

$$CO_2 + H_2O \rightleftharpoons H_2CO_3 \rightleftharpoons HCO_3^- + H^+ \ (+Na^+)$$

由于快速分解为二氧化碳和水，血浆中碳酸的浓度非常低。血浆中二氧化碳的浓度是碳酸浓度的400倍。因此，碳酸的存在可以忽略不计，最终碳酸氢盐缓冲系统表示为：

$$CO_2 + H_2O \rightleftharpoons HCO_3^- + H^+ \ (+Na^+)$$

$$\text{pH } 7.4$$

1.2mmol/L　　24mmol/L 40nmol/L

细胞外液碳酸氢盐正常浓度是 24mmol/L。在 pH 7.4 时，二氧化碳的浓度是 1.2mmol/L，即碳酸氢盐与二氧化碳的比例为 20：1。它们的正常比例通过肺（排除二氧化碳）和肾（由 pH 决定碳酸氢盐的再生或排泄）的调节实现。动脉血中正常的氢浓度是 40nmol/L，转化为 pH 单位是：pH＝7.4。

肾通过排泄酸性尿（排除氢离子）和碱性尿（排除碳酸氢盐）降低细胞外液酸或碱的数量，控制身体的酸碱平衡。代谢中产生的不挥发酸（主要是盐酸、硫酸和磷酸）只有通过肾排泄。同时，肾在碳酸氢盐的再生中扮演一个重要角色。在肾功能正常情况下，通过尿液排泄代谢产生的不挥发酸，使血浆碳酸氢盐浓度不低于 24mmol/L。当肾小球滤过率＜30ml/min，肾对酸性代谢产物的补偿下降时，患者处于渐进性酸中毒的危险中。首先是肾中铵离子（NH_4^+）产生减少（氨分子对于氢离子的清除很重要）；其次是近端小管对碳酸氢盐的吸收下降。

人体自身缓冲液系统在对抗氢离子潴留、保持酸碱平衡中起重要作用，包括碳酸氢盐缓冲系统和排出二氧化碳的呼吸作用。此外，还决定于其他缓冲液含量，主要是骨骼中的碱盐。

血浆中的碳酸氢盐浓度由于消耗而降低，是发展为代谢性酸中毒的信号。而呼吸性酸中毒是以二氧化碳分压升高开始的。氢离子被碳酸氢盐缓冲伴随着二氧化碳的产生，刺激化学感受器，引起呼吸增加，直到动脉二氧化碳分压再次下降。血浆碳酸氢盐浓度每下降 1mmol/L，二氧化碳分压下降 1.2mmHg。

透析治疗的目的之一是恢复患者体内的缓冲系统。通过半透膜建立弥散作用，使透析液中碳酸氢根等缓冲物质进入血液，纠正酸中毒。由于透析的间歇治疗的特点，单纯通过透析纠正酸碱失衡的程度受到限制，因此可以通过口服或输液方式进一步补充缓冲碱。

在透析过程中，透析液中的碳酸氢根进入血液补充体内缓冲液储备。当进入体内的碳酸氢根数量与体内产生的氢离子及透析中碳酸氢根少量丢失的数量相等，就达到了酸碱平衡。

血液透析患者的酸碱平衡建立：每天体内产生的酸大约是 60mmol，按每周透析 3 次计算，在透析间期（2.3＜1）大约体内积累 140mmol 氢离子。而透析当中也有酸的积累，这是由于低分子质量的阴离子从血液扩散到透析液中，主要是乳酸（葡萄糖无氧代谢的产物）和β-羟基丁酸盐（脂肪酸氧化的不完全产物）及三羧酸循环的中间产物（乙酰乙酸盐）。通常情况下，这些阴离子与它们对应的酸氧化中和为二氧化碳和水，在结合为正常水的过程中氢离子被释放。随着这些阴离子进入透析液，氧化作用不能完全进行，相对应的氢离子留在血液中。在透析当中氢离子增加数量可以通过计算乳酸、β-羟基丁酸盐和乙酰乙酸盐的总量得到。

在计算酸碱平衡时一定要考虑透析当中缓冲液的丢失。在透析当中缓冲液是通过扩散（只有在乙酸盐透析时）和对流的方式丢失的。超滤液包含所有透析膜能透过的物质，其浓度和在血浆中一样。对于一个血浆碳酸氢盐浓度 20mmol/L，透析治疗除水 3L 的患者，对流碳酸氢盐清除大约 60mmol。由此可以看出，透析间期体重增加少的患者透析前酸中毒的程度要轻一些。

因为碳酸氢根是体内最重要的缓冲物质，1960 年在使用含有缓冲液的透析液纠正尿毒症患者酸中毒时，首先选用碳酸氢盐。由于在当时准备碳酸透析液需要消耗大量的时间和空间，并且有明显的碳酸钙和碳酸镁沉淀和细菌污染的问题。在 1964 年出现一种替代物——乙酸盐缓冲液。由于乙酸盐缓冲液化学性质稳定，微生物安全，透析液的准备和配送很方便，因此，很快被后来持续发展的透析领域接受。但是，使用乙酸盐有一些很明显的问题：透析当中低血压发病率增加，患者要忍受无力、恶心、呕吐和头痛的痛苦。现在，随着透析技术的发展，碳酸氢盐透析液被重新使用，乙酸盐透析液被淘汰。

透析中第三种等效缓冲液是乳酸盐，主要使用在腹膜透析和血液滤过、血液透析滤过的补充液及应用连续的方式治疗急性肾衰竭的透析液（CAVH、CVVH 等）。在血液透析中不经常单独使用乳酸盐缓冲液。如果透析中使用高于生理浓度的乳酸盐，可以发生一些不确定的并发症，如电解质紊乱和脑功能障碍。假设患者透析前血液中碳酸氢根浓度是 20mmol/L，透析液中碳酸氢根浓度是 35mmol/L。透析开始后，在透析液和血液浓度梯度作用下碳酸氢盐很快扩散进入血液，在开始时速度最快。在碳酸氢根流入逐渐增加的同时，pH 上升，$PaCO_2$ 趋于保持稳定或略有上升。治疗中少量随超滤液被带出的碳酸氢盐会被扩散流入的碳酸氢根平衡。在透析结束时，由于血浆碳酸氢根浓度增加和在碳酸氢盐透析时的换气增加，可发生轻-中度的碱中毒。碳酸氢盐缓冲液的最大优点是它的生理性。由于只决定于透析液和血液之间的扩散梯度，它能够从透析液中被迅速吸收，没有干扰良好平衡过程的代谢活动。使用这种缓冲液，酸中毒能够被完全纠正，不需要 $PaCO_2$ 的下降。对于除水而发生的血容量下降，血管能够适当地收缩并且有心功能方面的反应，从而使循环系统稳定。碳酸氢盐血液透析被接受是因为它比乙酸盐血流透析有更好的耐受性。个别的不耐受可能是由于血液 pH 的极端变化引起，而不是由碳酸氢盐离子本身。相对于乙酸盐透析，使用碳酸氢盐透析由于血流动力学稳定，低血压发生不普遍。但是，要同时参考个人的心血管条件、儿茶酚胺的水平和敏感度、体温、药物和血浆中钙离子的浓度等。

碳酸氢盐透析液中通常包含少量的酸（2～7mmol/L 乙酸），目的是调整透析液 pH，保持碳酸氢盐透析液稳定，防止二氧化碳挥发。很多研究证明，对于这种碳酸氢盐透析液，患者有较好的耐受性。但是对于一些乙酸敏感患者，即使这样少量的乙酸盐也可能是危险的，特别是伴有低血压的患者，可以考虑使用其他酸取代乙酸。

单纯的血液 pH 正常并不是酸碱平衡充分纠正的标记，因为对于不充分纠正的呼吸补偿能够使 pH 达标。可靠的标记是：确认透析前血浆碳酸氢根浓度在 22mmol/L 左右，透析后在 28mmol/L 左右。透析后的 $PaCO_2$ 应当保持在低于 40mmHg 的正常范围内。对于低血压的患者，这一点尤其重要。

如果代谢性酸中毒非常严重（血浆碳酸氢盐浓度＜10mmol/L），应当避免酸中毒的快速纠正，因为有可能发生脑脊液酸化和增加组织中乳酸的产生。在这种情况下，透析后碳酸氢盐浓度为 15～20mmol/L 就可以了。

标准的透析过程并不能使所有的患者达到一致共识的透析前、透析后血浆碳酸氢根浓度。因为每个患者酸的产生（与蛋白质的摄入和患者的代谢状态有关）和身体内缓冲液缺乏的程度不同，对碳酸氢根的要求也不同。另外，患者的超滤量也与缓冲液丢失有很大关系。此外，在透析间期液体摄入并保留在体内，为保持平衡碱由细胞内液进入细胞外液，使细胞缓冲液被酸化而减少。如果在透析间期患者每天摄入 80g 蛋白质和 3L 水，在 3 天后的透析中，需要 300mmol 的缓冲液平衡。在一些透析中心，所有的患者均使用一种中等碳酸氢根浓度的透析液，实践证明这种浓度适合所有的患者：透析前血液中碳酸氢根浓度低的患者，透析中有很高的透析液和血浆间的浓度梯度，碳酸氢根进入量大；如果患者透析前的碳酸氢根浓度高，浓度梯度相对较小，碳酸氢根进入量小。对于透析前体内碳酸氢根浓度不同的患者使用浓度为 32mmol/L 的碳酸氢盐透析液进行标准的 4 小时透析，酸碱平衡的计算（超滤的碳酸氢盐丢失忽略）。

每次透析碳酸氢盐需要 240mmol/L。透析前碳酸氢盐浓度低，透析中有很高的增加，反之亦然。透析前碳酸氢盐浓度低的患者，碱的增加过高，将增加下次透析前的碳酸氢盐浓度；相对应的，透析前碳酸氢盐浓度高的患者，氢离子的平衡是负值，可引起下次透析前碳酸氢盐浓度的降低。

7. 葡萄糖　健康人体血浆葡萄糖含量是 0.76～1.15g/L。肝是人体葡萄糖产生的主要器官，同时，肾也扮演着重要角色：单纯肾葡萄糖的产生占整个系统葡萄糖产生的 25%。

通常葡萄糖通过糖原分解和糖异生产生及释放，各占血浆葡萄糖的 50%。肾葡萄糖的产生大部分通过糖异生。此外，肾同时进行一些与葡萄糖动态平衡有关的肽激素转化，包括胰岛素、胰高血糖素、胰岛素原和生长激素等。

慢性肾衰竭的患者在肾丧失了葡萄糖生成的同时，对与葡萄糖内平衡有关的特殊激素的清除也下降。健康肾每天大约清除 7U 的胰岛素，而 ESRD 患者是 2.2U。尿毒症患者的肝、肾和周围组织，包括骨骼肌可以产生对胰岛素活性的抵抗，从而改变主要的反向调节激素的反应，引起生长激素、肾上腺皮质激素和皮质（甾）醇的延缓释放。如果肾对胰岛素清除的下降超过了胰岛素抵抗，将引起患者的低血糖。除此以外，尿毒症患者的相关疾病和一些处方药物使用也可引起低血糖。由于低血糖是潜在的严重并发症，不论是糖尿病或非糖尿病的 ESRD 患者都可能发生（特别在透析当中），应当进行严格的葡萄糖水平检测和适当的营养。

葡萄糖的相对分子质量是 180，当使用无糖透析液（GFD）或透析液的葡萄糖浓度低于血浆浓度时，葡萄糖将从血液扩散到透析液。使用无糖透析液（GFD），可有14～31g的葡萄糖排出。如果在透析液中加入2g/L的葡萄糖，在透析中可有15～30g葡萄糖进入患者体内补充葡萄糖的丢失。

由于胰岛素代谢下降，患糖尿病的透析患者比非糖尿病患者更容易发生低血糖。另外，由于食物摄入和吸收下降或使用口服抗糖尿病药物也能使透析患者产生低血糖；特别是营养不良或使用非选择性β受体阻断药时。因此，有些专家建议，葡萄糖应该长期加入糖尿病透析患者的透析液中，浓度是1～2g/L。

健康人每天吸收的热量是125.55kJ（30kcal）/（kg·d）。由于透析是分解代谢过程，在透析这一天是负氮平衡，能量消耗增加，使尿毒症患者总热量吸收达到146.44kJ/（kg·d）。而透析患者普遍存在营养不良和虚弱的问题，尤其是老年患者占整个透析患者的比例很高，更容易发生营养不良。为了保证身体的营养储存，充足的能量摄入是非常重要的。如果在透析液中补充2g/L（11mmol/L）的葡萄糖即能够实现这一要求：使身体达到正氮平衡，并且每次透析可增加热量1381～1674kJ。

如果在营养不良透析患者的透析液中加入浓度超过血浆的葡萄糖也是有意义的：从透析液扩散到血浆中的葡萄糖氧化能够补充体内其他营养物质氧化所提供的能量，特别是脂肪酸。另外，在透析液中补充高浓度的葡萄糖（4.5g/L），可有少量的氨基酸效果，特别是营养不良的患者。透析患者服用影响葡萄糖动态平衡的药物，可以通过在他们的透析液中加入葡萄糖补偿。例如，在透析液中加入1.0～1.5g/L葡萄糖能够降低因服用非选择性β受体阻断药而产生的低血糖。

另外，在透析液中加入葡萄糖还有其他作用：很大一部分患者在透析中有头痛症状，使用有糖透析液可以明显地减轻透析当中和透析后的头痛。使用无糖透析液（GFD）的患者比使用有糖透析液（GD）（2g/L或4g/L）的患者透析后无力的现象更严重。在碳酸透析液中加入与患者开始血浆浓度相近的葡萄糖，对于急性肾衰竭使用呼吸机的患者，可以避免呼吸商数的下降，在碳酸透析液中加入2～2.5g/L的葡萄糖，可以保持慢性透析患者的呼吸商数。

由于透析患者的自然特性，很容易发生低血糖。所以，在透析液中加入葡萄糖是为了所有患者考虑的，同时，也考虑到低血糖同时伴有一种或多种其他因素。因此，在透析液中加入葡萄糖应该是很明确的。使用含有葡萄糖的透析液要防止细菌污染发生。相对于无糖透析液，透析中使用有糖透析液钾的清除下降24%～28%。这是由于使用有糖透析液时，钾由细胞内液向细胞外液的移动下降，可以通过降低透析液钾浓度确保透析患者充分的钾清除。

透析液中加入葡萄糖的优缺点。①优点：能够防止透析当中葡萄糖丢失；降低低血糖危险，特别是糖尿病和服用药物患者；能量供应；防止/降低透析当中营养储存的损耗（脂肪酸、氨基酸）；减少头痛的发生；减少透析后无力的发生；防止在透析中使用呼吸机时呼吸商数下降；②缺点：有增加透析液中细菌生长的危险；如果透析液中钾浓度没有因此而降低，则透析中钾的清除下降。

通常情况下，加入生理浓度的葡萄糖被认为是有研究依据的：糖尿病患者加入1～2g/L，服用非选择性β受体阻断药的患者1～1.5g/L，2g/L用于改善能量平衡，与透析前血浆葡萄糖相当浓度（0.8～1.2g/L）用于呼吸商数的保持。2g/L可有效地减轻头痛，4g/L用于透析后无力。总体上，1～2g/L对于大部分情况都是合适的。高血糖患者和严重高钾血症患者可使用无糖透析液。

（三）对透析液pH的要求

理想的透析液pH应该为7.1～7.3，因为透析液pH的高低与透析患者酸中毒的纠正没有直接关系，而与透析液中碳酸氢根的含量有关。如果pH＞7.3，将引起碳酸钙沉淀，堵塞透析机管道。

第五章　血液透析技术

第一节　血管通路的建立

一、血管通路的类型

根据血管通路的使用目的与时间，将血管通路分为两大类：临时性血管通路和永久性血管通路。临时性血管通路包括动静脉直接穿刺、中心静脉留置临时导管。永久血管通路包括自身动静脉内瘘、移植血管内瘘及中心静脉留置导管、血管移植物。

1．自体血管动静脉内瘘　适用于自身血管条件好的慢性肾衰竭维持性透析患者。自身动静脉内瘘对患者生活自理影响小，手术费用便宜，使用方便，危险性小，感染率低，是长期维持性血液透析患者建立血管通路的首选方法。动静脉内瘘能够使用，需等待成熟期，为1～6个月。

2．移植血管瘘　适用于血管硬化狭窄、糖尿病肾病等血管损害、外周血管条件较差，无法选择自身合适的血管进行吻合造瘘的患者。不能建立自身血管瘘做血管通路者，可进行移植血管造瘘。目前移植血管造瘘多采用人工血管进行，使用寿命平均为2年。人工血管瘘成熟期短，为2～3周，红肿消退后即可使用。在血液透析治疗中血液流量充足，治疗效果好，造价昂贵。但是对于既需要长期血液透析治疗维持，又无好的自身血管通路，又不愿意留置长期导管的患者无疑是个福音。

3.永久性中心静脉留置管　经皮下隧道留置CUFF导管适用于心肌病变或血压低不能维持血管瘘足够的血流量；自身血管条件差又需要临时血液通路超过3个月、生命期有限的患者。患者自身血管条件不良又没有能够造瘘的血管；心功能差不能耐受造瘘所增加的心脏负担，血压过低不能维持动静脉内瘘的功能；或不能提供血液透析治疗所需要的血液流量；在短时间需要使用临时血管通路并且使用很长时间，都需要建立相对较长时间的血管通路，这种情况就需要留置长期导管。长期导管在使用中血流量充足，没有穿刺带给患者的痛苦，透析治疗效果也很理想，根据相关报道最长使用了5年。

置管技术包括中心静脉导管置管术、自体动静脉内瘘成形术、移植血管内瘘成形术。

二、中心静脉导管置管术

（一）中心静脉导管的种类

1．早期是使用临时性血管通路专用套管针穿刺大静脉，如股静脉做血液引出途径，长度7～10cm，不能留置，治疗后要立即拔除。优点是套管能在患者肢体位置改变后随血管弯曲，在固定好后对患者不必严格限制肢体活动，患者感觉舒适。但在使用中存在有效长度不足易于脱出，患者体位改变后血液流量不足等缺点。目前这种套管针的改良品种，作为普通动静脉内瘘的穿刺针在国外仍有使用。

2．临时单腔或同轴双腔中心静脉导管，是在局部麻醉下通过穿刺血管后引入导管，并将导管临时留置在血管内。导管的后端两翼缝合固定在皮肤外，增加了使用的安全性。并采用管夹和肝素帽的双重封闭导管措施，使用肝素抗凝封管和在严格无菌操作下，使导管能够安全使用一段时间。导管有效长度为12～20cm，一般采用股静脉穿刺留置或选择颈内静脉，建立血液引出和还回途径。留置期3～7天，有时也根据患者病情、有无感染及血管或费用的情况而决定延长使用时间的。这种方法较动静脉直接穿刺血流量充足，透析效果充分，一般适用于肢体血管条件不好的患者和临时需要接受一定疗程血液透析治疗的患者。

如果穿刺置管的位置是股静脉，由于股静脉在腹股沟，位置比较低，易被尿液所污染，因而存在着易感染的问题。另外，还因费用及其他问题置管延长使用时间情况下，固定置管的缝线因机体排异而长出，患者穿脱衣裤时，存在不慎将管拽出等危险因素。

3．同轴双腔不带涤纶套中心静脉导管，有效长度20cm，深静脉留置，血流量良好，留置期为30～45天。

4．永久性带涤纶套（CUFF）同轴双腔中心静脉留置导管，有效长度36cm，比临时导管稍长。目前使用的这种导管均为进口产品，导管由硅胶材料制成，质地柔软、韧性又强，对血管内壁刺激性小，需要采用再撕开式鞘管技术帮助插入静脉。一般用于颈内静脉和锁骨下静脉穿刺留置，管上有1cm左右的特殊结构。CUFF能与皮下组织生长在一起，从而起到内固定作用，增加了安全性并使患者生活较为方便。置管方法较前两种操作复杂，技术性要求高，有一定的危险性。治疗中血液流量充足稳定，透析效果理想，没有每次治疗时穿刺所带给患者的痛苦，有较好的抗感染和生物相容性，不失为一种好的建立血管通路的方法。由于留置导管做一段皮下隧道，导管的位置不妨碍患者活动，使用时间又长，因此也被一些经济条件好、外周血管条件差的患者所接受。但长期导管来自进口价格较贵，并且不能够重复使用。长期导管一般使用0.5～3年，也有中途换管的情况，最长使用超过5年。

（二）中心静脉穿刺置入导管建立血液通路的方法

中心静脉导管的留置方法通常是静脉穿刺后用钢丝导引置入的（Seldinger技术），如果是留置永久性袖套双腔CUFF导管还需做皮下隧道。

血液净化治疗专用的中心静脉留置导管优点是血流量充足，避免了反复穿刺血管的痛苦，治疗时操作简单易行，在导管置入后立即就可以使用，永久性中心静脉留置管的置管位置较临时管舒适，使患者生活方便。具有在抗凝技术的支持下可以反复使用的优点。并且不必反复穿刺破坏血管，在临床上应用广泛。常用的导管置入静脉有颈内静脉、锁骨下静脉和股静脉。留置永久性袖套双腔CUFF导管选择的中心静脉有颈内静脉、锁骨下静脉。

1. 颈内静脉穿刺留置导管

（1）体位：仰卧位，头后仰15°，并转向穿刺对侧。

（2）注意点：因右侧肺尖和胸膜低于左侧并静脉较直，穿刺右侧较左侧更为安全。为避免伤及颈动脉，穿刺针方向不可朝向中间。

（3）方法：颈内静脉穿刺留置导管方法分为中心法、后部法、前部法三种，以中心法最为常用。①中心法：由胸锁乳突肌与锁骨组成的三角顶端进针，颈总动脉前外侧，与额平面成45°～60°，针刺朝向同侧乳头；②后部法：由胸锁乳突肌外侧下1/3，锁骨上5cm进针，针朝向胸骨上切迹；③前部法：由胸锁乳突肌前缘，锁骨上5cm处进针，针刺朝向同侧乳头，与额平面成35°～45°。

（4）进针深度：常规1.5～3cm，肥胖者2～4cm；置管长度男性13～15cm；女性12～14cm。

2. 股静脉穿刺留置导管

（1）患者体位仰卧位、大腿外展。

（2）穿刺点腹股沟韧带下2～4cm。

（3）注意点导管应选择18cm以上长度，能够达到下腔静脉以保证血液流量。股静脉位置低，易发生感染，应严格皮肤消毒并备皮。

3. 锁骨下静脉穿刺留置导管

（1）体位：仰卧位，头后仰并转向穿刺对侧，角度为45°。

（2）方法：穿刺点位于锁骨中部内1/3处，朝向颈静脉切迹，穿刺点靠外会有发生气胸和损伤动脉的危险。

（三）静脉留置导管的护理操作常规

1. 中心静脉留置导管的护理操作常规

（1）物品准备：①中心静脉导管（型号因患者而定）：扩张器、导丝、穿刺针、留置导管、肝素帽、手术刀（如长期留置导管还需隧道针、撕脱鞘）；②无菌手套；③静脉切开包（内含：止血钳、手术刀、无菌治疗巾、持物镊、手术剪、缝合针线、持针器、消毒用棉球、弯盘小药杯，无菌纱布3～5块）；④碘伏、胶布；⑤5ml注射器2支；⑥2%利多卡因1支、注射用生理盐水、肝素钠1支。

（2）患者准备：护理人员在患者接受中心静脉置管术建立血管通路时，除应当积极做好物品准备外还要做好患者方面的准备工作。如为减轻患者心理压力与恐惧，可以告诉患者“这个手术是经常做的”“因为使用麻醉药不会有疼痛”等，告诉患者护理人员一直会在旁边守候等，给患者以心理暗示，使患者产生安全感，为积极配合治疗创造条件。同时应当注意规避医疗风险，检查家属承办的费用手续等是否齐全，置管术同意书上患者或家属是否已签名确认。

（3）置管术的护理配合

1）置管术前：①为患者测量血压心率；②帮助患者摆好体位；③做好皮肤准备；④心力衰竭患者做好吸氧及抢救准备等。

2）置管术中：首先医生选择血管，如留置永久性袖套双腔CUFF导管，在超声波引导下进行置管可提高准确率。①置管时协助患者保持正确体位，尤其是昏迷患者；②消毒皮肤，核对并准备好局部麻醉药，铺治疗巾；③在医师注射麻醉药和刺探血管时，将导管和导丝浸泡在无菌生理盐水中，排出气体。

将准备好的5ml注射器内盛生理盐水（高凝患者应使用肝素盐水），衔接穿刺针备用；④麻醉完毕立即递送穿刺针，当医生穿刺血管成功后插入导丝，退出穿刺针时，递入扩张管，扩张后协助医师将导管穿入导丝，当导管沿导丝进入血管至合适的位置时，撤出导丝，关闭导管动静脉端，防止出血和空气进入，并用生理盐水冲注留置管的动、静脉管，防止管内凝血。操作过程中应严格无菌操作避免导丝、导管及管口的污染。在导管不立即使用的情况下，以5ml注射器抽取注射用生理盐水冲注导管，并抽取肝素抗凝血药，遵医嘱用量封管，防止留置导管内凝血，并关闭导管；⑤在医生缝合固定好留置导管后，再消毒，盖敷料，以无菌纱布包裹导管；⑥注意操作干练、准确，及时递送器械、物品，严密配合，严格执行无菌操作制，辅助医师把血管通路建立好。

3）置管术后：①如患者需要马上治疗，应及时与已备好的血液透析回路对接进行治疗，注意将导管内肝素液抽吸出来，不使之进入患者体内，防止肝素使用过量；②如穿刺不顺利，可遵医嘱给予低分子肝素或无肝素透析防止出血；③透析中应巡视穿刺部位有无渗血，有出血情况下酌情使用明胶海绵压迫止血，及时报告医师遵医嘱使用鱼精蛋白等量中和肝素，出血严重时，遵医嘱拔管；④如不立即进行治疗或在治疗后，要遵医嘱用抗凝血药封管，防止血液在导管中凝固；⑤留置导管的当天应观察敷料有无渗血、置管周围有无血肿疼痛，特殊情况应及时与医师联系。

4）操作完毕及时整理物品，做好护理记录和记账，保持治疗记录完整。

5）医疗废弃物按医用垃圾处理，利器归入利器废物盒。

6）适时做好健康宣教，向患者家属讲解注意事项，教会患者及其家属对新建血管通路的自我观察和护理，防止意外事件发生的基本常识等。

2．透析治疗时使用中心静脉导管的护理操作常规

（1）治疗前观察导管周围是否有渗血、渗液、红肿、脓性分泌物，皮肤是否完好。

（2）每次透析治疗时严格执行无菌操作，取下导管外端敷料，铺无菌治疗巾，取下肝素帽，严格消毒导管口并用注射器回抽导管内肝素液，以免肝素大量进入患者体内造成出血。同时应检查回抽液中是否有血凝块，防止注入形成血栓。

（3）在打开导管的肝素帽连接血液回路与断开时必须连接注射器，不使顶端和管腔持续暴露于空气中，应先从静脉导管注入首次肝素量后，再连接血液回路。连接操作完毕，应用无菌敷料将连接部位包裹，并立即开始透析治疗。同时，将平铺的治疗巾回折覆盖已包裹的连接部，使连接部处于无菌治疗巾的对折无菌面内。

（4）在患者衣服上就近固定透析的血液回路，以免患者翻身不慎将管带出。

（5）每次透析时检查导管缝线是否牢固，有无断裂，发现问题及时通报医生请示处理，避免发生导管滑脱或漏血现象。一般如果导管少量脱出情况下，应严格消毒后方可顺势送入；如脱出较多不可送入，须拔出重新插管。

（6）在分离肝素帽或分离血液回路操作时，注意关闭导管，防止空气进入血管造成气体栓塞。

（7）治疗结束时消毒导管口，将肝素液分别推注动、静脉管腔内，封管肝素量为1000～5000U/ml。关闭导管夹、拧紧肝素帽，防止漏血、进气，消毒肝素帽及导管后以无菌纱布覆盖包扎固定，保持干燥。

（8）非永久性导管血流量不足时，可局部消毒后调整导管，寻找最佳位置固定。

（9）导管使用时，如用注射器抽吸管内肝素液困难，注入生理盐水尚可，则疑有血栓或纤维蛋白鞘形成，要及时通报医师，遵医嘱进行溶栓治疗。一般用尿激酶40 000U溶于生理盐水2ml中注入阻塞侧管，15分钟后抽吸出所注入的溶栓剂并观察有无血凝块。注意应根据导管容积的不同，按照管内容量来溶解预注入的尿激酶。尿激酶有效期短，应该现用现配。

（10）每周3次或按透析治疗次在透析治疗结束时，在无菌操作技术操作下使用肝素抗凝血药封管，并更换覆盖伤口及包裹管口的纱布敷料。对于处在血液高凝状态的患者，应每日用肝素封管1次，以防凝血。如透析间隔3～4天时，即便中间不做透析治疗，嘱患者应到医院重新封管换药1次。

（11）封管操作时，应严密无菌操作、准确使用抗凝血药。

3．中心静脉置管的患者日常护理

（1）对于浅昏迷或不能控制行为的患者，应有专人看护。必要时应限制其双上肢的活动。

（2）股静脉置管的患者，应尽量减少下床走动的次数，以免压力过高，血液回流进入导管，血液长时间积存于管口造成管内凝血阻塞。患者坐姿不宜前倾，身体与腿的夹角不应小于 90°，以防止导管变形打折。并注意保持会阴部清洁、干燥，防止尿液濡湿敷料。

（3）穿脱衣裤时动作轻柔，避免不慎将导管拔脱，如果在医院外导管被不慎拔出时，应立即以原有敷料内面覆盖原留置导管处的伤口以手按压止血 30 分钟，并及时到医院进行处理。

（4）禁止使用留置导管做输液、输血治疗。这类导管是进行血液透析治疗专用导管，不能作为他用。

（5）指导患者每日测体温，以观察是否存在导管感染及留置导管局部感染。局部有无疼痛，皮肤有无红肿伴有发热等炎性反应，发现问题应及时与医师联系，及时换药并进行抗菌治疗。

（6）指导患者日常注意个人卫生，养成良好的卫生习惯，保持插管局部皮肤清洁、干燥。勤换内衣，指导洗澡方法。洗澡时应避免浸湿敷料，防止细菌在管口局部沿导管进入体内的感染，如果敷料被浸湿应当及时更换无菌敷料，预防感染发生。

4. 中心静脉留置导管的常见并发症及护理　中心静脉留置导管无论临时或长期留置，穿刺置管时均存在着穿刺困难、出血、皮下血肿、空气进入血管发生气栓，甚至锁骨下静脉穿刺还存在气胸、血胸等危险。留置导管后均存在着发生感染、漏血、脱管、空气栓塞、管内血栓形成、凝血阻塞等合并症的危险。

（1）中心静脉置管术后并发症观察护理：①局部皮下血肿：常常伴随患者疼痛主诉被发现，应急的处理为用力压迫穿刺部位止血，注意观察血肿有无继续增大，30 分钟以上无继续出血，局部加压包扎并密切观察；②穿刺部位出血：是常见并发症之一，指由于穿刺不顺利，反复穿刺易导致血管损伤造成出血。观察穿刺部位有无出血和皮下血肿，及时进行处理非常重要。护理干预措施是发现出血立即指压 20～30 分钟，或敷盖止血药加压包扎直至出血停止，告知患者静卧。及时通知医师肝素减量，或使用肝素的拮抗药鱼精蛋白中和；③锁骨下静脉穿刺留置导管存在气胸、血胸等危险，术后应密切观察生命体征。及时发现问题和通报医师，及时处理。

（2）置管远期并发症的护理

1）感染：是留置导管的主要并发症。感染原因：①导管连接部或导管外部污染；②使用时治疗中或输液致使管腔污染；③身体其他部位的感染灶经血液循环所致。其分为导管出口感染、皮下隧道感染、血液扩散性感染。局部表现红肿热痛、隧道有脓性分泌物、全身感染致使体温升高、白细胞增多等。感染是导致拔管的重要原因，减少感染重在预防。

护理措施：①观察患者体温变化，每日测体温 2 次，导管出口或皮下隧道等局部感染，一般无全身症状，应用抗生素治疗，同时做导管细菌培养，发现致病菌株和寻找有效抗生素。经过抗感染治疗 2 周后，感染仍然不能很好地控制时，应及时拔管或酌情更换留置管。特别是永久性留置导管，感染得不到控制会发生严重并发症如菌血症、化脓性静脉炎、心内膜炎、骨髓炎等，应当引起高度重视。②局部换药，置管处的换药 1 次/天，一般用安尔碘由内向外消毒 2 次，换药时观察皮肤周围或隧道表面有无红肿热或脓性分泌物溢出等感染迹象；③尽量用纯肝素封管，延长抗凝液保留时间，减少封管造成污染机会的次数。

2）血栓形成：留置导管由于使用时间长、患者高凝状态、抗凝血药用量不足，少量空气泡进入管内均易引起血栓形成。

护理措施：在护理操作中首先认真评估导管是否通畅，每次治疗使用导管应遵循一个原则：先抽吸管内抗凝液，并观察导管是否畅通，在很通畅后才可注入生理盐水。如不通畅切忌向管内注入液体，以免血凝块脱落导致栓塞。发现导管不畅时应用尿激酶加生理盐水按导管容量注入导管，保留 15～20 分钟，再抽出被溶解的纤维蛋白或血凝块。若一次无效可反复进行。

3）导管功能不良：颈内静脉与锁骨下静脉置入的中心静脉导管，顶端应位于第 2～第 3 肋间，顶端动脉孔应朝向静脉腔中心；股静脉置入的导管应当进入下腔静脉，这样才能保证血液流量充足。导管位置不良或贴血管壁，会导致中心静脉导管功能的障碍，使血流不畅，血液流量不足，甚至完全无血液引出。导管置入时损伤血管内壁或导管贴血管壁，使血管内皮完整性受损引起内皮生长因子释放，致使内皮增生，中心静脉狭窄，内皮不光滑形成血栓，附壁血栓脱落形成栓子会引起导管阻塞及血栓并发症的发生。血栓形成状况下单侧管阻塞常见，多为静脉侧阻塞。由于引出血液流量不足影响患者透析治疗效果。

护理措施：①轻轻转动导管调整位置，在导管位置不良或贴血管壁情况下，导管位置一旦合适，立即可以改善血液流量的不足；②导管内纤维蛋白套和附壁血栓形成时，表现为盐水注入容易抽吸困难。可遵医嘱进行全身溶栓（尿激酶 2000U/h，持续 6h 静脉滴注）、圈套器导管剥离或更换导管。如果血栓较多或顶部血栓形成时，溶栓与更换导管，以更换导管更为安全。在完全血栓阻塞情况下需拔管，重新建立血管通路；③导管内血栓形成时，溶栓方法：尿激酶 5000U/ml 按管容量注入，闭管保留 15 分钟后抽吸回血 4～5ml，如重复 2 次效果不佳应考虑换管；④单侧管血栓形成并阻塞状况下取一侧通畅导管作为引血途径，另行穿刺外周静脉建立血液还回途径，以保证透析治疗效果。

4）导管脱出：临时性静脉留置导管是将导管侧的两翼，缝合在患者皮肤上进行固定的。由于患者活动过多、突然体位变化使导管抻拉，或机体排异使线头长出体外，造成导管缝线断裂或脱离皮肤。当患者再度不慎活动时，会将导管抻拽发生脱出，严重时会造成出血。

护理措施：①若留置的导管脱出较多，抽吸时未见回血或 X 线等检查已证实导管不在血管内，应拔除导管局部压迫止血 30 分钟，重新建立血管通路；①导管脱出较少时，首先应该判断脱出的导管是否还在血管内，步骤是常规消毒后用注射器抽取管内抗凝液，如回血流畅证明导管还在血管内，然后进行严格消毒，顺势插入到先前的刻度，重新缝合固定。

5．中心静脉导管拔管护理

（1）严格消毒局部皮肤。

（2）拆除导管两翼缝线。

（3）以无菌纱布球预放置在导管穿刺部位，敏捷拔出导管后局部指压 30 分钟止血。

（4）观察无出血迹象后，2 次消毒以无菌纱布敷盖，胶布固定。

（5）禁止取坐位拔管。

6．中心静脉导管自我护理及卫生宣教

（1）每日测体温，观察置管处有无红肿热痛等感染征兆。

（2）避免搔抓置管部位，以免将导管拽拖出。

（3）置管后避免剧烈运动，以平卧为宜。

（4）作为血管通路的留置导管，是护士以无菌技术来进行操作的，患者和家属均不应随意打开纱布敷料的包裹以免感染，不能随意打开导管肝素帽，防止漏血、进气等情况的发生。

（5）做好个人卫生，保持局部清洁干燥，预防感染。

（6）中心静脉导管只供透析专用，不可输液或用于其他操作。

三、自体动静脉内瘘成形术

动静脉内瘘是用手术的方法在患者肢端皮下建立的一种安全并能长期使用的永久性血管通路，包括自身动静脉内瘘和移植血管内瘘。

自身动静脉内瘘是在患者非惯用手臂的远心端，将自身肢体血管的动脉与相邻近的静脉吻合，使这支动脉血管的部分动脉血液流入吻合后的静脉，使静脉发生动脉化。这支动脉化的静脉不仅血流充足且明显暴露于体表，用手触摸静脉能够感觉到血流的震颤。在血流的冲击下，血管扩张变粗，管壁逐渐增厚、形成血管瘘，便于血液透析治疗时的穿刺使用。以患者自身血管造瘘建立血管通路的方法，称为自体血管动静脉内瘘。

自身动静脉内瘘的方法，适合慢性肾衰竭依赖血液透析治疗维持生命的患者及无预期的需要血液净化治疗的患者。

（一）动静脉内接的制作原则与选择时机

1．动静脉内瘘的制作原则　制作动静脉内瘘会破坏血管，甚至对以后肢体的血供及血液回流产生影响，为保护患者血管，在选择动静脉造瘘时须遵循一个原则，即“由远而近、由左到右、先上后下、先自身后移植血管”。也就是说，位置应先从肢体远端开始选择合适的血管，不可选择近心端的动脉和静脉；肢体应先选择非惯用手臂，无合适血管才可以做患者惯用手臂；先选择上肢，无条件才选择下肢；血管条件好的应先做自体血管内瘘，并在患者自身血管条件差不能保障内瘘功能情况下选择人工移植血管。要根据患者病情合理选择，根据血管情况周密设计并计划使用。

2．建立动静脉内瘘方法的时机与禁忌

（1）病情危重需紧急透析的患者，应先采取临时性血管通路。经数次透析病情好转时，建立动静脉内瘘，待人工血管瘘2周、自身动静脉内瘘4周，内瘘形成后使用。

（2）一般慢性肾功能不全患者，血肌酐＞353.6μmol/L，内生肌酐清除率＜25ml/min时，即应制作内瘘。

（3）预造瘘肢体近心端血管有畸形、血栓、狭窄等状况不宜造瘘。

（4）未控制的心力衰竭及血压过低者不宜造瘘。

（二）动静脉内瘘吻合手术方法

1．常用部位

（1）前臂：桡动脉-头静脉。

（2）腕部：尺动脉-贵要静脉。

（3）肘部：肱动脉-贵要静脉、肘正中静脉、头静脉等。

（4）其他：也有在鼻烟窝处，主要是根据患者具体情况，从保护患者血管出发，来分析确定。第1次造瘘手术选择应从非惯用手臂，前臂腕部远端的头静脉-桡动脉吻合开始。

2．手术制作方法

（1）端-端吻合：动脉端的近心端与静脉端的回心端的断端相吻合，形成动脉短路，瘘功能良好。但大量血液从静脉流走，会发生末梢缺血，再加上末梢动脉血管的抵抗增加，肢端缺血会更为严重，此称为“窃血综合征”。糖尿病、高龄及外周血管病变的患者，会加重末梢缺血，发生坏死及神经损害。

（2）侧-侧吻合：动脉血管与静脉血管在最靠近处侧面吻合。由于较高的血液压力灌入静脉形成静脉高压，使肢端血液回流受阻造成肢体水肿。

（3）端-侧吻合：是静脉断端与所选动脉侧相吻合，既可避免高压力的血液灌入静脉，又对肢端的血供无严重的影响，可避免上述合并症。从长期透析患者动静脉瘘的观察来看，端一侧吻合的方法更为理想。也是临床上最常采用的方法。

3．动静脉内瘘手术前准备

（1）物品准备手术包、1%利多卡因、消毒物品、缝合针线、肝素注射液、注射用生理盐水、5ml注射器。

（2）患者准备：①术前向患者介绍建立内瘘的目的、意义，解除患者恐惧心理，使其能够配合治疗；②告知患者，准备做内瘘的手臂禁止做动静脉穿刺，防止血管损伤。维护好皮肤的完整，以免术后感染；③评估预做血管通路的血管状况，做血管超声检查，了解预吻合的动、静脉血管走行、内径和畅通情况。

（三）自体动静脉内瘘的护理

1．自体动静脉内瘘的术后护理

（1）造瘘手术后应卧床休息24小时，观察患者血压、心率、心律、呼吸及体温。

（2）观察切口有无渗血、血肿情况，保持敷料清洁干燥，发现渗血应与医师联系。

（3）观察内瘘是否通畅，每日3次或更多触诊或听诊造瘘血管的回心侧静脉，感觉血管内血流的震颤或轰鸣声有否减弱，发现异常及时通报医师。

（4）观察肢端有无缺血情况，了解患者手指有无麻木、疼痛等感觉，并观察手术肢体末梢的温度与健侧比有无降低冰冷、色泽有无发绀等缺血状况。

（5）观察手术肢体静脉回流状况，适当抬高患肢，促进静脉回流，减轻造瘘肢体的水肿。

（6）教会患者术后对动静脉内瘘的观察方法，会触摸内瘘局部的血管震颤、会听内瘘血管内血流杂音，了解内瘘通畅和堵塞的表现。告知发现问题如声音减弱、血管震颤消失时，如何及时与医生联系。

（7）敷料包扎不可过紧，告知患者术后应及时更换宽松衣袖内外衣，防止动静脉内瘘因约束过紧血液瘀滞失去功能，并指导患者入睡时侧卧，不可偏向手术侧患肢，防止造瘘肢体受压发生栓塞。

（8）通知患者术后 3 天到医院换药，更换切口敷料，观察切口情况及防止感染，并且每 3 天换药 1 次。指导患者生活洗漱时应当注意保持患肢纱布敷料的清洁干燥，防止污染。

（9）自体血管动静脉内瘘患者，在内瘘术后 24 小时无出血等情况下，做手指运动和腕部活动防止血栓形成；3 天后应酌情开始做造瘘血管的充盈锻炼，即握拳运动；术后 5～7 天交替握拳松拳或进行挤压握力圈锻炼，促进内瘘成熟，增强内瘘功能。

（10）切口愈合的情况不同，一般术后 10～14 天酌情拆线。

（11）指导患者术后测体温，超过 38.5℃以上，应及时与医师联系。

2．动静脉内瘘的日常护理　良好的日常护理是提高动静脉内瘘使用寿命的重要环节。

（1）禁止在有内瘘的肢体上测血压。内瘘的静脉端日常不能进行穿刺取血、输液等血液净化以外的静脉治疗，以免造成出血。不能静脉注射高渗液体如高张糖、高张钠等及有刺激性的药物，以防止静脉炎的发生。

（2）内瘘成熟时间一般为 1～6 个月，成熟早晚与患者自身血管条件和术后锻炼有关，术后 4 周在没有其他血管通路情况下也可提前开始酌情使用，但由于此时动脉化的静脉尚未扩张，血管壁尚未增厚，还未形成瘘，只是血流量充足，因此对穿刺技术要求非常高，应当慎重。穿刺失误会导致血管周围血肿，血管的损伤会影响今后瘘的功能。4 周之前需进行血液透析治疗，应建立临时血管通路。一般待 8～12 周瘘较为成熟再开始穿刺使用，对延长内瘘使用寿命，维护内瘘功能更佳。

（3）指导新患者保护内瘘的自我护理方法。

（4）压迫止血不当还会造成瘘管的闭塞，操作中应当十分谨慎小心。同时指导患者注意压迫止血时间，特别是治疗中有透析失衡综合征，血压偏低的患者。

（5）透析过程中要经常巡视，观察患者穿刺点有无渗血、肿胀；询问患者有无不适，做好心理护理，消除其紧张情绪。

（6）发现内瘘堵塞，立即用尿激酶 50 万 U 溶于 20ml 生理盐水，慢速推注堵塞的血管内，滞留 20～30 分钟，待内瘘通开后，再静脉注射肝素盐水 10ml（含肝素 25mg）或皮下注射低分子肝素 1 支以达到全身肝素化，保持内瘘通畅。

（四）动静脉内接的穿刺技术

为了建立血液透析治疗时的体外血液循环途径，利用患者动静脉内瘘进行穿刺引血并回血，其中引血侧称为动脉针，回血侧称为静脉针。

1．穿刺前准备　在穿刺前应当做好各项准备工作。

（1）物品准备：治疗巾、16G 穿刺针、消毒物品、胶布、无菌纱布和创可贴。如有化验还应准备试管。

（2）患者准备：测量体重和除水量计算完毕、测量血压心率完毕、透析医嘱已开出。在各项工作准备完毕后，才可进入穿刺步骤。

（3）治疗准备：透析器与回路预冲完毕、透析机处于透前准备状态、抗凝血药准备并安装完毕等。

2．穿刺前评估

（1）询问患者是否做好治疗前准备，如是否需要如厕、是否测过体重，并帮助患者摆好穿刺体位，避免治疗中过于疲乏，频繁变换体位，导致穿刺针刺破血管引起皮下血肿。

（2）皮肤是否清洁完整，有无破溃、红疹、疮疖等感染灶。

（3）认真触摸清楚血管走向、深浅度、血管弹性，选择合适的进针点、进针角度，进针长短。感觉血流震颤强弱，必要时听诊，评估动静脉内瘘的功能。

3．穿刺部位、穿刺点选择

（1）静脉穿刺部位：一般在肢体近心端，穿刺方向是向心顺血流方向。如选择动静脉内瘘的引伸静脉，穿刺点距离动脉穿刺点应在 10cm 以上，以减少治疗中的再循环；也可以选择其他普通体表较直、易于穿刺静脉作为血液还回途径的静脉。

（2）动脉穿刺部位：一般在肢体远心端，迎着回心血流方向建立血液引出途径。穿刺点距离内瘘吻合口 3～5cm 或以上，在血管上方偏左或右，在血管侧面不利于压迫止血。根据患者血管情况，穿刺方向也可酌情离心或向心。正常情况下禁忌穿刺吻合口，以免造成血管内壁损伤，影响动静脉内瘘功能。

（3）使用锐针应注意更换每次穿刺点的部位，反复穿刺同一点会造成局部组织损伤发生出血和止血困难。进针角度、深度据患者血管具体情况而定。

（4）穿刺针一般使用 16～17G 型号，针体较粗造成的局部皮肤组织损伤较一般穿刺针大。如果注意进针角度与皮肤切割面，可减轻疼痛，易于针眼愈合。

4．穿刺技术

（1）针斜面向下穿刺方法：使用尖锐穿刺针斜面向下，是从保护患者动静脉内瘘出发，在工作中观察和产生出的操作方法，是非常规操作并且在日常的操作中非惯用手法。要能够保证穿刺的准确率，对穿刺技术要求比较高，如穿刺角度、进针力度的判断要非常准确，手法要非常轻巧。但是由于穿刺时穿刺针斜面向下挑起皮肤，虽然有皮肤组织向下的压力，但是斜面向下不会在穿刺瞬间取走局部穿刺点的部分组织，拔针后皮肤的皮瓣覆盖针孔，皮肤损伤日常可见针孔细小呈弯月形，创面小，修复期短，非常易于愈合，并且患者疼痛感觉与斜面向上穿刺无异。在隔日透析治疗时，穿刺局部皮肤无红色炎症浸润，只留下穿刺针痕。对防止内瘘感染，保护内瘘功能，延长使用寿命非常有利。

（2）针斜面向上穿刺方法：使用尖锐穿刺针斜面向上呈 15° 穿刺，是最普通且正规的穿刺方法，是在日常的操作中最惯用的手法，因此能够保证穿刺的准确率。但是由于血液透析专用穿刺针比较粗，穿刺时因皮肤组织有弹性并产生向下的压力，穿刺针斜面向上会在穿刺瞬间取走局部穿刺点的部分组织，造成拔针后无皮肤组织覆盖的圆形创伤。日常可见针孔粗大呈圆形，显示创面大。隔 2 日患者再次透析时针孔周围红色炎症浸润明显（1～3mm），自愈修复差，修复期长不易愈合。在患者长期透析治疗下，沿血管走行可见穿刺瘢痕密布，穿刺的反复损伤使皮肤与血管粘连，弹性减弱，在内瘘血流的压力支撑下变薄，容易发生出血和止血困难。因此，使用尖锐穿刺针要充分利用内瘘的长度，合理选择穿刺点，避免在同一部位穿刺，切忌定点穿刺，每个穿刺点应保持 0.5～1cm 距离，尽量采用“纽扣”或“绳梯状”穿刺方法，防止动脉瘤的形成。

（3）定点穿刺法：从表面上看外观与皮下隧道穿刺相同，只见一个针孔，但实际在内里有着本质的区别。定点穿刺易形成动脉瘤，仅适用于新使用的动静脉内瘘穿刺困难者，仅仅几次，一旦瘘功能状况好转，应及时改变穿刺方法，减少对内瘘皮肤与血管的损伤。

（4）皮下隧道穿刺法（纽扣通道穿刺法）：皮下隧道穿刺法是在 2～3 次血液透析治疗时，使用尖锐穿刺针斜面向上，在相同部位、同一穿刺点、同一深浅度和同一角度、方向，进行穿刺。在以后的治疗中每次先用针头将上次穿刺孔上结痂剥离去除，然后使用钝针试探着沿前几次治疗时做成的穿刺通道进入，在进入血管时有轻微的突破感。这样多次治疗后形成皮下隧道，既便于穿刺又便于止血，可以防止动静脉内瘘由于反复穿刺形成动脉瘤，并且抗感染能力强。从外观看只是一个针眼，但与定点穿刺有着本质的区别。这种方法在日本、加拿大均有使用，称为“纽扣通道”。特别是家庭透析患者，可以进行自我穿刺做治疗。皮下隧道穿刺法适合于血管条件不理想患者及人工血管内瘘的穿刺。皮下隧道穿刺法在同一针眼，进针的深浅度和方向角度及绷紧皮肤同样力度。因此，在开始建立隧道时的穿刺通常是穿刺技术熟练的 1～2 名护士操作，在隧道形成以后才可以换人穿刺。在已成形的皮下隧道禁忌用锐利穿刺针，以免破坏已形成的隧道。目前透析专用钝针国内没有生产，使用进口消耗品会增加治疗费用。但是减少了对患者血管的损伤，增加了穿刺的便利，无疑是非常好的操作方法。隧道穿刺法损伤小，易于压迫止血，隧道形成后提高了穿刺的准确率，使穿刺操作变得更为容易。

（5）穿刺顺序：血液透析治疗时首先应建立静脉回路即先穿刺静脉，成功后根据医嘱推注肝素盐水进行肝素化，然后再建立动脉引血通路即穿刺动脉端。一些患者自体血管条件差，形成动静脉内瘘的血管比较短，需要寻找普通静脉做血液返回通路，在穿刺难易程度上较动脉端穿刺困难。如果还没有建立静脉回路就已建立了动脉引血通路，静脉穿刺很容易还尚可及时接血建立血液循环，如穿刺困难就会处于被动状态。

（6）拔针与压迫止血方法

1）拔针前消毒针孔，应用无菌止血贴覆盖，用大小适度的纸球或纱布压迫穿刺点将针拔出。将压迫止血球固定在针孔部位，注意敷盖血管进针点防止皮下出血。

2）拔针力度适当和平稳，针尖不可上下翘，以免拔针时划伤血管内壁，造成以后血管狭窄，影响内瘘长期使用。压迫止血球的压迫开始是拔针后的瞬间，针在血管内时禁止向下加压用力。

3）拔针时采取正确的止血方法，压迫力度以不渗血和在回心侧能听到血管杂音或触及震颤为宜。

4）压迫止血时间为15～20分钟。如果患者凝血时间长，压迫时间可适当延长。如患者血压低血流缓慢不可压迫时间过长、力度过大，防止内瘘阻塞。

5）拔针后注意观察内瘘静脉的搏动和血管震颤状况，放松压迫止血球15～20分钟取下，止血敷料12小时后方可取下。同时注意观察有无出血发生。

6）患者回家当天不做血管充盈锻炼，防止针孔处再度出血。如果穿刺后发生皮下瘀血，在透析24小时后穿刺点周围可涂抹活血化瘀药物。24小时内禁止热湿敷，因为热湿敷可以使血管扩张加重出血。血压低、血流缓慢的患者禁止冷敷，以防凝血。

5．穿刺注意点

（1）新内瘘的穿刺注意点：自体动静脉内瘘的使用要等待内瘘的成熟，即在动脉血流的冲击下，静脉血管管壁增厚和扩张形成内瘘。动静脉内瘘形成后血管隆起便于穿刺，便于提高穿刺的准确率，不会降低内瘘的使用寿命。事实上，内瘘开始使用的时机是因人因事而异的，患者病情恶化，需要肾替代疗法来维持生命、缓解症状，往往不能等待2～6个月的时间。如果动静脉内瘘充盈度好、血流的震颤明显也可以在4周后使用。

（2）新瘘穿刺部位选择：由于新瘘的血管壁和皮肤还很薄弱，应选择距离内瘘稍远部位。方法是先用听诊器探明血管走行，然后用手指触摸瘘引伸出来的静脉。从远心端向近心端沿血管寻找血流震颤的最弱点，再从最弱点向远心端倒回1～1.5cm，在评估有把握情况下作为穿刺点。穿刺成功后作为动脉使用，另选择一处较好的普通静脉作为血液的回路使用。如果选择的穿刺点距离吻合口不到5cm，最好放弃穿刺该部位，在肘部寻找瘘引伸出的静脉进行穿刺以保护内瘘。

（3）要保证新成熟内瘘的穿刺一针成功，操作前一定仔细评估血管。要考虑到新瘘血管壁薄，比较脆弱，血管内血流压力大，易发生血肿的因素，要杜绝失败。

（4）系止血带松紧力度适当，特别是对动脉硬化、血管脆性强的老年患者，不可过强，阻力过大穿刺时易发生皮下出血。

（5）进针力度应当平稳，沿血管走行轻巧进入，不可划伤血管内壁。

（6）首次使用内瘘时禁止强行提高血流量，应根据患者血流量状况逐渐开至治疗量。

6．穿刺特殊情况处理

（1）动静脉内瘘穿刺后发生肿胀的处理方法：穿刺动静脉内瘘时发生局部肿胀均为皮下出血所致，说明穿刺失败，应及时处理。皮下血肿过大容易发生感染或压迫内瘘造成内瘘阻塞，影响使用功能应特别注意。

1）成熟内瘘穿刺出现小血肿情况下，如考虑血肿是由于血管内压力大，针刺破时血冲出造成，并且穿刺针确在血管之内，应马上松止血带，开泵引出血液使局部血管压力降低。如引血后不再继续出血可继续治疗，并在穿刺部位顺穿刺针的两侧放置止血棉球施加适当压力固定，防止继续出血，并随时观察。当血肿继续增大，加压止血不能奏效时，即使能够维持透析流量也应立即拔针，压迫止血，防止血肿再度增大诱发感染并影响内瘘的功能。

2）静脉穿刺失败出现血肿，由于静脉穿刺针是为了建立血液的还回途径，有大量血液要经此回输入体内，静脉有损伤会漏血形成皮下血肿，因此即使估计穿刺针仍在血管内，也要拔除，重新建立血管通路才安全。

3）新内瘘穿刺失败出现血肿应立即拔针压迫止血，同时另建血管通路进行透析，血肿部位用小冰袋适当冷敷，待血肿消退后再行穿刺。

（2）动静脉内瘘穿刺后发生血流不畅的处理：动静脉内瘘穿刺后发生血流不畅的特点为：远心端不畅表现为血液流量的不足，近心端不畅表现为静脉压升高。

1）穿刺的动脉端血流不畅：新动静脉内瘘穿刺后发生血流引出不畅主要原因是内瘘功能欠佳或血管痉挛，穿刺前听诊或触诊为血管震颤及杂音较弱，在治疗上机后血液流量＜200ml/min。也有随着透析治疗的开始而血液流量逐渐改善者，治疗时如血液流量能够达到180～200ml/min，可以继续治疗。

成熟内瘘穿刺后发生血流引出不畅者，往往与内瘘狭窄、血栓形成、血管不全阻塞或穿刺针位置不当有关。透析治疗时伴有血液流量降低＜200ml/min，当血泵运转的引血速度大于内瘘血流速度时，血液回路内形成负压，使静脉压与动脉压降低，压力频繁报警，动脉空气捕捉器内液面上下波动，严重时有大量泡沫析出。如内瘘完全阻塞，则血液引出不能，无法建立体外血液循环，影响治疗。

内瘘狭窄、血栓形成的临床表现为患者动静脉内瘘搏动、震颤及杂音减弱或消失，在穿刺前评估时就可以发现。穿刺针位置欠佳仅仅是血液流量不足，变换穿刺针位置或角度时常常可以改善。

在血液透析治疗中，也有患者因血糖降低、血压降低发生血流量不足，应全面观察患者情况，引起高度注意。

2）穿刺的静脉端血流不畅：在临床治疗时表现为回心阻力增加使静脉压增高频繁报警。当把血泵调慢时，静脉压下降，在＜200ml/min的某一血流量时回落到正常范围，并且穿刺针周无血肿。说明所穿刺的血管不全阻塞或狭窄；或者穿刺针位置不佳，靠近静脉窦或在夹层涡流等地方。

血管不全阻塞发生狭窄往往伴随着血管的炎症和硬化，在穿刺评估时，触诊发现内瘘引伸静脉的近心端条索状硬化炎症状态时，应当另选择静脉做回心血液通路。

如果穿刺前评估时听诊、触诊没有内瘘搏动、震颤及杂音减弱，可将穿刺针拔出一部分，在血管内顺血管腔轻轻进入主腔。如退针时出现皮下血肿应立即将针拔除，重新建立回心血液通路，压迫止血20～30分钟。

（五）动静脉瘘的功能维护与并发症

1. 动静脉内瘘功能与维护　成功的动静脉内瘘的制作应该是功能良好、血流充盈，能够使血液流量达到600～800ml/min，以保证透析治疗效果。并且血管管径足够粗以便于穿刺，血管有足够的长度，便于双针在一定距离下穿刺；位置比较好易于使用、固定，以及感染、血栓等并发症少，使用寿命长久。

动静脉内瘘虽然称为永久性血管通路，可否终身使用或使用时间长短，根据患者自身血管情况及动静脉内瘘的维护程度的不同而各异。有患者使用了20年还能继续使用，也有患者的动静脉内瘘一两年甚至几个月就不能继续使用了。主要原因有血管狭窄、栓塞、使治疗中血液流量不足，影响到透析治疗的效果。局部感染引起静脉炎或全身感染等，经过消炎治疗仍控制不住感染。还有血管过度膨胀，动静脉内瘘超大，影响至心脏功能，增加了出血的危险性，不结扎会危害到患者生命情况下，用手术方法终止了这样内瘘的使用。由此可见，去除医师的造瘘手术因素以外，更为重要的问题是护理人员和患者对动静脉内瘘的共同关注与维护。

护理方面应当注意穿刺方法技巧，提高穿刺技术，减少对内瘘血管的损伤。严格执行无菌操作原则，防止感染发生。同时在工作中加强健康教育，注意指导患者动静脉内瘘的注意事项与功能锻炼，随时纠正患者对动静脉内瘘的错误认识和护理方法。由于患者治疗以外的时间均在家中，脱离了护理监管，因此抓紧在治疗时段对患者进行观察、护理和有针对性地进行指导教育，使患者对内瘘的关注与维护变被动为主动非常重要。某糖尿病肾病患者在经历第1次内瘘失败后，成功将第2次动静脉内瘘维持了14年。这对血糖高损害心血管系统的糖尿病患者不是件容易事，他的经验就是在透析治疗以外的时间每天洗手后，用自己的另一只手示指、中指并拢，推划动静脉内瘘引伸出来的静脉（避开穿刺孔），向上、向下各来回推划50次、上下来回推划50次。结果不仅动静脉内瘘血流充盈而且皮肤完好细腻。该患者面对疾病所采取的主观的积极应对态度及对自身动静脉内瘘的关注程度和持之以恒的关注所取得的成果证明，提高血液透析患者自身对动静脉内瘘的关注度，充分调动患者积极性是维持内瘘使用寿命非常重要的因素。在护、患的共同努力下，才能维护动静脉内瘘功能，延长使用年限。

2．动静脉内瘘的并发症及护理

（1）动静脉内瘘感染：该并发症的临床表现为内瘘局部或沿静脉走行的红、肿、热、痛。如果是手术后在吻合口部位发生感染，还会有破裂出血的可能性。动静脉内瘘的局部感染严重会发生脓肿或蜂窝织炎，还会因感染的失控上行引起静脉炎及全身感染，发生败血症。除了局部症状以外，严重的感染还会伴有头痛、发热、寒战等感染症状。如果引起败血症还会出现弛张热，造成机体代谢增强营养物质大量消耗。对年老体衰的血液透析患者，这种打击有可能是致命性的。动静脉内瘘是透析患者的生命线，只要有感染的发生就会影响到透析治疗，并且由于抗感染治疗和重新建立血液通路会增加医疗费用，为患者增加经济负担。

1）动静脉内瘘感染发生原因：①未严格执行正确无菌操作技术，手术切口感染，静脉穿刺感染；②穿刺部位皮肤过敏，局部瘙痒，被患者自身破坏了皮肤完整性；③透析治疗后穿刺部位消毒不彻底；④压迫不当引起皮下血肿或假性动脉瘤导致感染。

2）感染预防和护理：①避免在血肿感染或皮肤破溃等感染灶处穿刺；②严格执行无菌操作制度，防止医疗污染；③在动静脉内瘘出现疼痛等异常现象时，应注意观察局部是否有红、肿、热的情况，并应及时通报医生进行相应处理；④一般动静脉内瘘感染初期存在红、肿、热、痛时，可以做局部冷敷以防止炎症扩散和减轻疼痛，并且应用抗生素等药物进行治疗。动静脉内瘘发生感染应立即停止使用，以防止炎症的扩散；⑤酌情建立临时血液通路，以保证透析治疗顺利进行。查找感染源并依照医嘱及时全身应用抗生素，进行消炎治疗控制感染；⑥做好卫生宣教，保持内瘘手臂皮肤清洁，穿刺孔未愈合时避免淋湿。

3）预防感染护理注意：在每次治疗时对动静脉内瘘使用穿刺，破坏了皮肤血管的完整性，即使小的损伤也能增加发生感染的机会。内瘘发生感染，炎症可以是皮肤、皮下组织、血管、血管内壁，甚至引起血行感染，有引发败血症等全身感染的危险。如果感染引起内瘘的破溃，还有出血的危险，后果不堪设想。因此预防感染从两方面着手：①杜绝感染途径：动静脉内瘘感染预防与护士的无菌操作严格和穿刺技术良好密切相关，如皮肤消毒范围不规范、消毒不彻底，以及手或穿刺针有污染；反复在同部位穿刺使穿刺孔过大，结痂下易有细菌生长等都易发生感染。感染发生还与动静脉内瘘血管狭窄血流不通畅、血流阻塞有关，从护理环节上防微杜渐，应引起高度重视。在动静脉内瘘存在感染的情况下，应暂时停止瘘的应用，待炎症控制后情况许可而酌情使用。如炎症初期控制不利，患者持续高热，在发生败血症及发生化脓性感染之前这个内瘘就应当放弃；②减少污染环节：指导患者保持皮肤和内衣的清洁卫生很重要，嘱患者养成每次来医院治疗前更换内衣，并把有动静脉内瘘的肢体清洗干净的习惯；治疗后覆盖在针孔上的无菌敷料 24 小时后才可摘掉，减少感染的发生；同时，指导患者增加营养摄入，改善营养状况，提高自身抵抗力。患者营养状况好，对疾病和感染的抗病能力强，动静脉内瘘发生感染的危险性就小。

因此，我们说动静脉内瘘的感染是以预防为主的，重在预防。

（2）动静脉内瘘出血：为创口处渗血或穿刺部位的出血，皮下血肿或手臂肿胀。

1）出血发生原因：①内瘘未成熟，静脉壁薄，穿刺失败导致皮下血肿；②术后早期出血；③压迫不当或时间短；④内瘘手臂外伤出血；⑤动脉瘤感染引起的破裂出血；⑥透析后内瘘肢体提重物或抻拉用力。

2）预防出血和护理：①术后严密观察伤口有无渗血及时处理；②应急时，需建立临时血液通路，避免过早使用内瘘；③根据患者具体情况应用抗凝血药；④提高护理穿刺技术，避免同一部位反复穿刺及定点穿刺；⑤治疗结束时止血力度适当；⑥指导患者学会处理出血及血肿的方法。

3）预防出血护理注意点：①血液透析当日治疗后动静脉内瘘穿刺处出血，是患者常发生的问题。表面出血多发生于老年患者皮肤血管壁穿刺点愈合差，和压迫止血时间不够长的患者。皮下出血多发生于拔针后压迫止血的位置不准确，或皮肤松弛患者手的翻转使压迫用球错位；②在治疗结束后，拔针按压止血时间为15～20分钟，对于凝血机制不好的患者应注意观察，指导患者适当延长压迫的时间；③止血后应当指导患者有瘘侧上肢不要提重物，防止过度用力后血管怒张，使闭合的针孔再度发生出血。如发生出血，用手示、中两指按压穿刺部位20分钟，所施加的压力以皮肤表面不出血，皮下内瘘的血管震颤仍然能感觉到存在为度。要点是压住皮肤与血管的穿刺点，而不是封闭血管内血流。止血的效果是表面不出血，皮下无血肿或已有皮下出血的血肿无扩大为宜；④如果每次治疗后常规压迫止血效果均差，应当及时与医师沟通，检查患者凝血机制是否正常。如进行凝血4项的检查，请医师根据患者情况及时调节抗凝血药物的使用量；⑤在非透析治疗日动静脉内瘘发生出血的情况较少，多见于患者动静脉内瘘皮肤过薄，穿刺孔愈合不好，不注意用力以后发生出血。或动静脉内瘘血管上穿刺点的创伤较大结痂脱落，也会发生出血。指导患者在紧急情况下用手指压迫止血的方法，嘱患者随身携带一块无菌透明敷料或创可贴以备用。发现出血时不要惊慌，先将创可贴敷在针孔上，然后以手指压迫止血，止血后消毒针孔以预防感染。在治疗穿刺时，应避免穿刺动静脉内瘘血管上皮肤过薄的隆起部位；⑥关注患者日常生活，指导患者注意避免动静脉内瘘血管处的意外性伤害。内瘘附近的外伤有引发炎症，或造成瘘感染的危险，如伤害到血管内瘘会发生大出血，甚至有生命危险这点一定要让患者知晓；⑦指导患者对动静脉内瘘的自我保护，有内瘘的部位应套“护腕”。护腕过紧会压迫血管，使动静脉内瘘失去功能。过松会失去效果。护腕的松紧度最好是既贴着皮肤无缝隙，又没有紧箍的感觉为宜，这样可以起到保护作用并减缓动静脉内瘘的过度充盈。

（3）动静脉内瘘使用中血流量不足：主要临床表现是血管震颤及杂音减弱，透析治疗时伴有血液流量降低＜200ml/min，静脉压及动脉压低压频繁报警，动脉空气捕捉器内液面上下波动，严重时有大量泡沫析出。

1）发生原因：①制作的动静脉内瘘功能不佳；②反复穿刺固定位置引起血管壁损伤和纤维化，发生狭窄；③内瘘过早使用，穿刺困难造成穿刺部位血肿压迫血管；④患者本身血管条件不佳如动脉炎，内膜增厚，血管痉挛，血管结构异常，血管狭窄、动静脉内瘘有部分血栓形成；⑤穿刺针穿刺的位置欠佳，不在主要的血管腔内。

2）预防及护理：①内瘘成熟后再使用；②提高穿刺技术，端正操作方法，找准进针位置，减少血肿发生；③使用尖锐穿刺针避免相同部位反复穿刺及定点穿刺，防止血管结构因血管损伤发生改变；④平时加强患者内瘘功能锻炼；⑤在必要时手术取栓或重建内瘘，进行经皮血管内成形术或放置支架扩张。

3）护理注意事项：从护理角度讲一个好用的动静脉内瘘，需要从新内瘘开始有计划的穿刺和维护，如这次进针点在哪儿，下次准备穿刺的部位都需进行评估和计划，哪个位置对血管隆起有利，哪个位置最好不穿刺，哪个位置应急备用，都应该心中有数。如果执行穿刺的不是同一人，应在记录上有提示，做到对患者负责。

（4）窃血综合征：临床表现为动静脉内瘘成形术后，患者出现肢体末端的缺血症状，轻者活动后出现手指端苍白、发凉、麻木、疼痛，严重者出现指端缺血性溃烂、坏死等症状。

1）发生原因：桡动脉一头静脉侧侧吻合口过大，造成血流短路，动脉血液直接从头静脉返回，引起肢体远端缺乏血液供氧。

2）预防及护理：①适度活动患肢，促进血液循环；②严重者手术修复治疗，以改善血液循环。

（5）动静脉内瘘发生动脉瘤：由于动静脉内瘘引伸的静脉已动脉化，静脉内血液压力高，在静脉薄弱环节发生局部扩张并伴有搏动，称为真性动脉瘤。穿刺部位出血后，在穿刺周围形成血肿，部分机化并与内瘘相通伴有搏动，为假性动脉瘤。临床表现为局部明显隆起或呈瘤状，严重扩张可影响心脏功能。

1）发生原因：内瘘使用过早；反复穿刺局部组织损伤，血管壁与皮肤粘连变薄，弹性减弱；反复定点穿刺；穿刺损伤后形成血肿，又与内瘘相通。

2）预防及护理：①从内瘘成熟开始有计划地使用内瘘；②避免反复穿刺同一部位，提高穿刺技术；③压迫止血力度适当；④禁止在血管瘤处穿刺，防止感染破溃；⑤血管瘤明显增大可采用手术治疗。

3）护理注意事项：动静脉内瘘在长期使用过程中，多次反复同部位穿刺使皮肤、血管壁损伤并有瘢痕形成，弹性减弱形成薄弱环节。在动脉血流的冲击下动静脉内瘘的这些薄弱环节会逐渐隆起、越来越大，血管壁和皮肤越来越薄，形成动脉瘤体。如不能很好控制会增加心脏负担，增加出血的危险，还会使瘘上的皮肤生存受到威胁。因此，在动静脉内瘘隆起的过程中，就要密切观察，适当地加以保护，治疗时严格避免穿刺薄弱环节，防止动脉瘤继续膨胀影响心功能。

（6）肿胀手综合征：发生于动静脉内瘘吻合术后，手背出现肿胀、血液瘀滞，严重时会出现炎症、破溃、坏死。

1）发生原因：常见侧一侧吻合术后在动脉血流的高压灌注下，静脉血液回流受阻，致使远心端手部静脉血液瘀滞，造成水肿。

2）护理：①早期可通过握拳锻炼，抬高患肢，增加血液回流；②长期肿胀严重，可通过手术方法治疗或重新造瘘。

（7）充血性心力衰竭

1）发生原因：血液净化标准操作规程（SOP）规定上臂动静脉内瘘吻合口直径不应＞7mm，当吻合口内径过大，回心血量增加，在原有心血管疾病和贫血的基础上会引起心力衰竭。主要表现为心悸、呼吸困难、心绞痛、心律失常等。

2）护理：①密切观察，确认心力衰竭发生原因；②当医师确认是由于内瘘造成心力衰竭时，应加压包扎内瘘，减少通过内瘘的血液流量；③手术方法缩小吻合口内径。

（8）动静脉内瘘发生血栓：动静脉内瘘阻塞原因是多方面的，分为部分阻塞和完全阻塞。临床表现为患者的动静脉内瘘搏动、震颤及杂音减弱或消失，动静脉内瘘阻塞后局部会产生疼痛，不全阻塞时由于血流缓慢，抽出的血色暗红，透析使用时远心端不全阻塞表现为血液流量的不足，近心端不全阻塞表现为静脉压升高。完全阻塞时震颤及杂音消失，不能由此建立血液通路。

1）发生血栓原因：①自身血管条件差，血管内壁不光滑，有瘢痕及狭窄部位；②患者全身原因如糖尿病、高凝状态、药物影响等；③透析失衡，除水量过多，低血容量和血压降低；④内瘘使用不当，反复定点穿刺或穿刺失败等；⑤压迫止血力度不当，时间过长；⑥肢体温度过低，冷敷时间过长。

2）预防栓塞护理：①严格进行无菌操作，预防感染；②尽量等待内瘘成熟8周后再使用；③杜绝穿刺失败，切忌定点穿刺；④避免透析过程中失衡，除水不宜过多，血压不宜过低，血容量降低速度不宜过快。血容量过度降低，会造成血压的过低，由于机体代偿使得外周血管收缩以提高血压，动静脉内瘘血液流量减少，充盈度降低。血管充盈不佳时，在拔针后的加压止血会使动静脉内瘘中血流更加缓慢，而发生血凝栓塞；⑤注意内瘘的保护，避免有瘘肢体长时间上举。治疗除水后患者血容量有不同程度的降低，动静脉内瘘血流缓慢、充盈度差有动静脉内瘘的肢体上举，会使血管充盈再度减弱，常常易发生血栓形成；⑥如果患者凝血机制无问题，治疗结束拔针后，压迫止血时间为15～20分钟，不宜过久，时间过久会因血流不畅发生凝血。压迫力度不宜过大，止血加压的力度以皮肤表面不出血，皮下无血肿，能够触摸到下面血管中血液仍能流动的震颤，既不出血又不过大为宜；⑦高凝状态要根据医嘱服用抗凝血药，并进行充分透析，防止尿毒症毒性物质对身体的损害，出血及血肿发生时及时处理；⑧早期血栓可用尿激酶溶栓，24小时后可手术取栓；⑨重造内瘘。

3）预防栓塞护理注意事项：①诱导期患者刚刚开始接受血液透析治疗，穿刺处压迫时间要适当。因为最为常见的栓塞原因是治疗后穿刺点压迫止血时间过长、压力过大，使动静脉内瘘中血流不畅造成瘘内血液瘀滞发生凝血；②长期维持性血液透析患者，常常因为摄入水分过多，治疗中大量除水，致使患者血容量降低，血压低下，使患者动静脉内瘘的血液不充盈，瘘中血流缓慢形成凝血。因此，治疗中除水要适当；③患者日常注意睡觉时内瘘肢体受压时间不可过长，工作时有瘘肢体上举时间不可过久。要患者注意个人卫生，常更换内衣，清洗有瘘肢体，预防因动静脉内瘘发生感染及内瘘血管内皮炎症、增生发生静脉内瘘栓塞；④护理操作要谨慎，避免反复穿刺同部位而造成血管损伤，或血管内皮划伤，血管内皮增生形成狭窄或夹层，使血流在这些部位流动缓慢形成涡流，逐渐形成血栓造成阻塞；⑤患者在发现动静脉内瘘阻塞之后应当立即与医师联系，在24小时内及时使用尿激酶等药物进行溶栓。对于阻塞时间过久的动静脉内瘘溶栓很困难，有时即使溶开了效果仍不理想，表现为血液流量的降低和透析治疗的不充分。并且发生过血栓的动静脉内瘘，由于血管内壁不光滑已经狭窄，在血压低下血流缓慢时，还会再次发生栓塞。最终通过手术治疗重新建立血管通路。因此在动静脉内瘘阻塞的问题上，最佳的办法是预防为主。

（六）动静脉内瘘患者指导内容

1. 新血液透析患者动静脉内瘘的常规指导

（1）保持皮肤清洁是防止感染的前提。督促患者讲究卫生，保持有内瘘肢体清洁，在每次治疗之前清洗动静脉内瘘的肢体，透析结束当日穿刺部位不宜水洗，以防感染。平日勤换内衣保持清洁，内瘘周围皮肤保持完整，没有抓痕和化脓性疮、疖等感染灶。

（2）防止有动静脉内瘘的肢体受压，注意内瘘的血流通畅，治疗后不忘压瘘止血时间，及时去除压力，防止因压迫止血时间过长，血流缓慢造成内瘘的血栓。平日衣袖宽松、睡眠卧于健肢，保持动静脉内瘘的血流畅通非常重要。

（3）防止有内瘘肢体长时间上举，使血液充盈减弱。

（4）教育患者养成早晚检查动静脉内瘘是否通畅的习惯，学会自我判断内瘘血流是否通畅等方法，如果感觉血管震颤音变弱、消失等疑有阻塞情况应立即通知医师。

（5）非治疗日坚持血管充盈锻炼、进行血管处适当按摩，增加血管充盈度和皮肤、血管壁弹性，减低治疗时穿刺的失败率，促进皮肤、血管由于穿刺造成损伤的愈合。平时应加强手臂锻炼，使血管扩张充盈以便于穿刺。指导患者正确的锻炼方法，如手臂下垂、握拳松拳等，每天坚持，养成习惯，以保持动静脉内瘘的功能。

（6）嘱患者在透析治疗中消除紧张情绪，经常注意穿刺点有无渗血、肿胀、疼痛感觉，有问题及时与护士联系。透析治疗结束后在院外如发生穿刺部位血肿或出血，应立即用示指、中指按压穿刺部位止血，24 小时内可冷敷，24 小时后可适当热敷，还可以涂布活血化瘀药物消肿。

（7）患者造瘘手臂不可提重物，防止穿刺孔的薄弱环节因血管怒张而出血。避免内瘘的外伤，防止大出血造成生命危险。在非透析时戴护腕进行防护，护腕应松紧适宜，防止过紧造成内瘘阻塞。

（8）平日应控制水分过多的摄入，避免透析治疗日的大量除水，导致血容量过低和血压过低，致使瘘内血流过缓发生凝血阻塞。

（9）注意摄取适当的饮食，防止发生营养不良，增加机体抗病能力，防止内瘘感染的发生。

2. 动静脉内瘘的功能锻炼

（1）使有动静脉内瘘的手臂向下，握拳再放松，反复抓握，以不累为度，每天早、中、晚进行锻炼；或随时做这个动作，不拘泥于形式。

（2）以健侧手紧握有内瘘侧手的上臂，以有内瘘侧手臂向下握拳 2 次，再同时双手放松，这样反复多次的练习。经常坚持练习，动静脉内瘘功能就会提高，血管就会逐渐充盈起来。

（3）动静脉内瘘的血管充盈要适度，能够在治疗时便于穿刺并保持足够的血液流量即可，因为静脉没有脂肪组织包裹，被动脉化以后在很高的动脉血液压力冲击下，如果没有其他问题很快就会充盈起来。过度的扩张会增加心脏负担，在适当的时候要戴护腕加以保护。

3. 预防动静脉内瘘感染指导

（1）应注意个人卫生，勤洗澡更换内衣，洗澡时最好淋浴，避免盆浴浸泡，沐浴后不忘消毒穿刺针孔。每次来治疗前清洗一下有瘘的肢体，保持皮肤的清洁。

（2）保持皮肤的完整性，预防动静脉内瘘周围的皮肤感染，避免各种原因造成的外伤。皮肤干燥引起瘙痒的患者可使用一些中性护肤脂，防止局部瘙痒时抓伤皮肤形成感染灶。

（3）在做内瘘周围皮肤按摩及涂药日常护理动静脉内瘘时，一定注意先洗手后操作。

（4）如需要热敷或冷敷时不宜用湿毛巾直接敷于穿刺孔处，最好避开穿刺部位。

（5）随时观察动静脉内瘘状况，发现穿刺针眼红肿、附近有红疹或疑似感染灶时，应及时用碘伏消毒并与医护人员沟通。

（6）注意营养摄取，增强机体抵抗力，提高患者抗病能力。

4. 动静脉内瘘的冷敷与热敷指导　内瘘情况正常时无须做冷敷或热敷，在血液透析治疗穿刺失败后，为减轻患者疼痛，促进瘀血消散，可进行适当地冷敷或热敷。

（1）冷敷

1）冷敷作用：冷敷可以使血管收缩，血流减缓，减轻疼痛，防止炎症扩散。对由于炎症引起的局部红、肿、热、痛，有使炎症局限化的作用。对治疗中由于穿刺失败造成的血管损伤，有防止出血的作用。

冷敷不适宜动静脉内瘘功能差的患者实施，本身动静脉内瘘功能不好，血流量差，血管不充盈，容易发生瘘的栓塞。

2）冷敷方法：冷敷时，先将保鲜膜覆盖在患处，在保鲜膜上平铺一小毛巾，再将小冰袋置于毛巾上，20～30 分钟，注意防止冻伤。

（2）热敷

1）热敷作用：热敷可以使血管扩张，加速血液循环，促进炎症的吸收。对于治疗中造成的陈旧性皮下出血（青紫瘀血），有促进吸收的作用。

热敷不适宜凝血机制差及针孔愈合不佳的患者，特别是人工血管的患者，因为人工血管不是自身组织，针孔闭合较差，极易发生出血和皮下出血。因热敷可以造成血管的扩张，对于刚刚发生的皮下出血患者禁止做热敷，以免加重出血。

2）热敷方法：热敷时，先将保鲜膜覆盖在患处，毛巾浸入热水中 2 分钟后捞出拧干约 40℃，置于保鲜膜上。一般 20～30 分钟，注意温度不可过热，防止烫伤。

无论冷敷与热敷，都不应直接将湿毛巾放置在穿刺针孔上，防止动静脉内瘘的感染。

（七）移植血管内瘘成形术

前面我们已经阐述，在血液透析患者建立永久性血管通路过程中，首先要选择患者自身动静脉内瘘。对自身血管条件差，疾病或多次输液已使体表静脉硬化，无法找到合适的血管建立自体动静脉内瘘的患者，可选用移植血管搭桥方法来建立血管通路，即人工移植血管内瘘。

在患者的非惯用手臂上，用手术的方法将一段人工血管或异体血管移植物的两端，分别吻合于患者自身血管的动脉和与其保持一段距离的静脉上，使被吻合的动脉血液分流一部分，从人工移植血管经过并灌入被吻合的静脉，透析治疗时使用这段人工血管进行穿刺引血。同时，移植血管的特殊结构很快与周围组织生长在一起。人工血管内血流量充足，在皮肤外面能够触摸到稍硬的血管走行，并感觉到血流的震颤，如果手术将人工血管埋的较浅，或皮下组织较薄的患者甚至看到很明显的管型隆起。这种用移植血管造瘘的方法，便于透析治疗时穿刺引血使用，称为人造血管内瘘。移植血管的种类分为人工合成的多聚四氟乙烯血管（E-PTFE）、生物异体血管（牛颈动脉）移植物，目前还有从患者的下肢截取一段较粗的静脉（如大隐静脉），移植到患者的上肢前臂制作的自身血管移植动静脉内瘘。人工合成血管较生物异体血管更具优越性，因此更多地被临床所使用。人工血管较正常血管粗，表面积大穿刺时触摸明显，便于治疗时穿刺引血，从而提高了穿刺的准确性，并解决了患者血管细穿刺困难的痛苦，没有针穿刺血管的疼痛感。血液流量充足，能够充分保证透析效果。在国外也有使用人工血管修复内瘘的情况，如患者动静脉内瘘过度扩张形成动脉瘤部分较长影响心脏功能后，用手术方法切除动脉瘤部分以人工血管替换连接动脉端和静脉端，形成人工血管瘘。

人工血管瘘的使用寿命一般平均为 2 年，目前是进口产品，制作的费用比较昂贵，这些也限制了患者的选用。

1. 人工移植血管内瘘制作

（1）手术方法部位：一般在患者非优势手臂的前臂部位。

1）直形人工血管：与患者桡动脉-贵要静脉等肘前静脉的侧端分别吻合后植于皮下。

2）环形人工血管：患者肱动脉与贵要静脉或头静脉等的侧端分别吻合后植于皮下。

人工血管内瘘成熟期短，术后 2～3 周待红肿消退，血管震颤杂音明显即可使用。

（2）移植血管内瘘功能与评价：功能良好的移植血管内瘘，通常瘘内流量为1000ml/min，血液透析治疗中血泵流量＞350ml/min。当瘘内流量为600～800ml/min时，往往提示制作的移植血管内瘘功能不良，或移植血管内出现血栓。

首次使用移植血管内瘘时，应注意记录治疗中静脉压基础值即每分血流量、穿刺针型号及5分钟内测定的静脉压，作为以后使用移植血管内瘘时评价移植血管瘘功能的对比。连续3次治疗中的静脉压均超过基础阈值时，有临床意义。透析治疗中同等条件下静脉压测定值的升高，可提示静脉吻合部位的狭窄，方法简便易行。

2．人工移植血管术后护理

（1）移植血管造瘘术后护理

1）观察手术部位有无渗血，保持敷料干燥，防止切口感染。

2）血管移植术后次日移植部位水肿明显，2～4周减轻或消退，在术后48～72小时应抬高术侧肢体，以促进回流减轻肿胀。

3）造瘘肢体术后3～5天应适当做握拳动作或腕关节运动，以促进血液循环，防止血栓。

4）手术部位包扎敷料不宜过紧，胶布切忌环形粘贴，防止肢体水肿时局部受压；造瘘侧血管严禁静脉输液、取血，以免出血或压迫造成移植血管内瘘闭塞。

5）术后应及时更换袖口宽松的内衣。

6）高凝状态患者应遵医嘱服用抗凝血药。

7）每日检查人造血管功能状态，观察有无震颤或血管杂音。如有异常立即通知医师。

8）人造血管理论上可在手术后立即使用，但术后2周内常有明显血肿，一般在术后3～6周肿胀消退后开始使用。过早使用易出现血肿、血栓、出血、假性动脉瘤。

（2）日常人工血管患者自我护理指导

1）注意瘘侧肢体不提重物，不能受压。

2）保持手臂清洁，透析当日穿刺部位避免接触水，止血敷料覆盖24小时，防止感染。

3）指导患者判断瘘管是否通畅，每日定时触摸瘘管有无震颤、搏动及血管杂音。

4）指导高凝患者根据医嘱服用抗凝血药。

5）指导患者定时测血压，防止低血压对移植血管内瘘的影响。

6）指导患者透析后穿刺点压迫力度适宜，防止长期重压使移植血管变形，发生血栓。

7）人造血管出现局部血肿时，应立即指压并冷敷，切忌热敷。

3．穿刺前评估

（1）充分显露人造血管侧手臂，观察是否清洁，血管有无搏动、震颤，判断血管弹性及充盈度。摸清血管走向、深浅。首次使用可根据彩超判断。

（2）穿刺前先听诊，判断血流方向，根据医嘱及手术示图了解并确认移植血管内瘘的动脉端与静脉端，穿刺后压力大的一侧为动脉，反之为静脉。

4．移植血管内瘘穿刺要点

（1）严格执行无菌操作，穿刺时可不使用止血带。

（2）穿刺角度以皮肤与移植血管内瘘的间距深浅判断，一般为35°～45°穿刺。

（3）穿刺针方向，动脉可以顺血流或逆血流，静脉穿刺方向以顺血流的向心方向为原则。如透析治疗时，动脉穿刺人造血管，静脉选用穿刺周围血管，可延长人造血管寿命。

（4）穿刺针的斜面大多选用斜面朝上原则。

（5）在国外有使用纽扣隧道穿刺方式者，可延长人工血管使用年限。

（6）穿刺点的选择，透析中使用锐针必须经常更换穿刺点，防止穿刺点集中造成人工血管的损伤，发生皮下出血。穿刺点距人工血管与患者自身血管的吻合口不可＜5cm，动静脉穿刺针两点距离不可＜5cm。如动脉穿刺点及两针距离选择后，静脉穿刺点距离吻合口＜5cm，最好选择其他普通血管做静脉穿刺回路，切忌损伤吻合口血管。

（7）穿刺针进入移植血管内瘘有明显突破感，并且回流血通畅，跳跃样波动明显，患者无局部肿痛为穿刺成功。

5．人造血管使用后的止血方法

（1）拔针后，用手加压15～20分钟。时间不宜过长，不宜使用止血绷带。以免造成人工血管变形、闭塞。

（2）去除压迫时，应先松开静脉侧减轻血流阻力后，力造成的再度出血。力度适中，胶布牵拉不宜过紧，再松开动脉侧，防止由于阻力压

6．人工移植血管内瘘的并发症及其护理　移植血管内瘘的合并症有血管通路的狭窄、血栓、感染、出血、动脉瘤或假性动脉瘤及充血性心力衰竭、窃血综合征与静脉回流受阻。

（1）狭窄：移植血管内瘘发生狭窄血液流通不畅，不仅影响治疗的充分性，还易发生阻塞。

1）狭窄好发部位：①移植血管与静脉吻合处或相邻部位，多与血管内皮增生有关；②随着人工血管使用时间的延长，在定点穿刺的部位也会发生狭窄或附壁血栓。

2）护理：①避开穿刺吻合口及相近部位，切忌定点穿刺；②治疗完成拔针后切忌压迫止血用力过度，多次的强力压迫使血管变形；③预防移植血管内瘘的感染。

（2）血栓：移植血管内瘘血栓形成，表现为治疗中血液流量的不足与静脉压力的升高，影响透析治疗。

1）血栓发生原因：①选择的血管条件差；②手术本身问题，手术后血管内壁不光

滑；③术后感染；④敷料包扎过紧，内瘘受压；⑤使用促红细胞生成素等生血药物使血红蛋白增高过快；⑥血液呈高凝状态、抗凝血药物使用不足；⑦血压低，血流速度缓慢；⑧患者脱水过多、低血容量；⑨穿刺损伤血管壁等多种原因。

2）护理干预①在手术前应选择较好的血管并且手术操作要细致；②术后包扎不可过紧；③平日体重增长不可过多，以免治疗中的大量除水发生低血容量的情况，及时纠正脱水过量所致的低血容量；④避免过早使用内瘘，避免定点穿刺，更换穿刺部位；⑤纠正贫血不宜过快使血红蛋白浓度过快提高等；⑥常规给予扩张血管药物和抗凝血药物。

最初的血栓形成使血小板更易于聚集，使本来已经狭窄的管腔变得更加狭窄，致使血液瘀滞甚至阻塞，一般的溶栓治疗在48小时之内进行，如仍不能奏效需要手术取栓重新建立血液通路。血栓的形成还会使感染易发，一旦发生感染不仅需要抗菌治疗，防止败血症的发生，严重感染还要外科共同处理。所以狭窄、血栓、感染互相关联，在血管发生狭窄时就应积极处理，是防止血栓形成的关键。

（3）感染

1）感染原因：①多为穿刺部位消毒不严格、透析后压迫止血不严格遵守无菌操作原则；②其他病灶或周围皮肤感染；③全身抵抗力低下；④患者个人卫生习惯不良及透析后淋浴方法不当；⑤血管发生狭窄或血栓形成等。

2）护理：①在严格无菌操作下穿刺；②控制瘘管周围皮肤感染及其他病灶感染，保持皮肤完整性；③合理使用抗生素；④培养患者良好的卫生习惯；⑤加强营养的摄取，提高自身的免疫力。

（4）出血：由于人工血管的血流速度较快、压力较高，血管的愈合不如自身血管，因此比普通自身动静脉内瘘更容易出血，常发生在治疗后24小时内。

1）常见出血原因：①穿刺失误或拔针后止血方法不当；②肝素用量过多。

2）护理：①采取正确的止血方法，对穿刺点进行适度压迫止血，要注意避免压瘘的力度过大造成内瘘闭塞；②位置要准确，要警惕皮肤表面无出血但皮下血管穿刺点漏血形成皮下血肿的危险；③避免过早使用人工血管内瘘，血管周围水肿，穿刺后针孔不易愈合；④穿刺技术要提高，对每次治疗后的出血情况进行记录和总结；⑤根据出血情况与医师沟通，调整抗凝血药物用量；⑥在特殊情况下的出血，以常规手段不能止血时，需要手术方法进行处理。

（5）动脉瘤或假性动脉瘤：人工血管内血流量大、压力较高，在薄弱环节有血液或血浆渗出并积聚形成动脉瘤或假性动脉瘤。

1）发生原因：①连接人工血管的自体血管本身有薄弱环节，通透性增加、人工血管内压过高、静脉狭窄等；②反复在同一部位或小范围内穿刺；③穿刺损伤后反复形成血肿；④与手术方法有关，如人工血管在移植前用肝素盐水灌洗压力过大。

2）护理：①预防上采用绳梯式穿刺法，不做定点穿刺，穿刺点之间相距 1cm 以上；②提高穿刺的准确率，止血压迫时位置准确，防止皮下血肿的发生；③手术制作移植血管内瘘时，人工血管灌注切忌过快和施压。

3）手术干预动脉瘤直径＞12mm、迅速扩张，表面皮肤生存受到威胁时，手术治疗。

（6）其他：由于人工血管比患者自身血管粗，与末梢动静脉不易吻合，因此与患者动静脉吻合位置稍高，有发生末梢血供不足的可能性。老年动脉粥样硬化、糖尿病、周围血管病变的肾病患者，更易于发生。表现为指端冰冷、苍白、麻木、疼痛，甚至发生溃疡并且不易愈合。临床上称为窃血综合征。也有患者出现肿胀手综合征，静脉回流不畅造成水肿所致。也有患者移植血管内瘘血流量过大还会增加心脏的负担，发生充血性心力衰竭。这些合并症的护理干预与患者自体动静脉内瘘相同，不再赘述。

第二节 抗凝技术

一、普通肝素抗凝

1．血液透析、血液滤过或血液透析滤过　一般首剂量 37.5～62.5U/kg（0.3～0.5mg/kg），追加剂量 625～1250U/h（5～10mg/h），间歇性静脉注射或持续性透析器/滤器前静脉输注（常用）；血液透析结束前 30～60 分钟停止追加。应依据患者的凝血状态个体化调整剂量。

2．血液灌流、血浆吸附或血浆置换　一般首剂量为 62.5～125U/kg（0.5～1.0mg/kg），追加剂量 1250～2500U/h（10～20mg/h），间歇性静脉注射或持续性透析器/滤器前静脉输注（常用）；预期结束前 30 分钟停止追加。实施前给予 500U/dl（4mg/dl）的肝素生理盐水预冲、保留 20 分钟后，再给予生理盐水 500ml 冲洗，有助于增强抗凝效果。肝素剂量应依据患者的凝血状态个体化调整。

3.连续性肾脏替代治疗　采用前稀释的患者，一般首剂量 1875～2500U(15～20mg)，追加剂量 625～1250U/h（5～10mg/h），静脉注射或持续性透析器/滤器前静脉输注（常用）；采用后稀释的患者，一般首剂量 2500～3750U（20～30mg），追加剂量 1000～1875U/h（8～15mg/h），静脉注射或持续性静脉输注（常用）；治疗结束前 30～60 分钟停止追加。抗凝药物的剂量依据患者的凝血状态个体化调整；治疗时间越长，给予的追加剂量应逐渐减少。

二、低分子肝素抗凝

一般给予 60～80U/kg 静脉注射。血液透析、血液灌流、血浆吸附或血浆置换的患者无需追加剂量；CRRT 患者可每 4～6 小时给予 30～40U/kg 静脉注射，治疗时间越长，给予的追加剂量应逐渐减少。有条件的单位应监测血浆抗凝血因子Ⅹa 活性，根据测定结果调整剂量。

三、枸橼酸盐

用于血液透析、血液滤过、血液透析滤过或 CRRT 患者。构概酸浓度为 4%～46.7%，以临床常用的一般给予 4%枸橼酸钠为例。在使用无钙透析液/置换液时 4%枸橼酸钠 180ml/h 滤器前持续注入，控制滤器后的游离钙离子浓度 0.25～0.35mmol/L；在静脉端给予氯化钙生理盐水（10%氯化钙 80ml 加入到 1000ml 生理盐水中）40ml/h 或 10%葡萄糖酸钙 25～30ml/h，控制患者体内游离钙离子浓度 1.0～1.35mmol/L；直至血液净化治疗结束。也可采用枸橼酸透析液/置换液，或采用含钙透析液/置换液进行体外枸橼酸局部抗凝。重要的是，无论采用何种透析液/置换液，均应控制体外循环的游离钙例子浓度在 0.25～0.35mmol/L，否则达不到抗凝作用；控制体内游离钙离子浓度 1.0～1.35mmol/L，否则将增加出血风险；并且临床应用局部枸橼酸抗凝时，需要考虑患者实际血流量，并应依据游离钙离子的检测相应调整枸橼酸钠（或枸橼酸透析液/置换液）和钙剂的输入速度。治疗过程中，如果管路动脉端或患者静脉采血栓测的总钙/游离钙（TCa/iCa）＞2.5，提示机体不能及时充分代谢枸橼酸盐，应减少枸橼酸钠输入剂量或停止治疗。

需要注意的是，使用 1mmol 的枸橼酸盐抗凝治疗，最终体内将增加 3mmol 钠、1.5mmol 钙和 3mmol 碳酸氢根。因此，单纯血液灌流、单纯血浆吸附或双重血浆置换时，不宜采用枸橼酸钠抗凝。

四、其他

1. 阿加曲班　血液透析、血液滤过、血液透析滤过或 CRRT 患者，一般首剂量 250μg/kg、追加剂量 2μg/（kg·min），或 2μg/（kg·min）持续滤器前输注；CRRT 患者给予 1～2μg/（kg·min）持续滤器前输注；血液净化治疗结束前 20～30 分钟停止追加。应依据患者血浆活化部分凝血活酶时间的监测来调整剂量。

2. 无抗凝剂　需要血液透析、血液滤过、血液透析滤过或 CRRT，且无肝素类药物禁忌的患者，血液净化实施前给予 500U/dl（4mg/dl）的肝素生理盐水预冲、保留 20 分钟后，再给予生理盐水 500ml 冲洗；存在肝素类药物禁忌的患者仅用生理盐水充分冲洗。血液净化治疗过程中每 30～60 分钟，给予 100～200ml 生理盐水冲洗管路和滤器。对于有条件实施枸橼酸钠或阿加曲班抗凝治疗时，应尽可能避免应用无抗凝剂的方案。

第六章　血液透析方法

第一节　急性血液透析方

急性血液透析常应用于急性中毒、急性肾衰竭和慢性肾衰竭有急性合并症的患者，可以在短时间内清除其体内蓄积的毒素及多余的水分，迅速纠正电解质和酸碱平衡紊乱，挽救患者的生命。

一、急性血液透析的指征

1. 急性肾衰竭，血浆尿素氮水平超过 21.4mmol/L，血肌酐超过 442μmol/L；或高分解状态，血尿素氮每日上升 10.7mmol/L 以上，血钾每日上升 1mmol/L 以上。

2. 急性中毒或尿毒症脑病，如嗜睡、昏迷、感觉迟钝、扑翼样震颤、抽搐、精神症状等。

3. 由于外伤、休克给予大量液体，引起液体超负荷，而致急性肺水肿，急性左心功能不全时。

4. 急性低钠血症或高钠血症。

5. 血钾浓度＞7mmol/L 而不能用其他方法纠正。

6. 血碳酸氢根浓度＜10mmol/L。

7. 急、慢性肾衰少尿、无尿，引起水钠潴留，导致高度水肿、急性肺水肿及难以控制的高血压。

8. 慢性肾衰并发心包炎、消化道出血等。

二、急性血液透析血管通路的选择

1. 动静脉外瘘　外瘘一般选用桡动脉及其附近的头静脉，将两条硅胶制的分流管分别插入患者的动脉与静脉，在体外两端用 Teflon 连接管相接，形成动、静脉体外瘘。透析时直接将硅胶管两端分别与透析机的动、静脉管路相连。有手术简单、术后可立即使用、不需反复穿刺等优点。缺点是外瘘管如脱落可造成大出血；易并发感染、血管炎、血栓形成、皮肤坏死，影响使用寿命；长期应用给患者生活、工作带来诸多不便。近年来随着留置中心静脉导管应用的日渐增多，动静脉外瘘已基本被淘汰。

2. 动、静脉直接穿刺　直接穿刺动脉可选用桡动脉、足背动脉、肱动脉或股动脉，再与周围的皮下浅静脉形成血管通路。此法操作简单，摸到动脉搏动即可穿刺，可得到足够的血流量进行透析。但缺点也较多，除了穿刺困难外，容易形成局部血肿和假性动脉瘤，甚至形成深部动、静脉瘘，增加心脏负荷、引起肢端缺血。应尽量避免穿刺肱动脉和股动脉。足背动脉穿刺较安全，很少形成血肿，但该处穿刺疼痛难忍，有时血流量不足，形成血管瘤。由于以上缺点，临床上直接穿刺法的使用逐渐减少。

3. 中心静脉留置导管　将单腔或双腔专用透析导管插入中心静脉，作为血管通道，具有穿刺方便、血流量充足、不易形成皮下血肿、不破坏血管、可反复使用和可以留置等优点，目前基本取代外瘘而被广泛应用。常用于插管的中心静脉有股静脉、颈内静脉及锁骨下静脉。股静脉插管部位不易保持清洁，活动受限制，故常需在插管 4～72 小时后拔管，而锁骨下静脉及颈内静脉插管皮肤部位易保持清洁，且患者活动不受限制，故更为可取，导管可留置数周之久，平均 84 天。但留置中心静脉插管的操作较难，需特殊培训的医护人员精心操作，如无菌操作不严格可并发感染，甚至败血症。如操作不慎还可能造成局部出血不止或大血肿，不适用于有严重出血倾向者。另外，还有血胸、气胸等并发症，后果严重。有心、肺功能衰竭或危重的患者应慎用。

三、急性血液透析方案

不同的患者因其疾病的背景不同，急性血透方法也要相应改变。下面以体重 60kg 成人为例，说明首次急性血透方案。

体重：60kg。

透析时间：2 小时。

血流量：200ml/min。

透析器：选用人工合成或改良纤维素透析膜，面积 0.8m^2，透析器超滤系数（Kuf）为 15ml/（h·kPa）。

尿素清除率：140～175ml/min。

透析液成分：碱基为碳酸氢根 35mmol/L，钠 135mmol/L，钾 2.5mmol/L，钙 1.75mmol/L，糖 28g/L，无磷酸盐。

透析液流速：500ml/min。

超滤：使用容量超滤控制透析机，2 小时内以恒定速率超滤 2～3L 液体。

抗凝：开始透析前需了解有无出血倾向和活动性出血灶，然后决定抗凝方法。

（一）透析时间和血流量

透析时间和血流量是决定透析治疗效率的最重要因素。急性血液透析的患者，一般体内的血浆尿素氮浓度及钠浓度均较高，开始透析时，由于血浆尿素氮及血钠水平迅速降低，易出现失衡综合征。一般来说，透析后的血浆尿素氮水平不低于透析前的 20%。干体重为 50kg 的患者，进行急性透析时，血流速度应选择 200ml/min，干体重为 90kg 的患者血流速度为 250ml/min。在上述血流速度下，最理想的透析时间为 2 小时。

初次透析时间过长或血流速率过高可导致失衡综合征。主要表现为神经系统症状，如反应迟钝、抽搐、精神症状，甚至昏迷。一般在透析时或透析后发生。

在首次 2 小时透析后，应复查患者血中尿素氮等生化指标，如有必要，第 2 天再行透析。第 2 次透析时间通常增加至 3 小时。如透析前血浆尿素氮水平＜35.5mmol/L，则第 3 次及以后的透析时间增加至 4 小时。除非治疗药物中毒，一般急性血液透析的治疗时间不超过 4 小时。

（二）透析器的选择

1. 透析膜　任何一种透析膜均可用于急性血透。宜选择补体激活能力低的透析膜，如人工合成膜（聚丙烯腈、聚砜、聚甲基丙烯酸甲酯）和改良纤维素膜等，避免纤维素膜激活补体系统而造成的透析并发症如首用综合征、低氧血症等。

2. 消毒方式　目前大多数透析器采用环氧乙烷消毒。极少数患者对环氧乙烷发生 IgE 介导的过敏反应，多在新患者刚开始透析时发生，发生率为 3～5/10 万，周围血嗜酸性细胞增多的患者发生率更高。对环氧乙烷过敏的患者可改用丁照射或蒸汽消毒的透析器，但是，更为重要的是使用前应适当冲洗环氧乙烷消毒的透析器。

3. 超滤系数（Kuf）　透析器 Kuf 的选择需考虑超滤量及透析系统是否具备容量超滤控制装置。如果要超滤出较多的液体，应选用 Kuf＞45ml/（h·kPa）的透析器。如果超滤需求较少，应选用 Kuf 较低的透析膜，特别是在无容量超滤控制装置时，可保证用跨膜压精确地调控超滤量。容量超滤控制装置不应与通透性差的透析器连用，因为这样会影响其准确性。目前由于大多数透析单位使用的透析机都带有超滤控制装置，故常用的透析器 Kuf 为 30～45ml/（h·kPa），而新近发展起来的高效透析器，Kuf

可达 847.5ml/（h·kPa）。它在超滤控制系统的作用下可以在短时间内准确地清除多余液体。

4.透析器尿素清除率　血流量 200ml/min 时，体外尿素清除率为 140～175ml/min 的透析器在急性血液透析中最常用。体外尿素清除率＞175ml/min 的高效透析器不用于急性透析，除非降低血流量，否则失衡发生率将增加。高效透析器和醋酸盐透析液同时使用，醋酸盐不耐受现象可能增加。

（三）透析液的选择

1.透析液碱基浓度　标准碳酸氢盐透析的碳酸氢根的浓度一般为 35mmol/L 在有碱中毒危险的患者（如呼吸性或代谢性碱中毒），使用 35mmol/L 碳酸氢盐透析液可引起或加重碱中毒，进而发生低氧血症、心律失常，甚至死亡。对这类患者，应降低透析液碳酸氢盐浓度。血流动力学稳定的患者也可使用醋酸盐透析液进行急性透析。醋酸盐浓度为 35～38mmol/L。当碱中毒存在时，应降低醋酸盐浓度。

2. 透析液钠浓度　对透析前血清钠浓度正常或轻度减少的患者，透析液的钠水平一般是 155mmol/L。如果透析前患者存在高钠或低钠血症，透析液中的钠水平要相应调整。除非绝对需要，一般不使用钠浓度低于血浆钠水平的透析液，如果需要使用，透析液钠浓度也不能低于血浆钠浓度 3～4mmol/L。因为透析后血液比组织间液钠浓度低，水从血液进入组织间质及细胞内，引起急性血容量下降，即使超滤量很低，也常引起低血压。因此，透析液钠浓度应与血钠浓度相同，或稍高于血钠浓度。低钠透析易引起透析时痉挛，并因脑水肿而加重失衡综合征。

3. 透析液钾浓度　在急性透析中，透析液钾浓度在 2.0～4.0mmol/L。透析前血钾正常，或稍低于正常的患者，需用钾浓度 3.5mmol/L 甚至 4.0mmol/L 的透析液，以避免低血钾和心律失常。透析前血钾＞5.5mmol/L，选用钾浓度 2.0mmol/L 的透析液，对有潜在心律失常危险的患者，如服用洋地黄制剂者，应提高血钾浓度至 2.5mmol/L 或 3.0mmol/L。透析前血钾＞7.0mmol/L，有学者主张使用钾浓度低于 2.0mmol/L 的透析液，但必须每小时监测血钾 1 次。血钾浓度降得太快，有促发心律失常的危险。

4. 透析液钙、镁浓度　一般情况下，透析液钙、镁浓度分别为 1.75mmol/L 和 0.5mmol/L。除了出现明显的高钙血症，急性透析不用低钙透析液，因低钙透析液易诱发透析中低血压。

5. 透析液糖含量　急性透析所选用透析液一般都含有 2g/L 的葡萄糖。败血症、糖尿病及接受 β 受体拮抗剂治疗的患者，在透析时易出现严重的低血糖。在透析液中加入葡萄糖可以减少低血糖的发生率，还可以减少与透析相关的其他并发症。

6. 透析液磷酸盐水平　肾衰竭患者血磷常升高，故透析液不含磷酸盐。然而，在营养不良或接受高营养患者，透析前磷酸盐水平低于正常或正常下限；使用高效透析器强化透析也可引起低磷血症。对于这类患者，可加磷酸盐于透析液内，以防止透析时低磷血症的加重。

（四）透析液流速

急性透析的透析液流速为 500ml/min。

（五）超滤

在每次急性血液透析过程中，一般都需要超滤出一定量的液体，应遵循以下原则：

1. 根据患者水负荷及心血管功能状况设置超滤量，简单而有效的判断方法是：急诊胸片了解胸腔积液、心包积液和肺水肿的情况；在有大静脉置管的情况下测量中心静脉压：查体确定全身水肿的情况（包括有无腹水）。应在透析前后复查上述指标，以指导下一次的透析治疗。

2. 初次透析时，即使对于水肿很严重或肺水肿的患者，超滤量一般不超过 4kg。多余的液体最好在随后的第 2 次或第 3 次透析中清除。

3. 如果患者无踝部或全身水肿，透析过程中超滤量＜2kg，在无颈静脉怒张的患者，一般不需要超滤。对于这类病人应选用 Kuf＜18.8ml/（h·kPa）的透析器，或使用有容量控制超滤的透析机，以防止强迫超滤引起的大量液体清除，进而发生低血压。

4. 设置超滤量时需考虑透析结束回血所用的液体量以及透析过程中患者所摄人的液体量。

首次透析如需超滤 4kg 以上，应采用序贯透析，先单纯超滤 1～2 小时，清除 2～3kg 液体，然后透析 2 小时，再清除余下的液量。有严重电解质异常的患者，如高钾血症，宜先透析后再行单纯超滤。另一种方法是给这类患者低血流量（125ml/min）透析 4～5 小时，超滤率 1kg/h，但低血流量透析增加了透析器凝血的危险。

第二节　慢性血液透析方

慢性血液透析治疗的方法与前面所描述的用于急性血液透析的方法相同。

第七章　血液透析常见并发症及其防治

第一节　血压异常

一、血液透析低血压

（一）概述

低血压是维持性血液透析患者在透析过程中出现的常见并发症之一，对患者的生存率有明显影响；严重的低血压可以诱发心律失常，因此也是导致患者死亡的主要原因之一。尽管血液透析技术已有日新月异的发展，但透析中低血压的发生率并没有明显下降。

透析过程中的低血压分为发作性低血压（EH）和慢性持续性低血压（SH）。前者定义为患者基础血压正常或增高，在透析过程中收缩压下降 30mmHg 或平均动脉压（MAP）＜100mmHg，发生率为 30%～40%；后者常发生于透析多年的患者，在透析过程中收缩压通常不超过 100mmHg，发生率为 5%～10%。

（二）发病机制

1．有效血容量减少

（1）有效血容量的减少，是血液透析中低血压最常见的原因，导致有效血容量的减少主要有以下因素：①透析中脱水过多，透析患者都有干体重，脱水后体重低于干体重就会产生低血压。在临床中，透析间期体重增加过多者屡见不鲜，约 52.7%的患者超过了干体重的 5%，研究证明，透析低血压发生率随超滤量的增加而增加，两者存在明显正相关，故应配合透析管理，指导患者控制饮食，使透析间期体重增长低于干体重的 4%。另外，精确计算超滤脱水量，防止超滤误设，控制每小时超滤量不超过患者体重的 1%，采用容量控制型血透机，使超滤后体重不低于干体重；②除水速度过快，或血泵速度过快，血液迅速进入体外循环，使得循环容量降低，导致低血压；③肌酐、尿素氮等物质被清除，血浆渗透压迅速下降，与血管外液形成一个渗透浓度，驱使水分移向组织间隙或细胞内，使得有效血容量减少，导致血压下降。

（2）左室舒张功能不良（LVDD）：血液透析患者中大约 70%有左室肥大（LVH），研究证实，LVH 与 LVDD 有密切关系。LVH 限制心室充盈，使左室舒张容积下降，导致心排血量显著降低。LVDD 使静脉回流受阻，降低患者对超滤耐受性。而且，在这种情况下，心率增加不能代偿心室充盈的减少，输出量降低，导致血容量减少。据报道，超声心动图证实，有左室舒张功能减退、舒张期充盈差的患者，低血压的发生率是超声心动图正常的 8 倍。故危重心血管不平衡者采取先单纯超滤或者序贯透析，必要时改血滤后稀释或连续性肾替代疗法作为过渡。

（3）血浆再充盈（PRR）：血液透析期间血浆再充盈对于心血管稳定性的维持至关重要，它的程度决定神经体液的代偿情况。超滤率（UF）和透析液钠浓度是 PRR 的主要决定因素，有学者研究证实，UF 量一定的情况下，容量排空患者血管内血容量（IVV）比容量正常或高容量者 IVV 显著降低。另外，UF 与再充盈之间的平衡对 IVV 有重要影响。另透析液钠浓度也被认为是影响血浆再充盈的重要因素，低钠透析可使血浆渗透压降低，增加了心血管系统的不稳定性和使循环血容量的再充盈下降。高钠透析可以改善再充盈。但是高钠透析增加血浆钠浓度，后者引起口渴感和透析间期体重明显增加。有学者主张使用高一低透析液钠梯度超滤法，即在透析开始用高钠浓度透析液（150mmol/L），在透析过程中定时定量稳步减少钠离子浓度，在透析结束时，减到135～140mmol/L，如此对于血浆渗透压稳定，血管再充盈和血压维持起到很好的稳定作用。

2. 透析液及其温度　透析的作用之一就是排出钠，为了保持透析患者的钠平衡，需要透析液中钠略低于正常的血液钠值，由于膜内外钠浓度存在差异，钠就从体内渗入到透析液中，但如果透析液中钠过低（＜135mmol/L），可使血渗透压下降，增加了心血管的不稳定性和血容量的再充盈下降，从而引起低血压，如将钠浓度提高（145mmol/L），则可减少低血压的发生。

有学者发现，乙酸盐透析过程中，PRR率降低。一些患者在乙酸盐透析开始不久，由于乙酸盐浓度迅速上升，导致低血压的发生。这主要是因为乙酸盐对末梢血管有扩张作用。降低外周血管阻力，导致血管容量床的流体静水压增加，阻碍血浆再充盈，同时乙酸盐对心肌亦有阻力作用，使得心排血量减少，从而引起血压降低，尤以高效能透析器和短时间透析治疗更易发生。

透析液温度较高时，患者的皮肤血管会强烈舒张，血液大量积聚在静脉血管床内，使有效循环血量显著减少，容易诱发低血压。而使用低温透析液则能降低低血压的发生。有研究表明，透析液温度每增加1.1℃，透析中低血压的发生率会增加3倍。

3. 透析膜的生物相容性　血液透析过程中，血液和透析膜接触相互作用，使机体出现一系列的变化并引起各种急性症状，这些变化与表现均与透析膜的生物相容性有关。生物相容性好的透析膜引起的变化轻微，甚至可不出现，生物相容性差的透析膜引起的变化显著。如天然纤维素膜生物相容性差，血液与透析膜接触后补体系统被激活，产生了补体片段，如C3a、C5a等，这些补体的片段可视为过敏毒素，致使机体出现一系列变化。C3a与血液透析患者末梢血中性粒细胞表面的受体结合后，使粒细胞聚集，薪附于肺泡、毛细血管壁的内皮细胞上，使之释放白三烯B4、氧自由基及溶酶体酶，使肺毛细血管通透性增加，肺通气功能降低，气体弥散阻力增高，从而出现低氧血症，此时易于发生低血压。

另外，在透析过程中，单核细胞可被某些物质激活，如补体C3a、C5a，细菌的内毒素及其片段，透析液的乙酸盐，肝素或钙离子等，致使白介素-1（IL-1）及白介素-6（IL-6）的释放增加，IL-1对多种免疫活性细胞均有调节作用，其中之一就是出现炎性反应，包括β_2-微球蛋白（β_2-MG）产生增加，导致淀粉样变性病和前列腺素E_2（PGE_2）、前列腺素I_2（PGI_2）释放增加引起的血管扩张作用，甚至发生低血压。

有研究发现，血液透析时，机体一氧化氮（NO）产生率达（(1.43±0.11）μmol/min，明显高于透析间期［(0.67±0.10）μmol/min］，体外研究显示，血透膜与全血内皮细胞共培养，血清中肿瘤坏死因子（TNF），NO_2等产生增多，尤以铜氨膜刺激作用最强，而NO除了可舒张血管平滑肌及肾小球系膜细胞外，还可以抑制交感神经末梢释放儿茶酚类物质并抑制其活性，抑制自主神经功能及血管紧张素的活性，协同增强前列腺素类的作用，从而导致血压降低。

4. 自主神经功能紊乱　有将近一半的透析患者存在自主神经功能紊乱，并随着透析时间延长进行性加重。其中尤以交感神经功能紊乱为主。以往有研究指出，在慢性肾功能不全的患者中，整个反射弧损伤，包括交感和副交感神经受累，副交感传出神经阻滞，压力感受器敏感性下降等。许多研究表明，在透析患者中存在副交感功能异常，表现为对Valsalva动作反应减低、高频振幅（HF，反映心脏副交感活性的指标）和低频/高频振幅（LF/HF，反映交感神经活性的指标）减低。患者不能随超滤（UF）而增加心率或外周血管阻力（SVR）。但Aleix等认为，透析低血压患者中出现的交感神经功能缺陷是由于心脏对交感神经刺激反应减弱的结果，而非交感神经本身的病变。因此，当患者在透析过程中发生低血压时，可出现心率变慢甚至晕厥。但多数患者在发生低血压时心率加快，说明自主神经功能异常不是透析低血压的唯一机制。因为心动过缓性低血压是由于心脏灌注下降引起的，而不是交感神经反射减弱所致。

5. 血管活性物质异常　内源性缩/舒血管物质之间的失衡是透析低血压的原因之一，表现在以下两方面：

（1）血管对缩血管物质反应性下降：①儿茶酚胺与血管紧张素是发挥血管收缩作用，维持血管稳定的两类主要物质。临床观察证实，血液透析患者血浆儿茶酚胺水平升高，透析中发作胜低血压倾向者儿茶酚胺浓度高于无低血压的患者，血液透析中发生低血压后儿茶酚胺没有进一步代偿性分泌增加。但这些患者对外源性去甲肾上腺素及血管紧张素反应明显降低。提示血管存在对交感刺激的突触抵抗。有报道认为，低血压透析患者血小板α_2肾上腺素受体密度减少，提示外周血管对去甲肾上腺素效应的抵抗是由于α_2肾上腺素受体数量和功能减退。透析年龄越长，这种损害越重。而且，低血压患者在异丙肾上腺素刺激后淋巴细胞β_2肾上腺素受体数量和细胞内环磷酸腺苷（cAMP）产生少于正常血压患者，说明β肾上腺素能反应也减退。上述结果提示，透析患者的低血压，可能与心脏和血管对肾上腺素能刺激反应减退有关，而交感神经则可能存在过度活动；②缩血管物质血浆Ang Ⅱ水平也明显升高。但对Ang Ⅱ反应减退。同时，这些患者血小板Ang Ⅱ受体的密度也减少，故血管对Ang Ⅱ的敏感减退也可能参与血液透析患者低血压的发生；③低血压和正常血压血液透析患者血管加压素水平接近，故这种缩血管物质可能与血液透析患者慢性低血压的病理生理过程关系不大。

（2）血管扩张因子产生增多：①Erkan等分别观测到血液透析中发作性低血压与慢性持续性低血压患者血浆一氧化氮（NO）含量高于未出现低血压患者。NO是机体内重要的化合物，已经证实为内皮源性舒张因子的主要活性成分。用体外细胞培养方法观察尿毒症患者血浆对不同的一氧化氮合成酶（NOS）的作用，发现20%的血浆可增加NOS活性，而80%的血浆对NOS活性有明显抑制作用。故尿毒症患者血浆中同时含有对NOS激活作用及抑制作用的两类物质，NO生成增多与否取决于这两类物质的比例。已知对NOS有抑制作用的物质有IL-8、胍类复合物，特别是非对称二甲基精氨酸（ADMA）、氨基胍、甲基胍。血液透析可使这类物质明显减少。故血液透析后血浆对NOS的抑制作用减弱，激活作用增强；另由于透析膜的生物不相容性，淋巴细胞产生的IL-1、TNF-α等细胞因子可以明显增强NOS的活性，导致NO合成增多。现代观点认为，NO除了直接扩张外周血管降压外，还可通过如下途径导致透析患者的血压下降：抑制交感神经末梢释放儿茶酚胺类物质并抑制其生物活性；抑制血管紧张素的生物活性；抑制自主神经功能；协同增强前列腺素类的作用。②心钠素（ANF）是具有利尿、扩张血管和降低血压作用的活性多肽，几乎可以完全拮抗肾素-血管紧张素、醛固酮、内皮素、抗利尿激素的生物效应。研究提示，维持性血液透析患者ANF水平有异常升高，透析后由于血容量减少，血清ANF水平较前明显降低，但仍较血压正常的患者高。③肾上腺髓质（ADM）是一种强力扩血管肽，研究证实，在血液透析患者体内ADM水平是增加的。在低血压血液透析患者ADM循环水平比正常血压和高血压血液透析患者更高。另外，血浆ADM水平与患者平均动脉压呈负相关。这些结果提示，ADM可能参与血液透析患者低血压的病理生理过程。④腺嘌呤核苷是一种强烈的降血压物质，血液透析患者血浆腺嘌呤核苷水平升高，并且细胞内腺嘌呤核苷代谢酶-腺苷脱氨酶活性下降，但未透析患者或腹膜透析患者体内无此变化。已研究发现，透析中由于内脏器官缺血释放腺苷增多使内脏血管床大量开放，结果回心血量减少，导致透析低血压。

6. 血管功能异常　动、静脉血管系统的功能障碍在心血管不耐受血液透析中起重要作用。尿毒症患者动脉血管损害的特征是内膜纤维化和血管中层钙化。有研究表明，高血压血液透析患者的静脉顺应性下降，至少在以下两方面引起血流动力学的不稳定性。首先，静脉顺应性的下降导致容量-压力关系曲线斜率升高，血浆容量仅有小量减少就可出现心脏充盈压的显著下降。已观察到在单纯超滤期间，透析患者的静脉顺应性与中心静脉压的下降呈负相关。其次，静脉顺应性下降导致毛细血管的Starling平衡改变而减少组织间隙毛细血管的再灌注；静脉顺应性下降的患者超滤时血浆容量显著减少。慢性尿毒症静脉功能改变的基本原理可能与静脉壁的结构异常有关。静脉系统的结构和功能异常也可损害超滤时动员内脏或脾红细胞进入系统循环的能力，这在自主神经功能受损的患者中可能尤为重要。

稳定的血浆渗透压对于维持透析时的血压至关重要。当血浆渗透压处于稳定状态时，可以维持较稳定的细胞外液容量和血浆容量以保证血流动力学的稳定性。血浆渗透压快速下降会导致水向细胞内移动，虽有助于降低血容量，但也会导致透析低血压的发生。液体由组织间隙进入血管的速度对低血压的发生有重要影响；组织间隙越大，血浆再灌注速度越快，血容量减少的幅度就越小，发生低血压的概率也相应减少。使用高钠透析液可以减缓血浆渗透压的下降速率，使超滤时细胞内和细胞外的体液容量得以更多清除；同时避免了血容量的过快减少，因此可防止低血压的发生。

7. 透析过程中进餐　进餐可建立神经兴奋、分泌大量消化液，胃的血管扩张，血液分布于消化系统，导致有效循环血量减少，产生低血压。

8. 营养不良及贫血　慢性肾功能不全的患者由于体内毒素的影响及食欲不振，导致了长期的营养不良，如低蛋白血症、贫血等，肉碱（CN）是人体脂肪酸氧化必需的营养物质，能使长链脂肪酸进入线粒体内氧化供能。由于血液透析患者摄入肉类、乳制品相对减少及体内合成CN减少，同时透析中的丢失，使血浆中的游离CN浓度显著低于正常值，致使脂类在胞质中聚集，不能进入三羧酸循环，引起能量缺乏；同时乙酰辅酶A在线粒体聚集，对细胞产生毒性作用。于透析中常见肌肉痉挛、心律失常、低血压等，透析耐受性降低，严重影响了透析患者的生活质量和长期存活率。

9. 年龄　有报道显示，60岁以上的透析患者发生透析低血压的概率明显高于60岁以下者，特别是在慢性持续性低血压患者中，高龄是患者死于心血管事件的一个独立危险因素。Tisler等研究发现，高龄患者更易发生慢性持续性透析低血压。

10. 伴发疾病　各种伴发病如心脏病、糖尿病、肝硬化、风湿病、血管炎、严重的贫血等均易导致低血压的发生。如果患者存在低蛋白血症，血容量会相对下降，在透析过程中更易出现低血压。急性肾衰竭患者可能由于自身内环境不稳定，或伴有多脏器功能衰竭，加之炎症因子释放，透析中可能会导致血流动力学异常，出现低血压。

（三）透析低血压临床表现

许多患者在低血压时主诉自觉头晕、轻微头痛、恶心、肌肉痉挛。部分患者的症状十分轻微，细心观察才能发现（如黑矇、反应迟钝等）。部分患者发生低血压时无任何症状，直到血压降到极低，甚至是危险水平时才发觉。因此，在整个透析过程中，需常规监测血压，至于是每小时1次，抑或半小时1次，甚至更短时间测一次，视个体差异而定。

（四）防治策略

1. 准确评估干体重　准确评估透析患者的干体重，并限制其血液透析前后血容量波动范围在最小程度。限制水、钠摄入量，使血液透析间期体重增长小于1kg/d，或小于干体重的3%～5%，可以避免发生心力衰竭和血液透析低血压。若体重增长过多，可增加血液透析频度或血液透析时数，减少透析血流速度，进行缓慢除水或采用序贯超滤血液透析，尽可能应用容量超滤控制的血透机，以使除水准确，心功能稳定，逐渐除水达干体重。

2. 可调钠透析　及早观察低血压前期临床表现，对预防其发生固然重要，但是选择适宜的除水模式，有计划地除水，可以有效地预防低血压的发生。基于此，临床采用高低钠透析及设置个体化的逐渐减小的超滤除水方式，即钠超滤梯度透析法，设置透析液钠浓度由血液透析开始时的150～160mmol/L逐渐降低至血液透析结束时的140mmol/L，同时血液透析早期设置快速超滤使血容量（BV）减少8%（研究发现，BV减少10%～15%时极易发生低血压），再行缓慢的超滤除去余下的水分。

以前的研究发现，高钠透析液通过透析提高了血浆钠浓度，在血液透析早期促进组织间液体直接进入血管内，增加PRR，而进一步弥散的结果是导致细胞外液渗透压增加，使细胞内水分进入细胞外液。因此，血液透析早期，即使设置较大的超滤量（通常在血液透析过程的前2小时除水约占总除水量的75%），血液透析过程中BV的损失也不会太大，且能保持循环稳定性，血液透析后期，透析液钠浓度和超滤降低，超滤率减少，保证BV下降幅度到最低。现代血透机微电脑可进行钠超滤梯度透析法。有人建议，在透析末15分钟口服高张盐水可以安全地防治低血压，同时并不会增加体重。对有低血压倾向的患者，血液透析过程中预防性地静脉注射高张盐水同样可以安全地防治低血压的发生。

3. 采用碳酸盐透析液　临床应尽可能应用碳酸氢盐透析，维持总外周血管阻力（TPR），保护CO。

4. 合理使用降压药　及时调节好降压药物的剂量和服药时间，建议在血液透析前，必要时整个透析日停用降压药物。

5. 低温透析　尽量避免透析患者的热应激，如在较热的季节应避免其在无空调的房间候诊及接受治疗。可采用透析液温度在34～36℃的低温透析以预防热应激可能引起的不良反应。低温透析可以改善自主神经传出纤维的功能，同时降低白介素、肿瘤坏死因子、EDRF/NO，增加TPR，促进静脉回流，保证超滤除水顺利和血压稳定；增加心脏收缩性，增加CO；尚可引起冷压反应和儿茶酚胺增加；应用低温透析，改善了心血管系统的稳定性。

6．透析中避免进食　有低血压倾向的患者，在血液透析前或血液透析中，应尽量避免进食和饮用含糖饮料。

7．加强肌肉运动　在血液透析后出现直立性低血压的患者，考虑与下肢肌肉松弛无力、顺应性过大和静脉瘀滞有关，加强下肢肌肉紧张性的练习可能有助于其在直立或坐位时保持静脉回流。

8．纠正贫血，改善营养　rHuEPO可以有效地纠正贫血，改善心功能状态，加强营养，增加蛋白质、必需氨基酸及维生素的摄入量以保证心肌营养，改善心肌功能可增加对血液透析的耐受性。

9．选择生物相容性好的透析膜　透析器膜的生物相容性对血液透析低血压的影响需进一步研究。尚未见血液滤过、血液透析滤过比血液透析更有益于预防或减少血液透析低血压的发生率。

10．透析前使用肾上腺素能激动剂　透析前口服甲氧胺福林（管通），可预防透析低血压的发生。

11．使用容量监测器。

12．采用具有超滤控制器的透析机。

（五）应急处理

1．立即置患者于Trendelenburg体位（如呼吸功能允许）。

2．快速静脉输入生理盐水100ml或更多，停止超滤，待生命体征平稳后，重新设定超滤率（底量起）。

3．吸氧，有助于改善心肌功能，减少组织缺血和腺嘌呤核苷的释放。

4．高糖、高渗盐水、甘露醇及白蛋白可用于治疗低血压，但应首先输入生理盐水。

5．严密观察病情变化。

二、透析治疗中的高血压

（一）发生原因

在血液透析治疗中高血压的患者占80%以上，与年龄无关。大体分为容量依赖型及肾素依赖型高血压，前者与水在体内大量潴留，血容量过多有关，后者与超滤后血容量降低刺激容量感受器，使肾素-血管紧张素系统功能亢进，末梢毛细血管收缩增强有关，还与升压物质相对清除过慢，浓度相对升高有关。

容量依赖型高血压多发生在透析治疗开始，随着体内潴留水分的大量清除，血压逐渐下降，也有降至正常者。肾素依赖型高血压则随着体内潴留水分的大量清除，血容量降低刺激容量感受器，使交感神经兴奋肾素分泌增加，以及血浆中儿茶酚胺浓度异常升高，引起外周血管收缩而使血压逐渐升高。这类患者多发生在治疗2小时以后，患者会出现头痛、恶心、呕吐，严重者甚至在薄弱环节发生出血（如脑出血，患者还会出现意识障碍、昏迷等）。由于治疗中使用抗凝血药物，预后往往很严重。一般在收缩压达到180mmHg时，应及时通报医师及时处理，防止脑血管意外等情况的发生。

（二）处理措施

1．患者发生高血压后应及时告知医生。

2．容量依赖型高血压的治疗方法为适当除水，将患者体重维持在干体重水平。过早给予降压药物会造成血压降低后对大量除水的不耐受。

3．肾素依赖型高血压的处理一般是在HD治疗后2小时给予降压药物，如硝苯地平10mg口服或卡托普利12.5mg口服等。

4．在回血前血压＞200/100mmHg时应慎重处理（延迟回血），应先使用降压药物，待血压下降至180/100mmHg后再进行回血操作，血流量降低为80ml/min进行回血完成治疗。对老年患者，应注意防止脑血管意外的发生。

（三）预防措施

1．合理应用降压药物，观察患者降压药物的服用及疗效。

2．观察总结患者干体重控制情况。

3．指导患者低钠饮食，控制水的摄入量。在血液透析治疗中对高血压与低血压的管理非常重要，是防止心脑血管合并症的重要方面并关系到患者的长期存活率与生活质量，应针对患者个体制订护理方案，观察患者服用降压药物的疗效，督促医生对患者降压药物进行调节。血液透析患者的血压应维持在140/90mmHg以下，但由于患者的情况不同，应根据患者不同的降压效果区别对待，如高龄及糖尿病肾病患者，合并血管病变、动脉硬化及缺血性心脏疾病等比较多，循环系统的调节功能低下，透析中易发生低血压或直立性低血压。

第二节　心律失常

一、发生原因

在透析治疗中，部分患者主诉心慌、胸闷、气短，出现恶心、呕吐、心律失常、血压不稳定等情况。检查心电图可见心房颤动，室性/室上性期前收缩，窦性心动过速、过缓，房室束/右束支传导阻滞等多种表现。

在血液透析治疗中各种电解质及pH的改变，特别是钾离子、钙离子的浓度变化直接影响心肌收缩力。钙离子参与心肌兴奋-收缩耦联过程，心肌细胞膜上钙离子通透性增强时，钾离子通透性减弱，心肌兴奋性增高，心肌收缩力加强，心率加快，反之心率减缓。

血液透析开始时血液的引出及大量超滤后，循环血量的减少所产生的血流动力学的改变增加了心脏的负担，更加重了原有心脏疾病的心肌缺血症状，血容量的降低刺激交感神经兴奋，释放肾上腺素、去甲肾上腺素，产生儿茶酚胺的增加，刺激心肌细胞膜上的β受体使心肌兴奋性增强，收缩力增加，心搏加快，多种关联因素均可诱发心律异常。

透析患者由于高龄、糖尿病肾病及脂肪代谢的紊乱，使心血管合并症发生率高。在透析患者死因中，心血管疾病占第一位，应引起高度重视。在血液透析治疗中患者出现心律异常时应及时通报医师，及时按医嘱处理。

二、处理措施

1．观察患者心率/心律变化情况，对病情严重者协助医生做心电图，必要时进行心电监测。

2．严格执行医嘱设定血液流量及除水量，并根据病情随时调整。

3．遵医嘱给予患者吸氧，及时准确使用药物，如硝酸甘油、丹参制剂、毛花甙C、普萘洛尔等。

三、预防措施

1．充分透析清除毒素，避免由于代谢产物的积蓄造成心肌的损害。

2．避免除水过多、过快造成的冠状动脉血流减少致使心肌缺血。

3．尽量减少血流动力学对患者心脏的影响，如减慢血液流量150～180ml/min，使用小面积透析器，延长透析时间或改为腹膜透析。

4．合理控制血压。

5．改善贫血，应维持血细胞比容在30%以上。

6．防止透析治疗中低氧血症的发生，使用生物相容性好的透析器与适当吸氧。

7．加强饮食指导，防止钾摄入过多。

第三节　心肌病变

一、概述

随着肾脏替代治疗的普及和发展，尿毒症患者的寿命明显延长，心脏暴露于尿毒症状态的时间亦相应延长，其心血管并发症显得日益突出，尿毒症心肌病就是其重要的并发症之一。近年来，不少学者继续对尿毒症心肌病的发生、发展及结果等进行了广泛深入的研究，

二、发病原因

1. 尿毒症毒素对心肌的作用　多种尿毒症毒素可影响心脏的收缩功能，包括肌酐、尿毒、胍乙酸、甲基胍及其他一些已知或未知的尿毒症毒素。

2. 脂代谢障碍和肉毒碱的缺乏　脂质代谢紊乱在尿毒症患者中常见。主要为高三酰甘油血症（HTG，50%～75%），其次是血清高密度脂蛋白（HDL）、胆固醇（chol）下降（（5%～60%）。HTG 可能是加速动脉粥样硬化性心脏病的因素之一。血液透析患者也可能存在肉毒碱缺乏，而血浆中脂肪酸进行线粒体内氧化需要肉毒碱协同转运。因此，肉毒碱的缺乏可影响尿毒症的心肌代谢，有人报道补充肉毒碱能逆转部分心功能不全。

3. 血管紧张素-醛固酮的作用　研究表明，血管紧张素Ⅱ可能与心脏增大有关。也有人报道醛固酮可能具有诱导纤维化的作用。已有人在心脏成纤维细胞上发现了醛固酮受体，但是在有高醛固酮血症的尿毒症患者中，血管紧张素转换酶抑制剂（ACEI）并未能防止间质纤维化的发展。

4. 继发性甲旁亢和钙磷代谢紊乱　大量证据表明，PTH 对心肌具有毒性。London 等发现伴有继发性甲旁亢的透析患者中，左心室（LV）舒张半径增宽，LV 质量/LV 容量下降和动脉收缩压降低；而甲状旁腺切除后，心脏射血分数显著提高。心肌间质细胞纤维化及胶原沉积增加，仅在继发性甲旁亢时发生，这提示 PTH 是致心肌间质纤维化的重要因素。

钙磷代谢紊乱本身亦可直接影响心功能。Armier 等用高磷液体灌注离体大鼠心脏，发现其心率和收缩压明显下降。此外，心肌组织内的转移性钙化可导致其收缩和舒张功能下降。

5. 血液透析对心脏的影响　血液透析可明显改善尿毒症患者的心功能状态，但其对心脏的不良效应也日益受到重视。血液透析对心脏造成不利影响的主要因素有：①A-V 瘘分流；②透析所造成的间歇性不稳定血流动力学状态；③透析性高血压；④血液透析对 PTH，β_2-MG 及其他未知的大、中分子的尿毒症毒素的清除较差。这些物质在长期血液透析患者体内逐渐蓄积下来，一方面对心脏有直接毒性作用（如 PTH 等），另一方面则由于毒素（β_2-MG）在体内沉积而引起继发性淀粉样变；⑤通过透析膜丢失必需的营养物质，如肉毒碱等；⑥使用乙酸透析液透析时所产生的乙酸效应等。

6. 交感神经和血浆儿茶酚胺水平　临床上常用动脉血浆儿茶酚胺水平反映交感神经的紧张性，特别是心脏肾上腺素的活性。直立体位上调血浆去甲肾上腺素浓度也是一项可靠的指标。尿毒症患者无论是主动还是被动体位血浆去甲肾上腺素都明显升高，血液透析患者升高更为显著，而肾移植患者接近正常人，其原因可能与透析相关慢性低血压刺激、中枢多巴胺对交感神经活性的控制减弱有关。Daniele Bernardi 等在一项前瞻性研究中，评估交感神经对血压正常的慢性肾功能不全患者发生不对称性室间隔肥厚（ASH）的作用。30.4%的血液透析患者有 ASH，血液透析前、后直立位及体位变动后的血浆去甲肾上腺素水平明显升高，无 ASH 的患者血浆去甲肾上腺素水平与体位无关，仅在透析后升高，且变化的差值明显低于伴有 ASH 的患者；而且无 ASH 的患者透析后平均血压明显下降，心率明显加快。推测去甲肾上腺素是一种促进肌细胞生长的激素，是独立于后负荷的直接影响心肌肥厚的危险因素。

7. 贫血　贫血与左心室（LV）形态异常的联系已得到多项研究证实。London 等发现血红蛋白与 LV 扩张（舒张末期容积）和 LV 质量密切相关。促红细胞生成素（EPO）纠正贫血后，心排血量恢复正常，LV 容积和质量也呈恢复趋势，LV 质量平均下降 18%（4%～34%），但不能完全降到正常，因为左室肥厚还与其他因素有关。由于贫血纠正不充分（尚不明确最理想的细胞比容应该是多少）及高血压加重等原因，致使有人观察到 EPO 治疗期间 LV 后壁厚度增加，说明用 EPO 治疗应加强血压控制，充分纠正贫血，才能达到预期的效果。

贫血程度与心血管疾病的死亡率独立相关。进入透析时血红蛋白每低 10g/L，与充血性心力衰竭（CHF）的相关系数增加 1.49；在随访中血红蛋白每降低 10g/L，反复发作 CHF 的相关系数增加 1.25。贫血也是在透析中新发生 CHF 的危险因素（血红蛋白降低 10g/L，相关系数 1.49），与患者年龄、低白蛋白血症或高血压等因素无关。血红蛋白每下降 10g/L，死亡的危险性至少增加 18%。

8. 动脉血压　透析患者收缩期高血压的发生率很高，是左室肥厚（LUH）的独立危险因素。正常人左心室（LV）质量与夜间血压下降负相关，遗憾的是尿毒症患者一般没有该现象。

左室肥厚和血压相关性却很小（γ^2＝10%～15%），可能与血压测量方法有关。许多研究只在透析前测一次血压，由于患者紧张的缘故常有偏差。众所周知，随机血压与自动平均血压（AMAP）相关性很差。个别患者发生左室肥厚而无动脉高血压。Huting 等的研究中，部分患者血压严格控制在正常范围，但 LV 壁仍然逐渐增厚。

单纯动脉高血压不会导致左室肥厚，还必须有主动脉顺应性改变。透析患者主动脉和大动脉干的膨胀性下降，动脉壁僵硬影响了动脉的同步运动，最终导致左室肥厚，与血压值无关；顺应性下降还使动脉波幅度增加（收缩压和脉压增高）。动物实验中，用非弹性管代替主动脉，血压未发生改变但引发了左室肥厚，也证实了这一观点。

少数研究评价了降压药对左室肥厚的影响。Cannella 等发现β受体阻滞剂、钙拮抗剂和血管紧张素转换酶抑制剂（ACEI）三联降压治疗使 8 例血液透析患者血压和 LV 质量显著降低。另一研究用 ACEI 治疗了 10 例患者（观察 6 个月），发现 LV 质量无显著变化。如果这两项研究的结果确切，则表明严格降低患者血压能逆转透析患者的左室肥厚。

有研究发现，透析 10 年以上者在起始透析时基础舒张压相对较高，但 Charra 等证实，平均动脉压＜99mmHg 心血管疾病的死亡率显著降低。应当重视的是，长期血液透析者在未服用降压药的情况下，血压在正常范围并不能预防左室肥厚。

9. 容量负荷　容量负荷与左室肥厚的关系已得到证实，透析间期体重增长量和 LV 质量（非向心性肥厚）具有相关性。有研究发现，新出现的充血性心力衰竭与透析间期体重增长量并无直接关系，可能与体重增长量以 kg 计量，而非占体重的比较有关。

将患者体重严格控制在干体重范围，可以降低 LV 扩张的程度，但评价干体重不能单凭临床表现，还应该测量上腔静脉直径。

10. 动-静脉内瘘　该病使血管阻力下降，静脉回心血量增加，心脏无效循环量增多。心排血量增加与内瘆流量成比例，内瘀流量过大加速心力衰竭发展和 LV 扩张，可以用手术方法矫正。

11. 微循环结构紊乱　尿毒症动物普遍存在心脏微循环结构紊乱，表现为毛细血管减少、心肌内小动脉平滑肌增生使血管壁增厚，O_2弥散距离增大导致细胞缺氧。临床上许多尿毒症患者有冠心病症状而血管造影没有异常发现，可能与心脏毛细血管的密度下降、室壁压力增大、心肌氧耗量增多及脉压增大导致冠脉充盈减少等因素有关，可导致冠脉缺血，在透析患者十分常见。

12. 其他因素　间质纤维化 LV 质量增加，除了心肌细胞肥厚因素，还有间质纤维化的参与。尸体检查表明，尿毒症动物和患者的 LV 质量增加多伴有间质纤维组织增多，甲状旁腺激素（(PTH) 在其中可能起了重要作用。

三、临床特征

在尿毒症患者中，即使无明显心血管损害的病理基础，由于尿毒症毒素、水负荷过重、电解质酸碱平衡紊乱及血液透析时血流动力学等影响，临床上也可出现心力衰竭、心律失常、透析相关性低血压或心肌缺血等症状。有人认为左室肥厚（LUH）和左室舒张功能下降为尿毒症心肌损害最突出的临床特征。

1. 充血性心力衰竭（CHF）　CET 是尿毒症心脏损害的最常见的表现，以左心功能不全为多见。对未透析的患者来说，以容量负荷过重、严重高血压和尿毒症毒素蓄积为 CHF 的主要原因。

2. 左室肥厚（LVH）及左室收缩功能障碍　近 2/3 的透析患者存在 LVH，引起 LVH 的高危因素包括高血压、年龄、贫血、容量超负荷和动-静脉（A-V）瘘，其他因素如铝中毒、继发性甲旁亢及某些未知的尿毒症毒素均可能与 LVH 及左室收缩功能障碍相关。

3. 左室舒张功能下降　是尿毒症心功能障碍的临床特征，可发生于 LV 收缩功能障碍之前。因此，最早可检测到的心功能异常可能是舒张功能障碍，且与 LVH 有明确关系。心肌间质纤维化和（或）心肌钙化也起重要作用。有 LV 舒张功能障碍的尿毒症患者，尽管有正常的收缩功能，由于 LV 充盈障碍也可诱发急性左心衰竭。另一后果则是导致透析时低血压的发作。

4. 心律失常　在慢性肾衰竭患者中，各种类型的心律失常均可发生。可能是其心室功能障碍的临床表现，也可能是由于电解质或酸碱平衡紊乱所致。血液透析本身也可诱发心律失常。

5. 缺血性心脏损害　无论尿毒症患者有无冠状动脉粥样硬化，LVH也可引起缺血性心脏病的症状。其一可能由于贫血，其二可能是因为冠状动脉血管床的增加不能与心脏质量增加相匹配，冠状动脉的舒张不能满足心肌氧需量，从而导致心肌缺氧。

四、诊断

患者有呼吸困难或周围性水肿和心脏增大的病史，以及在保持“干体重”时仍有持续或反复的心力衰竭存在。再加上以下5个条件中的两条即可诊断：①颈静脉压升高；②双肺湿性啰音（非感染性）；③周围性水肿；④肺静脉高压；⑤肺间质水肿。

如应用超声心动图（UCG）对血液透析患者心脏形态和功能进行评估，如下诊断标准可供参考：

1. 心肌肥厚　①轻度，EF＞55%，PLVWT＞1.2而＜1.4cm；②重度，EF＞55%，PLVWT≥1.4cm。

2. 肥厚性高动力型疾病　LVDD＜5cm，EF＞70%，PLVWT＞1.4cm。

3. 扩张型心肌病　LVDD＞5.5cm，EF＜50%。

正常标准：LV舒张末内径（LVDD）＜5.5cm，EF＞55%，舒张期LV壁厚（PLVWT，指左室后壁厚度）＜1.2cm。

结合病史及临床表现，只要符合上述任何一种诊断，都应考虑到有尿毒症心肌病的可能。

另外，LV大小的测定在血液透析患者中应审慎应用，因LV可随容量状态改变而改变。只有在稳定的容量状态时测定的LV大小才准确。在血液透析患者LVH的纵向研究中，测定LV后壁厚度可能有其重要意义。

五、治疗

尿毒症心肌病的临床表现多种多样，目前尚缺乏单一的特效治疗方法，而需采取综合治疗措施。

1. 充分、合理的透析治疗

（1）充分透析：只有充分透析才能改善尿毒症患者的全身情况和营养状况。选用生物相容性好、高通透性的透析器，可增加中、大分子毒素的清除，有助于改善心肌病变。心血管功能不稳定，不能耐受透析脱水的患者可选择先透析后单超、低温高钠透析、血液滤过和血液透析滤过等治疗方式。

（2）控制体重：血液透析患者应正确估计干体重，在透析间期严格控制水分入量，避免血容量的剧烈起伏。体重增加过多的患者，严禁过度快速超滤（如短时透析），避免透析中低血压。每周发生两次以上透析中低血压（收缩压＜80mmHg）的2型糖尿病患者，猝死的可能性增加。当血压降至冠脉能自身调节的范围以下时，可频繁发作心肌缺血，导致心源性死亡。

（3）调整透析液离子浓度：室性心律失常与LVH、间质纤维化、透析中电解质的急速变化等多种因素有关，增加了透析患者猝死的概率，高危患者应该调整透析液配方，特别是避免低钾血症和高钙血症。由于心房收缩决定心室充盈量，故应保持绝对窦性心律。心房颤动可降低心排血量，增加肺水肿的概率。

2. 药物治疗

（1）降压治疗：透析患者在控制体重的同时合理地使用降压药，可减轻心室质量，改善舒张功能异常。ACEI和抗交感药物还可以预防LVH尿毒症动物血管结构异常。

（2）CIE的治疗：心肌病变导致的CHF使用血管扩张剂能迅速降低心脏前负荷和后负荷，但心室顺应性差的患者应避免使用。正性肌力药物（洋地黄、多巴酚）在这种情况下应该慎用。

（3）纠正贫血：用EPO治疗使血红蛋白升到正常水平，有助于改善LV形态，冠脉缺血症状减轻，心肌对缺血的耐受性增加，但是否能降低心血管疾病的发病率和死亡率，目前尚未得到证实。

3. 肾移植　能改善向心性肥厚、LV扩张，特别是舒张功能异常，但LV舒张功能异常的患者，围手术期死亡率明显增高，与肺水肿等并发症有关。有冠脉疾病的患者也不宜行肾移植。肾移植1.5年后尽管LV质量显著下降，但功能改善不明显，可能与心肌细胞纤维化或心肌缺血等不可逆性改变有关。

第四节　缺血性心脏病

一、危险因素

终末期肾病患者动脉粥样硬化的危险因素包括高血压、吸烟、糖尿病（非胰岛素依赖糖尿病患者、非糖尿病肾衰竭患者的胰岛素抵抗、脂代谢异常、高三酰甘油血症、高密度脂蛋白降低、载脂蛋白 A-Ⅰ降低、既往有肾病综合征患者的高胆固醇血症、血管钙化、糖尿病、甲状旁腺功能亢进症、钙磷乘积升高、高半胱甘酸血症、CRP 升高等。

二、预防

预防的措施包括积极控制血压、戒烟、降血磷（应用磷结合剂和饮食中限磷），尽早实行甲状旁腺切除术（不要等到钙剂也不能控制其发展时），养成良好的饮食习惯和体育锻炼。降低 CRP 和其他炎症介质的治疗方法目前还不清楚。

应用叶酸、维生素 B_6、维生素 B_{12} 等药物治疗高半胱氨酸血症取得了一定的疗效。一些研究表明，每日口服叶酸 2.5mg 作用不大。对于终末期肾病（ESRD）患者，降低血清半胱氨酸水平较有效的措施是静脉注射叶酸和维生素 B_6。

三、治疗

透析患者心绞痛的药物治疗与非尿毒症患者相同，包括舌下含服硝酸醋类，口服长效硝酸盐、β 受体阻滞剂和钙通道拮抗剂等。其中舌下含服和口服硝酸酯类药物可常规剂量给药。

1．纠正贫血　血红蛋白下降到一定程度时可诱发心绞痛发作，对尿毒症贫血患者应给予促红细胞生成素治疗或输血，以提高血细胞比容，减少心绞痛的发作。

2．透析中发生心绞痛的治疗　透析中发生心绞痛应积极治疗。首先应吸氧。心绞痛的发作若与低血压有关，可通过抬高下肢和给予生理盐水来使血压上升，同时减慢血流程度和停止超滤直至患者症状消失。若血压上升后可给予舌下含服硝酸甘油，以缓解心绞痛。如果心绞痛发作时血压并不低，可先予舌下含服硝酸甘油。

低血压是可以预防的，患者应平卧，透析前 1 小时应用 2%硝酸甘油贴膜可以取得较好的效果。另外，β 受体阻滞剂和钙通道拮抗剂等药物也可应用，但需注意透析中低血压的问题。钙通道拮抗剂中盐酸地尔硫卓比维拉帕米（异搏定）和硝苯地平（心痛定）更适宜应用，因其对心肌传导性和收缩性的影响较维拉帕米小，对外周血管扩张作用较硝苯地平小。

3．冠状动脉成形术　肾衰竭患者心绞痛药物治疗效果差时，可考虑行血管成形术。虽然这种手术能否提高生存率还不太清楚，但临床症状确实得到改善。对透析患者来说，经皮腔内冠脉成形术（PTCA）的效果不太令人满意。早期成功率可达 100%，但 6 个月后可因再狭窄而出现心绞痛。若不能做运动试验，可根据临床表现来选择行血管重建术的患者。对无症状的、准备做肾移植的患者，若以前有心绞痛或心肌梗死病史，应做活动平板试验，因为肾移植可以增加围手术期心肌梗死的发病率。

与非透析患者相比，透析患者做冠脉造影的危险性并不大，造影后常须进行透析来加速渗透性造影剂的排泄。但目前对这种做法也有争议。接受心脏手术的透析患者术前和术后的治疗与其他手术患者一样。

4．急性心肌梗死后的治疗　血液透析中应采取各种措施以减少低血压的发生。若患者血细胞比容较低，可通过输血使其达到 33%～36%，以提高红细胞的携氧能力。

第五节　脑卒中

一、概述

脑卒中是由于脑部血管突然破裂或因血管阻塞导致血液不能流人大脑而引起脑组织损伤的一种急

性脑血管疾病，包括出血性卒中（急性脑出血）和缺血性卒中（急性缺血性脑卒中）。

二、血液透析患者急性脑出血的诊治

血液透析患者急性脑出血的年发病率为（3.0～10.3）/1000，主要病因是高血压。与非透析患者相比，最常见出血部位同样为基底节区，占50%～80%；但出血量大且预后不良，死亡率27%～83%。特别是血肿＞＞50ml、发病后第2天血肿增大或脑室出血的患者，预后非常不佳。

（一）急性脑出血的诊断

1．出现突发局灶性神经系统症状（一侧面部或肢体无力或麻木，语言障碍等），应首先考虑急性脑血管疾病；患者合并呕吐、收缩压＞220mmHg、严重头痛、昏迷或意识障碍、症状在数分钟或数小时内进展均提示急性脑出血。

2．出现上述临床表现的患者，在评估患者生命体征及气道、呼吸和循环功能后，应进行快速的神经影像学检查［计算机断层扫描（CT）或磁共振成像（MRI）］，以鉴别脑出血与缺血性脑卒中。

（1）CT平扫诊断急性脑出血十分敏感，是急性脑出血首选影像学检查，也是诊断的“金标准”。

（2）磁共振梯度回波序列及T_2加权成像对于急性出血的诊断与CT敏感性相当，并对陈旧出血的鉴别更胜一筹；磁化率加权成像（SWI）对少量或微量脑出血十分敏感。

（3）CT血管成像（CTA）和增强CT扫描检查可能有助于确定易发生早期血肿扩大的患者。CTA检查出现的“斑点征”是早期血肿扩大的预测因子，增强CT扫描发现造影剂外溢到血肿内是血肿扩大高风险的重要证据，CT灌注成像可反映脑出血后脑组织的血流动力学变化，了解血肿周围血液灌注情况。

（4）当临床表现或影像学特征提示血管病变时，可行CT血管造影、增强CT扫描、磁共振血管成像（MRA），以及数字减影血管造影（DSA）检查，以发现颅内动静脉畸形、血管瘤等潜在血管病变。但透析患者使用扎造影剂可诱发肾源性系统性纤维化，应给予重视。

3．急性脑出血的诊断标准

（1）依据突然发病、剧烈头痛与呕吐、出现神经功能障碍等临床症状和体征，结合头颅CT扫描等影像学检查结果，可诊断急性脑出血。

（2）原发性脑出血、特别是高血压脑出血的诊断，需要排除各种继发性脑出血疾病，确诊需满足下列全部条件：①确切高血压病史；②典型出血部位（包括基底节区、脑室、丘脑、脑干、小脑半球）；③DSA、CTA、MRA排除继发性脑血管疾病；④早期（72小时内）或晚期（血肿消失3周后）增强MRI排除脑肿瘤或海绵状血管畸形等疾病；⑤排除各种凝血功能障碍性疾病。

（二）血液透析患者急性脑出血的治疗

1．透析中出现急性脑出血的临床表现，应立即停止抗凝剂输注，并迅速下机。

2．诊断急性脑出血的血液透析患者，建议转人脑卒中单元或神经内科监护室治疗。患者呼吸、吸氧、体温控制和血糖控制同非透析患者。

3．伴脑水肿、颅内压升高的大量脑出血（预测出血量＞30ml）或脑室出血的患者，应评估外科急诊手术治疗指征，手术适应证同非透析患者。

4．血液透析发生急性脑出血患者的颅内高压治疗，推荐甘油果糖静脉注射。但是，无尿的患者静脉注射甘油果糖后因水分不能从尿中排除，可引起循环血量增多；因此建议透析过程中应用甘油果糖。

5．建议从急性期开始积极控制血压

（1）收缩压＞180mmHg或平均动脉压＞130mmHg的患者，推荐以前值血压80%作为降压目标，缓慢降压；收缩压＜140mmHg有助于防止血肿扩大。降压药物选择尼卡地平、盐酸地尔硫卓、硝酸甘油、硝普钠静脉滴注。

（2）为预防脑出血再发，建议控制舒张压＜90mmHg。

（3）预防脑出血发生，控制血压＜140/90mmHg是有益的。

6．长期高血压或既往发生脑血管疾病的患者，微小脑出血的发生率为19%～35%。对该类患者建议磁化率加权成像（SWI）检查，必要时进行CT血管造影、MRI无对比剂血管成像，以及数字减影血管造影检查，以发现颅内动静脉畸形、血管瘤等潜在血管病变。

7．血液透析患者发生急性脑出血的血液透析治疗

（1）急性脑出血发病 24 小时内避免血液透析。

（2）发病早期选择影响颅内压较小的透析方式：①连续性血液透析滤过；②腹膜透析；③每日低效缓慢血液透析。

（3）透析过程中给予甘油果糖静脉注射，结合超滤治疗降低颅内压。

（4）抗凝剂可选用枸橼酸局部抗凝。使用华法林的患者，停用华法林，并给予维生素 K；使用肝素或低分子量肝素的患者，给予鱼精蛋白拮抗。

三、血液透析患者急性缺血性脑卒中的诊治

（一）血液透析患者急性缺血性脑卒中的危险因素

1．老年、高血压、糖尿病、动脉硬化、心脏病（心房颤动、瓣膜病、缺血性心脏病等）、睡眠呼吸暂停综合征、高脂血症，以及吸烟、缺血性脑卒中既往病史和家族史等。

2．低血压　血液透析患者急性缺血性脑卒中多发于透析结束后 6 小时内。常见原因：①脱水引发的低血压和血液浓缩；②透析后直立性低血压导致的脑血流量减少；③透析过程中低血压；④患者脑血流量调节功能障碍。

3．透析过程中抗凝不充分。

4．促红细胞生成刺激素应用引发的血液黏滞。

（二）血液透析患者急性缺血性脑卒中的诊断

1．患者突然出现以下症状时应考虑脑卒中的可能　①一侧肢体（伴或不伴面部）无力或麻木；②一侧面部麻木或口角歪斜；③说话不清或理解语言困难；④双眼向一侧凝视；⑤单眼或双眼视力丧失或模糊；⑥眩晕伴呕吐；⑦既往少见的严重头痛、呕吐；⑧意识障碍或抽搐。

2．疑诊患者应给予急救处理　①处理气道、呼吸和循环问题；②心脏监护；③建立静脉通道；④吸氧；⑤评估有无低血糖；⑥透析中的患者迅速下机。应避免：①非低血糖患者输含糖液体；②过度降低血压；③大量静脉滴注。

3．评估气道、呼吸和循环功能后，立即进行一般体格检查和神经系统体检；60 分钟内完成头颅 CT 扫描等基本评估，并开始治疗。

（1）评估脑卒中病情严重程度常用量表：①美国国立卫生研究院卒中量表（NIHSS）是目前国际上最常用量表；②中国脑卒中患者临床神经功能缺损程度评分量表；③斯堪的纳维亚卒中量表（SSS ）。

（2）脑病变和血管病变检查

1）CT 平扫：可准确识别绝大多数颅内出血，并帮助鉴别非血管性病变（如脑肿瘤），是疑似急性脑卒中患者首选的影像学检查方法。

2）灌注 CT 成像：可区别可逆性与不可逆性缺血，因此可识别缺血半暗带；对指导急性脑卒中的溶栓治疗有一定参考价值。

3）常规 MRI：常规 MRI（T_1加权、T_2加权及质子相）在识别急性小梗死灶及后循环缺血性脑卒中方面明显优于平扫 CT，可识别亚临床梗死灶。

4）多模态 MRI：弥散加权成像（DWI）在症状出现数分钟内就可发现缺血灶，并可早期确定大小、部位与时间，对早期发现小梗死灶较常规 MRI 更敏感；梯度回波序列（GRE）/磁化率加权成像（SWI）可发现 CT 不能显示的无症状性微出血；灌注加权成像（PWI）可显示脑血流动力学；CT 灌注、MRI 灌注和弥散成像可为选择适合再灌注治疗（静脉溶栓、血管内取栓及其他血管内介入治疗）提供更多信息；弥散-灌注不匹配（PWI 显示低灌注区而无与其相应大小的弥散异常）提示可能存在缺血半暗带。

5）血管病变检查：颅内、外血管病变检查有助于了解脑卒中的发病机制及病因，指导选择治疗方案；但应避免进行此类检查延误溶栓或血管内取栓的治疗时机。常用检查包括颈动脉超声、经颅多普勒（TCD）、磁共振血管成像（MRA）、高分辨磁共振成像（HRMRI）、CT 血管成像（CTA）和数字减影血管造影（DSA）等。

（3）实验室检查：疑似脑卒中的患者，均应检查：①血糖、肝肾功能和电解质；②心电图和心肌

缺血标志物；③全血计数，包括血小板计数；④凝血酶原时间（PT）/国际标准化比值（INR）和活化部分凝血活酶时间（APTT）；⑤氧饱和度。部分患者必要时可选择以下检查：①毒理学筛查；②血液酒精水平；③妊娠试验；④动脉血气分析（若怀疑缺氧）；⑤腰椎穿刺（怀疑蛛网膜下腔出血而CT未显示或怀疑脑卒中继发于感染性疾病）；⑥脑电图（怀疑痫性发作）；⑦胸部X线检查。

4．急性缺血性脑卒中的诊断标准　①急性起病；②局灶性神经功能缺损（一侧面部或肢体无力或麻木，语言障碍等），少数为全面神经功能缺损；③影像学出现责任病灶或症状/体征持续24小时以上；④排除非血管性病因；⑤脑CT/MRI排除脑出血。

（三）血液透析患者急性缺血性脑卒中的治疗

1．诊断急性缺血性脑卒中的血液透析患者，建议转人脑卒中单元或神经内科监护室治疗。患者呼吸、吸氧、体温控制和血糖控制同非透析患者。

2．血液透析患者发生急性缺血性脑卒中的溶栓治疗，适应证、禁忌证和药物选择与应用同非透析患者。

3．血液透析患者发生急性缺血性脑卒中的取栓手术或血管内介入治疗，适应证和禁忌证同非透析患者，但应慎重选择。

4．血压控制

（1）无溶栓治疗或血管内取栓手术适应证的患者

1）SBP＜220mmHg或DBP＜120mmHg：不进行积极降压治疗，但除外合并高血压脑病、大动脉夹层、急性肺水肿、急性心肌梗死等全身合并症。

2）SBP＞220mmHg或DBP＞120mmHg：以前值的85%～95%为降压目标，选择尼卡地平、盐酸地尔硫卓、硝酸甘油、硝普钠静脉滴注。

（2）存在溶栓治疗或血管内取栓手术适应证的患者

1）SBP＞185mmHg或DBP＞110mmHg：以BP＜180/105mmHg为降压目标，选择尼卡地平、盐酸地尔硫卓、硝酸甘油、硝普钠静脉滴注。

2）血管开通后高血压的患者，控制血压低于基础血压的20～30mmHg。

（3）急性缺血性脑卒中治疗后发生低血压的患者，应注意纠正低血容量和（或）心输出量降低等心脏问题。

5．血液透析发生急性缺血性脑卒中患者的血液透析治疗

（1）急性缺血性脑卒中发病24小时内避免血液透析。

（2）发病早期选择影响颅内压较小的透析方式：①连续性血液透析滤过；②腹膜透析；③每日低效缓慢血液透析。

（3）透析过程中给予甘油果糖静脉注射，结合超滤治疗降低颅内压；但应避免快速、大量脱水，以防止血液浓缩引起的脑血流量减少而加重脑缺血。

（4）抗血栓治疗时，为减少出血并发症，应减少透析时抗凝剂剂量。

6．血液透析发生急性缺血性脑卒中患者的其他治疗包括治疗梗死后出血性转化、癫痫、深静脉血栓与肺栓塞、感染及营养支持等，同非透析患者；但应注意患者肾功能衰竭和血液透析对治疗药物的药代动力学影响。

（四）血液透析患者急性缺血性脑卒中再发的预防

1．抗血小板药物同非透析患者；但增加出血风险。

2．抗凝治疗　①对于心房颤动患者，谨慎给予华法林治疗，判断治疗获益时建议维持INR＜2.0；②多数凝血酶直接抑制剂和磺达肝癸钠经肾脏代谢，尿毒症患者不宜应用。

3.血压控制一般急性缺血性脑卒中后1个月开始降压治疗，经1～3个月缓慢降至低于140/90mmHg。降压治疗过程中，如出现眩晕、倦怠、头重感、麻木、脱力、神经症状加重，应考虑鉴别降压引起脑供血不足的可能，减少降压药物剂量或变更种类。

4．他汀类药物　目前缺乏血液透析患者的循证医学证据，可参照非透析患者。

第六节 贫 血

贫血是慢性肾衰竭的严重并发症，也是患者心血管患病率和死亡率增加的主要原因之一。针对一项对血液透析（HD）患者的肾性贫血与生存质量关系的对照研究结果显示，血液透析患者在生理功能、身体疼痛、总体健康、精神健康等与生存质量相关的指标均表现出较低水平，且随着贫血程度的加重而降低，导致生存率明显下降。对于血液透析患者而言，及时纠正血红蛋白水平可缩短住院时间、减少并发症。因此，纠正慢性肾脏病患者的贫血具有重要意义。

一、概述

肾性贫血是指由各类肾脏疾病造成促红细胞生成素（EPO）的相对或者绝对不足导致的贫血，以及尿毒症患者血浆中的一些毒性物质通过干扰红细胞的生成和代谢而导致的贫血。

二、发病机制

1. EPO分泌不足 在肾病患者，肝EPO产物并不能充分代替肾源EPO的缺乏，EPO产生的脏器从胎儿肝脏转变为成人肾脏的机制目前还不清楚。除肾和肝以外，EPO mRNA还存在于一些正常器官中，如骨髓巨噬细胞也被认为具有合成EPO的功能。目前已知EPOR为一种分子质量为55 000D的跨膜蛋白，属细胞因子受体超家族。红细胞的生成依赖EPO与EPOR结合后完成的红细胞生成的信号传导。有人证实，所有CFU-E细胞上均有EPOR，而只有20%的BFU-E细胞上有EPOR。EPO的主要生物学作用是促进红系祖细胞的增殖、分化和成熟。随着红系细胞逐渐成熟，其对EPO的依赖性也下降，受体表达逐渐减少，到成红细胞阶段时只有很少的EPOR，EPO的作用消失。EPO还有抗氧化，改善红细胞膜脂流动性和蛋白质构象，稳定红细胞膜，促进膜Na^+-K^+-ATP酶的活力，维持膜内、外正常渗透压的作用。慢性肾衰竭患者正是由于分泌EPO减少这一主要因素，导致了贫血的发生。

2. 尿毒症毒素抑制红细胞生成 随后许多研究都证实尿毒症患者的血浆可抑制红系集落形成单位（CFU-E）和红系暴式形成单位（BFU-E）的增殖及血红蛋白的合成。Wallner等的研究显示，在体外培养时尿毒症血浆对骨髓细胞的抑制有剂量依赖性，表明其中存在抑制红细胞生成的毒素。尿毒症代谢废物的积聚可能参与贫血发生的病理生理机制，这些物质包括了不同相对分子质量的一组中分子类物质。在EPO应用之前，腹膜透析比血液透析患者的贫血轻，可能的解释之一就是腹膜透析比血液透析清除中分子物质的效率高。在应用γHuEPO治疗时，其疗效同样受这些抑制物活性的影响。因此，血浆中存在的抑制红细胞生成的物质可能是肾衰竭时造成红细胞减少的主要原因之一，在肾性贫血的发生机制中起着不可忽视的作用。

3. 慢性失血 慢性肾衰竭尿毒症时有出血倾向，消化道出血，频繁抽血化验，透析结束后透析器残留血液及透析用水不纯，含超标的有机氯、氯胺、铜、硝酸盐等，未彻底冲洗管路中残留消毒液，以及低钠、高温透析液等均可使患者溶血而加重贫血。

4. 红细胞寿命缩短 尿毒症的毒素对红细胞的破坏，是使红细胞寿命缩短（60～70天）的主要原因。有研究报道，红细胞寿命与血尿素氨呈负相关，但尿毒症时红细胞寿命缩短的机制未明。有报道将尿毒症患者红细胞输入正常人体后，红细胞寿命恢复正常，且经充分透析的尿毒症患者红细胞寿命亦能恢复正常，提示尿毒症血浆中某些成分可能缩短红细胞的寿命。

5. 造血原料不足 尿毒症长期低蛋白饮食、营养不良、血浆蛋白水平低、造血原料摄入不足，如铁剂、叶酸、维生素B_{12}缺乏，也是造成贫血的原因。

三、临床表现

1. 症状 可出现头晕、头痛、面色苍白、乏力、易倦、心悸、活动后气短、眼花及耳鸣等。其中疲劳最常见，即使是潜在的铁缺乏（缺铁但不贫血）也可以导致疲劳。严重的贫血，由于心排血量增加可导致心悸和重击脉，可出现左室肥厚（LVH）和运动能力降低。其他问题还包括凝血功能紊乱、免疫功能受损、认知能力减弱和性功能减低。患者还可有心绞痛、跛行及短暂脑缺血发作或加重。

2．体格检查　皮肤、黏膜苍白，毛发干燥，指甲扁平、失去光泽、易碎裂，反甲或脾大。由于心排血量增加，在心前区可听到心肺收缩期喷射样杂音。

四、治疗

1．治疗时机

（1）血红蛋白＜100g/L 的非透析成人慢性肾脏病患者，根据血红蛋白水平下降程度、前期铁剂治疗反应、输血风险、ESA 治疗风险及是否存在贫血相关症状，个体化权衡和决策是否应用 ESA。

（2）由于成人透析患者血红蛋白下降速度比非透析患者快，建议血红蛋白＜100g/L 时即开始 ESA 治疗。

（3）血红蛋白＞100g/L 的部分肾性贫血患者可以个体化使用 ESA 治疗，以改善部分患者的生活质量。

2．治疗靶目标

（1）血红蛋白多 110g/L（不推荐＞130g/L 以上）。

（2）依据患者年龄、透析方式、透析时间、ESA 治疗时间长短、生理需求及是否并发其他心血管疾病等状况进行药物剂量的调整。

3．ESA 初始剂量及用量调整

（1）推荐根据患者的血红蛋白水平、体质量、临床情况、ESA 类型及给药途径决定 ESA 初始用药剂量。对于慢性肾脏病透析和非透析患者，rHuEPO 的初始剂量建议为 50～100U/kg；每周 3 次，或 10 000U，每周 1 次，皮下或静脉给药。

（2）初始 ESA 治疗的目标是血红蛋白每月增加 10～20g/L，应避免 1 个月内血红蛋白增幅超过 20g/L。

（3）ESA 初始治疗期间应每月至少监测血红蛋白水平 1 次；维持治疗期间，慢性肾脏病非透析患者每 3 个月至少监测血红蛋白 1 次，慢性肾脏病 5 期透析患者每月至少监测血红蛋白 1 次。

（4）应根据患者的血红蛋白水平、血红蛋白变化速度、目前 ESA 的使用剂量及临床情况等多种因素调整 ESA 剂量。推荐在 ESA 治疗 1 个月后再调整剂量。如血红蛋白升高未达目标值，可将 EPO 的剂量增加，每次 20U/kg，每周 3 次；或 10 000U，每 2 周 3 次。

血红蛋白升高且接近 130g/L 时，应将剂量降低约 25%。如血红蛋白持续升高，应暂停药直到血红蛋白开始下降，然后将剂量降低约 25%后重新开始给药，或者在考虑停止给药前，于更短的时间间隔（如每周 1 次）内再次重复监测血红蛋白，对血红蛋白的进一步升高进行评估，尤其是网织红细胞计数及其变化方向。如果在任意 2 周内血红蛋白水平升高超过 10g/L，应将剂量降低约 25%。需要注意的是，已经达标的血红蛋白值很容易超过或低于理想范围，因此需要进行剂量调整。调整 ESA 剂量的频率应该根据 ESA 起始治疗期间血红蛋白的上升速度、ESA 维持治疗期间血红蛋白的稳定情况及血红蛋白的监测频率来决定。当需要下调血红蛋白水平时，应减少 ESA 剂量，但没必要停止给药。停止给予 ESA，尤其是长时间停药，可能导致血红蛋白持续降低，使血红蛋白降低到目标范围以下。严重感染或手术后等疾病状态可明显改变患者对 ESA 的反应。当贫血严重或 ESA 反应性严重降低时，应给予输血而不是继续给予 ESA 或增加 ESA 剂量。若治疗期间出现 ESA 低反应性，其诊断和处理参见 ESA 低反应性的原因及处理。

4．rHuEPO 治疗的给药途径

（1）接受血液滤过或血液透析治疗的患者，建议采用静脉或皮下注射方式给药。与等效的静脉给药相比，皮下注射可以减少药物的用量。

（2）非透析患者和腹膜透析患者建议采用皮下注射途径给药。

5．rHuEPO 治疗过程中应注意的事项　在开始 rHuEPO 治疗时应注意：①治疗 1 个月后，应对其临床疗效进行一次评价，此后则应每隔 1～2 个月评价 1 次。评价 rHuEPO 临床疗效的指标包括血红蛋白及血细胞比容、预期的血红蛋白水平及临床应用 rHuEPO 治疗的目的是否已经达到，如与重度贫血相关的心绞痛等症状是否缓解等；②rHuEPO 的治疗剂量应根据其疗效及实验室检查指标进行调整。在 rHuEPO 的治疗过程中，即使是血红蛋白水平一时超过预期值，临床上也不应间断 rHuEPO 治疗。因为停药后若再次应用 rHuEPO 治疗，仍然会再次诱导机体对 rHuEPO 的反应。倘若血红蛋白水平过高，确需快速降低血红蛋白水平，如发生高血压脑病等，临床上可采取静脉放血或血液透析治疗结束时放血，以便血红蛋白水平快速下降；③在 rHuEPO 治疗的整个过程中，自始至终都应注意监测 rHuEPO 可能产生的不良反应，具体应注意：保持血压稳定（透析治疗前舒张压＜95mmHg；平均动脉压＜110mmHg）防治缺铁；及时了解血液透析患者血管通路的功能；以及保证透析的充分性等。

第七节　营养不良

随着血液透析疗法的广泛开展及医疗保障的日趋完善，血液透析患者在逐年增加；透析设备技术不断进步、透析器的不断改良及透析质量的逐步提高，使透析患者生存年限逐渐在延长，提高患者的生活质量和与之相关的营养问题越来越引起广泛的关注。

慢性肾功能不全患者，在导入透析治疗之前的保守治疗期，由于肾功能障碍使代谢产物在体内潴留并对各个脏器进行损害，需要严格控制饮食和蛋白质摄入量，为减轻心脏负担特别是要对食盐和水分进行限制。患者进入透析治疗以后根据治疗原理和特点，需要补充营养，对营养指标进行调整，如增加蛋白质的摄入量，并且饮食限制与管理将伴随患者一生。同时，伴随透析治疗的进行，患者尿量会逐渐减少，使控制水、钠摄入量逐渐变得严格，患者易产生抵触情绪，使得饮食管理工作难以开展。为了预防透析合并症的发生并使这项工作进行顺利，我们需要有计划有步骤的护理运作和管理，根据患者进入透析治疗后的特点和产生的问题有针对性地进行指导，一步步把患者纳入饮食管理计划。

饮食管理对长期维持性血液透析患者非常重要，关系到患者在接受透析治疗后，如何预防合并症和提高生活质量，能否回归社会和是否有恢复工作的体能，关系到患者今后生存及预后的方向。饮食管理这项工作在目前仍然缺乏营养师参与管理和指导，许多工作有待完善，为了患者今后更好的生存，饮食管理已经成为护理工作不容忽视的任务。

一、营养不良的表现

透析患者营养状况不容乐观，患者在接受血液透析治疗的同时，体内氨基酸等小分子营养物质也会去失。透析治疗清除代谢产物以后，随着患者症状得到缓解，活动量增加又造成营养物质的消耗，并且高氮质血症的减轻，代谢亢进造成的负氮平衡加之营养摄入不足，使透析患者普遍存在着营养不良问题。营养不良的发生致使透析合并症患病率高，增加了患者死亡危险系数。据报道，国外维持性血液透析患者轻至中度营养不良占 33%，重度营养不良占 6%～8%；国内研究结果显示营养不良发生率达 53.6%，其中轻至中度占 39.3%，重度为 14.3%，远高于国外。患者的营养不良状态促进炎症反应，增加患病危险度，促进了动脉硬化，影响到透析患者长期存活率与生存质量。因此对透析患者的饮食管理至关重要，已囊括在我们护理工作范围并成为不容推辞的工作内容及责任。透析患者营养不良主要表现如下。

1. 人体测量指数的降低　体重指数（BMI）降低；肱三头肌皮褶厚度、肩胛下角皮褶厚度减少；上臂围减少等显示肌肉、脂肪含量的减少。

2. 钙磷代谢异常　其异常状况得不到很好的纠正，还会存在骨钙异位沉着及身高的降低。

3. 血清蛋白质异常　如白蛋白、转铁蛋白等浓度的降低。

4. 血浆氨基酸浓度的改变　必需氨基酸减少；非必需氨基酸浓度增加。

二、营养不良原因

（一）血液透析患者自身因素对营养状态的影响

1. 营养物质缺乏

（1）营养物质摄入不足的原因很多，主要由于患者慢性肾衰竭，代谢产物在体内潴留，尿毒素对消化系统的损害所产生一系列症状如恶心、呕吐、食欲缺乏等，使患者蛋白质、热量长期摄入不足。

（2）在非透析治疗过程中，限制蛋白物质的摄入量使得营养不良加重。同时代谢产物在体内潴留堆积形成酸中毒，使内分泌发生紊乱，阻碍了体内蛋白质的合成，造成糖、脂肪、蛋白质代谢紊乱。

（3）透析患者服用某些药物，如口服铁剂、含铝或含钙的磷结合剂、抗生素等对胃肠道产生刺激均影响食欲。

（4）精神因素，如经济问题、工作问题或家庭问题，对疾病的恐惧等均造成食欲减退，妨碍营养物质的摄取。

2．营养物质消耗　由于营养不良易发感染等并发症造成高分解代谢，增加了体内营养物质消耗。病情好转患者活动量增加但饮食管理差，营养摄入不足，发生负氮平衡。

（二）血液透析治疗相关因素对患者营养状态的影响

1．透析治疗中营养物质的丢失　不同类型透析器的膜材料、面积、性能不同，清除物质的量也有所不同。高通量透析膜如聚砜膜、聚甲基丙烯酸甲酯膜等因膜孔径大，能够清除中分子，对营养物质的丢失量比低通量透析膜要更多。如果血液透析治疗5小时，使用普通透析器一般丢失氨基酸5～8g及肽类4～5g，透析器与回路内的残余血量约丢失40ml（约8g蛋白质），并且丢失水溶性维生素及微量元素，如锌等。

2．透析不充分，影响营养物质摄取　因为透析疗法的目的是替代肾部分功能，是为了清除体内代谢毒素。经过充分透析在纠正了患者代谢性酸中毒及电解质紊乱后，消化道症状会随之减轻或消失，食欲会得到改善，患者进食量会增加，营养状况会好转。透析是否充分不仅要看患者症状的改善，还有以透析指标作参照。

病情稳定的慢性维持性血液透析患者的尿素清除指数应达1.2～1.3，蛋白分解率（PCR）达1.1g/（kg·d）以上，透析前尿素氮（BUN）达21.4mmol/L（60mg/dl）以上，才能保证患者较好营养状态，减少并发症发生和降低病死率。

如果每周治疗＜10小时，透析不充分使有害物质在体内潴留，则患者症状不能得到纠正，营养状况也不能得到改善。

3．透析的不良反应增加营养物质消耗　患者在透析中对乙酸盐透析液的不耐症、透析失衡、血压过低均会发生恶心、呕吐并影响患者食欲，减少营养物质的摄取，并造成脂肪氧化和蛋白质的消耗。

4．血液透析器性能及设备有关因素对营养状态的影响　由于透析器不能完全替代肾，不具备肾的生理功能，因此对需清除的代谢产物无选择性，仅依赖半透膜上的孔径大小来筛选清除不同分子质量的物质，因而被清除的代谢产物主要为小分子和部分中分子物质。同样营养物质分子质量符合半透膜上孔径大小的部分，也会通过半透膜被同时清除。

在透析治疗中透析用水质量发生改变，水处理设备发生问题等，或透析设备消毒后消毒液冲洗不彻底，在患者接受治疗时使患者体内产生毒性反应等诸多问题均会增加营养物质的消耗。

三、处理方法

1．总热量　是人体摄入的三大营养物质，包含糖、脂肪、蛋白质等所有食物氧化分解所产生的总热能。摄取足够热量可以防止机体消耗自身的脂肪和蛋白质而引起的负氮平衡，人如果不吃饭会很快消瘦下来就是这个道理。没有足够热量的供给，机体将代谢蛋白质作为热量来源，蛋白质的消耗又会使血中尿素氮等代谢产物增高，从而加重肾负担，加重肾衰竭患者代谢毒素在体内的滞留。代谢产物在体内积蓄多了，不仅对各个脏器造成损害，最终导致营养不良。血液透析患者摄取足够热量，是为了避免机体消耗蛋白质，防止引起的负氮平衡。

国内学者认为，血液透析患者基本总热量是146.44kJ/（kg·d）[35kcal/（kg·d）]，轻度体力活动下为146.44～167.36kJ（35～40kcal）/（kg·d），对高分解代谢亢进的感染患者热量应达到188.28kJ（45kcal）/（kg·d）。

总热量中三大营养素糖类占总热量的55%～60%。蛋白质占总热量的15%～20%。脂肪占总热量的25%～30%，这样的比例对透析患者才更为合理。

有些血液透析患者在治疗一段时间后逐渐消瘦，体重减轻，都是因为热量摄取不足造成的脂肪与蛋白质的消耗。补充足够的热量对保持体重，维持体力，防止蛋白质的消耗，维持组织的修复非常重要。对于消瘦低营养状态的透析患者，在保证充分透析的前提下，热量的摄入应当保证每日146.44kJ

（35kcal）/kg。肥胖患者及糖尿病患者在使用药物胰岛素配合下，也应达到每日 125.52kJ（30kcal）/kg，才能维持患者营养状态。

老年透析患者的营养状态堪忧，营养不良的发生与热量摄入不足有关。长年养成的生活习惯难以适应并依从透析生活中饮食管理原则，且牙齿缺如、消化功能差等多种原因导致热量摄取不足，成为老年患者营养管理中的最大问题。在老年透析患者和糖尿病患者中，营养管理不到位，患者处于低营养状态。透析患者摄入足够的营养，是迈入健康的第一步。

2. 蛋白质

（1）蛋白质摄入原则：对透析患者蛋白质摄入量的管理非常重要，蛋白质是组成人体组织细胞最基本的物质，蛋白质由氨基酸组成。其中 8 种必需氨基酸是人体不能合成的，必须由向外界摄取来获得，因此蛋白质的过分限制会出现必需氨基酸的缺乏，使患者处于低营养状态，并使血浆蛋白低下，加重患者外周水肿。蛋白质摄入过多也会使血磷浓度增高，加重患者的氮质血症。由于血液透析治疗存在氨基酸等营养物质的丢失，营养不良患者血浆蛋白浓度低下时还会降低在透析治疗中对除水的耐受性。

国内学者认为，适当的蛋白质摄入量是 1.2～1.5g/（kg·d)，并且应当占总热量的 15%～20%，还应根据血磷浓度适当进行调整。

在蛋白质的摄取中应当注意蛋白价的问题，食品中的蛋白质种类不同，其蛋白生物价也不相同。血液透析患者在使用普通透析器进行治疗时，由于治疗本身对患者体内中分子物质的清除率较低，使中分子代谢毒素在体内蓄积引发一系列临床症状。为了从源头上控制含非必需氨基酸的植物性蛋白质的摄入，应选择摄取食物中富含必需氨基酸的优质动物蛋白质，如肉、蛋、鱼、禽、奶类，从而减少植物性蛋白质在体内代谢后中分子物质的生成。植物性蛋白质来源于豆类、谷物，应尽量减少豆类食品的摄入。

（2）摄取蛋白质量的计算方法：总蛋白质量＝标准[1.0～1.2g/（kg·d）×标准体重，按得出的总蛋白质量进行饮食选择和三餐分配。

3. 糖类

（1）糖类摄取原则：糖类是淀粉类物质，由淀粉分解而来的，存在于米、面、谷物、薯、土豆……当中。糖类在体内分解代谢的最终产物是二氧化碳和水，因此亦称为“碳水化合物（糖类）”。糖类是人体燃烧获能的主要来源，过多的摄入会增加体内脂肪储量引起动脉硬化，过少的摄入会造成蛋白质的消耗引起负氮平衡加重氮质血症，因而要指导患者适当摄取。

糖尿病肾病患者的糖类摄取量应在专科医师的指导下进行，即使已经处在护理饮食管理之中，也应定期检查血糖指标和接受专科医师的建议，摄取热量达到 30kcal/（kg·d）最低标准以维持营养状态。

（2）患者摄取糖量的计算方法：最简便的计算方法是根据患者身高得出标准体重，从标准体重计算出总热量，从总热量中获取糖类需要量，再将糖类需要量按淀粉类食品量表分配到一日每餐中。

以 60kg 体重的人计算，1 天需要总热量 8786.4kJ(2100kcal),其中糖类的摄入量不应超过 288.68g。

4. 脂肪　脂肪在热量中占有重要的地位，1g 脂肪彻底氧化分解产生 37.66kJ（9kcal）热量，它在氧化供能中产生的热量远高于糖类与蛋白质。近年来，发现长期透析患者存在着的脂蛋白代谢异常引起多方关注，它促进了动脉硬化与心血管合并症的发生。

5. 摄入水分与体重控制

（1）饮水量控制原则：近年来，疏水性透析膜的开发，使患者的除水比以前更容易些，因此对透析患者水分的摄入量有所放松。但从长期预后的观点来考虑，过多的饮水量会造成患者体内水分的潴留并引起心功能不全，控制透析患者的水分摄取量仍然是患者生活中的重要问题。

（2）患者饮水量的计算方法：血液透析患者最简便的水分摄入计算方法是量出为入，有尿患者与无尿患者对水的摄入量控制限度不同。为便于理解，将无尿患者与有尿患者在 1 天当中水分的出入及对饮入水限量进行比较，得出患者饮水的限量。

6. 摄入食盐量的管理　限制透析患者水分摄入量的同时，应该限制食盐（Nacl）的摄入量。钠离子是细胞外的主要阳离子，吸引水分在血管与组织间液中，不仅加重外周组织水肿，并且增加血容量使血压增高，导致心力衰竭的发生。一些透析患者体重增长并不高却发生了心力衰竭，常与患者体内本身有存水又食盐过多有关。盐与水共存相互作用，食用 8g 盐会吸引 1L 水分在血液里，血容量增多给心血管增加了负荷，使血压增高。过高的血压使心排血吃力，引发心肌肥厚，心脏逐渐增大。同时患者盐分食入过多，必然引起口渴，造成水分的大量饮入，使体重增加过多，使血液透析治疗中除水量增加，除水速度加快，增加失衡的危险性，给治疗带来困难。因此，限盐是控水的关键。

第八章　血液透析护理

一、患者入室教育

患者在接受血液透析前，建议血液透析护士对患者进行一次入室教育，包括以下内容。

1．让患者了解为什么要进行血液透析，了解血液透析对延长患者生命和提高生活质量的意义。重要的是，让患者理解并接受血液透析将是一种终身的替代治疗。

2．介绍血液透析在国内外的进展情况，建议带患者和家属参观血液透析室，提高患者对治疗的信心。

3．了解患者的心理问题，进行辅导和心理安抚。

4．指导患者掌握自我保护和自我护理的技能。

5．签署医疗风险知情同意书和治疗同意书。

6．介绍血液透析的环境和规章制度：挂号、付费、入室流程及透析作息制度、透析室消毒隔离制度，并介绍护士长、主治医师等工作人员。

7．进行全套生化（肾功能、电解质）检查，并了解患者的肝功能及乙型肝炎病毒（HBV）、丙型肝炎病毒（HCV）、人类免疫缺陷病毒（HIV）、梅毒（RPR）等感染情况。

8．填写患者信息　姓名、性别、年龄、婚姻状况、原发病、家庭角色、家庭地址、联系方法（必须有 2 个家庭主要成员）、医疗费用支付情况等。做好实名制登记，患者需提供身份证。

二、患者透析前准备及评估

透析前对患者进行评估是预防和降低血液透析并发症的重要环节，包括以下内容。

1．了解患者病史（原发病、治疗方法、治疗时间），透析间期自觉症状及饮食情况，查看患者之前的透析记录。

2．测量血压、脉搏，有感染、发热及中心静脉留置导管者必须测量体温。

3．称体重，了解患者干体重和体重增长情况，同时结合临床症状与尿量，评估患者水负荷状况，为患者超滤量的设定提供依据。

4．抗凝　抗凝应个体化并经常进行回顾性分析，可根据患者凝血机制、有无出血倾向、结束回血后透析器残血量等诸多因素，遵医嘱采用抗凝方法和抗凝剂量。

5．血液通道评估：检查动静脉内瘘有无感染、肿胀和皮疹，吻合口是否扪及搏动和震颤，以确定血液通道是否畅通，做好内瘘穿刺前的准备；检查中心静脉导管的固定、穿刺出口处有否血肿及感染等情况。

6．对于维持性透析患者，要进行心理、营养状况、居家自我照顾能力及治疗依从性的评估，以便对患者实施个体化护理方案，提高治疗的顺应性；对糖尿病或老年患者应采取针对性的护理措施；对危重患者，应详细了解病情，在及时正确执行医嘱之外，应进行重病患者的风险评估，并积极做好相应的风险防范准备，如备齐各种抢救用品及药物等。

7．透析前治疗参数的设定。①透析时间：诱导期透析患者，每次透析时间为 2～3 小时；维持性血液透析患者每周透析 3 次，每次透析时间为 4～4.5 小时；②目标脱水量的设定：根据患者水潴留情况和干体重，结合临床症状，按医嘱设定，并可采用超滤曲线进行脱水，有助于改善患者对水分超滤的耐受性。若透析机有血容量监测（BVM）装置，可借助其确定超滤量。同时，也可应用钠曲线帮助达到超滤目标，降低高血压或低血压的发生率，但应注意钠超负荷的风险；③肝素追加剂量：常规透析患者全身肝素化后，按医嘱设定每小时追加剂量，若应用低分子肝素或无抗凝剂透析则关闭抗凝泵；④血液流量的设定（开始透析后）：血液流量值（以 ml/min 为单位）一般取患者体重（以 kg 为单位）的 4 倍，在此基础上可根据患者的年龄和心血管状况予以增减。以上各项参数在治疗过程中均可根据患者治疗状况予以调整。

三、首次血液透析护理

首次血液透析的患者需要经过诱导透析。诱导透析是指终末期肾衰竭患者从非透析治疗向维持性透析过渡的一段适应性的透析过程。诱导血液透析的目的是最大限度地减少透析中渗透压梯度对血流动力学的影响和毒素的异常分布，防止发生失衡综合征，如恶心、呕吐、头痛、血压增高、肌肉痉挛等症状。因此，首次血液透析通常采用低效透析，使血液尿素氮下降不超过 30%，增加透析频率，使机体内环境有一个平衡适应过程。

1. 诱导血液透析前评估

（1）确认已签署了透析医疗风险知情同意书，已做了肝炎病毒标志物、HIV 和 RPR 检查，并根据检验结果确定患者透析区域。

（2）评估患者病情，如原发病、生化检查等；评估患者对自己疾病的认知度；询问患者的饮食情况，观察有无水肿、意识和精神状况异常等其他并发症，根据患者病情制订诱导透析的护理方案。

2. 诱导透析监护　除常规内容之外，诱导期内的透析监护还应包括以下内容。

（1）使用小面积、低效率透析器，尿素氮清除率（KOA）不超过 400。

（2）原则上超滤量不超过 2.0L，如患者有严重的水钠潴留或心力衰竭可选用单纯超滤法。

（3）血液流量 150～200ml/min，必要时降低透析液流量。体表面积较大者或体重较重者，可适当增加血液流量。

（4）首次透析时间一般为 2 小时，通常第 2 次为 3 小时，第 3 次为 4 小时。如第 2 日或第 3 日患者透析前尿素浓度仍旧很高，同样需要缩短时间。通过几次短而频的诱导，逐渐延长透析时间，过渡至规律性透析。

（5）最初几次透析中，患者容易出现失衡症状，因此应密切注意患者透析中有无恶心、呕吐、头痛、血压增高等症状，出现上述症状时应及时处理，必要时根据医嘱终止透析。

（6）首次血液透析选用抗凝方法和剂量应谨慎，防止出血，观察抗凝效果。血液透析过程中注意静脉压、跨膜压（TMP）、血液颜色变化，注意动静脉空气捕集器有无凝血块及凝血指标的变化。透析结束时观察透析器以及血液循环管路的残血量，判断抗凝效果。

（7）健康教育：终末期肾衰竭患者通过诱导期的透析后，最终将进入维持性血液透析。由于终末期肾脏病带给他们压力，透析治疗又打破了他们原有的生活规律，给他们的工作也带来了很大的影响，由此导致患者普遍存在复杂的生理、心理和社会问题。因此，在患者最初几次的透析中，血液透析护士要通过与患者沟通，了解他们的需要，向患者解释血液透析治疗相关的问题，并进行血管通路自我护理和饮食营养的指导等，帮助患者调整饮食结构，制订食谱，告知限制水分、钠、钾、磷摄入的重要性，防止急慢性心血管并发症的发生。指导患者认识肾脏替代治疗不是单一的治疗，需要多方面的治疗相结合才能达到最佳效果。通过交流，进一步促进护患双方的信任，建立良好的护患关系，使患者得到有效的“康复”护理。

四、血液透析治疗过程中的监控与护理

血液透析治疗过程中的监控与护理包括对患者治疗过程的监护和对机器设备的监控与处理。

1. 患者治疗过程的监控和护理

（1）建立体外循环：患者体外循环建立后，护士在离开该患者前应确定：动静脉穿刺针及体外循环血液管路已妥善固定；机器已处于透析状态；患者舒适度佳；抗凝泵已启动；各项参数正确设定；悬挂 500ml 生理盐水，连接于体外循环血液管路以备急用。

（2）严密观察病情变化：严密监测生命体征和意识变化，每小时测量并记录一次血压和脉搏。对容量负荷过多、心血管功能不稳定、老年体弱、首次透析、重症患者应加强生命体征的监测和巡视，危重患者可应用心电监护仪连续监护。

（3）预防急性并发症：加强对生命体征的监测，重视患者主诉及透析机运转时各参数的变化，对预防和早期治疗急性并发症有着重要意义。

（4）抗凝：既要保证抗凝效果，又要防止出现出血并发症。根据患者的病情采用低分子肝素、小剂量低分子肝素、常规肝素、小剂量肝素、无肝素等方法。

（5）观察出血倾向：出血现象包括患者抗凝后的消化道便血、呕血；黏膜、牙龈出血；血尿；高血压患者脑出血；女性月经增多；穿刺伤口渗血、血肿；循环管路破裂、透析器漏血、穿刺针脱落等。若发现患者有出血倾向，应及时向医师汇报，视情况减少肝素用量，或在结束时应用鱼精蛋白中和肝素，必要时终止透析。对于出血或手术后患者，可根据医嘱酌情采用低分子肝素或无抗凝剂透析。依从性差的患者治疗时应严加看护，使用约束带制动，以防躁动引起穿刺针脱离血管导致出血。

2．透析机的监控和处理　观察透析机的运转情况。任何偏离正常治疗参数的状况均会导致机器发出报警，如血流量、动脉压、静脉压、跨膜压、电导度、漏血等。若发生报警，先消音，然后查明报警原因，排除问题后再按回车键确认，继续透析。查明报警原因至关重要，如当静脉穿刺针脱离血管时，静脉压出现超下限警报，若操作者在没有查明报警原因的情况下，将机器的回车键按了两下（按第一下为警报消音，按第二下为确认消除警报），此时透析机静脉压监测软件将会按照静脉压力的在线信息重新设置上下限报警范围，以使机器继续运转，若未及时发现穿刺针滑脱、出血状况，将会导致大出血而危及生命的严重后果。

五、血液透析结束后患者的评估与护理

1．评估患者透析后的体重是否达到干体重，可根据患者在透析中的反应及血压状况进行评估，并可针对患者对脱水量的耐受情况，于下次透析中酌情调整处方。若透析后体重与实际超滤量不符，原因有体重计算错误、透析过程中额外丢失液体、透析过程中静脉补液、患者饮食摄入过多、机器超滤误差等。

2．对伴有感染和中心静脉留置导管的患者，必须测量体温。

3．透析当日 4 小时内禁忌肌内注射或创伤性的检查和手术。透析中有出血倾向者，可遵医嘱应用鱼精蛋白中和肝素。

4．透析中发生低血压、高血压、抽搐等不适反应的患者，透析结束后应待血压稳定、不适症状改善才可由家属陪护回家，住院患者须由相关人员护送回病房。危重患者的透析情况、用药情况、病情变化情况应与相关病房工作人员详细交班。

5．患者起床测体重时要注意安全，防止跌倒。血压偏低或身材高大的患者，要防止直立性低血压的发生。

6．应用弹力绷带压迫动静脉内瘘穿刺点进行止血的患者，包扎后应触摸内瘘有震颤和搏动，避免过紧而使内瘘闭塞。10～30 分钟后，检查动、静脉穿刺部位无出血或渗血后，方可松开绷带。血压偏低者慎用弹力绷带压迫动静脉内瘘。

六、夜间长时血液透析

夜间长时透析（NHD）是指利用患者夜间睡眠时间行透析治疗。

1．夜间长时血液透析的优势

（1）提高透析患者的生活质量：同传统的间歇性血液透析相比，该治疗方式能够改善患者高血压、左心室肥大、贫血、营养等问题，进而降低了急、慢性并发症，提高了患者生存率及生活质量。根据 6 年多的经验及临床结果，夜间长时透析 6 个月后，患者在生理功能、生理职能、活力和社会功能等方面均有较大改善。

（2）有效降低患者心血管并发症：夜间长时透析可有效改善血压状况。进入夜间长时透析 3～6 个月的患者，透析前后血压维持在较理想状态，透析中高血压及低血压发生率显著减少。

（3）改善贫血：导致患者贫血难以纠正的一个主要原因是透析不充分，夜间长时透析患者每周透析 3 次，每次 7～8 小时，透析充分性较好，患者血液中促使红细胞增生的表达基因增多，贫血改善明显。

（4）对钙、磷和尿素的清除增加：越来越多的文献显示，高血磷可增加终末期肾脏病患者的心血管疾病发生率和病死率，常规血液透析清除鳞不理想，而降低血磷取决于透析时间，每次7～8小时的夜间透析可明显降低血磷，降低病死率。进入夜间长时透析6个月后，患者血磷、甲状旁腺素、血钙、低密度脂蛋白、尿素下降率等都有较大改善。

（5）提高经济效益，降低医疗费用。据统计，夜间长时透析患者年平均住院次数明显减少，住院费用显著降低，用药费用与传统间歇性透析患者相比差距明显。

（6）保持患者健康的心态：患者在晚上10点以后透析，一边透析一边进入梦乡，白天不耽误上班，做到了职业“康复”，改善了患者的心境，提升了患者对治疗的依从性。

2．夜间长时血液透析的护理

（1）患者准入评估：进入夜间透析的患者，需由主治医师或护士长进行全面评估。评估内容包括：自愿参加夜间透析；一般情况良好，体表面积较大；有自主活动能力；长期透析但伴有贫血、钙磷代谢控制不佳；透析不充分。

（2）透析方案：每周3次，每次7～8小时。运用高通量透析器，血流量为180～220ml/min，透析液流量为300ml/min，个体化抗凝。

（3）环境方面：舒适、安静、整洁、光线柔和，给患者创造在家中睡眠的感觉。

第九章　常见病的血液透析治疗

第一节　急性肾损伤

一、概述

急性肾损伤（AKI）是近年来提出的一个新名词，用于取代使用多年的急性肾衰竭（ARF），并已获得广泛认可。它是一种常见的临床综合征，主要表现为肾功能的快速下降及代谢废物的蓄积。AKI发病率高，且呈逐年上升趋势。国外报道近10年来AKI的发病率从0.65‰增长到5‰，需要透析的AKI发病率为0.295‰。住院患者AKI发生率为1.9%，重症监护病房则可高达60%。目前尚没有治疗AKI的特效药物，重症患者需要肾脏替代治疗。AKI的预后亦不容乐观，ATN和RENAL研究报道重症患者发生AKI后的病死率分别为53.0%和44.7%，且存活的患者也容易进展至慢性肾病乃至终末期肾病。因此，AKI越来越引起临床医师的重视。迄今为止，AKI的诊治仍然存在很多难题，需要不断地研究和探索。

急性肾损伤是临床上常见的危重症之一，它是由多种病因引起肾脏排泄功能在短时间内（可数小时至数周）急剧下降而出现的一组临床综合征，表现为血尿素氮（BUN）及血清肌酐（Scr）水平升高、水、电解质和酸碱失衡以及全身各系统症状，可伴有少尿（＜400ml/24h或17ml/h）或无尿（＜100ml/24h）。急性肾损伤按照病因可分为肾前性、肾性和肾后性三类。

据报道，ICU中AKI的发生率达35%，脓毒症是AKI发生的主要原因，脓毒症休克患者AKI的发生率约为50%，脓毒症合并AKI需要肾脏替代治疗（RRT）患者的死亡率高达60%，给治疗带来很大挑战。RRT是治疗危重症AKI的重要手段，其不仅能够替代肾脏功能，还能通过清除炎性介质发挥免疫调节作用。目前RRT模式主要有间断性肾脏替代治疗（IRRT，以IHD为代表）、CRRT（包括CVVH、CVVHD、CVVHDF）和介于两者之间的SLED。近年来，针对危重症合并AKI还出现了HVHF，血浆滤过吸附（CPFA）、高截留量血液透析（HCO-HD）及吸附治疗等模式。

二、急性肾损伤时机体的病理生理变化

（一）水电解质及酸碱平衡失调

水和电解质是机体的重要组成成分，广泛分布于机体细胞内外。水和电解质的代谢与生命活动息

相关。许多因素都能引起水和电解质代谢紊乱。水、电解质代谢紊乱与临床医学有着密切而广泛的联系，它可作为病因引起机体的疾病过程，又可作为基本病理过程存在于许多疾病过程之中。在许多疾病的发生、发展过程中，常常发生水和电解质的代谢紊乱。水和电解质的代谢紊乱又可进一步诱发酸碱平衡紊乱、缺氧、休克和弥散性血管内凝血等许多病理过程，从而使原发病的病情加重并形成恶性循环，严重时常导致死亡。因此，临床上正确掌握水、电解质代谢紊乱的基本知识和纠正水、电解质代谢紊乱的正确措施，对疾病的防治是至关重要的。

急性肾损伤是一种由各种原因引起两肾急性损害，使肾单位失去对水和电解质平衡的调节及对物质代谢废物的排泄功能，引起机体内水与电解质平衡失调，氮质代谢废物堆积，并出现急性尿毒症的系列体征和症状的综合征。概括起来，急性肾损伤的临床表现主要为：水与电解质平衡失调引起水潴留、高血钾、高血磷、低血钠、低血钙，酸性代谢产物蓄积引起代谢性酸中毒，以及氮质代谢废物和各种毒素蓄积导致全身各系统中毒而出现一系列所谓的尿毒症症状。

少尿型急性肾损伤按其病程演变过程，一般可将其分为少尿期、多尿期和恢复期三个阶段。有的学者则进一步将其中的少尿期进一步分为急性肾损伤早期和少尿期或无尿期，同时将多尿期进一步分为利尿早期和利尿后期。水与电解质平衡失调主要发生在少尿期，随利尿期开始而逐渐恢复。

（二）代谢产物潴留

1. 急性肾损伤发病过程中各期的功能代谢变化　急性肾衰竭少尿型的发病过程一般可分为少尿期、多尿期和恢复期三个阶段。

（1）少尿期：此期尿量显著减少，并有体内代谢产物的蓄积，水、电解质和酸碱平衡紊乱。它是病程中最危险的阶段。

（2）多尿期：当急性肾损伤患者尿量逐渐增多至每日 1200ml 以上时，即进入多尿期，说明病情趋向好转。此期尿量可达每日 3000ml 以上。产生多尿的机制为：①肾小球滤过功能逐渐恢复正常；②间质水肿消退，肾小管内的管型被冲走，阻塞解除；③肾小管上皮虽已开始再生修复，但其功能尚不完善，故重吸收钠、水的功能仍然低下，原尿不能被充分浓缩；④少尿期中潴留在血中的尿素等代谢产物开始经肾小球大量滤出，从而增高原尿的渗透压，引起渗透性利尿。

多尿期中患者尿量虽已增多，但在早期由于 GFR 仍较正常为低，溶质排出仍然不足，肾小管上皮细胞的功能也不完善，因此氮质血症、高钾血症和酸中毒等并不能很快改善，只有经过一定时间后，血钾和非蛋白氮才逐渐下降至正常水平，肾脏排酸保碱的功能才恢复正常。多尿期间，患者每日可排出大量水和电解质，若不及时补充，则可发生脱水、低钾血症和低钠血症。对此，应给予充分的注意。

多尿期历时 1～2 周后病程进入恢复期。

（3）恢复期：此期患者尿量和血中非蛋白氮含量都基本恢复正常。水、电解质和酸碱平衡紊乱及其所引起的症状也完全消失。但是，肾小管功能需要经过数月才能完全恢复正常；因而在恢复期的早期，尿的浓缩和尿素等物质的消除等功能仍可以不完全正常。少数病例（多见于缺血性损害病例）由于肾小管上皮和基膜的破坏严重和修复不全，可出现肾组织纤维化而转变为慢性肾功能不全。

非少尿型急性肾损伤患者，肾内病变可能较轻。虽然也有 GFR 减少和肾小管的损害，便以肾小管浓缩功能的障碍较为明显，因此虽有血浆非蛋白氮的增高，但尿量并不减少，尿比重（＜1.020）尿钠含量也较低，预后较好。由于非少尿型的尿量排出较多，故一般很少出现高钾血症。

2. 尿毒症毒素　众所周知，急性肾损伤患者的物质分解代谢常常是增强的。之所以会这样，可能是因为急性肾损伤时往往存在有引起额外的分解代谢过程发生的情况，如脓毒症、损伤或外科手术等；其次，肾衰竭必然会引起机体代谢做出相应的反应；再就是患者的营养供给不充足。

急性肾损伤时，因肾小球滤过率降低，使经肾脏排泄代谢产物和细胞分解产物蓄积而出现氮质血症或尿毒症。由于尿毒症严重程度与血中尿素及肌酐的浓度增高相一致，故临床上常以血清尿素氮及肌酐增高的程度与速度作为尿毒症严重性的主要指标。正常成人每日由尿中排泄尿素约 20.0g，肌酐为 1.0～1.5g。因此，无并发症的急性肾损伤患者，每日血清尿素氮大约升高 3.6μmol/L（10mg/dl），血清肌酐约升高 44.2μmol/L（0.5mg/dl）。严重创伤、烧伤或感染患者所致的急性肾小管坏死，由于体内分解代谢亢进，则血清尿素氮及肌酐迅速升高，数日内即可出现尿毒症综合征。一般在少尿期的7～9日，血清尿素氮及肌酐即达到高峰水平。

按每日血中尿素氮升高的数值，可将急性肾损伤时尿毒症分为三个等级：每日升高＜5.4μmol/L（15mg/dl）者为轻度；每日升高5.4～10.7μmol/L（15～30mg/dl）者为中度；而每日升高超过10.7μmol/L（30mg/dl）者则为重度。实际上，一些严重患者的血清尿素氮，在一日之间升高可达35～70μmol/L（100mg/dl），而血清肌酐升高可达177μmol/L（2mg/dl）。

（三）含氮尿毒症毒素对机体的毒性作用

迄今，有关尿毒症毒素的研究，大多数都是以慢性肾衰竭的动物或患者为研究对象。但不论是急性或是慢性肾衰竭所引起的尿毒症的临床表现十分相似，表明其病理生理机制也应十分相似。

尿毒症的多种特征也使潜在的尿毒症毒素的定义复杂而困难。首先，许多含氮化合物在肾衰竭时都会在体内蓄积，而且蓄积的速率因肾脏受损的程度，饮食蛋白的摄取及内源性蛋白质分解代谢的水平不同而变化；其次，通过探讨任何一种单一的，假定存在的毒素浓度与尿毒症严重程度的相关性来鉴定一种尿毒症特异性的毒素是相当困难，因为尿毒症发生时，有许多物质的浓度都因排泄障碍而同时在体内蓄积。更复杂的是，一些物质单独可能不起毒性作用，但合并在一起时则可能会引起尿毒症效应，或毒性效应增强。再就是，引起尿毒症的假定性毒素不仅仅可能是体内物质代谢的产物，还可能是一些可在尿毒症中检测出的细菌代谢产物。有证据表明小肠上皮的通透性可受到尿毒症的影响，并在多器官衰竭综合征的病理产生过程中起一定的作用。

（四）细菌代谢产物对机体的毒性作用

除蛋白质分解代谢产物以外，体内许多来源于细菌的化合物在肾衰竭时也可出现蓄积现象，尤其是甲基胺类和芳香胺类化合物研究表明，严格控制无菌的急性肾损伤大鼠的存活时间，比常规饲养的急性肾损伤大鼠几乎长1倍。这表明细菌代谢产物可能不仅在尿毒症的产生过程中起一定作用，而且还能直接影响急性肾损伤个体的存活时间。

三、物质和能量代谢异常

1．蛋白质代谢异常　绝大多数急性肾损伤患者，除基础病因所造成的损害以外，常常伴有蛋白质的高分解状态。每日的蛋白质降解可高达250g以上，而且不管蛋白质的摄入量多少，通常机体均处于负氮平衡。机体蛋白质的耗损常可直接影响到病情的凶险过程。

2．糖代谢异常　急性肾损伤患者多有糖耐量异常和胰岛素拮抗，理论上机体糖耐量降低可因肝糖输出增加，组织细胞对葡萄糖摄取机制受损，或兼而有之。

骨骼肌中蛋白质降解是体内糖原异生的重要氨基酸来源，急性肾损伤时，内源性蛋白质降解加速，骨骼肌中释放的氨基酸增多，因此，急性肾损伤时输送到肝脏的氨基酸增多，糖异生增强。已经观察到，急性肾损伤不仅肝脏消耗氨基酸及合成尿素速率加快，而且肝组织中转氨酶活性和多种糖异生的中间产物水平也升高，另外血中胰高血糖素升高及对胰高血糖素敏感性增大，可能是急性肾损伤患者葡萄糖耐量降低的另一机制，因为这可以刺激糖原水解，释放出的葡萄糖增多。但有关肝脏在尿毒症时葡萄糖产生的研究结果却很不一致，有升高、正常或降低。因此，大多数学者认为，尿毒症时葡萄糖耐量降低主要是由于骨骼肌对胰岛素产生拮抗引起。研究显示，即使提高体内胰岛素的水平，动物在两肾切除后24小时内，仍会出现糖耐量降低，表明胰岛素的产生的确在急性肾损伤引起糖耐量降低中起重要作用。机体在急性肾损伤时所产生的抗胰岛素现象，主要是抑制了骨骼肌细胞中由胰岛素介导的葡萄糖摄取过程引起。除此以外，抗胰岛素现象的产生可能还与骨骼肌中的糖原异生以及蛋白质分解代谢等物质代谢过程有关。

急性肾损伤患者经血液透析后，糖耐量降低及对胰岛素的敏感性均可得到改善，这表明机体对胰岛素拮抗是由某种体液因子引起。给予尿毒症动物的血清，可使正常动物脂肪细胞和肝细胞中被胰岛素刺激的葡萄糖代谢、脂肪合成及其对氨基酸的摄取过程受到抑制，进一步表明了上述体液因子的存在。研究表明，尿毒症中的体液因子是一种特异的多肽分子；也有研究显示可能就是甲状旁腺激素，因为防止或纠正尿毒症继发性甲状旁腺功能亢进，可提高机体对葡萄糖的耐受性。

3. 脂代谢异常　高脂血症是急性肾损伤的一种并发症高三酰甘油血症，可因肝内三酰甘油合成增多，或富含三酰甘油蛋白的清除率降低而引起。Gregg 等研究显示，急性肾损伤肝内三酰甘油的合成和分泌均急剧降低，对外源性极低密度脂蛋白的清除时间则明显延长。研究人员指出，急性尿毒症并发的高三酰甘油血症是由于三酰甘油的清除机制受损引起的代谢性酸中毒似乎也参与急性肾损伤患者脂质代谢异常，这可能是酸中毒抑制了儿茶酚胺所介导的脂质降解过程，故急性肾损伤血浆中游离脂肪酸的水平降低。此外，急性肾损伤患者脂蛋白脂酶活性降低也可能与脂质代谢异常有关。

4. 内分泌系统紊乱　慢性肾衰竭内分泌激素改变已有大量研究，相对而言，有关急性肾损伤引起内分泌紊乱的研究文献较少，主要集中在糖耐量降低、抗胰岛素、高血糖，以及低血钙引起的甲状旁腺激素和降钙素升高等。近年来，有关急性肾损伤与内分泌激素的研究有增多趋势，尤其是对肾素-血管紧张素系统、内皮素、花生四烯酸代谢产物以及心房钠尿肽的研究逐年增多，并取得了长足的进展。

急性肾损伤还可观察到其他一些激素异常变化：血清总甲状腺激素（T_3、T_4）水平降低，游离 T_3、T_4 吸收率及甲状腺刺激激素（TSH）正常；血清卵泡刺激激素、睾丸素及促红细胞生成素水平降低，而黄体酮激素水平正常；抗利尿激素、胃泌素、泌乳素及生长激素水平均呈升高趋势。有幸的是，所有这些内分泌激素改变均是可逆性的，一旦肾功能恢复后，可恢复到正常水平。

四、全身性炎症反应综合征

全身性炎症反应综合征（SIRS）这一个新的临床概念是近年来的研究热点。其基本病理变化是机体内促炎-抗感染自稳失衡所致的，伴有免疫防御功能下降的、持续不受控制的炎症反应。大量研究表明，SIRS 在急性肾损伤尤其是脓毒症及脓毒症休克在急性肾损伤发生发展中起重要作用。SIRS 可诱发或加重急性肾损伤，急性肾损伤时机体产生的炎症介质及细胞因子等又反过来影响 SIRS，两者互为因果，形成恶性循环而使病情难以控制。

五、临床表现

（一）起始期

此期也可称为肾前性氮质血症或功能性肾衰竭期。主要是由各种肾前性因素引起有效循环血量下降，肾脏血流灌注减低使肾小球滤过率降低，流经肾小管的原尿减少、速度减慢，因而对尿素氮、水及钠的重吸收相对增加，引起血尿素氮升高、尿量减少及尿比重增高。因损伤较轻，血清肌酐水平变化不大。起始期的长短因病因不同而异，常为数小时至数天，此时肾脏病变为可逆性。本期患者可无明显的临床症状或仅为轻微的有效循环血容量不足，临床常不易被发现。部分患者随着病变持续进展，开始出现容量过多、电解质和酸碱平衡紊乱的症状和体征。提示其可能将进入急性肾损伤的持续期。

（二）持续期

此期以往称为典型急性肾小管坏死，一般持续 7～14 日，但也可短至几天，长至 4～6 周。患者一般起病急骤，常首先出现尿量减少及氮质血症、血肌酐升高、肾小球滤过率下降，并出现水、电解质、酸碱平衡紊乱及相关系统并发症，大多伴有不同程度的尿毒症表现。

1. 尿的改变　典型急性肾损伤持续期的患者可表现为少尿，即每日尿量持续少于 400ml；部分甚至无尿，即每日尿量持续少于 100ml。完全无尿少见，若出现完全无尿需考虑双侧肾皮质坏死、肾血管阻塞、严重的急性肾小球肾炎或完全性肾后性梗阻。由于病因不同，病情轻重不同，患者少尿持续时间不一致，可为数小时至 2 周，也可持续更长时间。一般认为，肾中毒者所致 ATN 持续时间短，而缺血性所致者持续时间较长。少尿持续时间越长，肾脏预后越差、病死率越高。也有些患者可没有少尿，尿量在 400ml/d 以上，称为非少尿型急性肾损伤，其病情大多较轻，预后较好。持续期患者尿蛋白常为+～++，沉渣可见肾小管上皮细胞、上皮细胞管型、颗粒管型及少许红细胞、白细胞等，尿比重常＜1.010，尿渗透压常＜350mOsm/kg。

2. 氮质血症　由于肾小球滤过率降低引起少尿或无尿，致使摄入蛋白质的代谢产物和其他代谢废物不能经肾脏排泄而潴留在体内，可产生中毒症状，即尿毒症，其严重程度与血清肌酐（Scr）和尿素氮（BUN）的上升速度有关，而血清肌酐（Scr）和尿素氮（BUN）的升高速度与体内蛋白分解状态有关。在无并发症且治疗正确的病例，每日 BUN 上升速度较慢，为 3.6～7.1mmol/L（10～20mg/dl），血清肌酐（Scr）浓度上升仅为44.2～88.4μmol/L（0.5～1.0mg/dl），但在高分解状态时，如伴有广泛组织创伤、烧伤、严重感染、败血症等，组织分解代谢极度旺盛，组织分解产物产生的速度远远超过了残余肾功能清除毒物的速度。每日血尿素氮（BUN）可升高10.1mmol/L（30mg/dl）或以上，血清肌酐（Scr）每日升高176.8μmol/L（2.0mg/dl）或以上。此外，热量供给不足、肌肉坏死、血肿、胃肠道出血、感染、高热、应用糖皮质激素等也是促进蛋白高分解的因素。

3. 水、电解质及酸碱平衡紊乱

（1）水、钠潴留：由于盐和水排出减少致水、钠潴留，可表现为肺水肿、浆膜腔积液及心力衰竭、血压增高等，当未控制水分摄入或输入葡萄糖溶液过多时可出现稀释性低钠血症，严重时出现水中毒，表现为虚弱无力、头痛、食欲缺乏、嗜睡、惊厥等精神神经症状。

（2）高钾血症：正常人摄入的钾盐90%从肾脏排泄，ATN时肾脏排钾功能减退，多种疾病相关因素或医源性因素均可引起或加重高钾血症；如果同时体内存在高分解状态，如感染、溶血及大量组织破坏等，热量摄入不足致体内蛋白分解、释放出钾离子，酸中毒时细胞内钾转移至细胞外，有时可在几小时内发生严重高钾血症；未能及时诊断，摄入含钾较多的食物或饮料，输入大量库存血（库存10日血液每升含钾可达22mmol），使用保钾利尿药，均可引起或加重高钾血症。高钾血症是急性肾损伤最严重的并发症之一，也是急性肾小管坏死少尿期的首位死因。

（3）代谢性酸中毒：成人正常蛋白质饮食每日固定酸代谢产物为1～2mmol/kg，其中80%由肾脏排泄，20%与HCO_3离子结合成碳酸后分解成水与二氧化碳，后者再由肺排出。急性肾损伤时，由于酸性代谢产物经肾脏排出减少，肾小管泌酸能力和保存碳酸氢钠能力下降等，导致血浆碳酸氢根浓度有不同程度下降，在高分解状态时降低更多、更快。若代谢性酸中毒持续存在，会导致体内肌肉分解加快，患者可出现恶心、呕吐、疲倦、嗜睡、呼吸深快，甚至昏迷等。此外，酸中毒还可使心肌及周围血管对儿茶酚胺的反应性下降，导致低血压甚至休克。由于心室颤动阈值降低，患者易出现异位心律。因此，一旦发现急性肾损伤患者存在酸中毒应及时给予处理，输注碳酸氢钠不能纠正的严重酸中毒，应立即行肾脏替代治疗。对于高钾血症、酸中毒极其严重的病例在透析间期仍需补充碱性药物以纠正代谢性酸中毒。

（4）低钠血症和低氯血症：两者多同时存在。低钠血症可由于水过多所致稀释性低钠血症，或因灼伤或呕吐、腹泻等从皮肤或胃肠道丢失钠盐所致；或对大剂量呋塞米有反应的非少尿型患者出现失钠性低钠血症。严重低钠血症可致血渗透浓度降低，导致水分向细胞内渗透，出现细胞水肿，严重者可表现急性脑水肿症状，临床上表现疲乏、软弱、嗜睡或意识障碍、定向力消失，甚至低渗昏迷等。低氯血症常由于呕吐、腹泻或大剂量应用襻利尿药，患者可出现腹胀、呼吸表浅和抽搐等代谢性碱中毒表现。

（5）高磷血症和低钙血症：高磷血症是急性肾损伤常见的并发症。正常人摄入的磷酸盐60%～80%经尿液由肾脏排出，急性肾损伤时肾脏排磷显著减少，少尿期血磷常轻度升高，但在高分解代谢状态及组织创伤、横纹肌溶解或有明显代谢性酸中毒者，高磷血症可较突出。酸中毒纠正后，血磷会有一定程度下降。

急性肾损伤时低钙血症多由高磷血症引起，肾小球滤过率降低，导致磷潴留，骨组织对甲状旁腺激素抵抗和活性维生素D_1水平降低，可发生低钙血症。急性肾损伤时患者常存在酸中毒，使细胞外钙离子游离增多，可出现无症状性低钙血症。但在急性胰腺炎、横纹肌溶解、酸中毒应用碳酸氢钠纠正后，患者可出现低钙血症的症状，表现为口唇、手指尖或足部麻木感、四肢及面部肌肉痉挛，也可发生锥体外系症状如震颤麻痹等，心电图提示Q-T间期延长、ST段延长、平坦和非特异性T波改变。当血钙低于0.88mmol/L时，可出现严重的随意肌及平滑肌痉挛，导致惊厥、癫痫发作、严重哮喘，症状严重时可出现心功能不全，甚至心搏骤停。

（6）镁的代谢异常：正常人摄入的镁60%由粪便排泄，40%经尿液由肾脏排泄。由于镁离子与钾离子均为细胞内主要的阳离子，因此，急性肾损伤时血钾与血镁浓度常平行上升，在肌肉损伤时高镁血症较为突出。当出现高镁血症引起的症状和体征时，血镁的浓度通常已超过2mmol/L，主要表现为神经肌肉系统和心血管系统的症状和体征，如膝腱反射减低或消失、随意肌麻痹、呼吸衰竭、低血压、心跳缓慢，严重高镁血症可引起呼吸抑制和心肌抑制，应予警惕。高镁血症的心电图改变为P-R间期延长和

QRS 波增宽；伴有高钾血症时，可出现高尖 T 波，当高钾血症纠正后，心电图仍出现 P-R 间期延长及（或）QRS 增宽时应怀疑高镁血症的可能。值得注意的是，低钠血症、高钾血症和酸中毒均可增加镁离子对心肌的毒性。低镁血症常见于两性霉素 B 和氨基糖苷类抗生素所致的肾小管损伤，可能与髓襻升支粗段镁离子重吸收部位受损有关。低镁血症常无明显的临床症状，但有时可表现为神经肌肉痉挛抽搐和癫痫发作，或持续性低血钾或低血钙。

（三）恢复期

恢复期是通过肾组织的修复和再生达到肾功能恢复的阶段。此期尿量进行性增加，少尿与无尿的患者尿量超过 500mg/d 即进入恢复期。临床上部分患者可出现多尿，即尿量超过 2500ml/d，一般持续 1～3 周或更长，称为多尿期。多尿的发生可能与急性肾损伤持续期潴留的水盐排泄、滤过的尿素和其他潴留溶质的渗透性利尿作用和利尿药的应用有关，另外，肾小管重吸收功能的恢复较肾小球滤过功能的恢复落后也与多尿有关。非少尿型 ATN 患者，恢复期可无明显尿量改变。在恢复期肾功能尚未完全恢复时，仍可出现水、电解质紊乱及各种并发症。根据病因、病情轻重程度、多尿期持续时间、并发症和年龄等因素，急性肾损伤患者恢复期临床表现差异较大，可无明显不适，自我感觉良好或体质虚弱、乏力、消瘦，当 BUN 和 Scr 明显下降时，尿量逐渐恢复正常。肾小球滤过功能多在 3～6 个月恢复正常。约有 50% 的患者有亚临床的肾小球滤过和肾小管功能缺陷，部分患者的肾小管浓缩功能需 1 年以上才能恢复。也有少数患者肾功能持续不恢复，并逐渐进展至慢性肾衰竭，需持续性血液净化治疗。

六、诊断

AKI 新的诊断标准，按时间顺序先后有三个，即 ADQI 标准\AKIN 标准，以及迄今最新的 KDIGO 急性肾损伤临床实践指南。具体是：肾功能在 18 小时内急剧下降，表现为 Scr 上升＞0.3mg/dl（26.4μmol/L）或 Scr 上升＞50%（达到基线的 1.5 倍），或尿量减少＜0.5ml/（kg·h）持续超过 6 小时。AKI 分为 5 期：1 期为风险期（risk of renal dysfunction，R）；2 期为损伤期（injury to the kidney，I）；3 期是衰竭期（failure of kidney function，F）；4 期是失功能期（loss of kidney function，L）；5 期则为终末期肾病期（end-stage kidney discase，ESKD），分别取各期英文第一个字母组成缩写，即 RIFLE 分级或分期。其中，前三期为 3 个严重程度级别，后二期为 2 个预后级别。ADQI 诊断及 RIFLE 分级标准，是目前 AKI 最常用的诊断标准之一。各期的具体诊断标准，见表 9-1。但 RIFLF 分级标准存在一定局限性，如诊断 AKI 的灵敏度和特异度不高，未考虑年龄、性别、种族等因素对肌酐的影响。

表 9-1　AKI/ARF 的 RIFLE 分级诊断标准

分级	Scr 或 GFR*	尿量
危险（risk）	Scr 上升至或超过原来的 1.5 倍或 UFR 下降＞25%	＜0.5ml/（kg·h）时间＞6 小时
损伤（injury）	Scr 上升至或超过原来的 2 倍或 GFR 下降＞25%	＜0.5ml/（kg·h）时间＞12 小时
衰竭（failure）	Scr 上升至或超过原来的 3 倍或 GFR 下降＞75%或 Scr≥4mg/dl，急性增加≥0.5mg/dl	＜0.3ml/（kg·h）时间＞24 小时或无尿＞12 小时
肾功能丧失（loss）	持续肾衰竭＞4 周	
终末期肾病（ESRD）	持续肾衰竭＞3 周	

注：GFR 为肾小球滤过率。

七、血液净化治疗

（一）急性肾损伤血液净化方式

将急性肾损伤严重程度分为以下三种类型并相应选择透析模式。

1. 单纯型急性肾损伤（Ⅰ级）　仅有肾功能障碍，年龄＜65 岁，无有意义的基础疾病。比如氨基苷类抗生素致急性肾损伤。可隔日透析，每次3～4小时，用标准HD（营养合成膜透析器、碳酸氢盐透析液）。若需快速清除水分可加用单纯超滤或作血液滤过。

2. 复合型急性肾损伤（Ⅱ级） ①年龄相对较高，＞65岁；②合并一种或两种有意义的基础病（糖尿病、心脏病、肺疾病、肝疾病、营养不良、凝血障碍）；③或伴发一种或两种急性病（心力衰竭、休克、肺功能障碍、肝衰竭、中枢神经系统紊乱、胰腺炎）；④或发生于特定情况（治疗过晚、术后、化疗后、围生后、外伤后）。若采用间歇性肾替代治疗（IRRT），建议为每日透析（或5～6次/周），可更充分地、平稳地恢复代谢和容量平衡，特别对血流动力学不稳定的患者，用长时间（5～6小时/次）、低流量透析，做血液透析滤过（HDF）则更好。有急性并发症者最好做连续性肾替代治疗（CRRT）。

3. 危重型急性肾损伤（Ⅲ级） ①肾衰竭是多器官功能障碍的一部分；②或发生于高龄患者（＞85岁）；③或患者既往存在至少两种慢性病。最好用长时间（8～10h/d）低流量透析做HDF，用碳酸氢盐置换液更符合生理要求，能更好地维持酸碱平衡。对于水负荷过多的患者，连续性或单纯超滤能更有效的恢复水平衡。有两个器官衰竭者，最好选用CRRT。

急性肾衰血液净化模式如表9-2所示。

表9-2 急性肾衰血液净化模式

模式	基本原理	置换液	净化器材	治疗时间（小时）	尿素清除率（ml/min）	中分子清除
血透HD						
IHD	弥散＋超滤	–	低通量透析器	4h/次	160	+
HFHD	弥散＋对流	–	高通量透析器	4h/次	160	++
HDF	弥散＋滤过	√	高通量滤器	4h/次	160	++
SLEDD	弥散＋超滤	±	高通量透析器、滤器	8～12h/日	↑↑	++
CVVHD	连续弥散＋超滤	±	滤器	24h/日	17～21	++
血滤HF						
CVVH	连续弥散＋对流	√	滤器	24h/日	15～17	+++
HVHF	连续弥散＋对流	＞601/d	滤器	24h/日	↑↑	+++
CVVHDF	连续弥散＋对流	√	滤器	24h/日	↑↑	+++
超滤UF						
单纯超滤	超滤	–	透析器	1～3h/日	–	–
SCUF	连续超滤	–	滤器	24h/日	1～3	–

注：HD血透，IHD间歇性血透，HFHD高流量血透，HDF血液透析滤过，SLEDD缓慢低效每日透析，CVVH连续性静脉-静脉血液滤过，HVHF高容量滤过，CVVHDF连续性静-静脉血液透析滤过，UF超滤

（二）急性肾损伤血液净化方式剂量

经验性的慢性肾衰竭剂量是3次/周，每次4～5小时，但对急性肾损伤不合适。因病情危急，并常伴高分解代谢。已观察到，透析剂量与存活率有关，周KT/V为6.0，病死率为16%，周KT/V＜3.0为57%。故一般设定周KT/V为6，若隔日透析，则每次透析KT/V需1.5，透析3～5小时/次达到。若每日透析，则每次KT/V为0.9就可达到6.0/周。另一个指标是若设定以尿素清除率是每周180L，则3次/周，每次需60L或每周6次，每次30L才符合要求。总之，从尿素动力学因素考虑，隔日透析较3次/周好，每日透析更好。每日透析的优点：①高效率；②减少“峰”和“谷”现象；③减少透析后反跳；④促进水、电解质、酸碱平衡恢复。

（三）急性肾损伤血液净化治疗的指征

血液透析疗法是治疗急性肾损伤（AKI）的重要手段，其目的在于：①清除过多的水分及毒素；②维持肾衰竭患者体内的酸碱平衡；③为肾衰竭患者用药及营养治疗创造条件；④避免急性肾损伤患者出现多脏器功能衰竭。目前认为一旦急性肾损伤确诊，又无禁忌证时，应尽早进行血液净化治疗，特别是在高分解代谢型急性肾损伤患者，以期降低病死率。

1. 绝对指征

（1）高钾血症：与心肌毒性相联系的高钾血症，历来都是急性肾损伤患者启用透析疗法的公认指征。在急性肾损伤过程中，高血钾的发生及其危重性是随着引起急性肾损伤的病因及其并发症不同而异的。但有一条大致准确的实用规律是，与高分解代谢和细胞损害相联系的疾患所引起的急性肾损伤，往往在肾功能不全的较早时期即有出现高血钾的危险。如继发于横纹肌溶解、高热、挤压伤或外伤、血管功能不全、溶血性尿毒症综合征（HUS）、与溶血相联系的弥散性血管内凝血（DIC）、大面积烧伤或矫形外科损伤、伴有高热的脓毒症等急性肾损伤，在其病程的较早阶段即可能出现高钾血症。实际上，即使是肾毒型急性肾小管坏死等不易发生高血钾，但如并发有脓毒症及胃肠道出血等疾患，也可使患者出现高钾血症。在慢性肾衰竭时，反复血钾水平升高可使机体对高钾血症产生一定程度的耐受性，故血钾水平升高相对不易引起严重的后果。但在急性肾损伤时则大不相同；急性肾损伤时所出现的高钾血症，常常与心肌中毒联系在一起。因此，在急性肾损伤的早期，一旦出现血钾水平升高，应立即采用保守疗法来减轻钾负荷，消除产生高血钾的隐患。

（2）血容量过多：即使是非少尿型急性肾损伤患者，并在肾衰竭的早期即开始适当限制液体的摄入量，但由于药物治疗和营养治疗难免会摄入相当大量的液体，故患者仍可能出现血容量过多。体液过多所引起的临床表现可分为两类。一类是血管内容量扩张所引起的高血压和充血性心力衰竭。这类临床表现不仅不能作为急性肾损伤患者采用透析疗法的绝对指征，相反，严重的高血压（收缩压＞200mmHg，舒张压＞130mmHg）和心功能不全还是血液透析疗法的相对禁忌证。对于充血性心力衰竭的治疗，首先要明确其病因及各种影响心功能的因素，以便指导治疗。治疗原则主要是休息，限制钠的摄入，应用强心苷、利尿药及血管扩张药。其中血管扩张药的作用机制主要是降低心室的排血阻力、减轻心脏的后负荷，从而使心搏出量增加，或降低静脉张力使回心血量减少从而降低左心室舒张期末容量以降低心脏前负荷。近十多年来血管紧张素转化酶抑制药已几乎成为心力衰竭治疗的标准血管扩张药。因为它能抑制血管紧张素Ⅱ的产生及醛固酮的分泌释放，减少了血管收缩及水钠潴留，降低心脏前后负荷，并选择性地增强肾血流量。但由于它能损害肾小管对钾离子的分泌排泄，故有高血钾和高血钾倾向的患者应限制使用。另一类体液过多的临床表现是血管外液过多而引起的，包括外周水肿、腹水和胸膜渗漏等。这些临床病症本身单独也不能作为判断是否应进行透析治疗的指征。但由于急性肾损伤患者通常都伴有血浆白蛋白减少，因此较低程度的平均肺毛细血管压升高，即可引起肺间质和肺泡内充血水肿而可能导致呼吸衰竭，从而危害患者的生命。显然出现呼吸衰竭前的肺充血水肿可作为急性肾损伤患者迫切需要进行透析治疗的绝对指征。

（3）尿毒症：与高钾血症一样，历来都肯定是需要进行透析治疗的绝对指征，如同后面将要讨论的那样，目前已经趋向于早期应用透析治疗，即预防性透析治疗。在急性肾损伤患者，尿毒症并发症发生时的氮质血症水平似乎比在慢性肾功能不全患者所见到的要低；其次尿毒症的出现还受到血中尿素氮（BUN）水平升高速率的影响；此外尿毒症并发症多发生于诸如糖尿病和老年等对尿毒症耐受性较低的患者。

（4）酸中毒：除非患者并发长期的呕吐，或正在接受鼻胃管引流，否则在急性肾损伤形成过程中多数都伴有代谢性酸中毒。由于排泄功能不全及肾小球滤过的碳酸氢钠回收减少及肾脏的尿液酸化功能降低，从而导致体内产生的有机酸潴留。正常时的内源性酸产生率大致为 1mEq/（kg·d）。由于少尿可使排尿丢失的有机碱减少而被机体用于中和体内的酸性物质，因此，如不存在有肾外的排泄途径，或因烧伤、脓毒症、挤压伤、外伤等分解代谢状态，及糖皮质激素治疗引起内源性酸生成增多时，少尿对于代谢性酸中毒可能可以起到一定的有益作用。

碳酸氢盐缺乏，可采用给予碳酸氢钠或相应碱化当量的枸橼酸钠来纠正。虽然枸橼酸钠比碳酸氢钠的口感好而更易为患者接受，但如与氢氧化铝合并给药，就会引起急性铝中毒。这两种药物在体内所形成碱的类型都是钠盐，如给药时不能维持充分的利尿，还将会引起容量扩张。这种情况如发生在低碳酸血症呼吸代偿的急性肾损伤患者身上，就可使病情复杂化，因为充血性心力衰竭和尿毒症胃肠摄碱能力受阻的副效应与酸中毒可互为因果而引起恶性循环。因此，在这些情况下如出现严重的酸中毒最好是采用透析疗法进行治疗。

在pH低于7.2以前，酸中毒所引起的临床症状是不大明显的。pH低于7.2的酸中毒状态，存留碱缓冲容量就非常小了，以至于当血中碳酸轻微降低，即可导致极度的酸中毒和严重的心血管效应。透析治疗为机体所补充的碱，不同的技术有所不同；腹膜透析和连续动静脉血液透析疗法提供的是乳酸盐，血液透析和连续动静脉血液滤过所提供的是碳酸氢钠或乙酸钠。有趣的是，虽然腹膜透析为患者提供碱的效率一般仅为血液透析的20%；然而采用缓慢移动性腹膜透析维持的稳定患者，与进行每周3次血液透析的患者相比，通常有更高的稳定性碳酸氢钠水平。但总的来说，对于高分解代谢等产酸迅速增多的患者，血液透析无疑是首选的治疗方法。

2. 相对指征　急性肾损伤透析治疗的相对指征，是一些通常不造成生命威胁，并且往往采用保守疗法即可加以控制的机体代谢紊乱，加上有较低程度的容量负荷或预计会出现营养过度、中度神经功能紊乱或进行外科手术等。钙离子平衡失调本身很少会采用透析疗法来纠正。低血钙症可采用补充钙盐，给予磷结合剂和维生素D类似物进行治疗纠正，如注射10%氯化钙钙或10%葡萄糖酸钙，或口服乳酸钙或葡萄糖酸钙加用维生素D。在恶性肿瘤和肿瘤溶解综合征，常可分别出现高钙血症和高尿酸血症急性肾损伤。少尿型急性肾损伤可加重这些原发性代谢异常的临床过程。采用血液透析疗法对钙和尿酸的消除率很高，以至于常会出现因消除量过多而导致负平衡。急性肾损伤患者出现高镁血症，最常见的是在使用含镁导泻药不当而引起的，采用无镁透析可达到负镁平衡的效果出血，尤其是胃肠道出血，是急性肾损伤的常见并发症之一，可因透析过程中采用肝素化抗凝而加重。最关键的诱因是血小板的聚集和黏附功能减弱，表现为出血时间可延长到原有的3倍。虽然腹膜透析和血液透析两者均能纠正这些异常，但也有许多纠正血小板相关性缺陷的保守治疗方法。输注红细胞使血细胞比容＞30%，输注富含von wine brand因子的冷却沉淀物，以及静脉注射0.3μg/kg体重脱氨基8-D-精氮酸血管加压素，均可使血小板的功能性紊乱迅速改善提高。在急性肾损伤患者，这些治疗方法均可取得很好的疗效。因此，血小板功能紊乱引起的出血时间延长本身并不能作为是否需要进行透析治疗的判断指标；即便伴有即将要进行外科手术治疗的情况，也不一定需要进行透析治疗。此外，采用促红细胞生长素或结合雌激素进行治疗，可取得更为长效的血小板功能改善的疗效。

（四）间歇性血液透析

肾脏替代治疗（RRT）是严重AKI支持性治疗的基础。从20世纪60年代开始RRT用于严重AKI患者的治疗，历经近半个世纪的发展，已经从最初的急性腹膜透析和间歇性血液透析（IHD）拓展到包括一系列连续性肾替代治疗（CRRT）和杂合治疗在内的多种模式。即便如此，作为经典的RRT模式，IHD仍在AKI替代治疗中占有重要地位。现就其目前的临床应用综述如下。

1. IHD仍是AKI替代治疗应用最广泛的模式之一　由于IHD技术条件要求相对较低，花费少，因此它在治疗急性肾损伤的各种血液净化措施中仍然是应用最广泛的模式之一。

2. IHD临床结局与CRRT具有可比性　AKI患者往往病情较重，具有较高的分解代谢率，合并多器官功能不全或脓毒症的危重患者临床情况更为复杂、多变，CRRT因具有更大的血流动力学及代谢稳定性、更高的时间平均治疗剂量和更好的炎症因子清除能力等优势而备受青睐。但应当看到CRRT也有自身的弊端，如长时间的膜暴露、抗凝剂的持续应用、低体温、药物清除、营养素流失、长时间制动等，而且医疗资源的消耗也增加许多倍。且迄今为止尚未证实在患者生存和肾功能恢复方面，CRRT确实优于IHD。

3. IHD的治疗剂量　2008年，公布的ATN研究是一项比较RRT剂量对AKI临床预后影响的多中心前瞻性随机对照研究。具体的设计是血流动力学稳定的AKI患者接受IHD治疗，血流动力学不稳定者接受CVVHDF或SLED治疗。模式内部再随机分为强化治疗组和非强化治疗组，就IHD而言，前者被限定为每周 6 次，后者则特指每周 3 次。单次治疗尿素 Kt/V 值为 1.2～1.4。尽管研究者并未就每种模式的两组分别进行比较，但总体分析的结果还是提示更大的治疗剂量并不能为病死率和器官功能恢复带来额外的益处。此外，强化治疗的血流动力学优势也不明显，非强化 IHD 单次治疗的透析低血压发生率为 18.9%，强化 IHD 为 18.5%，无显著性差异。最近 DO-RE-MI 研究组在欧洲 8 个国家的 30 个 ICU 进行了为期 2.5 年的前瞻性研究，IHD 强化治疗被定义为每周≥6 次，＜6 次则均被作为非强化治疗。结果显示，单次透析治疗时间的中位数为 5.5 小时，尿素 Kt/V 的中位数为 1.2，尽管在存活者中，强化治疗组机械通气和 ICU 住院时间较短，但两组病死率并无显著性差异（OR＝1.11，95% CI＝0.74～1.69）。

对于这些颇具争议的结果，不同学者给出了不同的解释，有人认为 Schiff 等的研究中单次治疗剂量偏小可能是其获得阳性结果的原因。也有人认为中心之间的经验性差异也许干扰了多中心研究的结果。总之，目前关于 AKI 的 IHD 治疗剂量的数据十分有限，基于 AKI 病情复杂和分解代谢率相对较高的特点，推荐的最小剂量是每周 3 次，每次的尿素 Kt/V 至少为 1.2。需要指出的是，合并脓毒症的患者可能是 AKI 中的一组特殊人群，可能需要更高的治疗剂量。KDIGO 已经启动了关于 AKI 治疗剂量的相关研究，预计将在 2010 年完成，届时可能会给出更多、更强有力的证据。

4. 持续缓慢低效血液透析　如前述，传统 IHD 和 CRRT 各有优劣，为扬长避短，催生出了多种杂合治疗模式，其中最具代表性的就是 SLED，它也可被视为特殊类型的 IHD。

经过 10 余年的发展，SLED 已经有了明确的界定，即每次治疗时间为 8～12 小时，血流速为 100～200ml/min，透析液流速为 150～300ml/min，可隔日或每日进行。它兼有传统 IHD 和 CRRT 的优点，又在一定程度上规避了它们各自的一些缺陷，即在提供近似于 CRRT 血流动力学稳定性和较好容量、代谢控制的同时，又降低了技术、设备的复杂性和治疗费用，缩短了患者制动的时间，减少了抗凝药的需要量和膜暴露。而且，缓慢持续治疗的特性使其能以较低的血流速获得有效的溶质清除，这对绝大多数以临时深静脉置管为血管通路的 AKI 患者而言有重要的现实意义。当然，对它的研究还处于起步阶段，其临床预后价值尚需更大规模、更长时间的观察加以论证。

综上所述，迄今为止 IHD 仍是 AKI 的重要肾替代治疗模式，而且能在相当程度上提供与 CRRT 相近的患者生存和器官功能恢复概率。在临床实践中，应充分考虑患者的具体临床情况、病理生理状态和可获得的医疗资源，合理选择并制订个体化的治疗方案。SLED 为新型杂合治疗模式，已显现出多方面的优势和广阔的应用前景，其有效性和安全性还需进一步深入研究。

（五）连续性肾衰竭替代治疗

早在 1977 年，Kramer 开创性的将连续性动-静脉血液滤过（CAVH）技术应用于危重患者的临床治疗，其连续性的容量调节使单位时间超滤需求降低，相对于间断性血液透析，血流动力学稳定性得到显著增强，由于 CAVH 操作简单、耐受性好，在很大限度上克服了传统间断性血液透析所存在的“非生理性”缺陷，因此在急性肾损伤的救治中得到广泛推广。1979 年，Bishoff 首次报道使用连续性静脉-静脉血液滤过（CVVH），并逐渐取代 CAVH。

1. CRRT 系统的组成　CRRT 系统包括：动力系统、自动控制系统和检测系统三个主要部分以及血管通路、管道连接、滤器等。CRRT 三个主要部分保证在治疗过程中，系统维持流经滤器的透析液或置换液浓度、温度和压力各项指标正常，保证体内电解质、酸碱平衡，排除多余的水分，以维持患者生命。

（1）动力系统：包括血泵、超滤液泵、置换液泵和透析液泵，其主要作用是为血路和水路循环提供动力，保证治疗过程中血流动力学稳定，治疗正常进行。在 CRRT 中，若体外循环中没有血泵驱动血液流动，而是依靠患者自身动脉压力完成体外循环，如果患者血压不稳定，治疗难以保证，因而需要血泵提供体外循环的动力。血泵是体外循环装置的主要部分之一，是体外循环的动力部分。由于 CRRT 是连续性的治疗过程，精确耐用的驱动泵和泵管及动态流量监测是 CRRT 系统不可或缺的组成部分。血泵特点为：①流量小，血液通过透析器的流率通常为 300ml/min 左右，最大也不超过 500ml/min；②速度可调，因为为了控制血液中有害物的清除率，需要在一定范围内改变血液通过透析器的速率；③无泄漏，血泵不允许有任何泄漏现象，也不允许血液与空气接触；④泵的部件不能与血液接触，因为如果血液与机械部件接触时，容易污染血液或易形成血栓，另外血液与运动的机械部件接触会导致血球破碎或由于机械的离心作用使血细胞与血浆分离。

临床对血泵的要求：①对血液的破坏性小；②不会产生有损失性的压力，能类似人的心脏，对压力和阻力能进行适当地调节；③气泡进入血液的危险性小；④流量传感精确；⑤密封性更好；⑥操作更简单、灵活、安全。

（2）自动控制系统：实现 CRRT 治疗过程自动化，降低护理人员的使用难度，减少治疗过程中人为因素引发医疗事故的发生率。早年的 CRRT 没有自动反馈的容量控制系统，超滤需人工控制。为克服此问题，人们引入输液泵用以控制透析液、置换液和超滤液的流速，但输液泵误差较大，且没能和血泵联动，不能精确控制出入量，不能满足危重急性肾损伤患者容量平衡调控的需要。现代 CRRT 机自动反馈式容量控制系统，精确调控血流量和超滤量，使 CRRT 更加安全有效。

（3）检测系统：检测系统包括压力检测、漏血检测、空气捕获器、液位检测、容量控制系统和阻流夹，在治疗过程中起到监控的作用，一旦出现治疗异常，及时报警并通过自动控制系统采取相应措施。通过导管流出端阻力、导管流入端阻力、跨膜压等压力参数的变化及漏血检测及时判断滤器、管道及血流通路、空气捕获器功能状态，及时发现凝血、血流不畅、破膜等异常情况，及时处理，使 CRRT 过程更加安全有效。

（4）血管通路：建立和维持一个良好的血管通路是保证 CRRT 顺利进行的基本条件。

（5）管道连接：目前临床使用的 CRRT 管路往往是机器配套专用的。随着人们对 CRRT 凝血和血流阻力的研究，管道连接方面的问题引起了重视。确保管路连接正确，减少涡流和凝血系统、血小板激活。通常管路的直径较双腔导管大，而管路与双腔导管连接接头的直径比双腔导管小，这可能是影响血流量的因素之一，已有公司试图改进。

（6）滤器：CRRT 治疗是接近 24 小时的体外连续性血液净化疗法，因此，理想的滤器应该能连续使用 24 小时，价格合理，膜的生物相容性好，不激活补体和凝血反应，超滤系数大，通透性高，具有抗凝活性。CRRT 治疗使用的滤器，通常由合成的高分子聚合材料膜制成，生物相容性好，通透性高，超滤系数高。近年来技术的进步，不断有新型的滤器问世，新型的滤器的滤过膜孔径更大，对溶质的截留分子量更大，高通透性滤器还能有效地清除大量细胞因子，如 TNF-α、IL-1、IL-6、IL-8、C3a、D 因子、血小板活化因子（PAF），滤器对细胞因子的清除包括吸附与对流两种方式相结合。滤器中不同的生物膜清除细胞因子的能力不同，高通透性合成膜如聚丙烯腈膜（PAN）、聚砜膜（PS）等，有一疏水性表面，刺激细胞因子产生减少，而且可通过滤过或吸附机制使之清除，这类滤器尤其适用于脓毒症合并的急性肾损伤。

2. 临床常用 CRRT 系统　临床常用 CRRT 机器通常为容量平衡/血泵系统一体化型，早年的容量平衡/血泵系统分离型机器由于其液体平衡不够精准，操作使用复杂，安全性较差目前已较少使用，常用的 CRRT 机器有 Prisma、BM25、Diapact CRRT、Acumen 和 Multimat BIC 等型号。以上 CRRT 机器均具备控制置换液和超滤液速度的容量泵、生物相容性的高通量膜、相应的安全报警设备和无菌置换液。

（1）Accura、Aquarius 同为百特公司产品，机器彩屏视窗设计可旋转 360°，方便临床工作状态下护士在各个角度观察机器的工作状态。有治疗处方调整便捷，治疗方式切换方便的优点。该机具有四个蠕动泵（血泵、置换液泵、透析液泵和超滤液泵），置换液可以有前稀释、后稀释和前后稀释同时补给 3 种方式。该机操作简单，其独特的卷管加热装置可以使每小时 6L 的液体加热到 37℃。有“人机对话”模式，只要按照机器显示的操作图进行操作就行，是一款“傻瓜机”。可以同时接三个或四个置换液袋，几小时换液一次，因而工作量大大减少：超滤准确、随意调动的称重系统使液体的平衡精确度误差＜1%。除了双重血浆置换，各种治疗模式都可以进行。机器性能良好，售后服务也较好。缺点是在季节变换时，压力感受器非常敏感，容易出现“压力漂移”而导致自检失败，治疗时压力感受器过于敏感，血透导管位置稍微偏移就可能导致压力频繁报警。总体来讲，Accura、Aquarius 是一款救治范围较宽广，操作简便的机器。

（2）Prisma 控制部分有 4 个内置泵（血泵、置换液泵、透析液泵和超滤液泵），置换液可以有前稀释、后稀释两种方式。专用管路系统已预先与 AN69 膜的滤器密闭连接，形成封闭的回路系统，增加了安全性，但同时由于管路和滤器是连在一起的，因此当需要更换滤器如滤器凝血时，必须将管路一起更换管路中 4 个非侵入式压力传感器接点，可连续监测滤器及管路内压力变化而不会发生交叉感染，分别于滤器动静脉采血口设置有两个空气捕获壶。Prisma 所有的设置均能通过触摸屏完成操作，内置软件能为操作者提供快速连续的指导，在系统提供信息帮助下，即使非专业护士也能学会操作。短时间内可完成全管路的自动安装和预冲程序。治疗开始后，有关资料可保存 24 小时并能经端口传送至计算机。体外循环血量少比较适合小孩、老年危重患者和心功能不好、有出血倾向的患者，在 ICU 尤其是首选，由于管道是全封闭的，整个机器智能化高，人机对话比较简单，操作也很方便，安全保护系数也很高。可以连续工作至少 10 小时以上，该机血流量最大为 180ml/min；净超滤率最大为 1000ml/h；CVVH 模式下，置换液流率最大 4500ml/h；CVVHDF 模式下，置换液流率最大 2000ml/h，透析液流率最大为 2500ml/h；SCUF 模式下，净超滤率最大为 2000ml/h。抗凝药的给药模式有连续性和间歇性两种，速度 0～5ml/h，间隔时间 0～24 小时，两种模式可联合应用。

3. 各种持续性肾替代治疗的技术特点

（1）连续性动-静脉血液滤过：CAVH 治疗模式是最先应用于临床的 CRRT 治疗模式。它以人体动静脉间的压力差作为体外循环驱动力，以超滤作用清除体内过量的水分，以对流原理清除中、小分子溶质，利用吸附清除炎症介质。具有自限性（平均动脉压下降，超滤会自动下降）、持续性（24 小时连续治疗）、稳定性（对心血管系统影响甚小）、简便性（可在床边进行，不用搬动患者）等特点，治疗简便、易操作，不需要仪器辅助，只用滤器和管路便可在患者床旁完成治疗等血液透析无可比拟的优势，能有效调节患者水、电解质平衡。但随着临床使用增多，它的缺陷和不足逐渐暴露出来：①动脉通路并发症发生率很高；②小分子物质清除率仅为 10～12ml/min，尿毒症毒素的清除不足，常常需要透析辅助，特别是重症急性肾损伤患者常常存在高分解代谢，CAVH 常不能满足这类患者增高的代谢需求；③血流量低，抗凝药使用多，出血风险增加；④它以动静脉压力差作为体外循环的驱动力，对于血流动力学不稳定的重症患者，很难达到所需的动脉压力，满足 CAVH 的血流量；⑤液体平衡的精确性差。特别是对于血流动力学不稳定的重症脓毒症合并急性肾损伤的患者，CAVH 不能满足患者肾替代治疗要求，现较少应用。

（2）连续性静-静脉血液滤过：CVVH 和 CAVH 溶质清除原理相同，不同的是 CVVH 在体外循环管路中加入了血泵进行驱动，可以调整所需要的血液流量；同时采用中心静脉留置单针双腔导管建立血管通路，避免了动脉穿刺的并发症。CVVH 被临床广泛应用，已经基本取代 CAVH 成为标准的 CRRT 治疗模式。由于有血泵辅助，血流量可达 100～300ml/min，同时可以加大置换液量，提高清除率，更有效地清除致病因子，并可打开静脉通道，保证患者所需液体，临床效果明显优于 CAVH。

（3）连续性静（动）-静脉血液透析：该方法仍是以人体动静脉间的压力差作为体外循环的驱动力，溶质转运原理主要依赖弥散及少量对流。相对 CAVH 与 CVVH，CAVHD 和 CVVHD 有以下优点：能清除更多小分子物质、不需要补充置换液、每小时平衡液量减少。

（4）连续性静（动）-静脉血液透析滤过：是在 CAVH 或 CVVH 基础上加做血液透析，弥补对氮质清除不足的缺点，溶质清除增加 40%。溶质转运机制是对流加弥散，增加了小分子溶质的清除，还能有效清除中、大分子物质，适用于高分解代谢的急性肾损伤患者。

（5）缓慢连续性超滤：SCUF 是 CAVH 的一种，以对流为主的方式清除溶质，不同是不需补充置换液，也不用透析液。分为应用动静脉压力差作为驱动力、利用动脉、静脉建立血管通路的动-静脉缓慢连续超滤和应用血泵驱动、单针双腔中心静脉置管建立血管通路的静-静脉缓慢连续超滤。SCUF 主要超滤脱水，溶质清除不理想，目前临床主要用于水肿、心力衰竭、心脏直视手术、创伤或大手术复苏后伴有容量超负荷者。

（6）连续性高通量透析：急性肾损伤伴高分解代谢患者，尿素清除率每日需达 20～30L 以上才能控制氮质血症，因此只有在对流清除溶质的基础上加弥散透析，才能使小分子物质清除满意。

（7）连续性高容量血液滤过：HVHF 是在 CVVH 基础上发展而来，通过增加置换液的输入量提高对大中分子溶质的对流清除作用。1992 年，Grootendorst 等研究发现，如果持续进行 CVVH 治疗，每日输入置换液＞50L，能使血浆细胞因子水平降低，称之为高容量血液滤过（HVHF）。2000 年 ADQI 名词工作组将HVHF定义为Quf35ml/（h·kg）。HVHF使用较大的滤过器膜面积（1.6m²），通过吸附或可能通过溶质对流作用清除大量的炎症介质，使炎症反应下调。近年来的动物实验和临床研究均显示，HVHF与传统的CVVH治疗相比较，治疗感染性休克及多器官功能障碍综合征时，能明显改善血流动力学、减少正性肌力药物用量，同时清除可溶性炎症介质，下调炎症反应。。

（8）连续性血浆滤过吸附：1998年，由Tetta等提出，用血浆吸附滤过器连续分离血浆，滤过的血浆进入包裹的药用炭或树脂吸附装置，选择性去除炎症介质、细胞因子、活化的补体和内毒素。CPFA不需要置换液，可以与血液滤过或血液透析联合用于重症脓毒症合并急性肾损伤的患者，但治疗费用高昂。

4．CRRT的优点与缺点

（1）CRRT的优点

1）血流动力学稳定：重症急性肾损伤患者多存在心血管功能障碍、血流动力学异常，并常伴有容量负荷过多可直接导致患者死亡。若用IHD传统的IHD治疗时，短时间内清除大量液体，通常会引起血流动力学不稳定，不利于肾功能的恢复，使生存率降低。尤其是血流动力学不稳定的患者，通常难以在IHD治疗中清除较多的液体。与IHD相比，CRRT优点为连续性治疗，可缓慢、等渗地清除水和溶质，有效循环容量波动小，渗透压变化程度小，基本无输液限制，从而一般对血流动力学影响较小，更符合生理情况。低于体温的置换液，使外周血管收缩、血管阻力增加，有助于血压维持；通过清除部分中、大分子炎症介质和血管活性物质，从而影响血流动力学状况；一些血管活性物质，如肾上腺素、去甲肾上腺素等均是小分子物质，在IHD治疗中易通过弥散清除，继而加重低血压，CRRT治疗中超滤可引起代偿性血管收缩，有利于稳定血压，保证脑灌注。CRRT治疗时，血流动力学稳定，血压的发生率低，不会造成肾缺血，从而减少肾缺血-再灌注的发生，对肾功能的恢复以及机体的其他脏器都有很好的保护作用。通过控制体外循环液体的温度，可强效调节体温；通过调节容量平衡、减轻器官水肿、维持理想的心脏前、后负荷，从而起到心脏功能支持作用；通过调控容量状态，清除肺间质液体，改善氧合，起到保护肺功能的作用。

2）溶质清除率高：CRRT治疗缓慢、连续性的清除液体和溶质，整个治疗过程中，溶质清除率高于IHD，能使氮质血症控制在稳定水平，由于体内的毒素一直处于较低的水平，对机体的损害也较轻。而IHD使氮质血症存在峰值和谷值波动，尿毒症毒素平均浓度较高。

CRRT比IHD有更高的尿素清除率。并且CRRT对中、大分子溶质的清除优于IHD，有利于脓毒症和多器官功能障碍的治疗。CRRT时血浆渗透压缓慢下降，能更多地清除小分子物质，防止透析失衡综合征，能更好地控制氮质血症，有利于重症急性肾损伤或伴有多脏器功能障碍、败血症和心力衰竭、脑水肿患者的治疗。

3）清除炎性介质：CRRT通过多种方式清除溶质，其中对流起主要作用，大、中分子主要靠对流和吸附作用清除，小分子物质主要通过对流和弥散作用清除。因此，CRRT治疗除了能清除血肌酐、尿素氮、电解质等小分子溶质外，还可以清除许多导致疾病发生、发展的炎性介质和毒性物质等中、大分子溶质，截断炎症介质释放的瀑布效应，如TNF-α、IL-1、IL-6、IL-8、PAF、心肌抑制因子等，减轻这些炎症因子对脏器的损害。CRRT非选择性地抑制促炎或抗感染性介质，可有助于恢复或重建免疫稳态CRRT使用无菌/无致热原溶液以消除在IHD中潜在的炎性刺激因素，并使用高生物相容性、高通透性滤器，能通透分子量达300kDa的物质。大部分细胞因子分子量为10～300kDa，可被对流机制所清除。CRRT技术，不仅从体内清除致病物质，而且改善机体免疫功能和内皮细胞功能，并维持血流动力学、电解质及体液平衡，从而为脓毒症性AKI和MODS等危重病症的救治创造了有利条件CRRT还能逆转免疫麻痹和骨髓功能，具有促进红细胞生成的作用CRRT治疗时置换液量大，置换液温度可调，这样可以降低高热患者机体的温度，减轻应激反应，减少各种炎症介质的产生。

4）改善营养支持：大多数急性肾损伤危重病患者消化吸收功能差，肝脏合成功能下降，加之反复感染，合并高分解代谢等，一般都伴有营养不良。传统的透析治疗对水清除的波动较大，制订的热卡摄入量往往不能达到要求，蛋白质摄入量常需控制在较低水平，常出现负氮平衡，影响患者的营养支持

CRRT的主要优势是能精确调控液体平衡，保持血流动力学稳定，对心血管功能影响小，机体内环境稳定，能满足大量液体的摄入，可以不断地补充水分、营养物质、治疗用药，较少地顾虑水平衡、氮平衡的问题，有利于营养支持治疗，保证了每日的能量及各种营养物质的供给，并维持正氮平衡。

（2）CRRT的缺点：与IHD相比，CRRT有诸多优势，但是也有不足：①需要连续抗凝；②间断性治疗会降低疗效；③滤过可能丢失有益物质，如营养物质；④乳酸盐对肝衰竭患者不利，现多使用碳酸氢盐置换液；⑤能清除分子量小或蛋白结合率低的药物，故其剂量需要调整，难以建立每种药物的应用指南；⑥CRRT机器复杂，价格昂贵；⑦尚无确实证据说明CRRT可以改善预后，今后仍需要大规模、多中心、前瞻性的临床研究，探讨CRRT对疾病的生理、病理及预后等的影响。

5．CRRT在急性肾损伤中的应用指征及禁忌证

（1）CRRT应用指征

1）容量负荷过重急性肾损伤伴血流动力学不稳定、心外科术后、新发心肌梗死、脓毒症的患者，充血性心力衰竭、急性肺水肿、少尿而又需要大量补液时，如全静脉营养、各种药物治疗、慢性液体潴留（腹水、肾性水肿）。

2）清除溶质：急性肾损伤伴有心血管功能障碍、脑水肿、高分解代谢等需要静脉营养。

3）酸碱和电解质紊乱：代谢性酸中毒、代谢性碱中毒、高或低钠血症、高或低钾血症。

4）多器官功能障碍综合征、全身炎症反应综合征、急性呼吸窘迫综合征、急性重症胰腺炎、挤压综合征、中毒、心肺旁路手术、肝衰竭、横纹肌溶解综合征、急性肿瘤溶解综合征、药物和毒物中毒、肝性脑病、降温、复温等。

近期有人将AKI的肾替代治疗指征分为绝对指征和相对指征，认为CRRT治疗指征要建立在对患者临床情况的综合评估基础上，大部分指征是相对适应证，少部分是绝对适应证，见表9-3。

表9-3　AKI的肾替代治疗指征

适应证	临床指征	绝对/相对
代谢紊乱	BUN＞27mmol/L	相对
	BUN＞35.7mmol/L	绝对
	高钾血症：血钾＞6mmol/L	相对
	高钾血症：血钾＞6mmol/L，伴有心电图异常	绝对
	低钠或高钠血症	相对
	高镁血症：血镁＞4mmol/L	相对
	高镁血症：镁浓度＞4mmol/L，伴少尿和腱反射消失	绝对
	酸中毒pH＞7.15	相对
	pH＜7.15	绝对
	二甲双胍导致的乳酸酸中毒	绝对
少尿或无尿	RIFLE分级R	相对
	RIFLE分级I	相对
	RIFLE分级F	相对
容量超负荷	利尿药敏感	相对
	利尿药抵抗	绝对

（2）CRRT使用禁忌证：只有相对禁忌证，没有绝对禁忌证。下列情况行CRRT治疗时要慎重并做严密监测和适当处理。

1）严重贫血（血红蛋白＜50g/L），最好能在CRRT治疗时补充红细胞。

2）严重低血压患者，严重心律失常或不能耐受体外循环者。

3）有出血倾向的患者，有严重出血倾向的患者，如消化道出血、弥散性血管内凝血、严重血小板

减低等，CRRT 治疗时不使用或少使用抗凝药，并密切监测凝血指标。

4）患者有严重的动脉硬化、凝血功能不佳者或最近一周内卒中的患者，不管是出血性还是缺血性，都可能使病情恶化。

6. CRRT 方案

（1）急性肾损伤开始 CRRT 的时机：CRRT 开始治疗的时机是影响患者预后的重要因素，目前还没有公认的急性肾损伤患者 CRRT 开始治疗的标准：有以生化指标的变化作为开始 CRRT 治疗的判断标准，有以少尿作为开始 CRRT 治疗的判断标准，有以 ICU 转入时间作为开始 CRRT 治疗的判断标准，有以容量状态作为开始 CRRT 治疗的判断标准。一般认为急性肾损伤患者肾小球滤过率下降导致少尿、严重内环境紊乱及液体超负荷时需要肾替代治疗理论上及早开始肾替代治疗对急性肾损伤患者有益，因为早期或预防性 CRRT 能更好地控制水、电解质、容量和免疫平衡，避免其他脏器进一步损伤，促进肾功能恢复，改善整体预后。

在没有权威指南的情况下，目前多参考欧洲 ICU 患者开始 CRRT 治疗的指征：①尿量＜200ml/12h；②无尿/极度少尿，尿量＜50ml/12h；③高血钾，血 K^+＞6.5mmol/L；④严重代谢性酸中毒，血 pH＜7.1；⑤氮质血症，BUN＞30mmol/L；⑥明显的组织水肿，尤其是肺水肿；⑦怀疑有与尿毒症相关的疾病（心包炎、脑病、神经病、肌病）；⑧严重高钠血症（Na^+＞160mmol/L）或低钠血症（Na^+＜115mmol/L）；⑨高热，体温＞39.5℃；⑩药物过量和可透析的毒素。符合以上一项就可开始 CRRT 治疗；符合其中两项必须立即进行 CRRT 治疗；存在多项异常，即使未达到以上限值，也应开始 CRRT 治疗。

由于重症急性肾损伤患者往往病情复杂，很难平衡影响预后的各种临床指标和其他治疗措施。因此纵观现有的文献资料，不同研究对早治疗和晚治疗的界定不同，同一研究在早治疗和晚治疗开始所依据的指标很多也不同，致使这些研究的可比性不高，最后导致无法得出急性肾损伤患者开始 CRRT 治疗最佳时机的确定结论，但主要的研究结果倾向于主张较早开始 CRRT 治疗以改善预后，但还需要更权威的循证医学证据来支持这观点。根据我们的临床经验，同时结合文献资料，目前我们认为对于疾病严重程度较高，出现多器官功能障碍可能性大的患者，以及合并容量负荷较重的患者，早期开始 CRRT 治疗可能改善总体预后 RIFLE 分级或可成为 AKI 患者开始 CRRT 治疗的客观指标，对于个体的患者应综合多方面的指标制订个体化的方案直接的临床或生化指标，特别是近年来发现的新型 AKI 的生物学标记物或许有可能成为急性肾损伤开始 CRRT 治疗的指征。

（2）CRRT 治疗的剂量：治疗剂量是临床实施 CRRT 治疗的一个关键问题，理论上，充分的肾替代治疗可使患者生存率提高，治疗剂量达标与否直接关系到患者的预后。CRRT 使用日益广泛，不同的治疗目的，要求不同的治疗剂量。对于单纯急性肾损伤患者应以控制氮质血症、维持内环境稳定为基本目的；而对合并脓毒症及多器官功能障碍的急性肾损伤患者则可能需要更高的治疗剂量以维持体内免疫稳态。

CRRT 治疗剂量的确立，目前尚无统一的标准传统的 CRRT 治疗剂量是依据 CRRT 的尿素动力学模型计算的，用 Kt/V 判断 CRRT 的总尿素清除率。若血滤器尿素清除率 K（dl/min）和患者尿素生成率 G（mg/min）保持不变，则经过一段时间的 CRRT 后，BUN 浓度可保持在一个稳定的水平 Css（mg/dl）。因此，K 与 G 关系可由下式表示：G＝Css×K，Css 即 CRRT 的治疗目标，目前理想水平难以确定，多主张定为 21.4mmol（60mg/dl）。

急性肾损伤患者尿素动力学个体差异非常大，重症急性肾损伤患者往往存在高分解代谢，体重及水负荷情况复杂多变，存在一定的血管通路再循环率、心肺再循环率，氮质血症控制的理想水平即目标水平难以确定，所选择的 CRRT 治疗模式清除能力不同。对于单纯急性肾损伤患者，清除小分子代谢物是主要治疗目的，尚可用 Kt/V 或 BUN，Scr 水平来评价 CRRT 剂量，但对于重症合并多器官功能障碍或脓毒症的患者，清除炎症介质，维持免疫稳态，多器官支持才是治疗目的，在这种情况下，应采用何种指标来评价 CRRT 剂量和清除效果？目前还没有确切答案。

根据本章节前面所述的对流清除溶质的原理：对流清除率（C）＝溶质的筛系数（S）×超滤率（Quf）。前稀释清除率的计算公式要在此基础上乘以稀释系数 Qb/（Qb＋Qr），Qb 为血流速度，Qr 为置换液输入速度。同一研究中同一溶质的筛系数相同，采用的稀释方式也常常相同，因此近年来的文献中CRRT治疗的剂量常以单位时间单位体重的超滤率来表示，采用的稀释模式、膜的筛选系数、血流量等多种因素影响超滤率。

也有文献以置换量来表示CRRT的治疗剂量，分为极低容量血液滤过，又称为不充分的ICU剂量＜35ml/（kg·h）；低容量血液滤过，又称为ICU肾脏剂量35～50ml/（kg·h）；高容量血液滤过，又称为ICU脓毒症剂量50～100ml/（kg·h）；极高容量血液滤过，又称为ICU脓毒症相关的心血管抑制药量100～120ml/（kg·h）。

研究CRRT治疗剂量和预后关系的经典文献是2000年Ronco等在Lancet发表的随机对照研究，该研究随机将425例接受CRRT治疗的重症AKI患者分到超滤率分别为20ml/（kg·h），35ml/（kg·h）和45ml/（kg·h）的三组中，超滤率20ml/（kg·h）组15日存活率41%，明显低于35ml/（kg·h）组的57%和45ml/（kg·h）的58%。超滤率35ml/（kg·h）组和45ml/（kg·h）组存活率无明显差异。这个研究证实大剂量CVVH组[35～45ml/（kg·h）]的15日存活率明显高于小剂量组[20ml/（kg·h）]。显示对AKI的危重患者进行CVVH治疗的超滤率不应低于35ml/（kg·h），否则预后差。此外，对脓毒症性急性肾损伤所做的亚组分析提示35ml/（kg·h）和45ml/（kg·h）剂量的临床效果存在差异，提示脓毒症合并急性肾损伤更高的治疗剂量可能有益。

另外的多项研究提示，更大剂量的对流清除对脓毒症患者可能有优势。Piccinni等报道40例感染性休克患者在进入ICU 12小时内以45ml/（kg·h）的剂量进行早期等容血液滤过治疗6小时，排除了水负荷的影响，然后再接受常规CVVH[20ml/（kg·h）]至少3小时，而对照组40例感染性休克患者开始时间参考Bellemo等2001年提出的经典的急性肾损伤标准，治疗剂量20ml/（kg·h），结果显示治疗组48小时肺功能、血流动力学指标较对照组明显好转；而且治疗组成功撤离呼吸机的百分率高于对照组，机械通气的时间缩短；此外，治疗组ICU停留时间和住院天数明显短于对照组；而且此研究中对照组的病死率（为70%）与以往文献报道非常一致，而治疗组病死率仅为45%。另一个小样本研究也得出了HVHF能降低脓毒败血症休克合并急性肾损伤患者血管加压药物用量和增加患者尿量的结论。

以上研究均提示，高CRRT治疗剂量能提高重症急性肾衰竭患者的存活率，尤其是在早期应用时。对急性肾损伤合并MODS患者更倾向于高容量血液滤过HVHF。充分的血液净化治疗不仅能更好地改善心脏和循环功能、提供电解质及液体平衡、清除炎症介质，而且能纠正高分解代谢状态和血气参数异常、酸中毒和肠壁水肿、改善器官的血流灌注和功能，形成良性循环，从而为抗生素、手术及其他治疗疗效发挥创造条件和争取时间，使患者度过危险期。据此意大利的一个研究小组提出了脉冲式高容量血液滤过（即在24小时内行6～8小时HVHF，剩余时间再行CVVH）来治疗这类患者，这种治疗方法的生物学理论基础是炎症介质的多层动力学。研究者将15例严重脓毒症患者进行脉冲式HVHF治疗，先以85ml/（kg·h）行6小时HVHF，再以35ml/（kg·h）超滤率行CVVH治疗18小时，结果证实这种剂量模式可以有效改善患者的血流动力学状态，疗效和全天24小时的HVHF相近。脉冲式HVHF在HVHF和CVVH之间，可以根据患者病情灵活应用，对于提高医疗效率，降低医疗费用很有帮助。

相反，也有多项研究发现高剂量对患者存活率没有影响的研究报道。尤其是最近大规模临床研究均显示高剂量对存活率没有影响。

高剂量肾替代治疗能否改善预后一直是这一领域争论的焦点。这几项大规模临床研究中高剂量的肾替代治疗并不降低AKI患者的ICU病死率。当然，除了肾替代治疗的剂量外，患者的预后还受到很多其他因素的影响，如肾替代治疗的方式、开始治疗时间以及患者的病情特征等。因此单纯肾替代剂量对预后的影响可能被其他诸多因素的影响所掩盖。虽然近期的大规模临床实验得出了高剂量不改善预后的结论，但危重患者病情复杂，预后影响因素众多，我们是否应该就此降低CRRT治疗剂量，是值得思考的，但这些结果至少提醒我们在一定的治疗剂量基础上盲目增加治疗剂量并不一定带来预后的改善。

综上所述，合并急性肾衰竭的危重患者最适CRRT治疗剂量尚无既定的衡量标准，目前几乎所有的临床试验设计均存在不同程度的偏颇。CRRT的剂量单纯的以高、低区分似乎过于简单武断，如何界定CRRT治疗剂量的高低仍未达成共识。而大多数合并急性肾衰竭危重患者进行CRRT的治疗目标并非单纯的清除溶质，因此，单纯以 Kt/V 或以 ml/（kg·h）为单位的超滤量或每周几次 IRRT 作为衡量最适肾替代治疗剂量的尺度似乎也并不合适，但目前仍没有更好的指标适用于大多数危重患者。CRRT 剂量的设置还应该考虑到患者的液体管理需求以及内环境稳定、重建免疫稳态的需求等指标。此外，危重病患者的病情在不断变化，最适 CRRT 剂量可能也会随之不断变化。因此，目前对于高剂量 RRT 能否改善预后仍无定论，对于 ICU 中重症 AKI 患者，个体差异非常大，临床工作中不可能制订一个确定的治疗剂量适应所有的危重患者，在一定治疗剂量范围内的个体化的治疗方案，并随时根据患者的病情加以调整可能对患者有益。

（3）CRRT 治疗的液体管理：液体平衡是 CRRT 治疗中非常重要的基础问题，因为低血容量会导致心排血量降低和组织低灌注从而导致多器官功能障碍，而容量太高则会导致心力衰竭等并发症，危重患者常常合并容量超负荷或是第三间隙液体的增加，更有合并脑水肿的 AKI 患者，容量管理对于这些患者的治疗至关重要。CRRT 治疗过程中的液体管理要求在保证患者有效循环血量的前提下，尽可能脱出体内多余的水分。因此，容量平衡的监测和管理在 CRRT 治疗过程中至关重要，要求医生对患者的病情特点、容量状态充分了解，制订明确的治疗目标，治疗过程中严密监测患者心血管系统对液体丢失的反应，从而决定超滤率对于血流动力学不稳定患者，要求监测每小时的液体平衡，随时调整输液速度和脱水量，以精确的血流动力学指标指导液体平衡。CRRT 设定超滤量需要考虑以下三个因素：一是患者当前的液体平衡情况，是水潴留还是脱水，量有多大；二是当天治疗需要输入的液体量；三是预计患者当天排出的液体量，包括尿量、出汗和从气道呼出的水蒸气，腹泻者还要计算排便量。综合这三个因素，就可以确定当天的超滤量。确定超滤量后，还需要在机器上设定超滤速度。一般将当天要超滤的数量除以治疗时间，就得出超滤的速度。治疗期间监测每小时的液体平衡，尤其是血流动力学不稳定的患者，保证安全有效地治疗，确保超滤平衡，每小时总结出入量，随时调节超滤速度，液体管理要求均匀输液，均匀脱水，大部分液体在 CRRT 治疗期间输入，单位时间内的脱水量应根据患者的容量状态和病情随时调整。

（4）置换液：除了连续缓慢单纯超滤模式外，其他各种模式的 CRRT 治疗模式都需要使用大量的置换液或透析液，与血液进行交换，达到治疗目的。如果液体配制不当，可导致严重并发症。因此，置换液的配制是非常重要的，直接关系到能否纠正患者的水、电解质和酸碱平衡紊乱。

国内大部分单位采用商品化的置换液，也有部分单位采用自行配制置换液，商品化的置换液在使用前还需进行配置，调整糖和电解质浓度，置换液的配置过程中要严格注意无菌操作，最好在超净工作台或是层流环境中操作。

目前常见的置换液和透析液用乳酸盐、醋酸盐、碳酸氢盐和柠檬酸盐作为碱基。危重患者多存在多器官功能障碍，肾衰竭往往只是衰竭器官之一，机体对乳酸和醋酸的代谢能力降低，可加重酸中毒。国外有的医院使用商品化的枸橼酸盐置换液、乳酸盐置换液，大量使用的还是碳酸氢盐置换液。柠檬酸盐置换液在国内几乎不用，国外使用量也很低。RENAL 研究中，药厂提供给参与研究的 ICU 商品化置换液中 55%是乳酸盐置换液，碳酸氢盐置换液占 43%，柠檬酸盐置换液占 2%。碳酸氢盐是较为理想的缓冲剂，因此，国内大部分单位使用碳酸氢盐置换液。

（5）CRRT 抗凝治疗：CRRT 治疗过程中常合并出血、血栓形成等问题，造成治疗中断，影响治疗效果。一项研究表明，在所有 CRRT 治疗中断的原因中，管路和滤器堵塞占 29%，是第一位原因，因此建立合理的抗凝治疗方案非常重要。抗凝治疗目的是维持体外循环通畅、维持滤器的有效滤过功能、减少体外循环导致的凝血活化而致的补体和细胞因子激活，减轻炎症反应、预防因体外循环凝血活化而导致的血栓、栓塞。在 CRRT 治疗过程中，抗凝方法应个体化，根据患者病情及凝血功能变化及时调整。影响 CRRT 凝血主要有患者因素和 CRRT 管路因素。对外科大手术后或合并消化道出血、脑出血等患者必须评估出血风险，必要时不使用抗凝药。脱水引起血液浓缩，长时间卧床增加深静脉栓塞、肠系膜静脉栓塞风险，长时间 CRRT 也可能持续激活凝血系统，引起血液高凝状态；而因各种原因使用抗血小板或抗凝药物的患者，可能存在血小板功能、凝血功能异常的患者，在治疗中都应该给予足够的重视。管路因素影响凝血主要在以下几个方面：血流通过滚动泵时产生涡流，滤器内膜吸附血浆蛋白，血液通过静脉壶时产生涡流或与静脉壶空气界面反应激活凝血系统，血流在静脉通道入口处产生涡流和剪切力。

（6）虽然目前有多种抗凝药选择，但仍无一种理想的抗凝方法。在临床实践中，出血并发症还是较常见的，因为循环血流量、血路压力、抗凝药物药代动力学、治疗时间等较常规血液透析有较大的变化，因此治疗过程中密切监测跨膜压，并观察滤器和静脉壶有无凝血征象。下面介绍几种 CRRT 抗凝方法：

1）全身肝素化抗凝法：肝素抗凝仍是 CRRT 中最常用的抗凝方法，其抗凝机制为与抗凝血酶III结合，增强抗凝血酶活性。常用剂量为首次剂量给予 20U/kg 或 2000～5000U；维持量为 5～15U/（kg·h）或 500～1000U/L，持续输入，大部分患者获得满意的抗凝效果。治疗过程中应密切监测凝血：在静脉端和动脉端每 6 小时监测 1 次 APTT，动脉端维持 APTT 40～45 秒，静脉端维持在 APTT＞60 秒，如果动脉端 APTT＞45 秒，减少肝素用量；若动脉端 APTT＜45 秒，静脉端 APTT＜60 秒，增加肝素用量。本法的优点是：有效抗凝、费用低、半衰期短、可用鱼精蛋白中和、大规模临床研究普遍采用；缺点是：出血发生率高、在危重患者半衰期可能延长、药代动力学多变、需要监测 APTT、血小板激活，可能有肝素诱导的血小板减少等。

2）体外肝素化法：在动脉端（滤器前）输入肝素，在静脉端输入鱼精蛋白，按 1mg 鱼精蛋白∶100U 肝素的速度输注。目标是体外循环管路中 APTT＞55 秒，体内 APTT＜45 秒或接近正常。优点是可以保存较长的滤器使用时间，出血发生率较低。缺点：①鱼精蛋白分解速度较肝素快，因此游离的肝素可能导致出血，即肝素反跳；②使用鱼精蛋白要连续地监测凝血指标，调整抗凝药量和计算中和肝素所需要的鱼精蛋白量，技术要求高；③还可能出现过敏反应、低血压等不良反应，这制约了这一方法的使用。

3）低分子肝素法：低分子肝素是一类新型抗凝药物，抗Ⅹa 因子的作用强于抗Ⅱa，不影响抗凝血酶活性。常用的低分子肝素有达肝素、依诺肝素、那曲肝素。低分子肝素首剂静注（抗Ⅹa 活性）15～20U/kg（或 1250～2500U）。依据抗Ⅹa 因子水平调整剂量，抗Ⅹa 因子活性 0.3～0.6U/ml 达到有效抗凝，而部分凝血酶原时间（PTT）对调整 LMWHs 剂量无帮助。它具有较强的抗血栓作用，而抗凝血作用较弱的特点。其出血危险性小、生物利用度高及使用方便、药代动力学稳定、对血小板影响小、对脂代谢影响小等优点，是一种较理想的抗凝药。低分子肝素的缺点是仍有出血风险，用鱼精蛋白只能部分中和，临床监测手段较复杂。

4）无抗凝法：在严重出血危险或术后高危患者及合并有凝血机制障碍的患者可不使用抗凝药，治疗前用含肝素生理盐水预冲管道与滤器，并浸泡半小时，CRRT 前用等渗盐水冲洗滤器及血液管路。治疗过程中用盐水或置换液 100～200ml 每 30～60 分钟冲洗一次滤器，适当增加超滤以除去额外冲洗液。前稀释法补充置换液，注意选用较好的滤器，滤器材料中生物相容性好的合成膜可降低凝血系统的激活，减少凝血风险，常用的聚砜膜、聚丙烯腈膜和聚酰胺膜中，聚丙烯腈膜具有更好的抗凝作用。如果滤器超滤率下降 40%～50%，应及时更换滤器。CRRT 中应避免在血液管路中输血，以免增加凝血的危险。

5）前列腺素抗凝法：前列腺素通过阻止血小板黏附功能和聚集功能，从而发挥强大的抗凝作用，已在常规透析中成功地应用。有人认为其比肝素抗凝法更安全，半衰期极短（2 分钟）。但停用 2 小时后仍有抗血小板活性且无中和制剂。另外剂量调整需依靠血小板聚集试验，特别是有比较高的剂量依赖性低血压发生率，这些缺点限制了其在 CRRT 中的应用。

6）局部枸橼酸盐抗凝法：一种仅在管路中抗凝而不影响患者的抗凝方法，在滤器前输入枸橼酸钠（速度为血流量的 3%～7%），枸橼酸能螯合钙和镁，从不同静脉通道补充钙和镁，有人从静脉端用氯化钙中和。滤器后的钙离子浓度要在 0.25～0.35mmol/L 才能有效抗凝，需监测钙离子浓度。本法在常规透析中已显示出很多优越性，但该技术的顺利进行需以强大的弥散作用清除枸橼酸钙作为基础。大多数作者推荐从动脉端输入枸橼酸钠，为了避免代谢性碱中毒和高钠血症须同时使用低钠（117mmol/L），无碱基及无钙透析液。该技术具有较高的尿素清除率和滤器有效时间长，缺点是代谢性碱中毒发生率高 26%，需监测游离钙、血气等。合并肝功能不全和肺功能不全的患者要慎用。由于需通过弥散清除枸橼酸钙，该技术仅适用于 CAVHD、CVVHD、CAVHDF 及 CVVHDF。

7）简化的枸橼酸盐抗凝法：仅用枸橼酸置换液代替传统的乳酸盐或碳酸氢盐置换液，不用缓冲液，不含钙和镁，前置换输入枸橼酸盐置换液，在抗凝的同时提供缓冲液，钙和镁在另外的深静脉通道输入。

优点是避免全身抗凝，减少出血风险，避免发生血小板减少症。缺点是：治疗费用高，技术要求高，需定期监测酸碱和电解质平衡，潜在的代谢性碱中毒、高钠血症和低钙血症可能，禁用于肝功能不全患者。

8）直接凝血酶抑制药抗凝法：通过与凝血酶的活性部位和（或）凝血酶外结合部位相结合，阻止凝血酶和其底物结合达到抗凝目的。常用有重组水蛭素、比伐卢定、阿加曲班。重组水蛭素 5～10μg/（kg·h），24～48 小时后减半，维持 ECT（ecarin clotting time）80～100 秒。应用于病情危重、有肝素使用禁忌患者、严重凝血功能障碍或出血倾向者，禁用过量无拮抗方法。阿加曲班首剂 0.05～0.1mg/kg，维持剂量 0.02～0.05mg/（kg·h），滤器前持续泵入，控制 APTT 在正常 1.5～2.0 倍，不能静脉注入患者体内，也不能间断给药。这种方法在临床上较少应用。

9）其他抗凝方法：血小板抑制药如前列腺素，有低血压等不良反应。蛋白酶抑制药如萘莫司他甲磺酸盐，可阻断血液凝固多个环节，也可抑制补体，代谢快。硫酸皮肤素等多种抗凝方法在临床使用较少。

7. 连续性血液净化技术在复杂性急性肾衰竭中的应用

（1）连续性血液净化治疗的目的：对复杂性急性肾损伤患者进行肾脏替代治疗的目的是：维持水电解质、酸碱和溶质的稳定；防止肾脏进一步损伤；促进肾脏功能的恢复；为其他支持疗法创造条件。近年来，人们提出了肾脏替代治疗和肾脏支持治疗两个新概念，肾脏替代治疗的指征是：①威胁生命的指征（高血钾、酸中毒、肺水肿）；②尿毒症并发症；③控制溶质水平；④清除液体；⑤调节酸碱和电解质平衡。

肾脏支持治疗的指征是：①营养补充；②充血性心力衰竭时清除液体；③败血症时调节细胞因子的平衡；④肿瘤化疗时清除磷与尿酸；⑤治疗 ARDS 时的呼吸性酸中毒；⑥MODS 时的液体平衡。

（2）临床应用：这些重症患者的病情发展至危及生命时（高钾血症、重症酸中毒、水负荷、尿毒症并发症）才开始行 CBP 治疗。决定开始 CBP 治疗的标准是依据患者临床病情（如其他器官的损害情况），而不是依据生理指标是否达到尿毒症水平，决定是否开始 CBP 的指标水负荷比氮质血症更重要。复杂性重症治疗的原则是尽可能降低或避免发生尿毒症并发症。许多文献研究证实，早期或预防性 CBP 能更好地控制水电解质酸碱平衡，促进肾功能恢复，改善复杂性急性肾衰竭的预后。

1）急性肾衰竭伴有心血管功能衰竭：重症急性肾衰竭患者最常见的器官功能障碍是心血管系统。心血管系统的衰竭可由原发性心脏疾病合并 MODS，或由感染以及其他原因导致 SIRS 所致，IHD 明显加重心血管系统的负担，因为在肾脏替代治疗时循环血容量因超滤而减少，然后由间质水分再充盈，当再充盈量不能与超滤量保持平衡时，将使组织和细胞内水分不能进入有效循环，从而不能缓解肺水肿及心力衰竭。同时，IHD 时小分子物质快速清除，使细胞外渗透压降低，水分由细胞外进入组织内和细胞内，进一步影响血管再充盈，临床表现肺水肿及心力衰竭加重。在这种情况下，血容量减少后人体生理代偿机制是增加心排血量，静脉和动脉血管收缩，血管床减少，使前负荷增加，从而提高血压。但在 IHD 时，这种代偿机制被破坏，其原因可能由于醋酸使血管扩张，使用生物不相容性膜产生血管舒张介质，以及目前未阐明的与弥散有关的因素抑制了血管收缩。在微循环中，由于毛细血管收缩不完全，使静水压增高，也影响再充盈。危重患者病理生理变化更进一步损害了这些代偿机制。SIRS 导致血管通透性增加和血管扩张，损伤了 IHD 时维持循环血量和血管收缩及再充盈功能，炎症介质和原有的心肌病变也限制了心肌收缩的储备能力。总之，大多数危重患者的心血管系统不能耐受 IHD 造成的负担。而 CBP 由于缓慢和等渗性清除液体，从而容易纠正容量负荷，左室充盈压逐渐降低，甚至在严重休克和液体超负荷状态下，必须清除大量液体者，也能保持血流动力学的稳定。CBF 时低温能使末梢血管阻力和心排血量增加，清除具有心血管活性的中、大分子炎症介质，也改善心功能。此外，CBP 可以在任何时间内改变水和溶质的清除参数，也能很快改善危重患者血流动力学。CBP 使用生物相容性好的合成膜，也是血流动力学稳定的因素。

2）合并脑水肿：血液透析中发生透析失衡综合征，由于血浆渗透压下降或脑内酸中毒，从而引起脑组织渗透压升高，使水分进入脑组织。病理改变是脑组织中水分增加。IHD 可以导致致命性颅压增高。CBP 时血浆渗透压缓慢下降，从而可防止透析失衡综合征。因为 CBP 血流动力学稳定，可进一步维持脑灌注压，不会引起颅压升高，患者能够耐受CBP，因此是重症急性肾衰竭伴脑水肿的患者首选CBP的依据。

3）伴高分解代谢：尽管对重症急性肾衰竭时营养支持所用的营养成分有争议，但是急性肾衰竭高分解代谢型患者需要补充足够热量和蛋白质的观点是完全一致的，防止机体进一步消瘦，必须输入大量液体。而在IHD中，由于血流动力学不稳定，必须限制液体输入，否则会发生心衰或肺水肿。CBP可以安全和充分调控液体平衡，能耐受全部TPN营养所需剂量。CBP能完成急性肾衰竭患者营养支持需要的高强制性液体输入，确保足够营养，从而可以极好地控制代谢异常。

（3）连续性血液净化在复杂性急性肾损伤应用中的抗凝问题：复杂性急性肾损伤（复杂性急性肾衰竭）是指机体同时伴有他脏器功能障碍的急性肾损伤，是多脏器功能障碍综合征或多脏器功能衰竭（MODS/MOF）的一部分，是重症监护（ICU）常见的危重症，病死率高达58%～70%。

连续性血液净化（CBP）由于其在很大程度上克服了普通血透（IHD）存在的“非生理”治疗的缺陷，同时具有清除许多导致危重病发生、发展的炎性介质和毒性物质等中、大分子溶质，已成为治疗复杂性急性肾衰竭、脓毒血症（Sepsis）和MODS等危重症的重要方法。但与IHD相比，CBP治疗时间较长（＞24小时），为了保证滤器的有效性必须长时间充分的持续抗凝，后者直接关系到液体滤过、溶质的清除效率和滤器的使用寿命，而过度的抗凝则又会导致出血性并发症。同时，复杂性急性肾衰竭患者又普遍存在凝血紊乱及（或）高危出血倾向问题。因此，抗凝问题是此类患者有效实施CBP治疗的关键。目前，虽有多种抗凝药物及抗凝方案选择，但仍无一种理想的方法，抗凝方案均应个体化。

1）全身肝素化抗凝：对于临床上无高危出血风险，或存在血液高凝状态和栓塞性疾病风险的患者，可选择全身肝素化抗凝。普通肝素（UFH）是一种分子量为0.3万～3万Da的不均一的混合物，其通过抑制凝血酶和Ⅹa起到抗凝作用。其中分子量小的部分倾向于抑制凝血因子Ⅹa，是UFH的主要抗凝机制；而分子量大的部分以抑制凝血酶（Ⅱa）为主，此外还能抑制血小板的聚集和释放，易致出血、血小板减少及脂质代谢异常等不良反应。由于全身肝素化抗凝方法成熟、简单，且便于监测，过量时可用鱼精蛋白快速中和，目前仍是CBP最常用的抗凝方法。方法：滤器可先用肝素盐水预处理，在CBP开始前给予首剂UFH2000～3000U静脉注射，然后以3～12U/（kg·h），维持。剂量大小取决于患者出血危险性大小。通过监测滤器后激活全血凝固时间（ACT）或激活部分凝血活酶时间（APTT）来评价抗凝效果是否充分，一般要求ACT维持在180～200秒。应注意出血并发症，尤应注意隐性出血的发生，另需动态监测血小板计数，如出现肝素诱导的血小板减少症，应停用肝素。

2）体外肝素抗凝：对于存在明显出血性疾病、高危出血倾向或外科手术后24小时以内患者，可考虑采用体外肝素抗凝。方法：滤器先用肝素盐水预处理，在CBP开始后从滤器的动脉端持续注入UFH抗凝，以保持滤器的有效性，从静脉端持续注入鱼精蛋白，两者的中和比例为（0.75～1.5）∶1，据滤器后APIT（目标：正常值的2倍）和全身APTT值（目标：正常）来分别调整UFH和鱼精蛋白的使用剂量。有研究表明，对有高危出血风险的患者，体外肝素化抗凝是安全、有效的选择。但至今仅有少数小样本非对照性研究表明其可行性和安全性。且尚存在全身性抗凝作用的反跳，及鱼精蛋白可能导致血小板功能障碍、炎症介质激活、低血压等潜在风险。其临床安全性还有待更多临床研究的支持。

3）低分子肝素抗凝（LMWH）：由UFH解聚纯化获得，分子量为4000～6000D，其与凝血酶（Ⅱa）亲和力下降，故抗凝作用（致出血）减弱，同时其与抗凝血酶（ATⅢ）的结合力增强，可迅速灭活凝血因子Ⅹa，从而保留了抗血栓活性。因较少引起出血，故适用于有较高出血倾向的患者。方法：滤器先用UFH盐水预处理，首剂2000～4000U CBP前30分钟静注，逐渐加量为5～10U/（kg·h）静注。其优点是出血风险较小，不易致血小板降低。缺点是不易监测，难以做到较准确的个体化，鱼精蛋白对其也不能充分的中和。

4）无肝素盐水冲洗法：临床上当患者有活动性出血或有严重凝血机制障碍，不宜使用肝素抗凝时可考虑单用生理盐水冲洗。方法：滤器先用1L肝素盐水（5000U/L）预处理，置换液前稀释，相对高血流量，每0.5～1小时用100～200ml生理盐水冲洗滤器1次。Smith等研究显示，这种无抗凝治疗的CBP平均滤器凝血时间为17.6小时。在临床实际工作中，无肝素盐水冲洗法要求血流量高，血流动力学不稳定的危重患者可能难以耐受，且常因滤器凝血而提前下机，治疗效果欠佳。通常只有少数有严重凝血障碍又同时伴有重度血小板减少的患者，才有可能 24 小时以上长时间持续进行无肝素生理盐水冲洗 CBP。在 ICU 此类患者最长的 1 例达 72 小时。

5）前列环素抗凝（PGI_2）：前列环素可增加腺苷酸环化酶活性，使血小板内环磷酸腺苷（cAMP）浓度增加，从而抑制血小板的聚集和黏附功能，当血小板与非内皮细胞膜表面（如滤器膜）接触时就不会产生血小板脱颗粒和聚集。研究显示，PGI_2联合小剂量 UFH 与单用 UFH 相比，在高危出血风险患者中的应用，能有效减少滤器凝血、延长使用寿命，且出血风险较小，还能改善血流动力学的稳定性。Langenecker 等比较了单用 UFH、PGI_2和两者小剂量联用的抗凝效果，发现后者可明显延长滤器的使用寿命，且可改善血动学稳定性，而单用 PGI_2抗凝组平均动脉压明显下降。综合已有研究，PGI 联合 UFH 或可作为高出血性风险患者的抗凝方案之一，但由于 PGI 具有扩血管作用，易于产生低血压反应，故不宜单独使用。

6）局部枸橼酸抗凝（RCA）：局部枸橼酸抗凝的机制是通过螯合血液中的游离钙离子来阻止凝血酶原转化成为凝血酶，具很强的抗凝作用。且当体外血管通路枸橼酸化的血液回流至中心静脉血，其抗凝作用便被中和。只要注入足量的离子钙，其对全身凝血功能的影响就很小。对于高危出血风险的患者，是较为理想的抗凝方案。方法：4%枸橼酸钠 180ml/h（100～200ml/h）滤器前持续注入，保持滤器 ACT 在 180～200 秒，游离钙离子浓度 0.25～0.35mmol/L；在静脉端持续注入 0.056mmol/L 氯化钙溶液（10%氯化钙 80ml＋生理盐水 1000ml）40ml/h，控制滤器动脉端游离钙离子浓度 1.0～1.35mmol/L。RCA 在一般状况较好的患者中应用的安全性及有效性已经得到广泛证实，其在危重症患者中的应用也被一些学者所肯定。但在临床应用中应注意以下几点：①枸橼酸进入体内后，系通过三羧酸循环被迅速代谢为碳酸氢根，其主要代谢场所在肝脏。因此，存在顽固性低氧血症或严重肝损害的患者不宜应用 RCA；②以往 RCA 主要由于 CVVHD 或 CVVHDF，已证实枸橼酸根可通过透析方式被有效清除，而复杂性急性肾衰竭常用的 CVVH，RCA 的临床研究尚少，在方法学上不宜简单套用，且需加强血钙、酸碱平衡及凝血指标监测；③反复输血制品的患者，需注意枸橼酸在体内的蓄积。

综上，复杂性急性肾衰竭患者普遍存在凝血紊乱及（或）高危出血风险，因此，在制定 CBP 抗凝方案时，既要保证抗凝治疗的有效性，又必须要充分考虑到其产生出血性并发症的危险性。在实施 CBP 前首先要对患者全身状况和出血风险进行评估，再结合不同抗凝药物与抗凝方法的特点来加以个体化选择。由于此类患者往往存在多脏器功能障碍及代谢紊乱，在 CBP 过程中尤应对不同抗凝方案的相关指标进行动态监测，并据此来不断调整抗凝药物的剂量。

8. CRRT 相关并发症

（1）血管通路相关并发症。

（2）血流量下降和体外循环凝血：CAVH 中依靠动静脉压力差作为体外循环的驱动力，危重患者循环不稳定，常出现血流量不足和凝血管道内径减小或扭曲、体外循环抗凝不足也会使血流量减少导致体外循环凝血当前的 CRRT 引入了血泵驱动体外循环，先进的 CRRT 机密切监测压力变化，及时发现问题，及时处理，使这类并发症明显减少。

（3）管道连接不良：体外循环中血流速度高，血路中任何部位连接不良都可引起大出血，危及生命，静脉端连接不良在中心静脉压较低，或是吸气相负压作用下，空气可以进入静脉系统形成空气栓塞而危及生命。因此，开机前应确保整个管道滤器连接密闭完，整个管道不被遮蔽。一旦发生应立即停止血泵，夹闭动静脉端。目前常用的先进的 CRRT 机都有灵敏的压力监测，明显压力异常，机器亦会自己停止血泵，使因为此类并发症而危及生命的情况极为罕见。

（4）空气栓塞：CAVH 由于持续正压的存在可以避免空气栓塞，但当静脉通道连接不良时，空气可能进入静脉形成空气栓塞，要注意避免目前常用泵辅助的 CRRT 机，多种管道中设计有静脉壶拦截空气，还有精确的压力监测和报警系统，一旦有空气进入系统中，机器就会立即停止工作并报警，可以预防空气栓塞。

（5）液体和电解质、酸碱平衡失常：CRRT 治疗是一个持续进行的过程，治疗中容量负荷的增多或减少，电解质和酸碱平衡需要临床医生密切监测患者容量状态、血气分析情况而加以调整。现代化的CRRT机一般有液体平衡系统，可以精确控制容量平衡，医生准确评估患者容量状态，设定个体化的容量控制参数，严密监测液体出入量，可以降低此类并发症的发生。另外要注意配置大量置换液时认真校对，避免差错，尤其是多个患者同时行CRRT治疗时，注意避免置换液配置和使用的差错同时警惕机械差错和记录错误，以免误导治疗。

（6）滤器功能丧失：主要因滤器凝血、膜功能下降、吸附饱和等造成，使系统的有效性降低。CAVH中滤器凝血发生率更高。治疗中应注意监测凝血，及时调整抗凝，避免滤器凝血，监测管路通畅情况，及时更换滤器。

（7）生物相容性差和过敏反应：CRRT治疗中体外循环血液长时间与塑料管道和人工膜接触，由于血、膜反应和塑料颗粒与血的反应以及残存的消毒剂等作用，可产生激活补体、多种细胞因子，甚至引发全身炎症反应，对机体造成损伤。生物相容性差的膜与血浆接触后，会使一些补体活化产物如过敏毒素C3a、膜攻击复合物C5b-9及一些细胞衍生物浓度明显增高。纤维素膜可通过激活补体和白三烯导致炎性肾脏损伤，直接影响患者的预后。采用高生物相容性滤器，可以尽量避免这类并发症的发生。

（8）低温：CRRT治疗时大量的液体交换可致低体温，尤其是HVHF治疗时，应密切监测体温变化，在一项血液滤过治疗感染性休克羊的动物模型的研究中使用未加温的置换液导致早期死亡。置换液加温可避免，有些CRRT机自带置换液加温装置，可通过设定量换液温度调节体温。危重患者计算热量摄入和能量平衡时要将CRRT的影响考虑在内。

（9）营养丢失：CRRT治疗时可在清除代谢产物和毒素的同时丢失一些营养物质，如分子量相对较小的蛋白质、氨基酸、水溶维生素等，加重患者营养不良，患者进行营养支持时应注意调整。

（10）血液净化不充分：CAVH时由于超滤不足，尤其是对合并高分解代谢的患者，不能充分清除体内的代谢废物和毒素。随着CRRT技术的发展，CVVH、CVVHDF、HVHF等各种CRRT技术在临床广泛应用，血液净化不充分的问题不再制约CRRT在急性肾衰竭的应用。

随着CRRT及其相关技术的进步，CRRT已经成为复杂急性肾衰竭治疗的主要方法之一。各种并发症的发生率也随着技术的进步及医生经验的累积而减少。规范的操作护理、严密的监测、个体化治疗方案的实施有利于预防并发症，提高治疗的安全性。

（六）血液净化急性并发症

1. 透析失衡综合征　主要症状有恶心、呕吐、头痛、疲乏、血压升高、焦躁、嗜睡，严重者出现意识障碍、抽搐、震颤等。常发生在严重尿毒症患者首次透析开始后2～3小时。机制为：血液中尿素和渗透压下降速率过快，高于脑脊液的下降速率，使水向脑细胞内转移导致颅内高压。发病率可达10%～20%。主要治疗是立即给予高渗性溶液，如甘露醇或高渗葡萄糖静脉注射，给予镇静剂，必要时中止透析。预防措施：首次透析时间缩短为2小时，血流量200～250ml/min，水负荷过重者应用单纯超滤。首次透析BUN降低＜40%。

2. 首次使用综合征　主要是应用新透析器及管道所引起的。多发生在透析开始后几分钟至1小时。按表现不同分为A型和B型。A型表现为口麻、背痛、呼吸困难、全身发热感、可突然心搏骤停。轻者表现为瘙痒、荨麻疹、咳嗽、流泪等。膜的表面性质决定了血液和膜之间相互作用的特性及程度，包括蛋白质的吸附、血栓症、补体激活和免疫反应等。其中白介素-1、肿瘤坏死因子和膜生物相容性密切相关，可引起低血压、中性粒细胞减少、乳酸酸中毒、血管阻力降低等，且与透析患者食欲缺乏、嗜睡有关。透析可使单个核细胞自发释放白介素-1、肿瘤坏死因子、白介素-6、白介素-8。人工合成膜的生物相容性优于任何一种纤维素膜，应用铜仿膜、醋酸纤维膜透析器易发生，尤其首次使用。

3. 低血压　是最常见的危险事件之一，急性肾损伤患者发病率为20%～40%。血流动力学不稳定是最重要的因素，透析中超滤过快导致急性低血容量是最常见的原因；其他机制可能有血管扩张物质的释放、血浆渗透压的急剧下降、血管活性物质经透析膜弥散、血液与透析膜的相互作用、醋酸盐透析液扩张血管等。另外危重患者，存在感染、败血症、低蛋白血症、营养不良、第三间隙体液渗漏，扩血管物质应用均可诱发低血压。低血压、低灌注影响肾功能恢复及预后。典型的低血压表现有恶心、呕吐、出汗、面色苍白、呼吸困难和血压下降等。一旦出现应立即停止超滤，并立即补充生理盐水250～500ml。严重者加用升压药物，必要时停止透析，待患者血压稳定后在行透析治疗。

4. 血管通路　临时导管常用的有颈内、锁骨下及股静脉双腔留置导管，右侧颈内静脉插管为首选，置管时应严格无菌操作。在B超引导下置管，可提高成功率和安全性。带涤纶环长期导管若预计治疗时间超过3周，使用带涤纶环的长期导管，首选右颈内静脉。

5. 其他　可出现出血、空气栓塞、水、电解质紊乱、感染、败血症、营养物质丢失等。

第二节　严重脓毒症

一、概述

脓毒症是机体受到明确的病原微生物（如细菌、病毒、真菌、寄生虫）感染引起的全身炎症反应综合征（SIRS），近20年来受到广泛重视。脓毒症常与其他器官感染重叠，由于有的感染很易找到病灶，就以常用感染灶部位命名而不用脓毒症，如肺炎、病肿而不用脓毒症。但是有40%左右患者的血培养阳性，却找不到感染灶；或血培养阴性，但有明确的感染临床表现，故而统称之为脓毒症。脓毒症是严重感染、重症创伤、大手术后、重症膜腺炎和休克等常见的并发症，进一步发展可导致脓毒性休克、急性呼吸塞迫综合征（ARDS）和多脏器功能障碍综合征（MODS）。在美国每年至少有75万例严重脓毒症新发病例，在疾病死亡原因中占第11位，仅次于心血管疾病，脓毒症患者最终死亡原因大多是多器官功能衰竭。

脓毒症是一类因严重感染引起的全身炎性反应综合征，除感染源病灶外，全身多器官组织出现血管扩张、毛细血管通透性增加、炎性因子聚集等均可导致组织器官缺血缺氧，最后发展为多器官功能障碍综合征，严重者危及生命。2017年我国一项基于人群脓毒症的流行病学调查研究显示，脓毒症的发病率为461/10万，病死率为79/10万；另一项调查资料显示，脓毒症病死率达12.6%。

脓毒症是机体内一系列病理生理变化的动态过程，实际上是SIRS不断加剧、恶化的结果。脓毒症主要由革兰阴性菌和革兰阳性菌引起，常见的有产ESBL的肠杆菌科、多耐药的葡萄糖非发酵菌，以及耐甲氧西林的金黄色葡萄球菌（MRSA），亦可由病毒或真菌引起。

脓毒症发病机制非常复杂，涉及感染、炎症、免疫、凝血及组织损害等一系列问题，并与机体多系统、多器官病理生理改变密切相关。炎症介质的介导是脓毒症发生机制中的重要环节。单核/巨细胞系统受内毒素脂多糖（LPS）的刺激，释放肿瘤坏死因子（TNF）和白介素（IL）-1、IL-8等炎症介质，促进了炎症反应，且TNF和IL-1两者有协同作用，IL-8对组织炎症的持久损害有重要影响。花生四烯酸的代谢产物血栓素-2（血管收缩剂）、前列腺环素（血管扩张剂）及前列腺素E_2均参与发热、心动过速、呼吸急促、心室灌注异常和乳酸酸中毒的发生。这些炎症介质的产生也会导致内皮细胞的功能障碍，从而启动了局部反应，包括促进白细胞的黏附和迁移，凝血酶的生成和纤维蛋白的形成，局部血管活性的改变、通透性增加，导致细胞亡。再加之宿主的免疫放大反应，促进了异位炎性反应的循环、凝血系统激活以及细胞间的相互作用，最终导致微血管内血栓形成、低氧血症和器官功能障碍。在脓毒症中，炎症反应途径、凝血途径以及其他细胞反应相互交织和相互影响，共同发挥作用。由于细胞因子在脓毒症中有重要的诱导促凝作用，因此发生脓毒症时凝血功能紊乱很常见，其中30%～50%的患者会发生弥散性血管内凝血（DIC）。

脓毒症发热分为高热（中心体温＞38.3℃）或低温（中心体温＜36.0℃），炎症反应表现为白细胞增多（白细胞计数＞12×10^9/L），白细胞减少（白细胞计数＜4×10^9/L），白细胞计数正常，但幼稚白细胞＞10%，血浆CRP＞正常值±2个标准差，前降钙素＞正常值±2个标准差。

二、诊断

参照《实用内科学》（第13版）及《脓毒症和脓毒性休克治疗国际指南》（2008年）（华盛顿标准）。

1. SIRS的表现，指具有2项或2项以上的下述临床表现：①体温＞38℃，或＜36℃；②心率＞90

次/分；③呼吸频率＞20 次/分。或 $PaCO_2$＜32mmHg；④外周血白细胞＞12×10^9/L，或＜4×10^9/L，或未成熟细胞＞10%。

2．脓毒症诊断标准：①原发感染灶的症状和体征；②SIRS 的表现；③脓毒症进展后出现的休克及进行性多器官功能不全表现。

三、血液净化

一方面经验性抗感染治疗，尽量使用覆盖所有可能的致病微生物（细菌、病毒、真菌）的一种或多种联合药物，保证充分的组织渗透浓度，对应因感染导致的发热；另一方面，可以通过物理降温和药物降温这两类方法控制发热。一类采取体表物理降温，包括使用冰毯、冰袋或冰帽等，另一类降温包括影响体温调节的药物和非甾体类消炎药（NSAIDs）等。然而早期理化依据和患者的临床表现可能存在不匹配的现象，从而导致药物应用的不足或过度治疗。必要时可采取血液透析治疗。

针对全身性感染的炎性介质学说，血液净化技术以清除炎性介质为主要治疗途径，以此稳定血流动力学及免疫功能。目前最常用的血液净化技术包括血液透析、血液滤过、血液吸附、血浆置换等。

1．血液透析　对于脓毒症患者的治疗，使用连续性血液透析能够保证血流动力学的稳定和大量的减少血液中异类物质，这些都是间断血液透析无法实现的。通过其与血液滤过的对比发现使用血液透析能够尽可能的保存白蛋白，然而血液透析所使用的透析液具有反超作用，如果使用不当，甚至会使机体的炎症反应更加严重，这样一来单一的血液透析就无法广泛地应用到临床。

2．血液滤过　原理是以肾小球滤过与肾小管重吸收等功能为基础，进行人工模仿，当然滤器也必须要求生物相溶性较好。这样就比较符合人体的基本需求，由此血液滤过较早使用于脓毒症的治疗。在临床医学上，现在一般使用的是连续性静脉血液滤过。血液滤过分为高容量血液滤过与极高容量血液滤过，目前已经证实极高血液滤过不但对逆转血管瘫痪有很好的效果，而且可以改善心脏指数，甚至能够彻底清除前凋亡因子、可以增强脓毒症患者的外周血单核细胞抑制 CD3 刺激的增殖反应及可以优化患者多形核白细胞的吞噬效果。

3．血液吸附灌流　由于使用血液吸附能够减少血液中大分子的物质，所以在与血液滤过的对比中有比较好的治疗效果。这种技术清除炎症介质是以滤膜的吸附为基础，通过依据溶质的大小和吸附材料的亲和力进行分离工作，这样就可以调节吸附材料的孔径大小来吸附各种大小不一的介质，当然也需要使用生物相容性较好的材料，避免对血小板与白细胞造成不利影响。

4．血浆置换　使用血浆置换技术可以减少患者体内的病理性自身抗体、免疫复合物、冷球蛋白与骨髓瘤轻链等，甚至对于脓毒症后期血栓微血管病变的治疗也有明显的成效，普遍应用于代谢、自身免疫、血液、神经等系统。伴随血浆置换技术的不断发展，对于双重滤过血浆置换技术的研究取得了巨大的成果，已经在临床中使用。

第三节　肝衰竭

一、概述

肝衰竭是多种因素引起的严重肝脏损害，导致其合成解毒、排泄和生物转化等功能发生严重障碍或失代偿，出现以凝血机制障碍、黄疸、肝性脑病和腹水等为主要表现的一组临床综合征。

在我国，引起肝衰竭的主要病因是肝炎病毒（主要是乙型肝炎病毒），其次是药物及肝毒性物质（如乙醇、化学制剂等）。

二、诊断

根据临床表现及相关检查即可诊断。

三、血液净化

持续血液净化技术已用于治疗危重患者多年，并在临床上取得了显著疗效。在方法上，连续血液滤过要优于间断滤过，因为后者可导致血流动力学的不稳定，并可引起低大脑灌注压和颅内压的增高。根据峰浓度假说，高容量持续静脉-静脉血液滤过＞90ml/（kg·d）可减少脓毒血症时血管活性药物的使用，因为其可能调节体内炎性因子（IL-2、IL-6、IL-8、IL-10、TNF、C3a和CSa等）水平。在动物实验中，采用该方法也显著提高了存活率。所有这些研究为血液净化技术治疗肝衰竭伴有严重血流动力学紊乱的患者提供了一定基础，但其具体的应用效果尚待进一步研究。

危重患者的生存率随着危重症医学的快速发展得到显著提高，新的监护手段和治疗方法也不断更新、出现。随着这些措施在肝衰竭患者中的应用，其预后也得到了明显改善，即使不能使患者肝功能完全恢复，也能为更多的患者架起一座通往肝移植（目前唯一治愈肝衰竭的方法）的桥梁。

第四节　重症急性胰腺炎

一、概述

急性胰腺炎是指多种病因导致胰酶在胰腺内被激活后引起胰腺自身消化的炎症反应。临床上以急性腹痛及血、尿淀粉酶的升高为特点，病情轻重不等。按临床表现和病理改变，可分为轻症急性胰腺炎（MAP）和重症急性胰腺炎（SAP）。前者多见，临床上占急性胰腺炎的90%，预后良好；后者病情严重，常并发感染、腹膜炎和休克等，死亡率高。

二、诊断

该病表现为急性上腹痛，血、尿淀粉酶显著升高时，应想到急性胰腺炎的可能，但重症胰腺炎淀粉酶可能正常，故诊断必须结合临床表现、必要的实验室检查和影像检查结果，并排除其他急腹症者方能确立诊断。具有以下临床表现者有助于重症胰腺炎的诊断。①症状：烦躁不安、四肢厥冷、皮肤呈斑点状等休克征象；②腹肌强直，腹膜刺激征阳性，Grey-Turner征或Cullen征出现；③实验室检查：血钙降至2mmol/L以下，空腹血糖＞11.2mmol/L（无糖尿病史），血尿淀粉酶突然下降；④腹腔穿刺有高淀粉酶活性的腹腔积液。胰腺外疾病也可出现淀粉酶升高，许多胸腹部疾病也会出现腹痛，故在诊断急性胰腺炎时，应结合病史、体征、心电图、有关的实验室检查和影像学检查加以鉴别。

三、血液净化

诊断明确后均于早期行血液灌流联合血液透析治疗。采用Seldeinper技术，行颈内静脉置管建立血管通路，利用血液透析机。首剂肝素0.8～10mg/kg，再每小时追加12～14mg，有出血倾向者使用低分子量肝素，再次治疗时间2～3小时。视病情每例患者治疗1～3次，ARF者行3次血液灌流联合血液透析治疗后连续行血液透析治疗至进入多尿期。

第五节　中　毒

一、概述

中毒指进入人体的化学物质达到中毒剂量，导致组织或器官损害而引起的全身性疾病。引起中毒的化学物质称为毒物。根据暴露毒物的毒性、剂量和时间，通常将中毒分为急性中毒和慢性中毒。

急性中毒：指机体一次大剂量暴露或24小时内多次暴露于某种或某些有毒物质引起急性病理变化而出现的临床表现。

慢性中毒：指长时间暴露毒物引起人体蓄积中毒而出现的临床表现。

二、血液净化

对于急性中毒患者，临床医生首先需评估患者是否需要进行血液净化，然后评估患者适用哪种模式。血液净化适应证是评估患者是否进行血液净化治疗的重要依据。血液净化适应证包括：①毒（药）物或其代谢产物能被血液透析、血液滤过、血液灌流、血浆置换排出体外者；②中毒剂量大，毒（药）物毒性强；③摄入未知成分和数量的药物或毒物，病情迅速进展，危及生命；④中毒后合并内环境紊乱或急性肾障碍或多个器官功能不全或衰竭；⑤毒物进入体内有延迟效应，较长时间滞留体内引起损伤。除此之外还要结合中毒严重程度、并发症和治疗费用，决定是否进行血液净化治疗。

血液净化模式选择需要考虑毒（药）物分子量大小、溶解度、半衰期、分布容积、蛋白结合率、内源性清除率（包括肾、肝等）、药（毒）代动力学及临床经验等因素。

1. 血液灌流　通过吸附作用清除外源性药物或毒物，达到净化血液目的。主要用于高蛋白结合率、高脂溶性、大中相对分子质量的毒物，如巴比妥类、丙嗪类、酚噻嗪类、毒鼠强、百草枯等。但不能纠正水、电解质、酸碱平衡紊乱，而且血液的正常成分如血小板、凝血因子、二价阳离子也能被吸附，引起血小板、白细胞、凝血因子、葡萄糖、二价阳离子等减少，因而应予监测并及时补充。

2. 血液透析　基于扩散原理，利用半透膜两侧浓度差，将高水溶性、小分子（相对分子质量＜500）和部分中分子、低蛋白结合率和（或）伴酸中毒的毒物清除，如锂、铊、甲醇、二甲双胍、卡马西平、对乙酰氨基酚、巴比妥类药物、茶碱、苯妥英钠、水杨酸、丙戊酸中毒等。透析效果与毒物的分布容积及脂溶性有重要关系，同时还与毒物从组织到血液的转移有关。

一般在中毒12小时内进行人工透析效果较好，如中毒时间过长，毒物与血浆蛋白结合，则不易透出。脂溶性毒物透析效果差。有机磷杀虫药具有脂溶性，故透析效果差。与此同时血液透析还能纠正水、电解质、酸碱平衡紊乱。

第六节　系统性红斑狼疮

一、概述

系统性红斑狼疮（SLE）是一种慢性自身免疫性疾病，可以出现机体多部位的炎症，包括皮肤、关节、心脏、肺、血液、肾脏和大脑。大量自身抗体的产生可加剧慢性炎症，从而导致关节的不良影响，进而引起SLE患者的活动受限。近些年SLE患者的生存率和死亡率得到了显著改善，所以人们的目光更多集中在长期并发症方面，包括骨质疏松症、系统性红斑狼疮肾病等。

二、诊断

1. 面部蝶形红斑。
2. 盘状红斑　斑性狼疮样皮疹。
3. 日光过敏。
4. 关节炎。
5. 浆膜炎（胸膜炎、心包炎等）。
6. 精神神经症状（癫痫或精神障碍）。
7. 口、鼻腔溃疡。
8. 尿蛋白0.5g/d以上或有细胞管型。
9. 抗dsDNA抗体、抗Sm抗体、LE细胞、梅毒血清反应假阳性。
10. 抗核抗体（ANA）阳性。
11. 溶血性贫血、白细胞减少、血小板减少、淋巴细胞减少。

以上11项中有4项或4项以上，同时或先后出现者即可诊为本病。

三、血液净化

1. 血浆置换　血浆置换对于急、重症狼疮肾炎的作用还有待于确定。血浆置换应同时加用免疫抑制剂治疗以避免病情反弹。血浆置换的不良反应中感染仍是最重要的危险因素。

2. 终末期肾病、透析及移植　仅有少部分狼疮患者进入终末期肾衰。国外有学者在长期随访研究中提出了ESRD的危险因素，如男性、临床活动指标、新月体及肾间质的改变常是主要决定因素。

一些病例显示伴有血管炎或特发性溶血性尿毒症综合征的狼疮患者的ESRD期，从肾功能恢复到足以脱离血透的状态，至少持续数月到数年，另有一些病例不能确定。因此在未进行移植的ESRD的狼疮患者，首先应考虑1～2年的血透治疗。如果反复肾活检显示不可逆的硬化性或活动性病变，有助于确定疾病的不可逆性。已进入ESRD期的一些患者一般可单用泼尼松巩固治疗。

（1）规律性血透治疗：经透析治疗后，SLE患者活动性表现亦能减轻。维持性血透治疗时应注意透析并发症，保持通畅的血管通路，避免发生多发性血栓。血栓形成与抗磷脂抗体有关，另一些与内皮细胞功能障碍有关。另外，有些患者有严重的雷诺现象，使动静瘘应用不顺畅。狼疮患者对血液透析或腹膜透析治疗临床效果较好。

（2）移植：狼疮肾移植同其他肾移植的供者比较略有不同。首先与狼疮患者交叉相配的供肾者较困难。因为一些未孕的、输过血的或已移植的狼疮患者的血清含有抗淋巴细胞抗体；其次，透析中的血栓形成是移植后的主要问题，特别是携带有抗磷脂抗体的患者。因此当肾移植患者体内存在高浓度的IgG的抗磷脂抗体，有必要考虑抗凝治疗。

第七节　多发性骨髓瘤

一、概述

多发性骨髓瘤（MM）是浆细胞的恶性肿瘤疾病，异常增生的瘤细胞主要浸润骨髓和软组织，并产生大量异常单克隆免疫球蛋白，导致骨骼破坏、贫血、免疫功能异常和肾损害。该病累及肾脏时可呈现多种表现，管型肾病（MCN）最常见，多表现为急性肾损伤（AKI）。其他肾损伤还包括轻链蛋白沉积肾组织导致肾脏淀粉样变（AL）以及非淀粉样的单克隆免疫球蛋白沉积病（MIDD），后者以轻链沉积病（LCDD）多见，多表现为肾病综合征（NS）和慢性肾衰竭（CRF）。确诊MM相关肾小球病变有赖于肾活检。蛋白酶体抑制剂为基础的方案目前已作为MM的一线治疗，极大提高了血液学缓解率并有益于肾损伤的改善。其他新的治疗如单抗、嵌合抗原受体修饰的T细胞治疗（CAR-T）也显示了非常好的疗效。积极水化治疗、纠正可逆肾损因素即可使部分早期肾损伤恢复，严重AKI和终末期肾衰竭患者需透析治疗，除常规血液透析外，各种新的血液净化方法如高截量透析器等正积极评估之中。

二、诊断

1. MM诊断及分期　诊断标准可依据中国多发性骨髓瘤诊治指南（2015年修订）。

2. 肾损害评估　上述指南中，肾功能损害标准可能漏诊部分肾损伤患者。CKD可参考Cockroft-Gault公式、简化MDRD公式或CKD-EPI公式来估算GFR（eGFR），依据2012年KDIGO-CKD指南对肾损伤分期。AKI可参考2012年KDIGO-AKI标准诊断。临床表现典型的MCN患者不需要常规肾活检，尿蛋白以白蛋白为主，需排除是否合并肾小球病变者（如AL和LCDD等），需行肾活检确诊。若有以下临床线索应注意排除骨髓瘤性肾病：①年龄＞45岁，不明原因肾损伤；②高球蛋白血症，ESR明显增快；③尿常规蛋白定性阴性或少量，而24小时尿蛋白定量为大量尿蛋白，两者不一致；④早期肾功能不全伴高血钙；⑤贫血和肾功能损害程度不成正比；⑥肾病综合征无血尿、高血压，早期伴贫血和肾衰竭。

三、血液净化

透析疗法适用于严重肾衰竭患者（AKI或终末期肾衰竭），并可治疗高钙危象。透析时可适当静注碳酸氢钠，促进管型和轻链的排出，避免过分超滤脱水。常规透析不能祛除游离轻链，患者如有条件可行高通量透析。高截留量透析器（如HCO1100等）能有效降低MM患者体内游离轻链浓度，增加透析时间或增加滤器数量效果更佳。血浆置换对MM肾病患者的生存获益未得到循证研究确证，目前并未被推荐为MM肾衰竭的标准治疗，多数指南仅推荐MM并发高黏滞综合征或管型肾病导致快速进展肾衰竭时应用该疗法，注意该治疗和使用化疗药物应间隔一定时间。

第三篇　血液透析的特殊技术

第十章　血液滤过

一、概述

血液滤过（HF）是模仿正常人肾小球滤过和肾小管重吸收原理，用稀释血液的方法，向患者体内注入血液滤过补液，再以对流方式清除体内多余的水分和毒素。与血液透析相比，具有血流动力学影响小、中分子物质清除率高等优点。

血液滤过与血液透析主要区别在于：血液透析依赖半透膜两侧的溶质浓度差所产生的弥散作用进行溶质清除，其清除效能很差。正常人肾小球对不同分子质量的物质如肌酐和菊粉的清除率几乎都一样。血液滤过模仿正常肾小球清除溶质原理，以对流的方式滤过血液中的水分和溶质，其清除率与分子质量大小无关，对肌酐和菊粉的清除率均为100～120ml/min。故血液滤过在清除中分子物质方面优于血液透析，与正常人肾小球相似。

二、适应证

基本上与血液透析相同，适用于急、慢性肾衰竭，但在下列情况血液滤过优于血液透析。

1．高血容量所致心力衰竭　血液透析时往往会加重心力衰竭，被列为血液透析禁忌证，而血液滤过则可以治疗心力衰竭。因为：①血液滤过能迅速清除过多水分，减轻了心脏的前负荷；②不需使用乙酸盐透析液，因而避免了由此而引起的血管扩张和抑制心肌收缩力；③血液滤过脱水过程中，虽然血容量减少，但外周血管阻力却升高，因此心排血量下降，减轻了心脏负荷；④血液滤过时血浆中溶质浓度变动小，血浆渗透压基本不变，清除大量水分后，血浆蛋白浓度相对升高，有利于周围组织水分进入血管内，从而减轻水肿。

2．顽固性高血压　血液透析治疗的患者顽固性高血压发生率可达50%（高肾素型），而血液滤过治疗时，可降至1%，有的可停用降压药。血压下降原因除有效清除过量水、钠外，可能还有其他因素。有人曾反复测定血浆和滤液中血管紧张素且，发现两者的浓度相近，表明血液滤过能清除血浆中的某些加压物质。另外，血液滤过时，心血管系统及细胞外液容量均比较稳定，明显减少了对肾素一血管紧张素系统的刺激。

3．低血压和严重水、钠潴留　接受血液滤过治疗的患者，其心血管稳定性明显优于血液透析，血液透析治疗期间低血压发生率为25%～50%，但在血液滤过治疗时低血压发生率可降至5%。其原因如下：

（1）血液滤过时能较好地保留钠，在细胞外液中能保持较高水平的钠以维持细胞外液高渗状态，使细胞内液向细胞外转移，即使在总体水明显减少的情况下，仍能保持细胞外液容量稳定。

（2）血液滤过时血容量减少，血浆中去甲基肾上腺素（NA）浓度升高，使周围血管阻力增加，保持了血压稳定，而血液透析时NA则不升高。

（3）血液滤过时低氧血症不如血液透析时严重。

（4）避免了乙酸盐的不良反应。

（5）血液滤过时溶质浓度变动小，血浆渗透压较血液透析稳定。

（6）血液滤过时滤过膜的生物相容性比常用透析膜好，故血液滤过能在短时间内去除体内大量水分，很少发生低血压，尤其对年老心血管功能不稳定的严重患者，血液滤过治疗较为完全。

（7）血液滤过时返回体内血液温度为35℃，由于冷刺激自主神经，使NA分泌增加，而血液透析温度38℃，使周围血管扩张，阻力降低。

4．尿毒症心包炎　持续血液透析患者尿毒症心包炎发病率为20%～25%，原因未明，改做血液滤过后，发现其心包炎治疗时间较血液透析短，可能是血液滤过脱水性能好，清除“中分子”毒性物质较好之故。

5．急性肾衰竭　持续或间歇的血液滤过是治疗急性肾衰竭的有效措施。持续性血液滤过对心血管功能不稳定、多脏器功能衰竭、病情危重的老年患者有独特的优点。

6. 肝性脑病　许多学者认为，血液滤过对肝性脑病治疗效果比血液透析好，但比血浆置换血液灌流差。

三、治疗方式

血液滤过治疗方式有前稀释置换法（置换液在血滤器之前输入）、后稀释置换法（置换液在血滤器之后输入）和混合稀释法（置换液在血滤器前及后输入）。

1. 前稀释置换法优点　是血流阻力小，滤过率稳定，残余血量少，血液在进入滤器前已被稀释，不易形成滤过膜上的蛋白覆盖层。缺点是清除率低，需要的置换液量大。

2. 后稀释置换法优点　是置换液用量少，清除率高。缺点是在血液流入滤器时水分大量被超滤，因血液浓缩会在滤过膜上形成覆盖物导致滤器凝血的可能性增加。因此，高凝患者不宜选用此方式。

四、操作流程

物品准备、开机自检、安装血液滤过管路及血滤器、密闭式管路预冲、建立体外循环、治疗、密闭式回血下机。

五、操作步骤

1. 物品准备　血液滤过器、血液滤过管路、安全导管（补液管路）、碘伏和棉签等消毒物品、穿刺针、无菌治疗巾、止血带、一次性手套、注射器、医用胶布、无菌透明敷料、生理盐水、透析液等。

2. 检查透析机电路连接，开机自检。

3. 检查血液滤过器及血液滤过管路，按血液循环的血流方向依次安装，安全导管按照置换液流向顺序安装。

4. 密闭式预冲

（1）静脉端向上安装血液滤过器，滤出液口放置在滤器上方。

（2）启动血泵 80～100ml/min，生理盐水冲洗方向为动脉端、透析器升静脉端，不得逆向冲洗。

（3）机器在线预冲：通过置换液连接管应用机器在线产生的置换液按照体外循环血流方向密闭冲洗。

第十一章　血液透析滤过

第一节　准备与实施

血液透析滤过（HDF）是血液透析和血液滤过的结合，具有两种模式的优点，通过弥散和对流清除溶质。理论上讲，在单位时间内比单独的血液透析或血液滤过能清除更多的中、小分子物质。由于血液透析技术的发展，现在向患者体内输入的滤过补液是用内毒素过滤器从透析液中分离出来的，称为在线血液透析滤过，使治疗更易于操作，减少了感染的危险。

一、治疗方法

治疗方法包括前稀释置换法（置换液在血滤器之前输入）、后稀释置换法（置换液在血滤器之后输入）和混合性稀释法（置换液在血滤器前及后输入）。

1. 常需要较高的血流量（建议＞250ml/min）及透析液流量（500～800ml/min），以更好地清除溶质。

2. 置换液用量　前稀释置换法为 50L 左右，后稀释置换法为 20L 左右。需注意，置换量的设置需根据血流量及跨膜压进行调整。

二、操作流程

物品准备、开机自检、安装血液透析滤过管路及血液透析滤过器、密闭式管路预冲、建立体外循环、治疗、密闭式回血下机。

三、操作步骤

1. 物品准备　血液透析滤过器、血液透析滤过管路、安全导管（补液装置）、碘伏和棉签等消毒物品、穿刺针、无菌治疗巾、止血带、一次性手套、注射器、医用胶布、无菌透明敷料、生理盐水、透析液等。

2. 检查透析机电路连接，开机自检。

3. 检查血液透析滤过器及血液透析滤过管路，按血液循环的血流方向依次安装，安全导管按照置换液流向顺序安装。

4. 密闭式预冲

（1）启动血泵 80～100ml/min，生理盐水冲洗方向为动脉端、透析器、静脉端，不得逆向冲洗，排净管路及滤器膜内气体。

（2）将血泵速度调至 200～300ml/min，将透析液接头与血液透析滤过器旁路连接，排净透析器膜外气体。

（3）机器在线预冲：通过置换液连接管应用机器在线产生的置换液按照体外循环血流方向密闭冲洗。

5. 建立体外循环：同血液透析，合理设置参数，开始治疗。

第二节　护理要点

1. 向患者讲解进行该治疗的目的，取得患者的配合，签署同意书。

2. 评估患者的病情、通路情况。

3. 评估机器性能及所需物质。

4. 严格执行三查七对，确保治疗的准确实施。

5. 在治疗过程中密切观察患者的生命体征并记录、通路情况、机器运转，注重患者的自诉，及时处理不良反应和机器报警。

6. 预防院内感染的发生

（1）保证在线置换液的使用安全：①定期更换外置的置换液细菌滤过器，严格按照厂家规定的使用寿命，一般使用 100～150 次或连续使用 900 小时后应立即更换；②现用现配碳酸氢盐浓缩液（B 液），建议有条件的透析中心使用干粉筒，利用机器自动稀释碳酸氢盐液，减少或避免细菌繁殖。

（2）透析机的消毒处理：每次透析结束按照产品要求对透析机表面及内部进行消毒。

（3）反渗水质量保证：每月进行反渗水细菌培养，每 3 个月进行 1 次内毒素检测。

7. 并发症的处理及护理　血液透析滤过可能发生与普通血透相同的并发症如低血压、出血、破膜漏血、凝血、空气栓塞；另外，置换液被污染时，可能出现败血症、内毒素休克。

8. 特别关注

（1）患者的健康教育：①向患者讲解进行该治疗的目的，取得患者的配合；②签署治疗同意书；③如果滤器需要复用，应签署滤器复用知情同意书。

（2）治疗前评估包括：①了解治疗间期的体重及血压的变化情况，准确地评估干体重，为设置适当的超滤量提供依据；②评估患者降压药的使用情况，嘱患者治疗前停服降压药，以免导致低血压，影响治疗；③了解是否有出血倾向，为及时调整相应的抗凝处方提供依据；④了解血管通路情况，内瘘有无闭塞，静脉置管有无感染及阻塞等。

（3）水平衡及饮食护理：血液透析滤过在清除毒素和代谢产物的同时还会丢失大量营养物质，应指导患者增加优质蛋白质、维生素、微量元素及矿物质的摄入。水平衡的要求同普通血液透析。

第十二章　连续性肾脏替代治疗

连续性肾脏替代治疗（CRRT）是指一组体外血液净化的治疗技术，是所有连续、缓慢清除水分和溶质治疗方式的总称。传统 CRRT 应持续治疗 24 小时以上，但临床可根据患者的治疗需求灵活调整治疗时间。CRRT 治疗目的不仅仅局限于替代功能受损的肾脏，近来更扩展到常见危重疾病的急救，成为各种危重病救治中最重要的支持治疗措施之一。

目前 CRRT 主要包括缓慢连续超滤（SCUF）、连续性静脉-静脉血液滤过（CVVH）、连续性静脉-静脉血液透析滤过（CVVHDF）、连续性静脉-静脉血液透析（CVVHD）、连续性高通量透析（CHFD）、连续性高容量血液滤过（HVHF）、连续性血浆滤过吸附（CPFA）。除此之外，CRRT 常需联合使用一些其他血液净化技术，如血浆置换（PE）、双膜血浆置换（DFPP）、内毒素吸附技术、体外二氧化碳去除技术（ECCOZR）、体外膜氧合（ECMO）及人工肝技术。

第一节　适应证

一、肾脏疾病

1．重症急性肾损伤　伴血流动力学不稳定和需要持续清除过多水或毒性物质，如：

（1）急性肾损伤合并严重电解质紊乱

（2）酸碱代谢失衡

（3）心力衰竭

（4）肺水肿

（5）脑水肿

（6）急性呼吸窘迫综合征

（7）外科术后

（8）严重感染。

2．慢性肾脏病并发症

（1）合并急性肺水肿。

（2）尿毒症脑病。

（3）心力衰竭。

（4）血流动力学不稳定。

二、非肾脏疾病

1．多器官功能障碍综合征。

2．脓毒血症或感染性休克。

3．急性呼吸窘迫综合征。

4．挤压综合征。

5．乳酸酸中毒。

6．急性重症胰腺炎。

7．心肺体外循环手术。

8．慢性心力衰竭。

9．肝性脑病。

10．药物或毒物中毒。

11．严重容最负荷。

12．严重的电解质和酸碱代谢紊乱。

13. 肿瘤溶解综合征。

14. 热射病。

第二节 模式选择

一、治疗模式选择

临床上应根据病情严重程度以及不同病因采取相应的CRRT模式及设定参数。常用模式包括SCUF、CVVH、CVVHD、CVVHDF。CVVHD、CVVHDF及CVVH是CRRT最为常用的治疗方式，CVVHDF和CVVH具有清除中大分子毒素、炎症因子和代谢产物的优势。但三种模式各具特色，均可作为重症急性肾损伤的治疗方式。SCUF主要用于清除过多液体为主的治疗，但对溶质清除能力极弱，常用于充血性心力衰竭患者的脱水治疗。

二、治疗剂量

应依据患者治疗需求和残存肾功能水平选择治疗剂量。推荐采用体重标化的流出液容积作为剂量单位［ml/（kg·h）］，治疗剂量建议为20～25ml/（kg·h），若采用前稀释治疗模式时，治疗剂量可增加5%～10%。至少每24小时对CRRT的处方剂量和达成剂量进行评估，要求达成剂量至少大于处方剂量的80%。当CRRT预计治疗时间不足24小时时，需通过增加治疗剂量达到治疗目的。

三、滤过分数

滤过分数（FF）是超滤量与经过滤器血浆流量的比值，一般要求控制在25%～30%以内。对于CVVH和CVVHDF模式，置换液既可从血滤器前的动脉管路输入（前稀释），或从血滤器后的静脉管路输入（后稀释），也可从动脉管路和静脉管路同时输入（混合稀释）。前稀释有利于降低滤过分数从而延长滤器寿命，而后稀释则具有更高的溶质清除效率。

第三节 置换液的应用

CRRT为持续的24小时治疗，每天需大量的治疗液体，因此无菌、无热原的高质量液体是保证治疗安全的关键。置换液的质量标准一般参照静脉输液标准：内毒素＜0.03EU/ml、细菌数＜1×10^{-6}CFU/ml。目前国内使用的CRRT置换液主要包括以下三种：商品化的置换液、血液透析滤过机在线生产的online置换液及手工配制的置换液。推荐采用商品化置换液作为治疗的首选。需要强调的是，手工配制置换液及置换液中添加药物时，必须在相对无菌的环境下进行无菌操作。如果患者在CRRT治疗过程中突然出现原因未明的寒战、抽搐及高热等情况，在排除其他原因后，需考虑置换液污染的可能，应立即更换置换液，并对疑似污染的置换液进行细菌学检测。

一、置换液的基本成分

1. 置换液的电解质成分　其成分是影响CRRT治疗患者内环境的主要因素。为改善患者的内环境，置换液的溶质配方原则上要求与生理浓度相符。置换液中的溶质成分主要包括钠、钾、氯、碱基、钙、镁、磷及葡萄糖。

（1）钠：置换液中钠离子浓度波动较小，一般要求与生理浓度相似，为135～145mmol/L。然而，当患者合并严重高钠血症或者低钠血症的情况时，常需根据患者的血钠水平调整置换液中钠离子的浓度，避免血液中钠离子浓度快速波动对机体带来的损害。

（2）钾：置换液中的钾离子浓度常根据治疗需求进行调整，置换液中钾离子水平一般控制在0～6mmol/L。但应注意的是，在使用较高或较低钾浓度置换液时，应严密监测钾离子水平，尽快使钾离子水平恢复到生理范围。

（3）氯：氯离子在置换液中的浓度相对恒定，一般控制在100～115mmol/L。

（4）碱基：目前临床常用的置换液碱基主要包括碳酸氢盐及乳酸盐两类，由于乳酸在肝功能衰竭、循环衰竭及严重低氧血症时代谢不充分会对患者带来治疗风险，目前临床推荐采用碳酸氢盐为置换液的基础碱基成分。当采用枸橼酸抗凝时，枸橼酸则成为置换液的主要碱基成分，在体内可代谢成为碳酸氢盐。

（5）钙：国内商品化置换液的钙离子浓度为 1.5mmol/L，手工配制的置换液的钙离子浓度波动在 1.25～1.75mol/L。使用枸橼酸抗凝时可使用不含钙离子的置换液，钙离子由单独的通道进行补充。

（6）镁：置换液中镁的浓度一般控制在 0.5～0.75mmol/L。

（7）磷：虽然目前国内使用的置换液中均不含磷，但 CRRT 治疗过程中出现的低磷血症的问题越来越引起重视，并有研究发现低磷血症与预后呈负相关。血清磷浓度为 1.0～1.5mmol/L，但由于部分磷和血浆蛋白结合形成复合物，可滤过的离子状态的磷浓度实际为 0.9～1.0mmol/L，因此推荐置换液的磷浓度为 0.7～1.0mmol/L。

（8）葡萄糖：早期手工配制的置换液含糖浓度较高，治疗患者常出现难以控制的高血糖。目前配方有所改进，推荐使用的商品化置换液或配制的置换液中葡萄糖的浓度应控制在 5～12mmol/L。

2. 置换液的常用配方

（1）商品化置换液：总量 4250ml。用含有以下成分的商品化置换液作为基础置换液（4000ml，A 液），离子浓度（不含 $NaHCO_3$）：Na^+ 113mmol/L，Cl^- 118mmol/L，Ca^{2+} 1.60mmol/L，Mg^{2+} 0.979mmol/L，葡萄糖 10.6mmol/L。根据需要加入 10% KCl，并配备相对应的 $NaHCO_3$（B 液）。置换液的终浓度（4000ml A 液＋250ml B 液）：pH 7.40，Na^+ 141mmol/L，Cl^- 110mmol/L，Ca^{2+} 1.5mmol/L，Mg^{2+} 0.75mmol/L，葡萄糖 10mmol/L，HCO_3^- 35.0mmol/L。

（2）改良的 Port 配方，总量为 4250ml。

A 液：0.9% NaCl 3000ml＋5%葡萄糖 170ml＋注射用水 820ml＋10% $CaCl_2$ 6.4ml＋50% $MgSO_4$ 1.6ml。

B 液：5% $NaHCO_3$ 250ml。

终浓度：Na^+ 143mmol/L，Cl^- 116mmol/L，Ca^{2+} 1.4mmol/L，Mg^{2+} 1.56mmol/L，葡萄糖 11.8mmol/L，HCO_3^- 34.9mmol/L。

上述两种配方为目前临床最为常用的置换液配方，溶质的浓度接近于生理状态，但均未含磷，因此长时间的治疗易伴有低磷血症，需要从外周进行补充。

第四节　并发症的防治

CRRT 并发症种类同血液透析和血液滤过等技术，但由于 CRRT 治疗对象为危重患者，血流动力学常不稳定，且治疗时间长，故一些并发症的发生率较高，且程度较重，处理更为困难。如低血压、低钾血症、低钙血症、低磷血症、酸碱失衡、感染及机械因素相关并发症。另外，由于治疗时间长，如应用肝素等全身抗凝剂总量过大，容易发生出血或出血倾向；但如血流量较低、血细胞比容较高或抗凝剂剂量不足，则容易出现凝血。如治疗时间较长，则可导致维生素、微量元素和氨基酸等丢失，应适当补充。

第十三章　血浆置换

血浆置换（TPE）是通过血液净化技术清除血浆中如自身抗体、免疫复合物、毒物等大分子物质，以治疗多种疾病的方法。由于血浆置换存在不同的治疗模式，并且不同设备的操作程序也有所不同，应根据不同的治疗方法，按照机器及所用的管路，血浆分离器或血浆成分分离器等耗材的相关说明书进行操作。目的是清除循环中的疾病相关性因子，从置换液中补充机体所需物质。

第一节　适应证与禁忌证

一、适应证

（一）肾脏疾病

1. ANCA 相关的急进性肾小球肾炎（包括显微镜下多血管炎、肉芽肿性血管炎）、
2. 抗肾小球基底膜病（Good-Pasture 综合征）
3. 肾移植术后复发局灶节段性肾小球硬化症
4. 骨髓瘤性肾病
5. 新月体性 IgA 肾病
6. 新月体性紫疲性肾炎
7. 重症狼疮性肾炎。

（二）免疫性神经系统疾病

1. 急性炎症性脱髓鞘性多发性神经病（吉兰-巴雷综合征）。
2. 慢性炎症性脱髓鞘性多发性神经病（CIDP）。
3. 重症肌无力（MG）。
4. 兰伯特-伊顿（Lambert-Eaton）肌无力综合征。
5. 抗 N-甲基-D-天冬氨酸受体脑炎。
6. 多发性硬化。
7. 视神经脊髓炎谱系疾病（NMOSD）。
8. 神经系统副肿瘤综合征（PNS）。
9. 激素抵抗的急性播散性脑脊髓炎（ADEM）。
10. 桥本脑病。
11. 儿童链球菌感染相关性自身免疫性神经精神障碍（PANDAS）。
12. 植烷酸贮积症。
13. 电压门控钾通道复合物相关抗体自身免疫性脑炎。
14. 复杂性区域疼痛综合征（CRPS）。
15. 僵人综合征。

（三）风湿免疫性疾病

1. 重症系统性红斑狼疮。
2. 乙型肝炎病毒相关性结节性多动脉炎（HBV-PAN）。
3. 嗜酸性粒细胞肉芽肿性血管炎（EGPA）。
4. 重症过敏性紫癜。
5. 抗磷脂抗体综合征、白塞病（BD）。

（四）消化系统疾病

1. 急性肝衰竭。
2. 重症肝炎。
3. 肝性脑病。
4. 胆汁淤积性肝病。
5. 高胆红素血症。

（五）血液系统疾病

1. 血栓性微血管病（TMA）。
2. 冷球蛋白血症。
3. 高茹度单克隆丙球蛋白病。

4. 多发性骨髓瘤（伴高黏滞综合征）。
5. 自身免疫性溶血性贫血（AHA）。
6. 溶血尿毒症综合征。
7. 新生儿溶血性疾病。
8. 输血后紫癜。
9. 肝素诱发的小板减少症（HIT）。
10. 难治性免疫性血小板减少症。
11. 血友病。
12. 纯红细胞再生障碍性贫血。
13. 噬血细胞综合征。
14. 巨噬细胞活化综合征。

（六）器官移植

1. 器官移植前去除抗体（ABO 血型不相容移植、免疫高致敏受者移植等）。
2. 器官移植后排斥反应。

（七）自身免疫性皮肤疾病

1. 大疱性皮肤病。
2. 天疱疮。
3. 中毒性表皮坏死松解症。
4. 硬皮病。
5. 特异性皮炎。
6. 特异性湿疹。

（八）代谢性疾病

家族性高胆固醇血症和高脂蛋白血症等。

（九）药物/毒物中毒

1. 药物中毒（与蛋白结合率高的抗抑郁药物洋地黄药物中毒等）。
2. 毒蕈中毒。
3. 动物毒液（蛇毒、蜘蛛毒、蝎子毒等）中毒。

（十）其他

1. 肝豆状核变性（威尔逊病）。
2. 干性年龄相关性黄斑变性。
3. 特发性扩张型心肌病（IDCM）。
4. 突发性感音神经性聋。
5. 新生儿狼疮性心脏病。
6. 甲状腺危象。
7. 脓毒血症致多器官功能衰竭。

二、禁忌证

无绝对禁忌证，相对禁忌证包括：

1. 对血浆、人血白蛋白、肝素、血浆分离器、透析管路等有严重过敏史。
2. 药物难以纠正的全身循环衰竭。
3. 非稳定期的心肌梗死或缺血性脑卒中。
4. 颅内出血或重度脑水肿伴有脑病。
5. 存在精神障碍而不能很好配合治疗者。

第二节　血浆置换基本操作

一、治疗方式

1．单纯血浆置换（PE） 通过血液净化技术分离并丢弃体内含有高浓度致病因子的血浆，同时补充同等体积的新鲜冷冻血浆。

2．双重血浆置换（DFPP） 先应用血浆分离器将血细胞和血浆分离，再将分离出的血浆引入膜孔径较小的血浆成分分离器，除去血浆中致病因子，以白蛋白为主的有用物质回输体内。

3．血浆免疫吸附（IA） 应用血浆分离器分离出血细胞和血浆，血液有形成分回输患者体内，使血浆进入吸附器，吸附目标特定物质。血浆成分吸附器有抗原抗体复合物吸附器、低密度脂蛋白（LDL）吸附器、胆红素吸附器等，将净化后的血浆回输患者体内。

二、操作流程

（一）治疗前评估

1．常规检查 血常规、出凝血指标、血清白蛋白、血清球蛋白、血电解质（钠、钾、氯、钙、磷）；肝功能、肾功能及与原发病相关的指标等。

2．由有资质的肾病专科医师负责综合评估患者适应证和禁忌证，确定是否应进行血浆置换及其治疗模式，制订血浆置换治疗方案。

2．向家属和（或）患者交代病情，签署知情同意书。

（二）确定治疗处方

1．血浆置换频度 取决于原发病、病情的严重程度，治疗效果及所清除致病因子的分子质量和血浆中的浓度，应个体化制订治疗方案。

2．血浆置换剂量 单次置换剂量以患者血浆容量的1～1.5倍为宜，不建议超过2倍。

3．抗凝血药物

（1）普通肝素：一般首剂量0.5～1.0mg/kg，追加剂量10～20mg/h，间歇性静脉注射或持续性静脉输注（常用）；一般结束前30分钟停止追加。实施前给予50mg/L的肝素生理盐水预冲，再给予生理盐水500ml冲洗，有助于增强抗凝效果。肝素剂量应根据患者的凝血状态进行个体化调整。

（2）低分子肝素：一般选择60～80U/kg，推荐在治疗前20～30分钟静脉注射，无须追加剂量。同样肝素生理盐水预冲有助于增强抗凝效果（方法同上）。

（3）出血风险高的患者，也可在监测APTT下，给予阿加曲班。

4．置换液的种类

（1）晶体液：如生理盐水、葡萄糖生理盐水、林格液。

（2）血浆制品：如新鲜血浆、新鲜冷冻血浆、纯化的血浆蛋白，人血白蛋白溶液。

（3）其他：如右旋糖酐。

5．建立血管通路 大多为临时血管通路。

6．物品准备及核对

（1）按医嘱准备血浆分离器、血浆成分分离器、专用管路并核对其型号；准备生理盐水、葡萄糖溶液、抗凝血药、配制含有抗凝血药的生理盐水；准备体外循环用的必需物品，如止血钳、注射器、手套等。

（2）常规准备地塞米松、肾上腺素等急救药品和器材。

（三）血浆置换治疗操作程序

1．单纯血浆置换

（1）开机，机器自检，按照机器要求和操作流程进行管路及分离器的连接并预冲管路及血浆分离器。

（2）根据病情设置血浆置换参数，包括血流量、血浆分离速度及补入速度、血浆置换目标量等；设置各种报警范围。

（3）治疗刚开始时，全血液速度宜慢，观察5分钟左右，无反应后再以正常速度运行并开启血浆泵。通常血流速度为80～150ml/min。

（4）密切观察患者生命体征，包括每30分钟测血压、心率等。

（5）密切观察机器运行情况，包括全血流速、血浆流速、动脉压、静脉压、跨膜压变化等。

（6）置换达到目标量后回血，观察患者的生命体征，记录病情变化及血浆置换治疗参数和结果。

2. 双重血浆置换与血浆吸附

（1）开机，机器自检、按照机器要求进行血浆分离器、血浆成分分离器（血浆成分吸附器）、管路、监控装置的安装连接与预冲。

（2）根据病情设置血浆置换参数，如血浆置换目标量、各个泵的流速或血浆分离流量与血流量比率、血浆量和分离血浆比率等；设置各种报警范围。①血浆置换治疗刚开始时，全血液速度宜慢，观察5分钟左右，无反应后再以正常速度运行并开启血浆泵。通常灌入血浆分离器的血液流速开始为80～150ml/min，置换开始后血液流量100ml/min；分离出的血浆灌入血浆成分分离器的速度是血液流量的1/4～1/3，为25～30ml/min；②血浆吸附治疗开始时，全血液流速宜慢，通常灌入血浆分离器的血流速度开始为50～80ml/min，逐渐增加至100～150ml/min，观察5min左右无反应后，再开启并运行血浆泵。分离出的血浆以25～50ml/min（血液流量的1/4～1/3）的速度灌入血浆成分吸附器。被净化后的血浆流归血液，一并还回患者体内。

（3）密切观察患者生命体征，包括每30分钟测血压、心率等。

（4）密切观察机器运行情况，包括全血流速、血浆流速、分离血浆流速、动脉压、静脉压、跨膜压变化等。

（5）血浆置换达到目标量之后，进入回收程序，按照机器操作要求进行回收，观察并记录完整。

（四）治疗注意事项

1. 血浆吸附治疗方法SOP建议在三级甲等医院进行。

2. 治疗前应进行血常规、血浆蛋白、血生化、肝肾功能、凝血指标及疾病相关特异性检查。

3. 治疗中血流速度不可超过150ml/min。

第三节　并发症的防治

一、低血压

与原发病、血管活性药物清除或过敏反应等有关，根据不同的原因进行相应处理。对于治疗前已经有严重低蛋白血症患者，根据患者情况可酌情增加入血白蛋白或血浆的使用剂量，以提高血浆胶体渗透压，增加有效血容量并在治疗开始时，减慢血泵速度，阶梯式增加，逐渐至目标血流量；考虑血管活性药物清除所致者，必要时适量使用血管活性药物；考虑过敏反应引起的低血压者按过敏性休克处理。

二、过敏和变态反应

大量输入异体血浆或白蛋白所致，通常表现为皮疹、皮肤瘙痒、畏寒、寒战、发热，严重者出现过敏性休克。可在血浆或白蛋白输入前适量预防应用肾上腺糖皮质激素和（或）抗组胺药物。出现上述症状时减慢或停止血泵，停止输入可疑血浆或白蛋白，予以抗过敏治疗，出现过敏性休克的按休克处理。

三、低钙血症

以白蛋白为置换液的患者易出现低钙血症，可在治疗时静脉输注钙剂防治低钙血症的发生。

四、溶血

查明原因，予以纠正，特别注意所输注血浆的血型，停止输注可疑血浆；同时应严密监测血钾，避免发生高血钾等。

五、脑水肿

由于新鲜冰冻血浆的胶体渗透压（20mmHg）低于体内血浆胶体渗透压（25～30mmHg），血浆置换治疗后水钠潴留可导致脑水肿发生。发生脑水肿患者给予提高血浆胶体渗透压等对症处置。

六、出血倾向

主要与大量使用白蛋白溶液导致凝血因子缺乏、抗凝药物过量等原因有关。对于凝血因子缺乏患者可适量补充新鲜冰冻血浆；抗凝药物过量者应减少抗凝药物剂量，肝素过量可用鱼精蛋白对抗，并适当应用止血药物。

七、血源性传染疾病感染

主要与输入血浆有关，患者有感染肝炎病毒和人类免疫缺陷病毒等的潜在危险。

第十四章　血浆吸附

第一节　临床应用

血浆吸附（plasma adsorption，PA）是血液引出后先进入血浆分离器，应用膜式分离技术，将血液的有形成分（血细胞、血小板）和血浆分开，血浆再进入吸附柱进行吸附、清除血浆中特定物质，吸附后血浆与分离的有形成分再回输至体内。

一、适应证

1．肾脏疾病　狼疮性肾炎、抗肾小球基底膜病、新月体肾炎、局灶节段性肾小球硬化、溶血尿毒症综合征、脂蛋白肾病等。

2．风湿免疫系统疾病　重症系统性红斑狼疮、类风湿关节炎、抗磷脂抗体综合征、冷球蛋白血症、单克隆丙种球蛋白血症、韦格纳肉芽肿（Wegener 肉芽肿）等。

3．神经系统疾病　重症肌无力、急性炎症性脱髓鞘性多发性神经病（格林-巴利综合征）、慢性炎症性脱髓鞘性多发性神经病、神经系统副肿瘤综合征、多发性硬化症、视神经脊髓炎、自身免疫性脑炎、突发性感觉神经性听力损失等。

4．血液系统疾病　血栓性微血管病、血栓性血小板减少性紫癜（thrombotic thrombocytopenic purpura，TTP)、特发性血小板减少性紫癜（idiopathic thrombocytopeni purpura，ITP)、血友病 A 等。

5．血脂代谢紊乱　家族性高胆固醇血症、高脂蛋白血症、周围血管病等。

6．消化系统疾病　重症肝炎、免疫性肝病、严重肝衰竭，尤其是合并高胆红素血症的患者等。

7．器官移植排斥　可在移植前、移植后及 ABO 血型不合移植时减轻排异反应等。

8．自身免疫性皮肤疾病　特异性皮炎、特异性湿疹、寻常性天疱疮等。

9．重症药物或毒物的中毒　化学药物或毒物、生物毒素等。

10．其他疾病　MODS、特发性扩张型心肌病、β_2微球蛋白相关淀粉样变、甲状腺功能亢进眼病、植烷酸贮积症等。

二、禁忌证

血浆吸附无绝对禁忌证，相对禁忌证包括：

1．对血浆分离器、吸附柱的膜或管路有过敏史。

2．严重活动性出血或弥散性血管内凝血（disseminated intravascular coagulation，DIC)，药物难以纠正的全身循环衰竭。

3．非稳定期的心肌梗死、缺血性脑卒中、颅内出血或重度脑水肿伴有脑疝等。

4．存在精神障碍而不能配合治疗者。

第二节　基本操作程序

由于血浆吸附疗法存在不同的吸附柱类型和不同的治疗模式，其操作程序也有不同，应参见不同治疗方法、不同吸附柱及不同的机器设备的相关说明书进行。主要程序如下。

一、治疗前评估

1．医院资质　建议在二级以上综合性医院或肾脏病专科医院进行。

2．治疗前常规检查血常规、出凝血指标、血清白蛋白、血清球蛋白、电解质（钠、钾、氯、钙、磷）、生化肝功、肾功能、免疫学指标、免疫功能（淋巴细胞亚群）及与原发病相关的特异性指标等。

3．评估患者适应证和禁忌证　由有资质的专科医师综合评估。

4．确定血浆吸附治疗模式及吸附柱的选择

（1）原则：根据治疗目的清除物质的不同，选择不同的血浆吸附治疗模式和不同的血浆吸附柱。

（2）血浆吸附治疗模式与常用血浆吸附柱

1）免疫吸附：通过体外循环，将分离出的含致病因子的血浆通过以抗原-抗体或某些具有特定物理化学亲和力的物质作为配基与载体结合而制成吸附柱，利用其特异性吸附性能，选择性地清除血液中致病物质。免疫吸附柱可分为两大类，即生物亲和吸附柱和物理化学亲和吸附柱。

生物亲和吸附柱：包括抗原抗体结合型、补体结合型、Fc 结合型三种。常用的吸附柱有葡萄球菌 A 蛋白（SPA）吸附柱、多克隆抗人 ApoB 抗体、多克隆抗人 IgG 抗体吸附柱、DNA 吸附柱、C1q 吸附柱、抗 LDL 抗体吸附柱及各抗原决定簇、肽类、细胞因子吸附柱等。

物理化学亲和吸附柱：包括静电结合型、疏水结合型两种。常用的吸附柱有苯丙氨酸吸附柱、色氨酸吸附柱、硫酸葡聚糖纤维素（DSC）吸附柱、胆红素吸附柱、多黏菌素 B 纤维柱（PMX-F）等。

2）血浆灌流吸附（分子筛吸附）：血浆灌流是应用血浆膜式分离技术，将血浆从血液中直接分离出来，进入血液灌流器中，将血浆中的各种毒素吸附后再返回体内。临床常用的吸附剂有活性炭和树脂两种。主要用于清除尿毒症中分子毒素（如 β_2 微球蛋白等）、药物中毒和毒物（白蛋白结合毒素）中毒等。

3）血浆滤过吸附：配对血浆滤过吸附（coupled plasma filtration adsorption，CPFA）也称连续性血浆分离吸附（continuous plasma filtration coupled with adsorption，CPFA），是指全血先由血浆分离器分离出血浆，血浆经吸附柱吸附后与血细胞混合后，再经血液滤过或血液透析后回输到体内。CPFA 具有溶质筛选系数高、生物相容性好、兼有清除细胞因子和调整内环境功能等特点，能广谱地清除促炎及抗炎物质而且具有自我调节功能。可用于急性肾损伤、败血症、重症急性胰腺炎、甲状腺毒症、肌溶解、格林-巴利综合征、高蛋白结合毒物或药物中毒和 MODS 等危重患者的抢救。

4）双重血浆分子吸附：双重血浆分子吸附系统采用中性大孔树脂和离子交换树脂两种吸附剂联合应用，增加体内炎性介质、胆红素等多种物质的清除能力。可以单独或与血浆置换等治疗方式联合，以迅速改善症状，提高救治成功率，改善患者预后。可用于治疗各种原因导致的肝衰竭、肝肺综合征、MODS 等。

5．向家属或患者交代病情，签署知情同意书。

二、建立血管通路

临床多使用无隧道无涤纶套中心静脉导管置管术，包括单腔、双腔和三腔导管，目前双腔导管最常用。导管置如的部位主要包括颈内静脉、股静脉和锁骨下静脉，但因锁骨下静脉穿刺的血栓、狭窄发生率高，不做常规选择。

（一）经皮颈内静脉置管术

因右颈内静脉与无名静脉和上腔静脉几乎成一直线且右侧胸膜顶低于左侧，右侧无胸导管，故首选右颈内静脉插管。根据穿刺点的不同分前、中、后三种路径，以中路最为常用。

1．前路法

（1）定位：胸锁乳突肌前缘中点（即喉结/甲状软骨上缘水平），触及颈总动脉后旁开约 0.5～1.0cm。应注意个体差异。

（2）进针：针干与皮肤冠状面成 30°～45°，针尖指向同侧乳头，胸锁乳突肌中段后面进入颈内静脉。此路径位置高，颈内静脉深，合并气胸机会少，但易误入颈总动脉。

2．中路法

（1）定位：胸锁乳突肌三角（以胸锁乳突肌的锁骨头、胸骨头和锁骨形成的三角区）的顶端作为穿刺点，距锁骨上缘约3～5cm，颈总动脉前外侧。

（2）进针：锁骨内侧端上缘切迹作为骨性标志，颈内静脉正好经此而下行与锁骨下静脉汇合。穿刺时左拇指按压此切迹，在其上方3～5cm进针，针干与皮肤成30°～45°，针尖略偏外。此路径颈内静脉较浅，穿刺成功机会大。

3．后路法

（1）定位：胸锁乳突肌外侧缘中、下1/3交点作为进针点（锁骨上缘3～5cm）。

（2）进针：针体与皮肤呈15°～20°，针尖朝向颈静脉切迹（又称胸骨上切迹）。

4．操作方法

（1）器材准备：250～500U/ml（2～4mg/ml）肝素生理盐水冲洗穿刺针、扩皮器及导管。

（2）体位：以右颈内静脉穿刺为例，患者去枕平卧，头转向左侧，肩背部垫一薄枕，取头低位10°～15°。

（3）穿刺点选择：选择中路法进针部位。

（4）常规消毒：戴无菌手套，铺无菌洞巾，用0.5%～1%利多卡因做穿刺点局麻。

（5）用含一定量生理盐水注射器连接穿刺针，穿刺针与皮肤冠状面成30°～45°，针尖指向同侧乳头，进针过程中边进边回抽。有突破感后如见暗红色回血，说明针尖已进入静脉内，如不能确定是否为静脉，可拔出注射器，保留针头，观察血液流出速度。如血液喷射状，或呈鲜红色，可能误穿动脉。

（6）进针深度一般1.5～3cm，肥胖者2～4cm，置管长度男性13～15cm，女性12～14cm，小儿5～8cm。

（7）保持穿刺针固定，由导丝口送入导丝。

（8）导丝进入15～20cm后拔出穿刺针，将导丝留在血管内。

（9）沿导丝将扩皮器送入皮下扩皮，如皮肤或皮下组织较紧，可以小尖刀侧切小口。

（10）拔出扩皮器，将已预冲肝素生理盐水的导管沿导丝插入颈内静脉，导管进入后即拔出导丝，关闭静脉夹。

（11）分别回抽导管动静脉两端观察回血是否顺畅，再于两端分别注入1000U/ml（8mg/ml）肝素生理盐水或4%枸橼酸溶液充满导管腔，盖肝素帽。

（12）用皮针与缝线将导管颈部的硅胶翼与皮肤缝合，固定导管，再以敷料覆盖包扎。

（13）推荐置管后行胸部X线摄片，了解导管位置。

5．注意事项

（1）颈内静脉穿刺较股静脉穿刺并发症相对要多，术前应向患者及家属充分说明，并签知情同意书。

（2）如患者曾行同侧静脉插管，可能会存在颈内静脉狭窄或移位，建议超声引导下穿刺。

（3）颈内静脉穿刺对体位要求较高，正确的体位是穿刺成功的前提；合并心力衰竭、难以平卧的患者建议做股静脉置管。

（4）定位欠清晰时可先用5ml注射器探查，穿刺针穿入血管后如见暗红色血液，说明进入静脉的可能大，如推注压力小，则静脉的可能性更大；但合并心力衰竭患者静脉压较高，而低氧血症患者动脉血颜色较暗需要注意鉴别。

（5）当需要穿刺左侧颈内静脉时，因该侧颈内静脉与锁骨下静脉汇合成左头臂静脉后形成一定角度，注意扩皮器进入不要太深，以免损伤血管。

（6）避免同一部位反复穿刺，可更换其他部位，以减少组织和血管的损伤。

（7）如穿刺针误入动脉或难以确定是否静脉，则应拔出穿刺针充分压迫，一般穿入动脉需压迫10分钟左右，确认无出血后再继续穿刺，如有明显血肿建议改换其他部位。

（二）经皮股静脉置管术

1. 双腔管，导管长度至少19～20cm。

2. 腹股沟穿刺处常规备皮。

3. 体位　患者仰卧位，屈膝、大腿外旋外展45°。合并心力衰竭、不能平卧患者可采用半坐位。完全坐位或前倾位则不宜行股静脉置管。

4. 穿刺点选择腹股沟韧带下2～3cm，股动脉内侧0.5～1cm处。

5. 其余操作步骤同颈内静脉穿刺操作方法。

6. 注意事项

（1）股静脉穿刺为有创性的治疗措施，术前应向患者及家属说明手术的必要性及可能出现的并发症等，征得同意并签字后方可进行。

（2）如患者血管条件差，术前触摸不到股动脉，应做血管超声检查。如有条件建议在超声引导下操作。

（3）预冲导管时应注意避免混入气泡。

（4）如定位欠清晰或术者不熟练，穿刺前可予5ml注射器探查血管。

（5）穿刺针穿入血管后如见暗红色血液，说明进入静脉的可能性大，如再推注压力小，则静脉的可能性更大。

（6）如穿刺针误入动脉或难以确定是否为静脉，则应拔出穿刺针充分压迫。

（7）导丝进入过程中如遇阻力切勿强行推进，转动方向后再进。如仍有阻力，则需退出穿刺针和导丝，重新选择穿刺部位。

（8）扩皮器扩皮时动作应轻柔，避免将导丝压折。

（9）插导管前注意留在体外的导丝长度应长于导管，沿导丝插管时应及时打开静脉夹使导丝露出。

（10）需要较长的导管，一般股静脉临时导管的长度至少应为19cm。

（11）由于股静脉影响患者活动，易感染，不宜长时间使用。

三、制订治疗处方

1. 治疗剂量　一般单次吸附治疗的剂量为2～3倍血浆容量，治疗持续时间为2～3小时为宜。若有必要可更换1次吸附柱继续吸附，或定时、定期再进行吸附，吸附柱的选择根据治疗目的决定，具体疗程可根据患者致病的抗体、免疫球蛋白等致病因子水平来评定。

患者的血浆容量可以根据患者的性别、血细胞比容和体重按照下述公式进行计算和估计：

（1）血浆容量＝（1－血细胞比容）×［b＋（c×体重）］

注：血浆容量的单位为ml，体重的单位为kg。b值在男性为1530，女性为864。c值男性为41，女性为47.2。

（2）血浆容量＝0.065×体重×（1－血细胞比容）（体重的单位为kg）

2. 抗凝方法

（1）治疗前患者凝血状态评估和抗凝药物的选择：是在评估患者凝血状态的基础上，个体化选择合适的抗凝药物和剂量，定期监测、评估和调整，以维持血液在透析管路和透析器中的流动状态，保证血液净化的顺利实施；避免体外循环凝血而引起血液丢失；预防因体外循环引起血液凝血活化所诱发的血栓栓塞性疾病；防止体外循环过程中血液活化所诱发的炎症反应，提高血液净化的生物相容性，保障血液净化的有效性和安全性。

（2）抗凝方案：①普通肝素。适用于无活动性出血或无出血风险、血液高凝状态的患者，一般首剂量62.5～125U/kg（0.5～1.0mg/kg），追加剂量125～2500U/h（10～20mg/h），间歇性静脉注射或持续性静脉输注（常用）；预期结束前30分钟停止追加。实施前给予40mg/L的肝素生理盐水预冲、保留灌注20分钟后，再给予生理盐水500ml冲洗，有助于增强抗凝效果。肝素剂量应依据患者的凝血状态个体化调整。②低分子量肝素。适用于无活动性出血或具有潜在出血风险的患者，一般选择60～80U/kg，推荐在治疗前20～30分钟静脉注射，无须追加剂量。③阿加曲班。适用于活动性出血或高危出血风险、肝素类药物过敏或既往发生肝素诱导的血小板减少症的患者，一般首剂量250μg/kg、追加剂量1～2μg/（kg·min）持续滤器前给药，应依据患者血浆活化部分凝血活酶时间（APTT）的监测，调整剂量。

（3）抗凝治疗并发症处理

1）抗凝不足引起的并发症：主要包括透析器和管路凝血，透析过程中或结束后发生血栓栓塞性疾病。

①对于合并出血或出血高危风险的患者，有条件的单位应尽可能选择枸橼酸钠或阿加曲班作为抗凝药物；采用无抗凝剂时应加强滤器和管路的监测，加强生理盐水的冲洗。

②应在实施前对患者的凝血状态充分评估，并在监测治疗过程中凝血状态变化的基础上，确立个体化的抗凝治疗方案。

③有条件的单位应在治疗前检测患者血浆抗凝血酶的活性，以明确是否适用肝素或低分子量肝素。

④发生滤器凝血后应及时更换滤器；出现血栓栓塞性并发症的患者应给予适当的抗凝、促纤溶治疗。

2）出血：①治疗实施前应评估患者的出血风险。②在治疗前和过程中凝血状态检测和评估的基础上，确立个体化抗凝治疗方案。③对于发生出血的患者，应重新评估患者的凝血状态，停止或减少抗凝药物剂量，重新选择抗凝药物及其剂量。④针对不同出血的病因给予相应处理，并针对不同的抗凝剂给予相应的拮抗剂治疗。肝素或低分子量肝素过量可给予适量的鱼精蛋白；枸橼酸钠过量可补充钙制剂；阿加曲班过量可短暂观察，严重过量可给予凝血酶原制剂或血浆。

3）肝素诱发的血小板减少症（HIT）：停用肝素类制剂，并给予抗血小板、抗凝或促纤溶治疗，预防血栓形成；发生HIT后，一般禁止再使用肝素类制剂。在HIT发生后100天内，再次应用肝素或低分子量肝素可诱发伴有全身过敏反应的急发性HIT。

4）高脂血症、骨质脱钙：在保障充分抗凝的基础上，尽可能减少肝素或低分子量肝素剂量；对存在明显高脂血症和骨代谢异常的患者，推荐使用低分子量肝素。

5）低钙血症、高钠血症和代谢性碱中毒：采用无碱、低钠的置换液；治疗过程中密切监测游离钙离子浓度、调整枸橼酸钠和钙剂的输入速度与剂量；发生后应改变抗凝方式，并调整透析液和置换液的成分，给予积极纠正。

四、物品准备及核对

1．按照医嘱准备血浆分离器、血浆成分吸附柱、专用血浆吸附管路并核对其型号、有效日期。

2．准备生理盐水、葡萄糖注射液、抗凝剂，配制含有抗凝剂的生理盐水，按照医嘱准备血制品等，双人核对并签字。

3．准备体外循环用的必需物品：无菌治疗巾、无菌手套、无菌纱布、碘伏和棉签等消毒物品、穿刺针（必要时）、注射器、生理盐水、止血带等，备医用污物桶（袋）、锐器盒。

4．常规准备心电监护、血氧监测、地塞米松、肾上腺素等急救药品和器材。

五、操作流程

1．查对患者床号、姓名，告知患者治疗目的，评估患者神志、配合程度、血管通路状况等，测量生命体征并记录。

2．检查机器电源线连接是否正常，打开机器电源总开关，完成机器自检。

3．检查血浆分离器、血浆成分吸附柱及管路有无破损，外包装是否完好；查看有效日期、型号；按照治疗方式、机器及各种耗材的产品说明书进行安装连接，自动预冲管路、血浆分离器及血浆成分吸附柱。

4．设定血浆吸附治疗参数，包括血液泵、血浆泵、废液泵和肝素泵流量、血浆处理目标量、温度，设定各种报警参数。

5．连接体外循环

（1）准备治疗包、消毒物品和医用垃圾袋等。

（2）颈静脉放置中心静脉导管的患者头偏向对侧，戴口罩。打开伤口敷料，观察导管皮肤入口处有无红肿和渗出、导管固定情况等，消毒导管皮肤入口周围皮肤后覆盖敷料。

（3）辅助人员协助操作者打开导管敷料，分别消毒导管和导管夹子，并协助固定导管。

（4）操作者打开治疗包，戴无菌手套，铺无菌治疗巾。

（5）辅助人员将导管放于无菌治疗巾上。

（6）操作者先检查导管夹子处于夹闭状态，再取下导管保护帽。

（7）辅助人员协助消毒导管接头，并避免导管接触非无菌表面，尽可能减少在空气中暴露的时间。

（8）用注射器回抽导管内封管液，推注在纱布上检查是否有凝血块（推注时距纱布距离＞10cm），回抽量为动、静脉管各2ml左右。如果导管回血不畅时，认真查找原因，严禁使用注射器用力推注导管腔。

（9）根据医嘱从导管静脉端推注首剂量抗凝剂（肝素或低分子量肝素），连接体外循环，打开管路动脉夹及静脉夹，按治疗键。

（10）固定管路，治疗巾遮盖留置导管连接处。医疗废物放于医疗废物桶中。

6．查对

（1）二次自我查对：①按照体外循环血流方向的顺序，依次检查体外循环管路系统各连接处和管路开口处，未使用的管路开口应使用保护帽并夹闭管夹。②根据医嘱查对机器治疗参数。③治疗开始后，应对机器控制面板和按键部位等高频接触部位进行消毒擦拭。

（2）双人查对：由其他护士查对上述内容，并在治疗记录单上签字。

7．先全血自循环5～10分钟，观察正常后再进入治疗程序。密切观察机器运行，包括全血流速、血浆流速、动脉压、静脉压、跨膜压变化。

8．治疗开始时血流量一般从50～80ml/min逐渐增加至100～150ml/min，分离的血浆以25～50ml/min的流速流经吸附柱吸附后回输至体内。

9．密切观察各种滤器情况，血浆颜色，注意有无溶血的发生，如有破膜应及时更换相应分离器。

10．密切观察患者生命体征，包括每30分钟测血压、心率、呼吸、脉搏、询问患者有无不适。

11．达到治疗量后，按照机器程序回输血液。

12．观察并记录患者生命体征、病情变化、治疗参数、治疗过程及结果。

第三节　并发症的防治

1．低血压　多由体外循环引起，对本身存在低血容量的患者，在上机前酌情补充必要的胶体溶液和晶体溶液。

2．过敏反应　治疗前各种滤器要充分预冲，并且预冲时注意检查吸附器。治疗过程中出现上述症状时给予糖皮质激素和抗组胺类药物、吸氧等对症治疗，必要时终止血浆吸附治疗，严重者出现休克时按过敏性休克处理。

3．溶血　应该查明原因，并予以纠正，如为滤器破膜，及时更换。

4．出血　多为抗凝剂过量所致。

5．凝血　包括血浆分离器、血浆吸附器、透析器内凝血和留置管凝血，多与治疗前肝素使用剂量不足，或患者处于高凝状态，或伴有高脂血症有关。治疗中密切观察跨膜压变化，调整肝素追加量。如跨膜压短时间内迅速升高，可临时追加肝素量。若出现滤器破膜，应立即更换。

6．穿刺局部血肿、气胸、腹膜后出血。肝衰竭患者凝血功能差，可酌情于治疗前输血浆、凝血酶原复合物等补充凝血因子。治疗中注意肝素用量。术中、术后要卧床休息，减少穿刺部位的活动，或局部止血。

第十五章　血液灌流

第一节 概述

血液灌流（hemoperfusion，HP）是指将患者的血液引出体外并经过具有广谱解毒效应的血液灌流器，通过吸附的方法来清除体内有害的代谢产物或外源性毒物，最后将净化后的血液回输患者体内的一种血液净化疗法。在临床上被广泛地用于药物和化学毒物的解毒、尿毒症、肝性脑病等治疗。

一、适应证及禁忌证

1. 适应证

（1）急性药物中毒：普通的药物中毒可以通过洗胃、拮抗剂或血液透析、血液滤过等手段予以清除，但对于分子量大、脂溶性强、蛋白结合率高的药物及毒物中毒，其治疗效果较差。血液吸附可以通过吸附的原理，清除血液中上述物质或迅速有效的降低其血药浓度，防止毒物或过量的药物进一步对组织造成损伤。根据吸附器类型的不同，临床上分为活性炭类型的吸附器及树脂类型的吸附器两大种，常见的可以清除的药物有巴比妥类、安定类、抗抑郁药物、非甾体类解热镇痛药、除草剂（百草枯）、抗心律失常药物、地高辛、甲氨蝶呤及苯酚类化合物等。

（2）脓毒症：脓毒症的病理生理改变为大量炎症介质过度释放，对机体产生不利影响。炎症介质以 IL-1、IL-18、TNF-α 等为代表，它们虽然分子量不大，但多数以多聚体的形式存在，不容易被血液滤过等血液净化手段所清除。有文献表明吸附对于清除炎性介质效果良好，部分连续性血液净化治疗脓毒症的机制往往是纤维素膜的吸附作用而不是对流清除，通过吸附作用清除血液中过多的炎症介质可以改善患者的炎症反应。应用血液吸附治疗的脓毒症患者，其体内 IL-6 及 TNF-α 水平能够显著下降，血流动力学及内环境稳定更早，有可能会缩短病程。对于革兰阴性杆菌引起的全身感染，尚可以应用特异性更强的内毒素吸附器吸附血液中的内毒素，从而对脓毒症发挥更强的治疗作用。多黏菌素 B 是一种广谱抗生素，对于目前的绝大多数革兰阴性杆菌敏感，但由于其全身应用毒性大，耐受性差，限制了其临床应用。有日本学者将其分子固定在特殊的吸附器上，用以治疗革兰阴性杆菌全身性感染，发现不仅可以缩短病程，往往可以很大程度上的改善预后，而且没有全身应用的不良反应发生。经过特殊处理的吸附器，可以选择性的针对某种或某类细菌进行抗菌治疗，并且不用担心代谢相关的问题，有理由展望血液内毒素吸附作为一种治疗全身感染的手段，未来必定会广泛应用于临床。

（3）急性重症胰腺炎：胰腺炎的病理生理学改变类似脓毒血症，均有炎症介质的过度表达，部分重症胰腺炎患者往往合并脓毒症，因此血液吸附也可以用来治疗急性重症胰腺炎。尤其是对于高三酰甘油血症引起的胰腺炎，脂蛋白血液吸附系统（DALI）利用聚丙烯酸中带负电荷的羧酸基团多聚阴离子直接选择性吸附血脂颗粒，可以迅速降低血清三酰甘油水平，逆转高血脂对胰腺造成的损伤，从而缩短病程，改善预后。

（4）自身免疫性疾病：自身免疫性疾病由于体内的抗原抗体复合物大量生成，造成组织损伤。抗原抗体复合物为大分子物质，普通的血液滤过不能清除，治疗效果差，往往需要全身应用激素、丙种球蛋白或血浆置换方能缓解急性期。血液吸附可以吸附抗原抗体复合物，因此可以有效降低其血浆水平，缓解自身免疫性疾病急性期。目前临床上研究较多的系统性红斑狼疮（SLE），其广泛的免疫损害引起多系统病变，病死率高。目前认为抗-DNA 抗体及其免疫复合物在血中异常增高并引起组织严重炎症，是本病的主要机制之一。近年来，许多学者进行大量研究和实践采用特异性吸附器进行免疫吸附治疗 SLE。通过血液净化，吸附血中病理性抗-DNA 抗体及其免疫复合物，达到血液净化和治疗目的。

（5）其他：血液吸附也可用于戒毒，可显著降低体内海洛因浓度，不产生严重的戒断症状，不造成新的药物依赖，具有痛苦小、后遗症少的优点，是一种简便、安全、可靠的戒毒方法。血液吸附可以清除甲状腺素，也可以治疗甲状腺危象，但效果不如血浆置换。还有人应用血液吸附治疗精神分裂症，亦收到一定疗效。

2. 禁忌证　严重血小板减少及严重凝血障碍者慎用。经输血小板或血浆改善上述情况后仍可以进行 HA 治疗。对吸附器及相关材料过敏者禁用。

二、血液灌流的设备

1. 吸附剂　理想的血液灌流吸附剂必须符合以下标准：①与血液接触无毒无过敏反应；②在血液灌流过程中不发生任何化学反应和物理变化；③具有良好的机械强度，耐磨损，不发生微粒脱落，不发生变形；④具有较高的血液相容性；⑤易消毒清洗。经典的吸附剂包括活性炭、离子交换树脂和非离子型多孔树脂。

（1）活性炭：活性炭是一种由动植物物质经高温炭化、活化制备而成的颗粒或粉状吸附剂，根据需要可加工成圆柱状、纤维状或球状。活性炭的特点是大面积（1000m^2/g 以上）、高孔隙和孔径分布宽，孔径的大小决定了其吸收效率，相对分子质量越大者吸附容量越高，用作血液灌流时多采用 10～20 目大小。多孔及大的内表面是其吸附力的基础。其孔径可分为微孔区（孔径＜2nm）、过渡孔区（孔径 2～50nm）和大孔区（孔径＞50nm），活性炭是一种广谱吸附剂，能吸附多种化合物，特别是极难溶于水的化合物，对肌酐、尿酸和巴比妥类药物具有良好的吸附性能。活性炭的吸附速度快、吸附容量高，但吸附选择性低，机械强度差，在血液灌流过程中微粒易脱落形成微血管栓塞，故临床应用受到一定限制。1969 年 Chang 等人采用微囊化技术解决炭颗粒脱落和血液相容性差的问题。在颗粒的表面涂以半透膜，既保存了活性炭的吸附效能，又减少了颗粒脱落，明显提高了血液相容性。

（2）树脂：树脂是一类具有网状立体结构的高分子聚合物，根据合成的单体及交联剂的不同分为不同种类。合成树脂是由苯乙烯（或丙烯酸酯）与二乙烯苯通过悬浮聚合制成的环球共聚体，在苯乙烯骨架上带有交换基团的称为离子交换树脂，不带有交换基团的称为吸附树脂。吸附树脂又分为极性吸附树脂（骨架上带有极性基团）和非极性吸附树脂。前者容易吸附极性大的水溶性物质，而后者易吸附脂溶性物质。根据需要，通过改善合成技术条件，制备出不同物理结构的吸附树脂，使其具有不同孔径尺寸和不同表面积，孔径和表面积是影响吸附树脂吸附性能的两个重要因素。树脂同血液直接接触后常易导致血小板的减少。在抢救急性药物或毒物中毒时，因患者往往无重要脏器及凝血异常，一般尚可进行，但若用于其他方面如急性重型肝功能衰竭、肾衰竭则显得有困难。因此不少学者设法用生物相容性材料使树脂微囊化或采用血浆分离法使血液有形成分避免同吸附剂接触以达到改善树脂血液相容性或避免血液有形成分被破坏的目的。但血浆分离法因操作、价格等原因，临床使用不如微囊化那么普遍。Dekoning 应用醛酸纤维素和具有抗凝活性的聚电解物(polyelectrolyte)包囊 XAD-4；BrumerFalkehane 分别用琼脂糖和白蛋白包裹物 SAD-4 及 Y56(非离子交换树脂)；Hughes 和 Williams 用白蛋白包裹 XAD-7，这些技术均使树脂的血液相容性大为改善，同时又保持了吸附体内同蛋白结合物质（胆红素、胆酸和中分子物质等）的能力。

2. 血液灌流器　血液灌流器有圆柱形、腰鼓形、梭形等造型。材料采用不锈钢或塑料，前者可复用，后者为一次性，这两种装置国内均有生产。灌流器设计符合流体力学特点，能使罐的无效腔最小、阻力最低。容量一般为 100～300 炭量体积。

3. 机器

（1）血液灌流机：专用血液灌流机内有加温装置，可根据需要设定温度。

（2）血液透析机：应用血液透析机进行血液灌流治疗时不使用透析系统，在静脉血路中需附加加温装置或浸在 40℃水浴中，以补偿血液温度丧失。也可采用灯光照明加热，如进行血液透析（HD）与血液灌流联合应用时，灌流器应置于 HD 前，利用 HD 加温系统，不需要附加加温装置。

第二节　临床应用

一、免疫吸附

免疫吸附（immunoadsorption，IA）疗法是近年来发展起来的一种新技术，通过抗原-抗体的生物化学反应，把抗原或抗体固定在特定的载体上制成吸附柱，当血浆流经吸附柱时，血浆中的抗体或抗原可被吸附柱吸附、清除，从而达到缓解病情的目的。常用的免疫吸附剂有金黄色葡萄球菌蛋白A、抗人免疫球蛋白抗体、补体C1q、硫酸葡聚糖，在制备过程中将这些吸附剂交联固定在载体分子上，后者多为琼脂糖、聚乙烯醇、纤维素等。根据吸附剂的吸附原理，免疫吸附剂可分为五种类型。

1. 抗原抗体结合型

（1）固定抗原型：将抗原结合在固定载体上，吸附血液中相应的抗体或免疫复合物。采用乙酰胆碱受体α-183-200片段结构制备的多肽作为抗原，可特异性吸附重症肌无力患者血液中的抗乙酰胆碱受体抗体，而不影响正常免疫球蛋白的水平。采用寻常型天疱疮抗原（pemphigus vulgaris antigen，PVA）41-59片段制备的多肽，可特异性清除天疱疮患者血清中的抗PVA抗体。因Gal α_1-3Gal抗原决定簇抗体（抗Gal抗体）是导致人与动物间异种器官移植超急性排斥反应的重要原因之一，采用人工合成的Gal α_1-3Gal半抗原以共价键交联至可变形的亲水性聚合物作用基质，再共价结合至大孔玻璃珠上制备成免疫吸附柱，可特异性清除抗Gal抗体，为异种器官移植的临床应用奠定了基础。

（2）固定抗体型：将抗体固定在载体上，吸附相应的抗原。例如，将羊抗人Ig-抗体，以共价键形式交联于琼脂糖凝胶制成的吸附柱上。该方法需要直接获取特异性针对体内致病因子的抗体，所以临床应用有限，目前主要用于清除低密度脂蛋白、抗HLA抗体等物质。该方法对IgG的清除率高达97%（对不同亚型的亲合力相同），对IgM、IgA清除率较低，不足30%。当吸附饱和后，用pH为2.8的甘氨酸缓冲液进行洗脱，再经磷酸盐-生理盐水缓冲液冲洗，即可重复应用。

2. 补体结合型　C1q免疫吸附柱主要用于系统性红斑狼疮等自身免疫性疾病的治疗。C1q是补体活化经典途径中的重要组成成分，具有一个胶原样片段，可吸附含有IgG与IgM的免疫复合物、纤维蛋白原、纤维连接蛋白、DNA、C-反应蛋白、核小体、脂多糖、多种病毒蛋白、抗C1抗体及其抗原-抗体复合物。

3. Fc结合型　金黄色葡萄球菌蛋白A吸附剂可结合免疫球蛋白中的IgG_1、IgG_2、IgG_4的Fc片段，还能以非免疫反应方式结合IgG_3、IgM、IgA的Fab片段，对血浆中的正常免疫球蛋白影响较小。此类型吸附柱经处理后可重复使用。

4. 静电结合型　指被吸附物质与吸附剂以静电作用相结合并清除的方法，可分为如下类型：

（1）硫酸葡聚糖：该分子内含有多聚阴离子，将其交联至纤维素珠制备的免疫吸附柱上，可有效地清除抗ds-DNA抗体、抗磷脂抗体、低密度脂蛋白、抗凝血酶III和C3a。这种吸附柱可重复使用。主要不良反应为过敏反应，特别是使用血管紧张素转化酶抑制剂的患者。

（2）白蛋白：人血清白蛋白分子内含有较多的阴离子基团，共价交联至大孔径的聚甲基丙烯酸酯珠上，可有效清除脂多糖（LPS）、脂质A、细胞因子（TNF-α、IL-6等）、胰岛素和前炎症因子等，可直接用于吸附脓毒症患者全血中的LPS和前炎症因子。

5. 疏水结合型　将苯丙氨酸或色氨酸交联于含有微孔结构的聚乙烯醇凝胶的羟基上，通过疏水方式相对特异性的清除致病因子。吸附柱为一次性使用，每个吸附柱可处理2500ml血浆，不良反应较少，但治疗量过大时可出现腹泻或休克等不良反应。色氨酸吸附剂可用于治疗重症肌无力、格林-巴利综合征、Fisher综合征等疾病，苯丙氨酸吸附剂主要治疗系统性红斑狼疮和类风湿关节炎。

二、内毒素吸附

革兰阴性菌的细胞外壁溶解后释放出脂多糖，称为内毒素。大量内毒素释放入血引发脓毒症，可刺激单核-巨噬细胞、粒细胞和内皮细胞活化，产生TNF-α、IL-1、IL-6等大量细胞因子，也可活化凝血系统与补体系统，最终导致全身炎症反应综合征和MODS。因此，及时有效地清除或破坏患者体内的内毒素，是治疗脓毒症的关键性问题。一些经过技术处理的吸附剂对内毒素具有较强的吸附能力。常用的内毒素吸附技术有多黏菌素B（PMX-B）吸附柱、微粒解毒系统（MDS）、多黏菌素B亚克力微球，肝素诱导体外低密度脂蛋白-载脂蛋白α-纤维蛋白原沉淀（HELP）等。

1. 多黏菌素B吸附柱　PMX-B是一种环形碱性亲脂性肽类抗生素，属阳离子表面活性剂，可破坏革兰阴性菌外膜和质膜的通透性。PMX-B所携带的二氨基丁酸阴离子残基，可与类脂质A的一磷酸或二磷酸基团等离子结合，改变类脂质A的立体构象，中和内毒素的生物活性。PMX-B也可与哺乳动物细胞膜磷脂（二磷酸胆碱等）结合，破坏脂质结构的完整性和细胞膜的稳定性，导致细胞溶解，对肾脏和中枢神经系统的毒性极强，只能局部或口服给药，不能静脉使用。

2. 白蛋白-聚甲基丙烯酸酯微粒吸附系统　这是一种新的内毒素吸附系统，纯化的人血白蛋白含有较多的阴离子基团，将其共价交联在大孔聚甲基丙烯酸酯珠上，与 LPS、类脂质 A、细胞因子（TNF-α、IL-6 等）以及胰岛素有较高的亲和力，可直接吸附血中的内毒素和炎症因子。相关研究结果显示，白蛋白-聚甲基丙烯酸酯微粒吸附系统可降低患者血清内毒素水平，缩短 ICU 住院天数和改善器官功能，尤其是改善了患者的肾脏功能，治疗安全且耐受性良好，未发现与吸附治疗相关的不良反应。

3. 微粒解毒系统　MDS 中同时存在大量的血浆超滤和反超滤，根据治疗的需要选择不同的吸附剂，如聚乙烯亚胺包被的纤维素微粒可有效吸附 LPS，结合抗 IL-1β 和 TNF-α 多克隆抗体的吸附剂微粒可清除 IL-1β 和 TNF-α，用于脓毒症的治疗。

4. 肝素诱导体外低密度脂蛋白-载脂蛋白α纤维蛋白原沉淀技术　HELP 技术原理是在体外将血液中的细胞成分和血浆分离，然后将与血浆等量的醋酸钠缓冲剂和肝素的混合液加入血浆中使 pH 达到 5.12，此时血浆中的低密度脂蛋白（LDL）、脂蛋白（α）和纤维蛋白原与肝素结合而形成沉淀，沉淀物经滤器滤过清除。HELP 原用于难治性高胆固醇血症的治疗，近年来的研究发现其对内毒素和细胞因子有一定吸附作用。

5. Lixelle 纤维柱　Lixelle 纤维柱由多孔的纤维素珠组成，其表面交联十六碳烷基，可特异性吸附 β_2-微球蛋白和含有糖蛋白的细胞因子，广泛用于透析相关淀粉样变患者的治疗。内毒素是两性物质，也可被 Lixelle 吸附，推测其可用于脓毒症的治疗，相关临床研究有待进行。

三、细胞因子吸附

中性树脂对细胞因子具有广谱吸附能力，并能吸附一定剂量的 LPS。树脂吸附柱具有良好的压力流动性、机械特性和化学稳定性。树脂对细胞因子的吸附能力取决于树脂的类型和血浆流量，在相同线性流速下，Amberehrome CG300md 树脂对 TNF-α、IL-8 和 C3a 的吸附能力最强，Amberliter XAD1600 树脂对 IL-6 吸附能力最强。血浆线性流速加快，树脂的吸附能力明显降低。在高线性流速下，Am-berehrome CG300md 树脂对 TNF-α 仍有吸附清除能力，而 Amberliter XAD1600 树脂的吸附能力显著降低。Ambcrchromc CG300md 树脂能够结合 α_2-巨球蛋白（分子量为 400000D）和 C3c（分子量为 200000D），其他非离子性树脂，如 Amberliter XAD1600、Ambersorb XEN572 和 564 均无此功能。

由于树脂吸附柱对细胞因子具有良好的吸附清除能力，因而可用于治疗挤压综合征、重度急性胰腺炎、肝功能衰竭、严重脓毒症和 MODS 等全身炎症反应比较剧烈的疾病。

第三节　临床操作流程

一、单纯血液灌流治疗

1. 治疗前准备

（1）物品准备：血液灌流器、管路、穿刺针、无菌治疗巾、生理盐水、碘伏和棉签等消毒物品、止血带、一次性使用手套等。

（2）设备准备：血液灌流机、单纯血泵机、血液透析机、血液透析滤过机或 CRRT 设备。

（3）灌流器肝素化操作

1）动态肝素化：按照产品说明书。

2）静态肝素化：根据医嘱将肝素注入灌流器中混匀静置 20～30 分钟后使用。在治疗准备室严格无菌操作，具体操作方法如下：①使用一次性注射器（规格 2～5ml），抽取肝素注射液 12 500U（100mg）。②打开灌流器一侧保护帽，将保护帽置于无菌治疗巾内。③将抽取的肝素注射液，去除针头，直接注入灌流器内保存液中。④取出治疗巾中的保护帽，覆盖拧紧。⑤将灌流器上下 180° 反转摇匀（约 10 次）。⑥再将灌流器放置于无菌治疗巾内，静置 20～30 分钟待用。

2. 血液灌流的操作程序与步骤

（1）开机自检

1）检查机器电源线连接是否正常。

2）打开机器电源总开关。

3）按照机器要求完成全部自检程序，严禁简化或跳过自检步骤。

（2）血液灌流器和管路的安装

1）检查血液灌流器及透析管路有无破损，外包装是否完好。

2）查看有效日期、型号。

3）按照无菌原则进行操作。

4）安装管路顺序按照体外循环的血流方向依次安装。

（3）血液灌流器与管路预冲

1）动脉端血路与生理盐水相连接并充满生理盐水，然后正确连接于灌流器的动脉端口上，同时静脉端血路连接于灌流器的静脉端口上。

2）启动血泵，速度以200～300ml/min，一般预冲盐水总量为2000～5000ml，或参照相关产品说明书为宜。如果在预冲过程中发现游离的吸附剂颗粒冲出，提示吸附剂包膜破损，必须更换血液灌流器。

3)动态预冲即将结束前，4%肝素生理盐水[配制方法为：生理盐水500ml加入普通肝素2500U(20mg)，可根据临床实际情况做相应调整] 浸泡管路和滤器30分钟，在上机前应给予不少于500ml的生理盐水冲洗。但肝素类药物过敏或既往发生肝素诱发的血小板减少症患者禁用。

如果患者处于休克或低血容量状态时，可于灌流治疗开始前进行体外预充，预充液可采用生理盐水、代血浆、新鲜血浆或5%白蛋白，从而降低体外循环对患者血压的影响。

（4）建立体外循环

1）中心静脉导管连接

①准备治疗包、消毒物品和医用垃圾袋。

②颈静脉放置中心静脉导管的患者头偏向对侧，戴口罩。打开伤口敷料，观察导管皮肤入口处有无红肿和渗出、导管固定情况等，消毒导管皮肤入口周围皮肤后覆盖敷料。

③辅助人员协助操作者打开导管敷料，分别消毒导管和导管夹子，并协助固定导管。

④操作者打开治疗包，戴无菌手套，铺无菌治疗巾。

⑤辅助人员将导管放于无菌治疗巾上。

⑥操作者先检查导管夹子处于夹闭状态，再取下导管保护帽。

⑦辅助人员协助消毒导管接头，并避免导管接触非无菌表面，尽可能减少在空气中暴露的时间。

⑧用注射器回抽导管内封管液，推注在纱布上检查是否有凝血块（推注时距纱布距离＞10cm），回抽量为动、静脉管各2ml左右。如果导管回血不畅时，认真查找原因，严禁使用注射器用力推注导管腔。

⑨根据医嘱从导管静脉端推注首剂量抗凝剂（肝素或低分子量肝素），连接体外循环，打开管路动脉夹及静脉夹，按治疗键。

⑩固定管路，治疗巾遮盖留置导管连接处。医疗废物放于医疗废物桶中。

2）动静脉内瘘穿刺

①检查血管通路：有无红肿、渗血、硬结，穿刺部位清洁度，并摸清血管走向和搏动，听诊瘘体杂音。

②选择穿刺点后，选用合规有效的消毒剂消毒皮肤，按产品使用说明书规范使用。

③根据血管的粗细和血流量要求等选择穿刺针。

④操作者穿刺前戴护目镜/防护面罩、清洁手套，阳性治疗区应穿隔离衣。

⑤采用阶梯式、扣眼式等方法，以合适的角度穿刺血管。先穿刺静脉，再穿刺动脉，动脉端穿刺点距动静脉吻合口3cm以上、动静脉穿刺点的间距5cm以上为宜，固定穿刺针。

⑥根据医嘱推注首剂址抗凝剂，建立体外循环。

（5）启动血泵（以50～100ml/min为宜），逐渐调至血泵速度为100～200ml/min。当血液经过灌流器即将达到静脉端血路的末端出口时，与已经建立的灌流用血液通路正确牢固地连接。

（6）抗凝治疗：血液灌流时肝素用量较常规血液透析剂最要大。

1）治疗前患者凝血状态评估和抗凝药物的选择：是在评估患者凝血状态的基础上，个体化选择合适的抗凝药物和剂量，定期监测、评估和调整，以维持血液在透析管路和透析器中的流动状态，保证血液净化的顺利实施；避免体外循环凝血而引起血液丢失；预防因体外循环引起血液凝血活化所诱发的血栓栓塞性疾病；防止体外循环过程中血液活化所诱发的炎症反应，提高血液净化的生物相容性，保障血液净化的有效性和安全性。

2）抗凝方案

①普通肝素：适用于无活动性出血或无出血风险、血液高凝状态的患者，一般首剂量62.5～125U/kg（0.5～1.0mg/kg），追加剂量1250～2500U/h（10～20mg/h），间歇性静脉注射或持续性静脉输注，预期结束前30分钟可停止追加。肝素剂量应依据患者的凝血状态个体化调整。也可以采用灌流器静态肝素化法进行治疗前的预处理（适用于湿法保存的灌流器）。

②低分子量肝素：适用于无活动性出血或具有潜在出血风险的患者，一般选择60～80U/kg，推荐在治疗前20～30分钟静脉注射，一般无须追加剂量。

③阿加曲班：适用于活动性出血或高危出血风险、肝素类药物过敏或既往发生肝素诱发的血小板减少症的患者，一般首剂量250μg/kg、追加剂量2μg/（kg·min）持续滤器前给药，应依据患者血浆活化部分凝血活酶时间（APTT）的监测，调整剂量。

3）抗凝治疗并发症处理：参照血浆吸附章节。

（7）体外循环血流量的调整：一般以100～200ml/min为宜。研究表明，体外循环中血流流速与治疗效果显著相关，速度过快所需治疗时间相对较长，而速度较慢则需要治疗的时间相对较短，但速度过慢易出现凝血。

（8）治疗的时间与次数：灌流器中吸附材料的吸附能力与饱和速度决定了每次灌流治疗的时间。常用树脂、活性炭吸附剂对大多数溶质的吸附一般在2小时内达到饱和。如果临床需要，可每间隔2小时更换1个灌流器，但一次连续灌流治疗的时间一般不超过6小时。

对于部分脂溶性较高的药物或毒物而言，在一次治疗结束后很可能会有脂肪组织中相关物质释放入血的情况，可根据不同物质的特性间隔一定时间后再次进行灌流治疗。

（9）结束治疗与回血下机

1）生理盐水回血，以中心静脉导管为例。

①准备生理盐水、无菌纱布、碘伏和棉签等消毒物品、无菌手套等物品。

②停血泵，采用密闭式回血法回血。

③采用颈静脉放置中心静脉导管的患者头偏向对侧，戴口罩。

④操作者戴无菌手套，将已开包装导管保护帽，放置无菌敷料上；断开中心静脉导管动脉端与管路连接，固定导管动脉端。

⑤辅助人员协助连接已抽吸生理盐水注射器；操作者打开导管夹，辅助人员脉冲式推注生理盐水或预充式导管冲洗液，弹丸式推注封管液；操作者关闭导管动脉端导管夹、连接其导管保护帽。推荐使用预充式导管冲洗装置，减少污染及感染风险。如导管使用分隔膜接头，则螺旋断开与透析机管路连接，按规范进行分隔膜接头表面消毒后连接注射器或预充式导管冲洗装置，进行冲管封管操作。

⑥操作者将管路动脉端与生理盐水连接。辅助人员将血流速减至100ml/min以下，开启血泵回血。

⑦回血完毕后辅助人员停止血泵；操作者关闭管路及留置导管静脉端导管夹。

⑧操作者断开中心静脉导管静脉端与管路连接，固定导管静脉端，打开导管夹；辅助人员协助注射封管液；操作者关闭导管夹、连接导管保护帽。

⑨操作者用无菌敷料包扎中心静脉导管，辅助人员协助胶布固定；辅助人员再次消毒导管皮肤入口周围皮肤，操作者更换无菌敷料覆盖，辅助人员协助胶布固定，并注明更换时间。

⑩根据机器提示步骤，卸下灌流器、管路及各液体袋，关闭电源，消毒擦拭机器，推至保管室内待用。

2）空气回血用于急性药物中毒抢救。基本过程同上，利用空气替代生理盐水，尽量减少所吸附药物与吸附剂洗脱解离、再次入血，但应注意空气栓塞的风险。

二、组合式血液灌流联合血液透析治疗

1．治疗前准备

（1）物品准备：血液灌流器、血液透析器、管路、穿刺针、无菌治疗巾、生理盐水、碘伏和棉签等消毒物品、止血带、一次性使用手套等。

（2）设备准备：血液透析机。

（3）灌流器肝素化操作：同单纯血液灌流治疗。

2．操作程序与步骤

（1）开机自检：同血液透析治疗。

（2）血液灌流器、血液透析器和管路的安装：按照体外循环的血流方向依次安装透析管路。

（3）管路、血液灌流器与血液透析器预充和冲洗

1）采用灌流器动态肝素化方法时，用生理盐水排净动脉端透析管路气体后，连接动脉端透析管路到灌流器，再连接灌流器与静脉端透析管路；用肝素 100mg/500ml 生理盐水缓慢冲洗，静置 20～30 分钟后，再用 1000ml 生理盐水冲洗。

2）采用灌流器静态肝素化方法时，用生理盐水排净动脉端透析管路气体后，连接动脉端透析管路到灌流器，再连接灌流器与静脉端透析管路；用生理盐水 1000ml 冲洗。

3）断开灌流器与静脉端透析管路，将静脉端透析管路移向透析器静脉端进行连接，用连接管将灌流器静脉端与透析器动脉端连接，用生理盐水 2000ml（或产品说明书要求）冲洗。

4）预冲（排气与冲洗）生理盐水直接流入废液收集袋中，并且废液收集袋放于机器液体架上，不得低于操作者腰部以下；不建议预冲生理盐水直接流入开放式废液桶中。

注意事项：①组合式血液灌流操作复杂，断开、连接环节多，要严格无菌操作，严禁出现液体滴洒和空气进入现象；②灌流器必须独立预冲后，再将灌流器与透析器连接进行串联预冲，严格按照预冲剂量和顺序进行；③推荐使用有多功能连接装置和 2 个废液收集袋的管路，实现灌流器、透析器分别密闭式独立预冲，避免预冲和撤出灌流器过程中的断开环节。

（4）冲洗完毕后根据医嘱设置治疗参数。

（5）上机与监测。

（6）抗凝治疗：同单纯血液灌流治疗；血液灌流结束后维持血液透析治疗时追加抗凝剂剂量可适当减少。

（7）撤除灌流器操作

1）根据医嘱完成血液灌流治疗，调整血液流量至 50～100ml/min。

2）用生理盐水 200ml 全程回血，灌流器颜色变浅，撤除灌流器，继续透析治疗。注意严格无菌操作，严禁在断开时出现血液滴洒和空气进入。

（8）结束治疗与回血下机

1）调整血液流量至 50～100ml/min。

2）打开动脉端预冲侧管，使用生理盐水将存留在动脉侧管内的血液回输 20～30 秒。

3）关闭血泵，靠重力将动脉端近心侧管路的血液回输入患者体内。

4）夹闭动脉管路夹子和动脉穿刺针处夹子。

5）打开血泵，用生理盐水全程回血。回血过程中，可使用双手左右转动滤器，但不得用手挤压静脉端管路。当生理盐水回输至静脉壶、安全夹自动关闭后，停止继续回血。回血过程中禁止管路从安全夹中强制取出。

6）夹闭静脉管路夹子和静脉穿刺针处夹子。

7）先拔出动脉端穿刺针，再拔出静脉端穿刺针，放入透析专用锐器盒或大容量锐器盒中，注意避免针刺伤和血、液体滴洒。压迫穿刺部位2～3分钟，用弹力绷带或胶布加压包扎动、静脉穿刺部位。

8）操作者通过机器的污水管道排空血液透析器膜内、膜外及其管路内的液体（机器具有自动废液排放功能，按照机器要求进行排空；没有自动排放功能的机器应通过透析器膜内外压力差的方式，进行人工密闭式排放），排放完毕后，将体外循环管路、滤器取下，就近放入医疗废弃物容器内，封闭转运。

9）擦拭机器完毕后，脱手套，洗手。

10）嘱患者平卧10～20分钟后：①检查动、静脉穿刺针部位无出血或渗血后松开包扎带；②测量生命体征；③听诊内瘘杂音。

11）整理用物，记录治疗单，签名。

12）如患者生命体征平稳，穿刺部位无出血，内瘘杂音良好，则向患者交代注意事项，测量体重，送患者离开血液净化中心。

第四节　并发症防治

一、管路及吸附器相关并发症

1.生物不相容性及其处理　吸附剂生物不相容的主要临床表现为灌流治疗开始后0.5～1小时患者出现寒战、发热、胸闷、呼吸困难、白细胞或血小板一过性下降（可低至灌流前的30%～40%）。一般不需要中止灌流治疗，可适量静脉推注地塞米松、吸氧等处理；如果经过上述处理症状不缓解并严重影响生命体征而确系生物不相容导致者应及时中止灌流治疗。

2. 吸附颗粒栓塞　微粒栓塞是早期血液灌流最为常见的不良反应，由于使用未包裹的活性炭所造成。近年来，随着各种各样包裹材料的发明，应用包裹的活性炭进行灌流已很少发生微粒栓塞的问题。另外，由于操作程序的规范化，在开始血液灌流治疗前，使用大量的生理盐水冲洗灌流器，将微小的颗粒预先冲出，也减少了该并发症的发生。

治疗开始后患者出现进行性呼吸困难、胸闷、血压下降等，应考虑是否存在吸附颗粒栓塞。在进行灌流治疗过程中一旦出现吸附颗粒栓塞现象，必须停止治疗，给予吸氧或高压氧治疗，同时配合相应的对症处理。

3. 空气栓塞　主要源于灌流治疗前体外循环体系中气体未完全排除干净、治疗过程中血路连接处不牢固或出现破损而导致气体进入到体内。患者可表现为突发呼吸困难、胸闷气短、咳嗽，严重者表现为发钳、血压下降，甚至昏迷。一旦空气栓塞诊断成立，必须立即停止灌流治疗，吸入高浓度氧气、必要时可静脉应用地塞米松，严重者及时进行高压氧治疗。

二、抗凝相关并发症

1.出血并发症　血液吸附过程会对血小板和凝血系统产生一定程度的影响。吸附剂可激活血小板，导致血小板聚集和血栓形成，可出现血小板的下降和凝血因子消耗，从而加剧出血风险。血液吸附的过程中需要进行抗凝治疗，以避免人血液吸附器内及管路内血栓形成。肝素有时候可造成肝素诱导性血小板减少症（heparin-induced throm-bocytopenia，HIT），导致血栓形成和凝血功能障碍。

出血是血液吸附过程中的较多见的并发症之一，临床可直接的表现为血液通过切口渗出至体表或流至体内或间接表现为皮肤苍白、血红蛋白进行性降低、血压下降、心率增快、中心静脉压降低、尿量减少、意识不清等表现。出血常见的部位为置管区域；也可以出现在手术切口，引流管周围；对于出现全身性凝血功能障碍的患者，出血还可以发生在颅内、胃肠道、尿道、气道内等部位。

对于出血要进行积极的预防和处理。避免不必要的穿刺操作，加强止血，减少插管处出血。及时的监测凝血功能，如出现凝血指标的显著延长超过正常的抗凝范围要减少甚至停止肝素的泵入。定期检测凝血和血小板功能、血小板计数和血浆纤维蛋白原含量。血小板计数和凝血因子明显降低时，应进行相应的补充。通过调整肝素的维持用量，使APTT时间在安全范围。对血小板减少患者，可选用替代药物进行抗凝治疗。凝血功能障碍会造成颅内、胃肠道、胸腔内、腹腔和后腹膜出血。因此对于突然的意识改变，抽搐、瞳孔散大、消化道出血，要立即行超声或CT检查并进行相应的处置。

2．凝血并发症　血液吸附系统内的血栓形成是血液吸附的并发症之一。大量的血栓形成一方面可导致血液吸附系统失去功能；一方面能导致凝血因子的消耗，造成患者凝血功能障碍。如果血栓进入患者体内可导致体循环或肺循环栓塞，造成严重的后果。造成血栓形成的原因有：血液吸附系统中存在非生物表面，可导致血液中凝血机制被激活，造成血液吸附过程中出现血栓形成。没有抗凝或抗凝不充分容易导致血液吸附系统的血栓形成。凝血功能监测不及时，血液吸附期间凝血功能可能出现波动。如不能对凝血功能进行监测，可能存在血栓形成风险。血液吸附参数设置不合理，吸附器管路扭曲、导管贴壁导致血流过缓。由于血液吸附系统内流动缓慢或停滞，凝血系统容易被人工装置的非生物表面激活；并使微小血栓形成较大血栓。

因此在血液吸附过程中，要实施完善合理的抗凝治疗方案，并及时的监测凝血功能，设置合理的血液吸附参数，对于出现的吸附器管路扭曲、导管贴壁问题要及时地进行解除，以避免血液吸附器内血栓的形成。如发现吸附器及管路内血栓形成，应及时停止血液吸附的运行，防止血栓脱落进入体内造成严重后果。

三、其他并发症

1．贫血　通常每次灌流治疗均会导致少量血液丢失。因此，长期进行血液灌流的患者，特别是尿毒症患者，有可能诱发或加重贫血现象。

2．体温下降　灌流过程中体温下降可能与体外循环未用加温装置及过多的盐水输入体内有关，这些问题都可通过相应的处理而加以防止。

3．发热　早期的血液灌流治疗，由于使用未加包裹的活性炭，在灌流过程常出现致热反应。近年来，由于采用了先进的膜材料包裹技术，由于活性炭本身引起的致热反应已经很少见了。不过，如使用前管道消毒剂冲洗不干净，微粒脱落或体外循环系统受到污染，也可见到寒战、发热等致热反应现象的出现。对于长期应用血液灌流治疗的患者（如尿毒症等），由于每次治疗后灌流器内至少残留3～7ml血液，故可加重贫血。

第四篇　腹膜透析技术及临床应用

第十六章　腹膜解剖、生理学

第一节　腹腔的解剖结构

在解剖学上，从胸底的横膈膜直到骨盆的真假骨盆界限之间的部分称为腹腔。真假骨盆界限是骨盆入口的边缘，其界限是从腰骶角（第5腰椎和第1骶椎之间的椎间盘）到耻骨联合。在功能上，腹部是大部分消化道的所在，包括下食管、胃、十二指肠、空肠、回肠、盲肠和阑尾、升结肠、横结肠、降结肠、乙状结肠和直肠。其他重要的器官有肝、肾、胰和脾。

腹腔的边界是腹壁。腹壁分为后腹壁和前腹壁，它们具有相同的构造，包括腹膜外的脂肪、壁腹膜和一层筋膜。这些结构的表层（除后腹壁外）是三层肌肉：腹横肌、腹内斜肌和腹外斜肌。

根据脏器被腹膜覆盖的范围大小，可将腹、盆腔脏器分为三类，即腹膜内位、间位和外位器官。表面几乎都被腹膜所覆盖的器官为腹膜内位器官，有胃、十二指肠上部、空肠、回肠、盲肠、阑尾、横结肠、乙状结肠、脾、卵巢和输卵管。表面大部分被腹膜覆盖的器官为腹膜间位器官，有肝、胆囊、升结肠、降结肠、子宫、充盈的膀胱和直肠上段。仅一面被腹膜覆盖的器官为腹膜外位器官，有肾、肾上腺、输尿管、空虚的膀胱、十二指肠降部、下部和升部、直肠中、下段及胰。这些器官大多位于腹膜后间隙，临床上又称腹膜后位器官。

腹膜腔和腹腔在解剖学上是两个不同而又相关的概念。腹腔是指骨盆上口以上，腹前壁和腹后壁之间的腔；骨盆上口以下与盆膈以上，腹前壁和腹后壁围成的腔为盆腔。而腹膜腔则指脏腹膜和壁腹膜之间的潜在性腔隙，腔内仅含少量浆液。

第二节　腹膜的组织结构

一、组织结构

腹膜由三层结构组成，表面为一层扁平的间皮细胞，排列规则。另一层为间皮下结缔组织，以上两者之间有一层基底膜将两层分开。

1．间皮细胞　间皮细胞是腹膜的主要成分，许多细胞组成一巨大的单细胞层覆盖整个腹腔，形成一道机械防御屏障，避免间皮下组织的暴露及微生物的侵袭。间皮细胞层的功能非常复杂而重要，如滑润作用、纤维蛋白溶解的调节作用、促凝血活性及吞噬作用等。许多间皮细胞可以离开腹膜游离，成为游离的巨噬细胞而发挥其防御侵袭作用。有研究表明，革兰阳性菌（如葡萄球菌）被其吞噬后并不影响间皮细胞的活力，而革兰阴性大肠杆菌则可以导致间皮细胞死亡。

2．基底膜　间皮下基底膜是一层薄而疏松结构，主要由胶原、糖蛋白及蛋白多糖等构成，对间皮起支撑作用。它可阻止基膜下结缔组织中的成纤维细胞与间皮细胞接触。间皮下基底膜对腹膜损伤后的修复起重要作用。如间皮细胞受损伤，其周围的基底膜可以在损伤细胞的边缘形成新的支架，使周围完好的间皮细胞沿着支架移行至受损区直至伤面完全修复。然而，如果是基底膜受损，间皮细胞失去支撑支架而无法按原样修复基底膜，所以基底膜的完整性非常重要。

3．结缔组织　间皮下结缔组织主要为细胞外基质所组成的一层复杂的网络结构层。主要成分有纤维连接蛋白、弹力蛋白、胶原以及水化凝胶组成的葡萄糖胺聚糖等。此层中有不同口径的血管、淋巴管及其他细胞成分，如成纤维细胞、巨噬细胞及肥大细胞等。细胞外基质的蛋白质是许多细胞维持其正常生理功能的重要介质和场所。它还有协调炎症后创面修复及组织重建的各个环节，减轻各种生物学反应。另外，结缔组织之细胞基质中的纤维母细胞和巨噬细胞及肥大细胞在腹膜修复及防御机制中也分别发挥重要作用。

4．解剖关系　从解剖关系上看，腹膜的壁层从供应腹壁和盆腔的体壁动脉获得血液，静脉回流至邻近的体壁静脉，淋巴管也汇向体壁淋巴，其神经则是脊神经的分支。触摸、温度或化学因素刺激腹膜壁层，可诱发疼痛。同样刺激腹膜脏层则不起作用。

二、生物特性

从腹膜的生物特性来看，由于其结构特点，腹膜对细菌感染有强大的细胞性防御能力。然而，一些局部因素却使其防御能力降低，腹膜组织的缺血、坏死、异物反应是造成粘连的主要原因。当缝线等异物存在时，细菌汇集到异物周围，并渗入隐藏在缝线细纤维丝的间隙内，而白细胞则难以进入，形成了一个细菌感染的场所，故体内少量的细菌在异物的协同下，易引起腹腔感染，导致腹膜与脏器的粘连。

三、生理功能

腹膜具有分泌、吸收、保护、支持、修复等功能：①分泌少量浆液（正常情况下维持约 100～200ml），可润滑和保护脏器，减少摩擦；②支持和固定脏器；③吸收腹腔内的液体和空气等；④防御功能：腹膜和腹膜腔内浆液中含有大量的巨噬细胞，可吞噬细菌和有害物质；⑤腹膜有较强的修复和再生能力，所分泌的浆液中含有纤维素，其粘连作用可促进伤口的愈合和炎症的局限化。但若手术操作粗暴，或腹膜在空气中暴露时间过久，也可因此作用而造成肠襻纤维性粘连等后遗症。

第三节　腹膜的转运模型生理

一、转运模型

腹膜的超微结构复杂，溶质通过腹膜在血浆和透析液之间进行交换时，主要有以下几层屏障：毛细血管内表面的液体滞留层、毛细血管壁、毛细血管基底膜、腹膜间质、浆膜、浆膜表面液体滞留层。目前临床上应用最广泛的描述溶质跨腹膜转运过程的数学模型是三孔模型，该理论认为毛细血管壁产生最大的转运阻力，将腹膜简化地看作单层有孔薄膜。三孔模型综合考虑了溶质的特性和腹膜的超微结构特点，利用传质的原理和方法定量地分析了溶质和水的跨膜转运过程。三孔模型的数学物理过程相对简单，并能较好地实现理论值与实验值匹配。

三孔模型定量地描述了溶质的特性、腹膜的超微结构、转运参数三者的关系。三孔模型认为，在溶质跨腹膜转运过程中，主要有三种大小不同的孔道供物质通过，分别是超微孔道、小孔道和大孔道。超微孔道的本质是水通道蛋白，分子量为28000D，孔径为0.3～0.5nm，仅供水分子通过而完全截留溶质分子。小孔道的解剖基础为上皮细胞间隙，有效孔径为4～6nm，水和分子直径小于30A的溶质都可通过，而直径大于50A的大分子溶质和蛋白质则被完全截留。大孔道的解剖基础是细胞间裂隙或者是由质膜囊泡融合形成的跨细胞通道，其有效通透孔径为20nm，是大分子溶质和蛋白质跨膜转运的主要通道。腹膜间质和间皮对溶质转运的阻碍作用在经典的三孔模型中被忽略不计。

溶质和水的跨膜转运中，三种通道对不同物质的转运贡献是不同的。在采用小分子溶质，如葡萄糖做渗透剂时，水超滤的主要途径是超微孔道和小孔道，主要动力是腹膜两侧的晶体渗透压差。两种孔道对超滤量的贡献分别大约是50%～55%和45%～50%。水重吸收的主要动力是腹膜两侧的胶体渗透压和静水压差。中小分子溶质主要以弥散和对流的方式通过小孔道和大孔道转运，但通过大孔道转运的数量很小，弥散约为经小孔弥散量的1/500，而对流约为经小孔对流量的1/3000。大分子溶质和蛋白质主要以对流转运方式通过大孔道转运。

Rippe在三孔模型基础上又进一步提出了扩展三孔模型。溶质通过腹膜的屏障被分为重叠的两层，除了前述具有三孔模型特点的毛细血管壁，还有一层均质的腹膜间质。溶质和水的转运也因此被分两步，血液到间质的转运和间质内部的扩散。该模型能够反映间质对溶质转运的影响，更加符合腹膜的结构生理功能，但计算复杂，不如三孔模型实用。

此后又有学者提出了分布模型，腹膜由均质的间质和散布的毛细血管组成，毛细血管到腹膜表面的距离不同。溶质的转运过程包括：血浆与组织间液的扩散，组织间液内的扩散，组织间液与透析液之间的扩散。因此，毛细血管壁的转运特性、血管周围的溶质浓度、毛细血管血液灌流速率、间质的转运特性和间质内溶质浓度梯度对溶质转运的影响均被考虑在该模型内。分布模型能够比较准确地模拟小分子溶质转运随时间变化的关系，但同样因其参数复杂且不易获得而不能广泛应用于临床。

二、转运生理

1．弥散　尿毒症毒素和钾离子顺着浓度梯度从腹膜毛细血管弥散到腹膜透析液中，而透析液中的葡萄糖、乳酸盐或碳酸氢盐则向相反的方向弥散。弥散主要受下列因素影响。

（1）浓度梯度：对于尿毒症毒素等溶质，腹膜透析液刚开始留置时血液与透析液之间的浓度梯度最大；随着留置时间的延长，透析液中毒素浓度逐渐上升，浓度梯度随之减小。通过频繁交换腹膜透析液，如APD，或增加腹膜透析液留置的量，可以在较长的时间内维持较高的浓度梯度。

（2）有效腹膜表面积：可通过加大腹膜透析液留置的量来动员更多的腹膜参与透析，但当单次留置量达到2.5～3.0L时这个作用就有限了。

（3）腹膜内在的阻抗性：这项指标定义并不非常明确，可能反映了具有转运功能毛细血管单位表面积的孔隙的数目，以及从间皮到毛细血管之间的间质的厚度。

（4）溶质的相对分子质量：分子量较小的物质，如尿素（MW60），比分子量较大的物质，如肌酐（MW133）、尿酸（MW168），更易于转运。

（5）质量转运面积系数：常常将2～4的联合效应用质量转运面积系数（MTAC）来衡量。假定在理想情况下腹膜透析液流量无限大，溶质浓度梯度始终保持最大，则患者体内某种溶质的MTAC等同于单位时间内该溶质的弥散清除量。一般情况下，尿素和肌酐的MTAC值分别为17ml/min和10ml/min。此项指标主要用于研究，临床工作中较少使用。

（6）腹膜血流：与血透不同，腹膜透析的弥散更依赖透析液流量而非血流量，因为与MTAC值相比，50～100ml/min的血流量对绝大多数溶质弥散已经足够。血管活性物质影响腹膜转运并非因为增加了腹膜的血流量，而是因为腹膜上毛细血管数目的增加，提高了有效腹膜表面积。这与腹膜炎时，腹膜血管化增加，引起腹膜弥散作用增强的原理相同。

2. 对流　在腹膜两侧渗透压梯度的作用下，水分子的跨膜移动和血液中的中大分子物质随着水分子的跨膜移动进入到透析液中的过程称为对流。影响对流的因素包括：

（1）渗透剂浓度梯度：目前所使用渗透剂通常为葡萄糖。由于葡萄糖逐渐弥散进入血液循环及超滤导致透析液的稀释，腹膜两侧的葡萄糖浓度梯度在透析过程中逐渐下降。患者如果存在高血糖也会导致浓度梯度下降。提高腹膜透析液糖浓度，增加交换频率或使用新型渗透剂如艾考糊精透析液可以使渗透剂浓度梯度达到最大化。

（2）有效腹膜面积：增加灌入液量可以增加有效腹膜面积，从而增加对流。

（3）腹膜对水的通透性：由于患者腹膜结构差异（例如毛细血管的分布以及毛细血管小孔与超微孔的密度），腹膜对水的通透性存在个体差异。

（4）渗透剂的反射系数：是反映渗透剂从透析液弥散进入血液循环的一项指标，介于0～1，值越低，说明渗透剂向血液循环弥散越快，超滤越不容易维持。葡萄糖的反射系数约为0.03，所以称不上是一个理想的渗透剂。多糖制剂iC4dex-trin反射系数接近1。

（5）静水压梯度：通常毛细血管静水压（20mmHg左右）大于腹腔内静水压（7mmHg左右），有利于超滤。水负荷过重患者静水压梯度更大，脱水状态的患者静水压梯度较低。腹腔内液体量过大或患者取坐位或立位时，腹腔内压力增高。

（6）胶体渗透压梯度：胶体渗透压驱使水保存在血液循环内。低白蛋白血症患者胶体渗透压下降，超滤增加。

（7）筛现象：在对流过程当中，溶质伴随水分子跨半透膜转运时，部分溶质的转运受阻或滞后，该现象称之为筛现象。因溶质的分子量不同，电荷不同，其筛系数有所不同，患者之间也存在个体差异。腹膜的超微孔仅允许水分子通过，从而导致筛现象的产生。小孔产生筛现象的程度远小于超微孔。

3. 重吸收　腹腔内液体回流到血液主要通过两条途径，跨毛细血管重吸收及淋巴回流。腹腔回流液体中少部分经膈下腹膜上的终末淋巴管开口回流入体循环，多数回吸收进入腹膜局部淋巴系统和毛细血管。小分子溶质主要通过弥散和对流进行双向转运，但大分子溶质（分子量＞20000D）从腹膜微循环转运到腹腔后，很少被毛细血管所重吸收，大部分以对流方式进入淋巴管，然后再回到静脉循环。腹腔内的惰性颗粒、胶体及细胞，重吸收的唯一途径是淋巴引流。影响回吸收的因素包括：

（1）腹腔内静水压：腹腔内静水压越高，液体回吸收越多。坐位时，腹腔内压力最高，立位其次，卧位最低。腹腔内液体量也会影响腹腔内静水压。

（2）淋巴回吸收的效率：该因素存在显著的个体差异。可能与呼吸频率和深度、肠蠕动、横膈的纵隔淋巴管开放状态等有关。此外，一些药物可以通过作用于支配神经影响腹膜孔的开放状态，从而影响淋巴回流。如动物实验发现腹腔内给予新斯的明可减少淋巴回流量，增加超滤。口服卡巴胆碱、乙酰胆碱、氨基甲酸甲基胆碱，亦有减少淋巴回流量、增加超滤的报道，拟胆碱能药物减少淋巴回流量的机制可能是收缩腹膜孔使其处于关闭状态。

第十七章　腹膜透析的设备

第一节　装置与腹膜透析管种类

一、连接系统

（一）CAPD

连续非卧床性腹膜透析（CAPD）由人工进行操作，利用重力的原理使透析液流入腹腔并从腹腔中引流出来。透析液袋借助于一段称为“连接短管”的塑料管与患者的腹膜透析管相连。连接系统主要有三种类型：直导管系统、Y型导管系统和双联系统。

1. 直导管系统　直导管本质上是一根简单的塑料管。通过穿刺法或路厄（Luer）连接法，一端连接患者的腹膜透析管，另一端连接透析液袋。所有的交换都是通过连通或分离导管和透析液袋之间的连接来进行。连接导管每6个月更换一次。由于这种连接导管的腹膜炎的发生率高，因此目前已很少使用。

2. Y型导管系统　连接导管呈“Y”形。在每次交换时与腹膜透析管相连的是Y型导管的主管，另两支称为流入支管和流出支管，分别与新鲜透析液袋和引流液袋相连。

在Y型导管系统和腹膜透析管之间是一根长15～24cm的连接短管，这种设计避免反复钳夹损伤腹膜透析管。使用Y型导管系统进行腹膜透析时在透析液灌入腹腔之前有一个冲洗过程，将连接过程中可能进入管中的细菌和空气冲入引流袋中。Y型导管系统与直导管系统相比，其腹膜炎的发生率明显下降，有利于患者长期腹膜透析。其次，在透析液留腹期间，Y型导管可以与短管脱离，患者无须带着连接导管和空袋。不仅方便患者，而且减少了腹膜透析管和出口的机械刺激，因而导管出口和隧道轻度创伤的发生率少，出口和隧道感染的发生率也减少。

由于Y型导管的优点，使其迅速取代了直连接导管。拆卸下来的Y型导管在交换间期灌满次氯酸钠灭菌。但由于其操作相对复杂，腹膜透析时如不慎将次氯酸钠灌入腹腔会引起剧烈腹痛，因此随着新的连接系统出现后，Y型导管系统也已逐渐成为历史。

3. 双联系统

（1）设计：由Y型导管系统演变而来，厂家在生产过程中已经将新鲜透析液袋与“Y”的流入支管相连，同时将引流袋与“Y”的流出支管相连，因而不需要任何穿刺或锁扣连接，保证了连接过程的无菌性。患者仅需要将主管和腹膜透析管相连接即完成操作。透析液灌入前仍有冲洗步骤，但目的仅是冲出残余的气体，而不是预防感染。与Y型导管比较，双联系统的缺点是无法重复使用，所需的费用较高，但由于双联系统使用方便，腹膜炎的发生率低，已成为目前使用的主要连接系统。

（2）透析时的腹膜透析液交换过程

1）连接：患者将双联系统的导管与腹膜透析管相连。

2）引流：连接导管的主管和流出支管开放，使留腹一段时间的透析液从腹腔进入引流袋中。

3）冲洗：关闭主管，通过折断流入支管管子的“易折处”开放流入支管。100ml透析液冲洗以排出管中残存的气体。

4）灌入：夹闭流出支管，开放主管，使新鲜的透析液进入腹腔。

5）分离：待透析液完全进入腹腔后，关闭所有的通路，将双联系统与腹膜透析管分离。

（二）APD

自动化腹膜透析（APD）是增长迅速的腹膜透析模式。与CAPD显著不同的是APD用机器代替人工进行操作，对患者的生活方式影响小，使腹膜透析更容易被接受。某些国家和地区包括美国，APD已成为主要的腹膜透析模式。根据透析方案的不同，APD通常可分为持续循环腹膜透析（CCPD）和夜间间歇性腹膜透析（NIPD）。CCPD时，晚上患者与自动循环机相连，整个夜间交换数次，早晨在腹腔中灌入透析液后与机器分开，患者白天腹腔中留有透析液，但不与机器相连，可以自由活动。NIPD是在夜间循环结束后早晨放出腹腔内所有的透析液，整个白天腹部都保持“干”的状态。由于缺乏白天的留腹，通常NIPD的清除率低于CCPD，但对于有残肾功能或对“湿腹”活动有反指征（如渗漏、疝、背痛）的患者来说比较适合。除了CCPD和NIPD，夜间使用自动循环机交换，白天人工交换数次的透析模式也是常用的 APD 方案。

1. 自动循环机　是自动地完成将腹膜透析液灌入腹腔及引流出来这一循环的机器。腹膜透析液进出腹腔以及通过加温装置不是依赖于重力，而是通过泵的作用来实现。机器工作时，将腹膜透析液泵入位于机器加温板上的透析液袋内，加温至 37℃后，再将透析液灌入腹腔。透析液在腹腔内保留一定时间后，机器打开放液旋钮，透析液即流出腹腔，进入位于低位的废液容器。利用夹子和计时器原理调节透析液流入、留置和流出的时间。该机器的另一重要特点是可将最后一袋透析液与其他的分开。因为最后一袋灌入腹腔后，通常会在腹腔内放一整天，通常需较高浓度的葡萄糖以保证足够的超滤量。该特点也适用于艾考糊精透析液和氨基酸透析液白天长留腹。

自动循环机经历了许多改进。早期的循环机体积较大，以后设计的机器更轻、更小、更易于携带。不仅如此，先进的设计和计算机技术使其特别易于安装和操作。患者只需在透析开始时设置总透析液容量、留腹容量和透析时间，机器会测定进出腹腔的透析液量，从而计算两者之间的差值（超滤量）；同时会测量流速，根据流速计算理想的灌入和引流的时间从而确定每次交换的时间。

典型的 APD 是晚间透析 8～10 小时，留腹容量为 1.5～3.0L，每晚循环次数 3～10 次。与 CAPD 相比，通常 APD 可使用较大的留腹容量，因为卧位时腹腔内压最低，而较大的留腹容量有利于提高溶质清除和超滤。所用的透析液总量通常为 8～18L。

2. APD 的连接导管　连接导管一方面用于连接各个透析液袋和循环机，另一方面连接循环机和患者。其结构复杂，不能复用。

二、连接器

1. 腹膜透析管与连接导管之间的连接插头　在开展腹膜透析的早期，导管与腹膜透析管之间是用塑料连接器连接的。塑料连接器破裂和意外脱落经常发生，常导致腹膜炎。现在使用的钛制连接插头抗腐性强、耐磨、与导管及腹膜透析管连接紧，可有效防止破裂及意外脱落，是一种功能良好的连接器。

2. 连接导管与透析液袋之间的连接器

（1）穿刺插入：这是导管与透析液袋之间的最古老、最简单的连接方式。操作时，只要将连接导管末端的针插入透析袋的入口即可。但这项操作技术需要患者有良好的视力、手部力量和敏锐的感觉。操作不慎就会导致细菌污染和继发性腹膜炎。

（2）易锁定的连接器：包括路厄连接法或螺纹型的系统。由于其插入更容易而取代穿刺法，是目前使用的主流产品。

三、特殊的连接装置

特殊的连接装置可以减少腹膜炎的发生。但大多数装置体积大，使用复杂，未能广泛使用。

1. 助穿刺插入的机械装置　该设备是利用杠杆和齿轮原理帮助无法使用穿刺插入方法的患者（失明或关节炎等）将连接导管末端的针插入透析液袋。

2. 紫外线灭菌装置　辅助穿刺插入的机械装置和紫外线消毒相结合。连接导管末端的针和透析液袋在连接之前经过紫外线消毒。

四、辅助装置

为了提高标准 CAPD 和 APD 的清除率和超滤，同时又不过多影响其生活方式，在 CAPD 和 APD 的操作中有许多辅助设施。

1. 夜间交换装置　该装置是为 CAPD 患者进行额外的单次交换而设计，多用于晚上患者入睡后仍需进行腹膜透析交换的时候。根据事先设定，由机器自动进行。本质上它仅能提供一次交换，因此对透析液长时间留置在腹腔中或液体重吸收增加的高转运患者来说尤为有用。

外型与自动循环交换机有相似之处，但该设备仅能容纳并加热一个透析袋，连接的导管无须特殊的管路。如果用自动循环交换机设置单次交换也可达到同样效果，但自动交换机需要特殊的管路，这将会使操作变得更为复杂，同时增加费用。该装置没有电脑系统，无法记录患者引流液量，不能自动计算超滤量，需要称量后获得超滤信息，但对晚上仅需增加一次交换的患者来说，该装置简便易行。

2. 白天交换的 APD　对于一些残肾功能丧失的 APD 患者，即使行 CCPD 也不能提供足够的液体清除率，这时需要在白天进行透析液交换。如果用CAPD连接导管人工增加一次交换费用相对较高。一种变通方法是应用循环交换机的管路进行白天额外的交换。患者可在中午或晚上回到循环机，重新接上连接导管，引流早上放入的腹膜透析液，然后将准备晚上做的大容量透析液袋中的部分液体灌入腹腔后卸去连接导管，用“帽子”保护连接导管的末端，使该管路晚上还能用，这样既不增加连接导管，同时又可使用大容量的透析袋，较为经济。

五、腹膜透析管的类型

一根好的腹膜透析导管要符合以下条件：能够提供足够的透析液流入和流出的速度；能够被安全置入对人体无害；某些设计使出口感染的发生率最低等。

1. 急性导管　直的、相对较硬的导管，直径3mm，长25～30mm。可在床边置入，但保留时间小于3天，如长久应用，则腹膜炎的发生、导管失功、肠穿孔的危险性大大增加。对于大多数急性肾衰竭患者，治疗所需的时间是无法预测的，这些患者通常治疗的时间大于3天，所以这种急性导管的使用越来越少，即使在急性肾衰竭的患者中，通常也使用慢性导管。

2. 慢性导管　标准的慢性导管由柔软材料制成，如硅胶或聚氨基甲酸乙酯等，是目前应用最多的腹膜透析管材料。导管有1～2个涤纶袖套（cuff）便于成纤维细胞的长入以帮助导管固定，从而构成屏障防止微生物沿管壁入侵。根据袖套的数量分为单cuff导管和双cuff导管。大量证据表明单cuff的导管与双cuff导管相比，腹膜炎的发生率高、出口并发症多，使用寿命短，因此双cuff导管使用广泛。双cuff腹膜透析管分为三部分：腹外段、皮下隧道段和腹内段，腹内段末端有开口，侧面含有60～110个直径为1mm的侧孔以利于液体引流。

(1)Tenckhoff导管：目前使用的最典型的导管是双cuff的Tenckhoff直管（标准Tenckhoff管）。

（2）更新设计：更新设计的主要目的是使患者更舒适并便于腹膜透析管更长久的放置。

1）加快透析液的引流：尽管标准Tenckhoff管能够提供足够的引流量，但在引流后阶段由于虹吸现象使网膜或肠管靠近导管的尖端和侧孔而导致有效引流量的下降。为此在标准Tenckhoff管末端加以卷曲制成Coiled Tenckhoff管，既增加了侧孔的数量，又使脏腹膜和壁腹膜分开，因而减少了网膜和肠管堵塞导管的情况并可减少进液时对腹壁刺激引起的疼痛。Toronto西部医院导管（TWH）有2个硅胶盘垂直于腹膜透析管，使网膜和肠管远离出液孔。T型-笛状导管避免腹膜透析管向外移行等。

2）深cuff的改良：Toronto西部医院导管除腹腔段改良外，还将深cuff改为涤纶盘，紧接盘下设计一个硅胶珠使腹膜和后鞘紧密地扎在涤纶盘硅胶珠之间，更利于减少渗漏和固定导管。Missouri导管的深cuff也是盘-珠结构，但盘和珠之间呈45°，这样当盘固定后，导管的腹腔内部分就自然地下垂到盆腔，很少移位到上腹部。

3）Swan-neck导管：Twardowski等在分析了导管的感染率与袖套的数量、隧道的方向、形状、位置的关系后，设计了Missouri Swan neck管，即在Missouri直管的基础上深cuff和浅cuff之间有“V”形的150°的弯曲。置入人体后皮下部分的永久性弯曲使管子的两端均朝向下方，避免袖套外露、导管漂移并减少出口感染。继而还进一步加长导管的长度使出口位于前胸部，因为前胸部外伤和污染的机会较腹部少，更适合于肥胖或腹部造瘘的患者。胸骨前的鹅颈样导管与标准Missouri鹅颈样导管的区别在于皮下隧道的长度，它由两根硅胶管组成，置入时端-端相连。

4）Pail-handle（Cruz）导管：由聚氨基甲酸乙酯制成，壁薄，管腔大。导管有两个右角度弯曲：一个是指引腹腔内部分与壁腹膜平行，另一个是指引导管皮下部分出口方向向下。其透析液流出的速度比一般的硅胶管大，更适合于肥胖患者。

5）Moncrief-Popovich导管：导管与标准的Swan-neck Tenckhoff管很相似，只是浅层cuff更长一些。当导管被置入后先用1000U肝素灌注，然后将腹外段埋在皮下，使袖套在无菌条件下愈合2～8周或更长时间，最后在距皮下袖套远端2cm处切开小口子，引出导管。

第二节　腹膜透析置管术

一、置管的注意事项

1. 腹膜透析置管应根据患者肥胖程度、腹围、腰带位置、生活习惯及既往手术情况确定切口和隧道出口的位置并做好标记。左右半腹均可，但置管后导管末端应位于膀胱（子宫）直肠窝，此处腹腔大网膜相对较少，又可避开阑尾。

2. 应避开腹壁的大血管，以免引起出血。

3. 导管的深部涤纶套应置入腹壁肌肉层，以确保组织迅速长入。

4. 手术须将腹膜透析导管末端放置到膀胱直肠窝或子宫直肠窝。

5. 应避免隧道出口的方向朝上。

二、腹膜透析导管体表定位

1. 急诊腹膜透析置管体表定位　采用脐下 2cm 经正中穿刺点。该处没有大血管及肌肉组织，穿刺出血发生率低。缺点为部分患者导管末端难以抵达膀胱直肠窝或子宫直肠窝，易出现导管移位。由于未经过肌肉层，容易并发腹疝。

2. 维持性腹膜透析置管体表定位　通常采用耻骨联合向上 9～13cm，左侧或右侧旁正中切口。具体定位方法：先确定耻骨联合上缘，再标记出腹正中线，向上 9～13cm，正中线旁开 2cm 左右，标记出切口位置。

三、置管术前准备

1. 评估患者，了解患者有无腹膜透析禁忌证。

2. 出凝血功能检查，包括血小板、凝血酶原时间、凝血酶原时间国际标准化比值、活化部分凝血酶原时间、纤维蛋白原等。

3. 与患者及家属谈话，交代手术的过程及可能出现的并发症，争取患者的配合和家属的理解，并签署知情同意书。

4. 注意腹部皮肤（包括脐部）的清洁卫生，术前应备皮。

5. 根据体表定位方法，标记皮肤切口及导管出口位置。

6. 准备腹膜透析导管，通常根据患者身高、腹腔容积大小选择不同规格的腹膜透析导管。儿童因腹腔容积较成人小，需选择腹内段比成人短的儿童腹膜透析导管。

7. 如采用全麻或硬膜外麻醉，术前需禁食 8 小时。置管前嘱患者排尽大小便，便秘者须做灌肠等通便处理。

8. 术前用药：术前 1 小时预防性使用抗生素，推荐第一代或第二代头孢菌素 1～2g；有高血压者应常规降压治疗；精神过度紧张者可酌情使用镇静药物。

四、置管方法

1. 解剖法置管　该方法为维持性腹膜透析患者置管的常用方法。该方法确切可靠，并发症少，但要求操作者技术娴熟，有一定的外科手术基本功。具体步骤如下：

（1）腹膜透析导管体表定位。

（2）按腹部手术常规消毒、铺巾。如估计患者有腹水，可连接吸引器。

（3）用 1%利多卡因在皮肤切口处进行局部分层浸润麻醉。部分患者可根据病情选择硬膜外麻醉或全身麻醉。

（4）在标记的皮肤切口处做长 3～5cm 的皮肤切口，采用钝性与锐性分离相结合的方法，分离皮下脂肪并止血，直达腹直肌前鞘。

（5）在腹直肌前鞘做纵行小切口，剪开 2～4cm，酌情再次局部麻醉，钝性分离腹直肌或经腹直肌旁到达腹直肌后鞘或腹膜。

（6）提起并切开腹直肌后鞘，暴露腹膜。用血管钳轻轻提起腹膜，在确认未钳夹肠管后，在腹膜上切开 0.5cm 小孔，用血管钳夹住小孔边缘，在距切口边缘 0.5～1.0cm 处行荷包缝合，暂时不结扎。荷包缝合时应确认未缝住肠管，针距约 0.5cm。如患者腹膜菲薄，可连同腹直肌后鞘一起缝合。

（7）将腹膜透析导管置入生理盐水中浸泡，并轻轻捻压2个涤纶套，让盐水充分浸透。将已用生理盐水湿润的引导金属丝（通常为直径1.5～2mm末端磨圆的钢丝）穿入腹膜透析导管内，导管末端应空出2～3cm的距离。

（8）将内含导丝的腹膜透析导管腹内段弯曲成135°的弧形，导管末端进入腹膜荷包口，顺腹壁向下滑行至膀胱底部，此时患者常诉有便意，表明导管末端已达膀胱直肠窝或子宫直肠窝，可拔出导丝。

（9）助手固定导管的深部涤纶套，以免导管脱出。如患者有腹水，可见腹水沿导管呈线状流出；如患者无腹水可向导管内注入100～200ml生理盐水或腹膜透析液，如流出的液体量大于注入液体量的1/2或引流液呈线状，可将荷包扎紧打结。可再次荷包缝合并在荷包扎紧后重复进行引流通畅试验。

（10）确认导管周围无渗液后清洁伤口，间断缝合腹直肌前鞘，将深部涤纶套埋入腹直肌内。

（11）确定导管在皮肤的出口位置，使皮下涤纶套距出口2～3cm。沿皮下隧道做局部麻醉，隧道针引导导管穿过皮下组织，自上而下呈弧形从皮肤引出，隧道出口方向朝向外下方。连接腹膜透析外接短管，确认无渗血、渗液后，依次缝合皮下组织和皮肤。

2. 腹腔镜法置管　该方法可在直视下将腹膜透析导管末端置于膀胱直肠窝或子宫直肠窝。此法简便、安全、创伤小、恢复快，但该法技术要求较高，需由专科医师实施，可根据具体情况酌情开展。

五、置管后的处理

1. 拔管指征

（1）溶质清除不足持续存在的尿素清除指数（Kt/V）或肌酐清除率（Ccr）不达标，如每周总Kt/V＜1.7或总Ccr＜50L/1.73m^{2}并有尿毒症症状，通常考虑透析不充分。可退出腹膜透析或在腹膜透析基础上每周增加1次血液透析。

（2）腹膜功能衰竭、超滤失败对于各类腹膜衰竭患者，尤其是腹膜高转运状态、硬化性腹膜炎、腹膜广泛粘连等患者，应退出腹膜透析。

（3）难治性腹膜炎或隧道严重感染可暂时退出腹膜透析，暂时用血液透析过渡，待炎症控制后可重新置入腹膜透析导管。

（4）真菌性腹膜炎、结核性腹膜炎应尽早拔除腹膜透析导管，退出腹膜透析，并予以相关治疗。

（5）腹膜透析相关并发症，如腹膜透析后出现胸腹瘘、严重疝气、肠穿孔和涤纶套破损可暂时退出腹膜透析，并发症控制后可重新进行腹膜透析。

（6）腹膜透析技术故障，暂时不能正常透析者可临时退出腹膜透析，改为血液透析，待技术故障解决后可重新腹膜透析治疗。

（7）血糖难以控制的糖尿病患者。

（8）肾移植或血液透析已成功接受肾移植或各种原因导致患者选择接受长期血液透析治疗者。

2. 拔管后再置入

（1）通常细菌感染控制后3～4周，可根据病情考虑重新置管。

（2）无合并腹膜炎的出口感染或隧道感染的患者拔管后可立即置管，但置管位置宜选择原切口对侧。

第十八章　腹膜透析液的选择

第一节　腹膜透析液主要成分及生理作用

腹膜透析液（peritoneal dialysis fluids，PDF）是腹膜透析的重要组成部分，主要由三部分构成：渗透剂、缓冲液、电解质。

一、渗透剂

液体清除是腹膜透析的主要目的之一。应用高渗性渗透剂，通过改变透析液和血浆之间的渗透压梯度，从而达到清除水分的目的。20 世纪 40 年代，葡萄糖开始被用作渗透剂。尽管有研究试用将其他渗透剂加入透析液中，但是未能显示出任何优势。

1. 理想的渗透剂　理想的渗透剂应该具有如下特性：易于代谢，产生无毒性的降解产物；不易被吸收；对于腹膜无毒性、无损伤；价格便宜；低浓度时即有效的渗透剂；吸收后无代谢后果；如果被吸收，具有营养价值；易于生产；不应抑制腹膜的防御功能。

2. 渗透剂的分类　按分子量大小，渗透剂可分为低分子渗透剂和高分子渗透剂。低分子渗透剂有葡萄糖（即含葡萄糖的透析液）、氨基酸、木糖醇、甘油，分子量 90～200Da。其中以葡萄糖最为常用。高分子渗透剂有葡聚糖、多肽、明胶以及多聚阳离子，分子量从 20000～350000Da。应用这些高分子渗透剂，需要高浓度以产生渗透梯度，而后者可能导致黏滞度过高，因此影响透析液灌入和流出，其中以葡聚糖为常用。目前，葡萄糖、氨基酸、葡聚糖腹膜透析液已在临床广泛应用。

甘油：是一种比葡萄糖还要小的渗透剂，由于甘油的分子量小（仅有 92Da）、相对高的渗透压/单位质量相对高、pH 值较葡萄糖透析液高，故被认为可以作为渗透剂，从而开始被用于糖尿病患者的腹膜透析治疗。然而，由于快速弥散入血，甘油透析液的超滤较葡萄糖透析液少。此外可能导致甘油蓄积，引起血浆渗透压过高以及高三酰甘油血症，因此还未进入临床使用。

多肽类：与 2.5%葡萄糖腹膜透析液相比，短链多肽类被吸收的情况低于葡萄糖，超滤能力与 2.5%的葡萄糖腹膜透析液相似。然而，需要长期的研究来评估多肽类对于腹膜透析患者营养状态的影响。

右旋糖酐：自 20 世纪 60 年代开始，中性右旋糖酐被作为渗透剂，10%的右旋糖酐溶液超滤好，40%～60%的右旋糖酐溶液在存腹 6 小时后即会负超。由于右旋糖酐在体内蓄积能够导致单核-巨噬细胞系统被阻断，因此不适于作为腹膜透析液的渗透剂。

木糖醇：木糖醇被尝试作为一种渗透剂应用于糖尿病患者。初步研究发现，使用木糖醇有助于减少糖尿病的代谢并发症以及血糖水平。然而，由于木糖醇具有几个潜在的严重的不良反应，包括乳酸酸中毒、高尿酸血症、致癌性以及肝功能受损，尚未被应用。

二、缓冲剂

已有三种不同的缓冲剂用于控制腹膜透析患者的酸中毒，分别是醋酸盐、乳酸盐和碳酸氢盐。目前，以乳酸盐、碳酸氢盐为缓冲剂的透析液均在临床应用。尽管发达国家已经开始应用碳酸氢盐或碳酸氢盐/乳酸盐混合的透析液，但是在我国仍以乳酸盐透析液为主。

1. 醋酸盐　在慢性肾衰竭时，醋酸盐控制代谢性酸中毒的效果与乳酸盐一样好。但是，其主要缺点是经常引起灌液时腹痛，以及硬化性腹膜炎，而后者会导致超滤明显减少，因此目前已经不用。

2. 乳酸盐　是常用的控制酸中毒的缓冲剂。有时与灌液时疼痛相关，偶尔乳酸盐过多被吸收可能导致脑病。但是，乳酸盐透析液仍然是较为安全的。商用的乳酸盐浓度有 35mmol/L 和 40mmol/L。乳酸盐进入机体后需要在肝脏代谢为碳酸氢盐而发挥缓冲作用。因此不适合应用于肝功能障碍、乳酸酸中毒的患者。

3. 碳酸氢盐　与其他缓冲剂相比，碳酸氢盐能在更为生理性的条件下，控制酸中毒，是一种生理性的理想缓冲剂。但是常用的缓冲剂是乳酸盐而非碳酸氢盐，是因为在储存期间，碳酸氢盐与钙可能形成沉淀（形成碳酸钙）。近年来，随着新的多室腹膜透析液系统开始应用，现在已经能够应用碳酸氢盐替代乳酸盐。但是新型透析液的费用较高。

三、电解质

商用透析液中的电解质包括钠、钙、镁以及氯离子。已有报道，某些矿物质，如焦磷酸铁或右旋糖酐铁也已被加入透析液中。此外，钾也能被加入到腹膜透析液中。在当前腹膜透析液中，钠、镁、钙以及氯离子的浓度均与血浆浓度相近。这些离子通过腹膜的清除是依赖弥散梯度，或多或少地依赖于对流。当血钠、血钙均处于正常浓度范围时，在 4 小时存腹后，每分升液体清除，大约有 10mmol/L 钠离子、0.1mmol/L 钙离子被清除。

1. 钠　腹膜透析液中的钠离子浓度一般在 130～137mmol/L。由于腹膜透析清除液体主要靠对流来完成，因此从血浆中清除水分的量超过钠的清除量，因此可能导致高钠血症。因此，腹膜透析液中的钠离子浓度较低，有助于抵消高钠血症的发生。常用透析液钠浓度一般为132mmol/L。当患者存在明显的低钠血症时，可以通过向透析液中加入适当剂量的10%氯化钠来有效地纠正低钠血症。

2. 钙　当前腹膜透析液的钙离子浓度通常为1.25～1.75mmol/L。由于终末期肾脏病（ESRD）患者在进入透析前，钙磷代谢紊乱主要表现为低钙血症、高磷血症、继发性甲状旁腺功能亢进，因此在20世纪70年代，腹膜透析液中最常用的钙离子浓度是1.75mmol/L（即3.5mEq/L），远高于血钙水平，以纠正低钙血症。但是，在应用钙浓度1.75mmol/L透析液的患者中，由于同时应用含钙的磷结合剂和维生素D类似物，因此高钙血症很常见。研究显示，开始腹膜透析治疗3个月后，高钙血症、高磷血症即成为主要的钙磷代谢紊乱表现，71%的患者发生高钙血症。

当前我国商用腹膜透析液中钙离子的浓度只有两种——1.25mmol/L和1.75mmol/L。选择应用不同钙离子浓度透析液是纠正钙平衡的重要措施之一。2009年KDIGO在慢性肾脏病-矿物质和骨代谢紊乱（CKD-MBD）诊断、评价、预防和治疗的临床实践指南中建议：在慢性肾脏病5D期的，使用钙离子浓度为1.25～1.50mmol/L的透析液。传统的腹膜透析液（Ca^{2+}浓度1.75mmol/L）是一种非生理性的高钙透析液，适合于低血钙患者。长期使用高钙透析液将会导致机体的正钙平衡，加重钙负荷，从而导致iPTH减低，骨形成减少，促进低转运骨病的发生。钙浓度1.25mmol/L的透析液适用于高血钙或血钙在正常值高限的患者，或血钙虽然正常但需要应用含钙的磷结合剂或活性维生素D的患者。研究显示，在大多数患者中，低钙透析液（1.25mmol/L）较为安全。然而，在一些患者中可能发生低钙血症，尤其对于不遵医嘱服用含钙的磷结合剂患者。因此应用过程中应该加强对血钙、磷及iPTH指标的监测，注意调整治疗包括透析液钙离子浓度，以维持矿物质和骨代谢在目标值范围。

3. 镁　在腹膜透析患者中，高镁血症很常见。当前腹膜透析液中常用的镁浓度为0.25～0.75mmo/L。在大多数研究中，使用镁浓度为0.75mmol/L的腹膜透析液会导致高镁血症。因为血镁水平持续升高可能会导致骨病，因此为使血镁水平最适化，镁浓度为0.25mmol/L的透析液更为常用。也有研究尝试应用不含镁的透析液，这样可以通过应用镁盐来作为磷结合剂。但是需要经常监测血清镁，因为低镁血症容易引起心律失常。

4. 钾　高钾血症是终末期肾脏病患者最常见且危险的并发症，应用不含钾的透析液有利于将血钾维持在4mmol/L左右。因此为控制腹膜透析患者的钾平衡，在商用透析液中通常不含钾。但是，针对发生低血钾的腹膜透析患者，可以通过向透析液中加入钾来纠正。

5. 其他添加剂　近年来发现，某些添加剂可能有助于保护腹膜，比如，N-乙酰氨基葡萄糖苷酶（NAG）、透明质酸（HA）、低分子肝素（LMWH）。临床研究显示，低分子肝素可以增加超滤，在每天早上的透析液中应用一次低分子肝素（4500U），3个月后超滤增加，原因可能是低分子肝素减少了在腹腔内灌入葡萄糖腹膜透析液后常规发生的血管扩张。透明质酸改善超滤的益处仅在动物模型中显示。但是这些添加剂（NAG、HA或LMWH）或缓冲剂（丙酮酸盐）都还未能被推荐用于临床，尚需进一步证实。

这些不同成分配方的透析液使临床医生得以基于不同腹膜透析患者电解质的情况及代谢特征，个体化地制定腹膜透析处方。

四、腹膜透析液中其他成分的添加

在某些临床情况下，一些其他成分可以被添加至腹膜透析液中。常用添加成分包括钾、肝素、胰岛素以及抗生素等。加药过程必须遵守无菌原则：在将针插入进药端口之前，应该在端口擦拭碘伏，然后用70%乙醇棉签擦拭，或是将洗必泰放在进药端口处5分钟。

1. 钾　商用腹膜透析液中通常不加钾，目前可购买到的透析液中的钾浓度为0～2mmol/L。临床上多用不含钾的透析液。由于高钾血症是终末期肾脏病患者最常见的危险并发症，因此应用不含钾的透析液有利于将血钾维持在正常水平4mmol/L左右。但是，由于食欲下降，钾摄入减少，或由于其他原因导致钾排出增加，10%～36%患者会发生低钾血症。对于这些患者，可通过向透析液中加入3～4mmol/L的钾予以纠正。同时，强烈推荐患者口服补钾。

2. 肝素　肝素经常被加至透析液中，用于预防和治疗腹膜透析液中纤维蛋白形成，尤其在腹膜炎期间，容易产生纤维蛋白，甚至可能阻塞腹膜透析管。当在腹膜透析液中见到纤维蛋白丝或凝块时，可以临时向透析液中加入肝素200～500U/L，以防止纤维蛋白凝块形成堵塞腹膜透析管。但是一旦出现引流不畅甚至梗阻时，通常对肝素的反应性很差，这时有必要注入纤维蛋白溶解剂。由于肝素或纤维蛋白溶解剂都不会通过腹膜被吸收，因此不会产生全身抗凝。

3．胰岛素　当前由于含葡萄糖透析液是最常使用的透析液，因此糖尿病腹膜透析患者需要应用胰岛素来抵消腹腔的高葡萄糖负荷，以控制高血糖。糖尿病腹膜透析患者的血糖控制可通过皮下注射胰岛素、腹膜透析液中加入胰岛素或两种方法联合应用。已经发现，在糖尿病患者腹膜透析时，腹膜透析液中加入胰岛素与皮下注射胰岛素同样有效。由于长期通过腹膜透析液中加入胰岛素来控制血糖使患者发生腹膜炎的风险增加，因此学者并不推荐长期通过腹膜透析液中加胰岛素来控制血糖。但是，当血糖控制不佳、应用自动腹膜透析机或某些特殊情况下，仍需将胰岛素加入腹膜透析液中控制血糖。

通常腹腔内加入胰岛素，需要频繁地监测血糖（大约每6小时一次）。随着葡萄糖浓度增加，透析液中的胰岛素剂量也要增加。

4．抗生素　多种抗生素常常被加到腹膜透析液中治疗腹膜炎。治疗腹膜炎时，腹腔内应用抗生素优于同样剂量的静脉用药。因为经腹腔使用可在局部达到较高的药物浓度。腹腔给药的另一个好处是，患者经适当的培训后可自行在家进行，还避免了静脉穿刺。

（1）给药方法：经腹腔使用抗生素可以在每次交换时用（持续给药）或每天一次（间断给药）使用。间断用药与连续用药同样有效。间断给药时，装有抗生素的腹膜透析液至少要存腹6小时，使抗生素被充分吸收进入全身循环中。

（2）药物在透析液中的相容性：一旦确定腹膜炎，应同时应用分别针对革兰阳性菌和阴性菌的两种抗生素开始经验性治疗。常用万古霉素或一代头孢菌素覆盖革兰阳性菌，三代头孢或氨基糖苷类药物来覆盖革兰阴性菌。万古霉素、氨基糖苷类药和头孢菌素可混于一袋透析液中，而不会失去其生物活性。然而，由于药物的化学不相容性，氨基糖苷类药和青霉素不应加到同一袋透析液中。对于任何需要混用的抗生素，必须分别用不同的注射器来加。葡聚糖透析液和万古霉素、头孢唑林、氨苄西林、氯唑西林、头孢他啶、庆大霉素或两性霉素是相容的。

（3）药物加入透析液之后的稳定性：研究显示，一些抗生素加到含葡萄糖透析液中，其稳定的时间不同。将万古霉素（25mg/L）加到透析液中，在室温下储存28天是稳定的，较高的环境温度可减少其稳定的持续时间。庆大霉素（8mg/L）存放14天是稳定的，但是混合有肝素后稳定性持续时间减少。头孢唑林（500mg/L）在室温下至少可存放8天，冷藏可存放14天，加肝素没有不利影响。头孢他啶的稳定性稍差，浓度为125mg/L的头孢他啶在室温下4天是稳定的，而冷藏时7天是稳定的，浓度为200mg/L的头孢他啶冷藏可稳定10天。透析液中的头孢吡肟在冷藏条件下可稳定14天。关于不同的新型透析液中加入抗生素的稳定资料还有限。

第二节　临床常用的腹膜透析液

一、葡萄糖腹膜透析液

1．组成和特点　葡萄糖是目前临床最常用的渗透剂，以葡萄糖为渗透剂，浓度分为1.5%、2.5%、4.25%三种，渗透压为346～485mOsm/L，pH 5.2。

2．临床应用　①可用于各种腹膜透析治疗模式。②有残余肾功能者，首选1.5%葡萄糖腹膜透析液。③尽量减少高浓度（2.5%及4.25%）葡萄糖腹膜透析液的使用。④水负荷过重需要加强超滤时，可以逐渐增加高浓度葡萄糖腹膜透析液的使用。⑤4.25%葡萄糖腹膜透析液一般用于长留腹。⑥因机械性因素导致引流不畅时（如手术因素、导管移位、网膜包裹等），不能以增加高渗腹膜透析液来加强超滤。⑦合理调整透析处方，注意透析液留腹时间对超滤的影响。避免高渗腹膜透析液的不合理使用。

3．注意事项

（1）葡萄糖的腹膜吸收：腹膜透析液中的葡萄糖可经腹膜吸收。使用1.5%、2.5%、4.25%腹膜透析液时，每袋腹膜透析液葡萄糖的吸收量分别为15～22g、25～40g、45～60g。CAPD患者每日葡萄糖总吸收量为100～200g。使用4.25%葡萄糖腹膜透析液可显著升高患者的血糖、三酰甘油、胰岛素水平。

（2）腹膜透析液的生物相容性：高渗透压、低pH值的腹膜透析液可导致腹膜固有细胞损伤。高浓度葡萄糖（特别是4.25%高糖腹膜透析液）对腹膜间皮细胞具有直接毒性作用，葡萄糖降解产物（GDPs）和糖基化终末产物（AGEs）的增加，也可引起腹膜纤维化。对于糖尿病、肥胖、代谢综合征、冠心病的腹膜透析患者，葡萄糖透析液不是理想的腹膜透析液。

二、艾考糊精腹膜透析液（新型腹膜透析液）

1．组成和特点　以7.5%艾考糊精（一种葡聚糖）为渗透剂，pH为5～6，渗透压为284mOsm/L，超滤作用靠胶体渗透压获得。

2．临床应用　建议每日1次，用于长留腹，如CAPD夜间留腹，APD日间留腹。通常用于下列情况：腹膜超滤衰竭患者、高转运或高平均转运者、糖尿病患者、容量负荷过多而超滤不足者。

3．注意事项　可能干扰某些血糖检测结果；引起麦芽糖和麦芽三糖在体内堆积；麦芽糖或异麦芽糖不耐受者不宜使用；可能引起过敏，少见皮肤剥脱；明确对淀粉衍生物/艾考糊精过敏者不宜使用；糖原贮积病患者不宜使用；严重乳酸酸中毒者不宜使用；未解决的腹膜透析导管机械并发症者不宜使用；糖尿病患者腹膜透析时常需增加额外的胰岛素，从葡萄糖腹膜透析液转换为艾考糊精腹膜透析液时需要重新调整胰岛素用量。

三、氨基酸腹膜透析液

1．组成和特点　以氨基酸替代葡萄糖作为渗透剂。目前常用1.1%的氨基酸腹膜透析液，pH为6.6，渗透压365mOsm/L。

2．临床应用

（1）用于营养不良的维持性腹膜透析患者（血清白蛋白＜35g/L）。

（2）糖尿病患者可酌情考虑使用，以减少葡萄糖的吸收。

3．注意事项

（1）氨基酸腹膜透析液须配合其他腹膜透析液使用，每日可辅助使用1次（2L以内）。

（2）由于氨基酸腹膜透析液维持正超滤时间短，不能用于长时间留腹。

（3）因氨基酸腹膜透析液可加重代谢性酸中毒，增加血尿素氮水平，未纠正的酸中毒、严重肝衰竭、高血氨症等情况慎用。

（4）对某（几）种氨基酸成分过敏者不宜使用。

（5）氨基酸腹膜透析液可能抑制食欲。

四、碳酸氢盐腹膜透析液

1．组成和特点　以碳酸氢盐代替乳酸盐作为缓冲剂。pH为7.4，生物相容性良好。目前已上市的碳酸氢盐腹膜透析液Physioneal(Baxter®)的缓冲剂总量为35mmol/L或40mmol/L，由乳酸盐(10mmol/L或15mmol/L）和碳酸氢盐（25mmol/L）共同组成，渗透剂仍为葡萄糖。

2．临床应用　适用于使用酸性腹膜透析液时有灌注痛和不适的患者。有条件者也可作为常规腹膜透析液使用。

3．注意事项　①使用时注意按照双袋系统的产品操作说明进行液体混合；②碳酸氢盐不稳定，混合后的腹膜透析液应于24小时内使用。

五、生理性钙腹膜透析液

终末期肾病患者由于高磷血症、1，25（OH）$_2D_3$缺乏、钙从肠道吸收减少、骨组织对甲状旁腺激素的反应低下等原因，多伴发低钙血症。过去对于终末期肾病的治疗过于强调纠正低钙血症，抑制甲状旁腺激素（PTH）的分泌。为尽可能维持低的PTH水平，常常将血清钙维持在高限水平（2.5mmol/L），事实上，高钙腹膜透析液对尿毒症患者的低钙血症和肾性骨病的改善有明显功效。近年来，随着含钙的磷结合剂、活性维生素D_3的大量应用，加上长期以来广泛使用高钙腹膜透析液，临床上高钙血症越来越明显。大量使用维生素 D_3可增加钙的吸收，使血磷升高，最终导致患者血钙、血磷、钙磷乘积升高。临床研究表明，长期腹膜透析和血透患者心血管钙化、组织钙化的危险性显著增高，并导致大量心血管事件的发生，影响了透析患者的长期生存率。因此，近年来，生理性钙腹膜透析液开始进入临床使用。

1. 组成和特点　高钙腹膜透析液的特点临床常用的高钙腹膜透析液是 1.5mmol/L 和 1.75mmol/L 钙浓度的两种腹膜透析液。传统的标准 CAPD 腹膜透析液含钙离子为 1.75mmol/L，远高于血清游离钙，腹膜透析液净钙的吸收和丢失与钙弥散梯度相关，因此腹膜透析液中的钙通过弥散作用吸收入血。腹膜透析液中约有 30%的钙不是以游离状态存在的，而是与乳酸螯合在一起，游离钙比螯合钙能更快地通过腹膜。当使用 4.25%葡萄糖浓度腹膜透析液进行超滤时，透析液中钙的吸收下降，甚至呈负平衡。临床上 CAPD 患者每天用 1.5%葡萄糖浓度透析液交换 3 次，用 2.5%葡萄糖浓度透析液交换 1 次，当腹膜透析液钙的浓度为 1.75mmol/L 时，可促进腹膜钙的吸收，并快速使血总钙和游离钙达到正常水平。

目前应用的高钙腹膜透析液的缺点：①纠正低钙血症是暂时的，可致一过性高钙血症；②在应用钙剂/活性维生素 D_3的患者，不利于防治高钙血症；③升钙而不能充分降磷，使钙磷乘积增加；④上述结果导致异位钙化，尤其是血管钙化。

2. 临床应用　生理性钙腹膜透析液，即钙浓度为 1.25mmol/L 的腹膜透析液。钙的平衡受胃肠道吸收的影响，对 CAPD 患者观察发现饮食钙的摄取与胃肠吸收有一定关系。如果每天饮食有 720mg 钙被摄取，平均大约有 25mg 钙被胃肠吸收，如采用口服补充碳酸钙来降低磷的吸收，则胃肠钙的吸收明显增加。CAPD 患者每天饮食中磷的摄取量为 1000mg，按此计算，每天需结合 700mg 的磷，才能维持磷的平衡，这样每天需补充 6.25g 的碳酸钙（2500mg 钙元素），导致每天平均胃肠吸收约 700mg 的钙。因此，每天从饮食和碳酸钙中，肠道总吸收钙为 725mg，这意味着许多患者存在高钙血症和软组织钙化的危险。而采用含铝的磷酸盐结合剂，则易引起患者铝中毒，有导致骨病和脑病的危险。因此，使用生理性钙腹膜透析液，可以避免高钙血症的危险性。

生理性钙腹膜透析液的临床应用优点：①对大多数透析患者，尤其是高钙血症患者需要生理性钙腹膜透析液，避免钙的正平衡；②低钙腹膜透析液的应用，还可为应用含钙的磷结合剂留有空间，有益于调节钙磷比值；③对于有血管钙化以及高钙磷乘积的患者，使用低钙腹膜透析液更有益。

目前大量的临床研究证实生理性钙腹膜透析液的应用有助于降低高钙血症和异位钙化的发生。从理论上计算，使用 1.25mmol/L 钙浓度透析液，血游离钙为 1.3mmol/L 时，将导致每天排出 160mg 钙，如存在高钙血症，将会排出更多的钙。因此，对于临床有高钙血症的患者，应该使用生理性低钙腹膜透析液。对于血钙正常，但是血磷较高而需要使用含钙的磷结合剂，或高 PTH 需要使用活性维生素 D_3治疗的患者，则推荐在用钙剂或活性维生素 D_3的同时使用生理性低钙腹膜透析液。但是对于血钙偏低，或需要使用但未用钙剂和活性维生素 D_3的透析患者，如无高钙血症则仍可使用高钙腹膜透析液。

六、低 GDPs 腹膜透析液

1. 不以葡萄糖为渗透剂的腹膜透析液　由于葡萄糖在加热和储存的过程中可大量产生 GDPs，因此，许多学者试图研究以其他的物质来替代葡萄糖作为渗透剂，这样既可减少葡萄糖的吸收对人体造成的不良影响，又可避免 GDPs 的产生。曾有学者试用山梨醇来替代葡萄糖作为渗透剂，但由于其跨膜吸收水平超过机体对其的代谢能力，这种物质在体内蓄积导致血渗透压增高，易出现意识障碍、抽搐和昏迷。因此，自 1973 年以后许多专家不主张在腹膜透析液中使用山梨醇作为渗透剂。果糖与葡萄糖分子量一样，因此具有相同的渗透特性，主要在肝脏进行代谢，不需要胰岛素的参与。但由于其可能更容易产生高三酰甘油血症和引起血的高渗状态，因此果糖作为腹膜透析液的渗透剂并不比葡萄糖优越，而果糖的价格也大大高于葡萄糖。

比较有代表性的临床应用的腹膜透析液有非葡萄糖腹膜透析液、氨基酸腹膜透析液、葡聚糖腹膜透析液（7.5% IC4dextrin）。Ueda 用 7.5% IC4dextrin 和 1.1%氨基酸腹膜透析液留腹，以标准的 1.36%葡萄糖腹膜透析液为对照。用高效液相色谱测定一些碳基化合物，如乙二醛、丙酮醛、脱氧葡糖酮醛。结果用 7.5% IC4dextrin 和 1.1%氨基酸腹膜透析液的患者总的羰基化合物以及乙二醛、丙酮醛、脱氧葡糖酮醛的含量显著低于标准葡萄糖腹膜透析液，Pentosidine 和 Carboxymethyl-lysine（CML）合成显著降低，使AGES的形成减少。

此外，大量的临床和实验研究表明，氨基酸腹膜透析液过多使用可能导致酸中毒，并使机体的产氮率升高，葡聚糖尽管不产生GDPs，但是研究发现葡聚糖在体内可分解代谢成麦芽糖类产物，而这些对机体的影响也不甚清楚。因此它们仍然不能完全替代葡萄糖腹膜透析液作为目前最主要的、应用最广泛的腹膜透析液。

2. 以葡萄糖为渗透剂的腹膜透析液　国外学者和我们的研究均提示，在对比高压热消毒和细菌滤过消毒方法时研究发现，滤过消毒所产生的GDPs较热消毒的腹膜透析液明显要低，生物相容性明显好，食欲和营养状态也优于热消毒腹膜透析液。这种消毒法尽管比较可靠，但不被认可，故不能临床应用。

目前，腹膜透析液的标准与静脉输液的标准一样，必须要高压热消毒，因此，科学家又在这方面进行了研究。最新的一些研究提示，通过降低腹膜透析液的pH值可以减少腹膜透析液的GDPs产生，pH值在5.5时较7.4时GDPs明显减少，pH值在3.2时GDPs最低。传统的葡萄糖腹膜透析液的pH值设定为5.5就是为了减少腹膜透析液的GDPs浓度的人体最大耐受值，但是这种酸性的腹膜透析液导致了患者生物相容性较差，部分患者出现进液时腹痛。新研制的葡萄糖腹膜透析液以一袋二腔或一袋三腔的分装方式，将葡萄糖、电解质和碱性缓冲液分装在2个或3个独立的腔内，这样可将葡萄糖在很低的pH值（3.2）的状态下进行热消毒，GDPs产生也最低，同时电解质与碱性缓冲液的分开消毒也避免了沉淀现象的发生。由于碱性物质的pH值较高（8.6），因此，临床使用时只要将2个或3个腔之间的连接阀扭断，使二腔或三腔相通，稍加混合就可达到pH 7.4左右的低GDPs的腹膜透析液。

第十九章　腹膜透析的适应证及禁忌证

一、适应证

腹膜透析由于具有简单、方便、有效、血流动力学稳定、清除毒素和水分持续缓慢等特点，已被广泛应用于多种临床疾病中，包括急性肾衰竭、慢性肾衰竭及中毒、充血性心力衰竭、肝功能衰竭等。

1. 急性肾衰竭　急性肾衰竭又称为急性肾损伤（AKI），应用腹膜透析治疗能清除急性肾衰竭患者体内过多的水分及毒素。在AKI患者的治疗过程中，需要关注液体平衡、电解质、酸碱平衡及尿毒症毒素的清除。由于腹膜透析最初主要用于终末期肾脏病的治疗，因此其在AKI的透析支持治疗中并未发挥主要作用。然而，急性腹膜透析仍然是一些AKI患者的治疗选择，尤其在血流动力学不稳定、严重出凝血障碍，或者在没有其他透析方式可供选择的情况下。

急性腹膜透析的适应证包括绝对适应证及相对适应证。绝对适应证为：需要透析、但是不能施行其他种类的肾替代治疗者。由于腹膜透析的优点，在成人AKI时急性腹膜透析的相对适应证包括：血流动力学不稳定的患者；有出血倾向或活动性出血的患者；难于建立血管通路的患者；需要清除大分子毒素（>10kD）；临床上出现明显的体温过低或体温过高；药物治疗难于控制的难治性心力衰竭。

腹膜透析在AKI中的应用有其优点，包括：血流动力学稳定、缓慢纠正代谢失衡、操作简便节省人力（在基层医院即可开展）、易于建立通路、无须全身抗凝、有助于应用静脉高营养、儿童可以耐受等等。

2. 慢性肾衰竭　腹膜透析主要应用于慢性肾衰竭的患者。慢性肾衰竭患者应用腹膜透析治疗时，分为临时性治疗和维持性治疗。

当由于肾毒性药物、感染等加重因素导致原有慢性肾衰竭患者的肾功能恶化时，可行临时性腹膜透析。临时性腹膜透析的适应证包括：①有出血倾向或明显出血；②新近出现的动静脉瘘问题如感染、栓塞；③血透相关性心包炎急性期；④肾移植术后并发急性肾衰竭。维持性腹膜透析的适应证包括：①更愿意选择腹膜透析而不愿接受血液透析的患者；②不能耐受血液透析的患者（例如：患有充血性心力衰竭或缺血性心脏病、广泛的血管病变，或血管通路存在问题，包括大部分的幼儿）；③更喜欢在家中透析，但没有条件在家中做血透的患者。

腹膜透析适用于大多数的慢性肾衰竭患者，尤其适用于下列患者：①老年人；②原有心血管疾病或心功能不稳定者；③糖尿病患者；④明显出血倾向者；⑤儿童；⑥反复造瘘失败、难于建立血管通路者；⑦希望生活能更自由者；⑧希望能做家庭透析但是没有人能够帮助的患者。

具有心血管合并症的患者采用腹膜透析有许多益处，包括更好的血流动力学控制，减少易导致心律失常的急性低血钾或电解质快速变化，更好地控制贫血。

儿童选择腹膜透析，受很多因素的影响。由于婴幼儿的血管通路难于维持，对体重＜20kg的儿童，腹膜透析通常作为首选的方式。各种年龄的儿童需要上学，腹膜透析无须每周三次到医院治疗，因此更为合适。另外，当儿童居住地离医院较远时，腹膜透析更为合适。腹膜透析不需建立体外循环，可以避免反复穿刺给儿童带来的恐惧心理。

老年人适合选用腹膜透析。老年人多并发心血管并发症，与血液透析相比，腹膜透析对心血管功能影响小。而且腹膜透析可在家里进行，简便易学，因此避免老年人及其家人反复多次往返医院，易被老年人及其家人接受。

3. 其他

（1）中毒性疾病：急性药物中毒时，对于具有血液透析禁忌或无条件进行血液透析的患者，腹膜透析具有独特的优越性。对于生物毒素所致的急性肾衰竭患者，腹膜透析能清除毒素、代谢产物及多余的水分。

（2）充血性心力衰竭：严重充血性心力衰竭患者常伴有严重的水钠潴留，且对各种利尿剂及内科治疗无反应，腹膜透析可以有效超滤体内过多的水分，纠正水钠潴留，改善心功能。待心功能改善、对利尿剂有反应时可以停止腹膜透析，而对于心力衰竭难以改善的患者可以考虑维持性腹膜透析。

（3）急慢性肝衰竭：肝功能衰竭、肝功能失代偿期时内源性毒素如氨、胆红素及其他代谢产物潴留，门脉高压时伴有顽固性腹水、肝-肾综合征。腹膜透析可以清除内源性毒素，对于顽固性腹水也有一定疗效。腹膜透析应用于肝衰竭患者有其优点：无须抗凝，不会加重出血；血流动力学稳定，不易发生低血压；引流腹水可以缓解腹胀症状。

（4）急性胰腺炎：急性胰腺炎时，许多潜在的毒性物质如胰蛋白酶、血管舒缓素、脂酶、激肽、前列腺素等从胰腺释放到腹腔，这些毒性物质被吸收入血后可产生严重并发症，如低血压、休克、出血等。腹膜透析可以将这些毒性物质在被吸收之前将其清除。

（5）合并终末期肾脏病（ESRD）的艾滋病患者：人类免疫缺陷病毒（HIV）感染合并ESRD的患者，可以采用腹膜透析或血透治疗。已有报道，HIV阳性的患者血液透析与腹膜透析的生存情况相似。在这一人群中，腹膜透析有其优点：透析可以在患者中进行、减少护理人员接触患者血液的危险、有益于改善患者的贫血、可以提供足够的能量。但是腹膜透析也有其缺点：由于蛋白质经腹膜丢失，可能加重患者营养不良；腹膜炎和出口感染的发生率高。

（6）另外，亦有报道，将腹膜透析应用于经腹腔营养治疗、精神分裂症、牛皮癣、低温和高温、多发性骨髓瘤等患者。这些应用尚有待于进一步研究。

二、禁忌证

腹膜透析由于技术简单、易于操作，几乎在所有的临床条件下均能应用，对于临床上存在腹膜透析绝对禁忌证的患者，可以优先选择血液透析。

1. 绝对禁忌证

（1）已证实的腹膜功能丧失或广泛的腹部粘连：腹膜透析的效率依赖于腹膜的血流量、透析液的流量、有效腹膜透析面积和通透性，以保证适当的溶质和液体交换。当腹腔感染或腹腔内肿瘤广泛腹膜转移时，可导致广泛的腹部粘连或腹膜纤维化，限制腹膜透析液的流量，从而导致腹膜透析不充分和腹膜透析技术失败。

（2）腹部存在无法纠正的机械缺损（例如外科无法修补的疝、脐疝、腹裂、膈疝、膀胱外翻等）：腹膜透析液的注入和超滤过程都将增加腹腔内压力，加重腹部结构缺损。同时，如果外科手术无法纠正这些缺损，将会阻碍有效的腹膜透析或增加了感染的风险。

（3）腹壁广泛感染、严重烧伤或其他皮肤病：这种情况下，由于无法手术置管，因此无法腹膜透析治疗。

（4）缺乏合适的助手，患者精神或生理异常使其无法进行腹膜透析。成功进行腹膜透析需要患者或照顾者具有一定的体力和智力水平。如果运动能力丧失或手眼不协调，腹膜透析很难进行。患者或照顾者需要在透析过程中判断或解决问题。如果患者有精神障碍，这些任务不能可靠或安全地解决。

2．相对禁忌证

（1）新鲜的腹腔内异物（例如：腹腔内血管假体术、右室-腹腔短路术后4个月内）：新植入的腹腔内假体必须有足够的时间愈合，以避免漏液或发生有可能波及假体或材料的透析相关性腹膜炎。愈合所需的时间为6～16周。

（2）腹腔内有局限性病灶或腹部大手术3日内：腹部留置引流管者，腹膜透析将增加感染的风险，腹部新近手术需要在3天以上才能行腹膜透析治疗。

（3）腹膜漏：腹腔内液体渗漏到皮下组织、胸腔或生殖器，令患者不适、痛苦并引发局部问题。漏到阴道或直肠增加感染的危险。而且会导致引流不畅、清除率差及一些医疗并发症，例如胸腹瘘将引起呼吸困难。

（4）身材体积限制：患者体积太小，不能忍受所需的透析液量，体积太大则不能获得充分的透析，都可能是腹膜透析的相对禁忌证。对于无残肾的成年患者，每天透析4次的持续性不卧床腹膜透析（CAPD）有体积大小的限制。然而，即使体积很大的患者，如果接受CAPD联合夜间自动腹膜透析，也可以获得良好的效果。对于体积大的患者，提高透析液量的效果较增加透析次数为好。但是提高患者透析液的量，由于腹腔压力增加，可能使患者腹腔疼痛或不适、气短或食欲不振。

（5）严重肺功能不全：腹膜透析液存腹后会导致膈肌抬高影响肺通气，加重呼吸困难。

（6）不能耐受获得充分腹膜透析所需的透析液量：这通常在开始腹膜透析后才能发现。小剂量频繁透析，像自动腹膜透析一样，可能达不到充分透析。患者有进展性肺部疾患或复发性气胸时，提高对腹膜透析液量的耐受能力可能比较成问题。

（7）炎症性或缺血性肠病或反复发作的憩室炎：这种情况下，肠道微生物穿过黏膜发生感染的危险性增加。反复发作的憩室炎通常会导致腹膜炎。患有反复发作的憩室炎的患者行腹膜透析治疗，其腹膜炎发生的危险性增高。

（8）严重的全身性血管病变和椎间盘疾病：多发性血管炎、硬皮病等由于弥漫血管病变，腹膜透析效能下降；椎间盘疾病也可因腹内压增高而加重，不宜行腹膜透析治疗。

（9）晚期妊娠、腹腔内巨大肿瘤及巨大多囊肾：由于腹腔容积明显缩小，透析效果不好。如果多囊肾患者腹腔内仍有足够的交换空间和腹膜，仍可进行腹膜透析。

（10）腹壁或皮肤感染：可能由于腹膜透析管接触或穿过感染部位，导致出口处、隧道或腹腔感染。尽管在结肠造瘘或回肠造瘘的患者有成功进行腹膜透析的报道，这类患者的腹膜透析选择仍应个体化。

（11）重度肥胖：可能导致腹腔置管、创口愈合、透析充分等各方面存在各种困难。从透析液中摄入的热量进一步增加患者的体重也应予以考虑。

（12）严重的营养不良：这种患者伤口愈合困难，不能自己进行腹膜透析的操作，而且不能耐受腹膜透析的蛋白质丢失。

3．急性腹膜透析的相对禁忌证　由于急性腹膜透析几乎没有绝对禁忌证，下面提及的只是相对禁忌证，包括：新近做过腹部或心胸外科手术；胸腹瘘；严重的呼吸衰竭；威胁生命的高钾血症；极高的分解代谢；在未予呼吸机辅助通气的患者出现严重的容量负荷过重；严重的胃-食管返流病；腹膜清除率低；粪便或真菌性腹膜炎；腹壁蜂窝织炎；妊娠期急性肾衰竭；血糖控制极差。在急性肾衰竭时这些相对禁忌证通常几种同时出现，这可能是在急性肾衰竭时较少应用腹膜透析的主要原因。

（1）新近做过腹部或心胸外科手术：在腹部外科术后进行急性腹膜透析可能很难，因为腹腔内的手术创伤可能放置多处腹腔引流。腹腔引流增加了感染的发生风险，容易与腹膜透析时的透析液感染混淆。在这些患者中，腹部疝或者腹腔内粘连也使腹膜透析变得困难。此外，心胸外科术后的患者可能出现膈肌的胸腹交通，从而导致如果开始腹膜透析后出现大量的胸腔积液。然而，那些腹腔完整和膈肌完整的心胸外科术后患者，以及那些肺活量充足的患者，也是急性腹膜透析患者的合适人群。

（2）呼吸功能不全：液体灌入腹腔后将增加腹内压。在呼吸衰竭的患者中，这种腹压增加可能会损伤肺功能（通过限制膈肌移动），从而干扰了呼吸换气。

（3）严重的胃-食管返流病：腹压增加可能加重严重胃-食管返流病患者的症状。如果需要腹膜透析，尽量减少腹膜透析液剂量，这些症状可能会消失。

（4）严重的高钾血症：由于腹膜透析不能快速清除钾，因此在治疗威胁生命的药物治疗无效的高钾血症时，效果不如其他的肾替代治疗方式。然而，腹膜透析在治疗轻中度高钾血症时仍然有效。除了能够逐渐清除钾，腹膜透析还能通过生成碳酸氢盐、腹腔内应用葡萄糖后刺激胰岛素产生来促进钾向细胞内转移。

（5）严重的容量负荷过重：由于腹膜透析的液体清除相对有限，容量负荷过重的患者可能不是腹膜透析的最佳人群。超滤率取决于多个因素，包括含葡萄糖透析液的高渗性，因此，腹膜透析超滤并不像血液透析那样易于达到。应用高糖透析液、快速换液可能达到快速的液体清除。然而这种处理的后果是高钠血症。未予呼吸机辅助通气的严重容量超负荷患者可能不宜行腹膜透析治疗。

（6）高分解代谢的患者：由于急性腹膜透析溶质清除有限，高分解代谢的患者应选择其他肾替代治疗方式。

（7）妊娠期急性肾衰竭：由于腹膜透析的血流动力学稳定性，妊娠期女性急性肾衰竭患者可能是急性腹膜透析治疗的适宜人群。然而，缺乏这方面的文献。需要注意的是，在腹膜透析过程中应该避免应用半硬式的腹膜透析管，应该在直视下植入永久性腹膜透析导管。

第二十章　腹膜透析方式的选择

第一节　常见的腹膜透析方式

一、分类方法

1．根据是否依靠机器操作分类　所有需要依靠腹膜透析机进行操作的腹膜透析统称为自动化腹膜透析（automated peritoneal dialysis，APD），APD 相对应的则是手工操作的腹膜透析。根据需要，我们也可以将 APD 和手工腹膜透析相结合。

2．根据治疗是否持续分类　腹膜透析可 24 小时持续进行，包括手工的持续不卧床腹膜透析（continuousambulatory peritoneal dialysis，CAPD）和夜间依靠机器腹透而白天保持存腹状态的持续循环式腹膜透析（continuous cyclicperitoneal dialysis，CCPD）。

腹膜透析也可间断进行，称为间断腹膜透析（intermittent peritoneal dialysis，IPD），手工或机器操作均可。夜间依靠机器腹透而白天干腹称为夜间间断腹膜透析（nocturnalintermittentperitonealdialysis，NIPD），反之为白天间断腹膜透析（daytime intermittent peritonealdialysis，DIPD）。

3．其他特殊类型　其他类型还有 APD 中的潮式腹透（tidal peritonealdialysis，TPD）和持续流式腹透 continuous flow peritoneal dialysis，CFPD）。

二、常见腹膜透析方式的特点

目前，我国最常用的腹透方式是手工操作的 IPD 和 CAPD。APD 因机器昂贵，其使用率在不同国家和地区存在很大差异。手工 IPD 和 CAPD 操作无须患者卧床，也不固定场所，可在任何洁净避风的地方进行，这是优点。但因患者每日需换液操作数次，若不能遵从无菌原则，会增加感染风险，因此需加强培训和再培训。

1. 手工 IPD

（1）特点：手工 IPD 根据患者病情及生活习惯，设定每日透析总量、换液次数、存腹时间和透析液葡萄糖浓度。与机器 IPD 相比，手工 IPD 虽不能对透析液进行自动加温、入液和引流，但灵活度高，便于实施，被广泛采纳。由于这种方法非 24 小时持续治疗，透析液与腹膜接触时间较短，对中小分子物质、及水钠清除均有一定限度，故需掌握适应证。

（2）适应证：①有残余肾功能，不需要 24 小时持续腹透治疗；采用 IPD 方案可达到透析充分性。②腹透置管术后，作为 CAPD 治疗的过渡方式。③因腹膜高转运而夜间存腹负超的患者，可行 IPD，保持夜间干腹。④因患者自身情况，如疝气、胸腹瘘、心力衰竭等，白天或夜间不能耐受持续存腹，或因经济原因不能接受持续透析者。

（3）注意事项：①需要定期评估临床症状和透析充分性指标，调整透析处方。②个别患者放空腹透液有轻微不适，可少量透析液留腹。

2. CAPD

（1）特点：CAPD 始于 1975 年，由 Popovich 和 Moncref 基于氮平衡的基础上提出来，是全世界最常使用的腹透方式。目前我国均采用“Y”型接口的双联（双袋）系统（Yset），这个系统包括透析液袋、空袋、管路和辅助设备（连接短管和预充满碘伏的碘伏帽），整个系统是无菌的，操作步骤非常简单，明显降低了腹膜炎发生率。

CAPD 为 24 小时持续治疗，接近正常肾脏生理特点，每日对中小分子物质及水钠清除总量均优于 IPD，是维持腹透患者，尤其是残余肾功能丢失者首选的治疗方式。CAPD 同样根据患者病情及生活习惯，设定每日透析总量、换液次数、存腹时间和透析液葡萄糖浓度。

（2）适应证：除一些仅能采用 IPD 的病例外，CAPD 几乎适用于所有维持腹透患者。

（3）注意事项：①CAPD 是一种灵活而符合人性的治疗方式，可个体化制订处方，每日腹透液灌入总量及每袋存腹时间可有较大差异。同样需要定期评估临床症状和透析充分性指标，调整透析处方。②个别患者接受 CAPD 有不适主诉，如腹胀、食欲缺乏、反酸、夜寐差等，需具体分析，查明原因。一旦怀疑与透析液灌入量大有关，或腹透液长存腹时负超明显，需要改变腹透方式或调整处方。

第二节　自动化腹膜透析的临床应用

自动化腹膜透析（APD）泛指所有利用腹膜透析机进行腹膜透析操作的各种腹膜透析形式。相较 CAPD 而言，APD 在降低腹膜透析操作污染、调整腹膜透析交换时间和透析量、提高生活质量方面具有潜在优势，因而在发达国家得到较广泛的应用。最新数据显示，发达国家 APD 比例达 42.4%，明显高于发展中国家的 15.8%。目前我国使用 APD 的患者很少，主要因为机器价格昂贵。随着我国经济水平的增长，腹膜透析患者对正常社会角色和生活自由度的需求增高，APD 的使用率可能呈上升趋势。

一、分类

1. 间歇性腹膜透析（IPD）　又分为夜间间歇性腹膜透析（NIPD）和日间间歇性腹膜透析（DIPD）。经典的 NIPD 方案，常常连续进行 4～6 个循环，每个循环存腹 2～3 小时，总治疗时间 8～12 小时，需要灌入腹膜透析液 8～12L，干腹约 12 小时或更长。这种高灌入量便于在夜间较短的治疗时间内，达到满意的溶质清除。同时为达到清除水分的目标值，APD 时高渗透析液的使用常多于 CAPD。

和 CAPD 相比，虽然 IPD 可达到满意的水分清除，但对小分子和中分子溶质的清除分别减少 20%和 50%。适用于腹膜高转运或腹腔内压力增大致并发症的患者。

2. 持续循环式腹膜透析（CCPD）　与 CAPD 相反，CCPD 短期交换在夜间自动进行，而在白天进行留腹膜透析析。自动透析机每晚做 3～5 次循环，每次 2～3 小时，在最后一次循环时，透析机程序可设定末袋透析液留腹。

通过增加夜间交换次数、每次交换灌入量和白天存腹量，CCPD 可满足较高的透析总量需求，从而弥补了 IPD 的不足，甚至可达到比 CAPD 更好的溶质和水分清除量。适用于依靠 CAPD 溶质清除不能达标的腹膜低转运者。

3. 潮式腹膜透析（TPD） TPD 综合了间歇及持续腹膜透析的特点，即通过腹腔保存一定的透析液残余量而产生不间断的溶质清除，第一次灌入患者腹腔内的透析液容量称为总灌入量，超滤的准确预测对确保腹腔内的残存量是很重要的。如果超滤量估计过高，残存量会逐渐减少以至消失，相反，残存量会逐渐增高，导致患者腹部不舒服。

低流量的溶质清除，NIPD 比 TPD 好，在高流量时，当溶质清除达到平台期，前者因进出液体花费较多时间而使清除下降。TPD 的适应证同 NIPD，CAPD 与 TPD 结合适合无尿患者或腹膜低转运患者。

4. IPD 或 TPD 和手工腹膜透析结合 夜间或日间用腹膜透析机行 IPD，其余时间行手工腹膜透析交换，达到全天持续透析或间断透析，尽可能满足最大的溶质和水分清除，也是临床常用的方式。

二、适用人群

1. 持续循环腹膜透析 主要适用于仍正常工作、学习的腹透患者及需要他人照料的腹膜透析人群（如老人、儿童、盲人等）。该透析方式最大限度地减少了连接次数，尽可能避免了因操作污染所导致的腹膜炎。因此，有反复腹膜炎发作病史的 CAPD 患者可考虑改做 CCPD。对于低转运、低平均转运且透析充分性不达标的 CAPD 患者，可尝试 CCPD 治疗以提高透析效果。

2. 间歇性腹膜透析 对于缺乏连续性肾脏代替疗法（continuous renal replacement therapy，CRRT）设备的腹透中心，IPD 可作为紧急透析的首选治疗方案。紧急置入腹透管后，小剂量 IPD 治疗可显著降低切口渗液可能。对于腹透时出现明显腰背部疼痛且不能耐受或并发腹壁疝、导管周围及后腹膜渗漏的患者，IPD 可作为临时治疗方式。对于有多种并发症、一般情况较差的老年腹透患者，IPD 可提高治疗的耐受性。另外，严重的水钠潴留、顽固性心力衰竭也是 IPD 的强适应证，IPD 可显著降低心力衰竭患者死亡率，改善心功能状态。但是，IPD 溶质清除率略差，所以一般不适用于长期维持性腹透患者。

3. 潮式腹膜透析 对于注入和引流腹透液时疼痛及导管引流不畅的患者，首选推荐 TPD。由于 TPD 治疗腹腔无干腹状态，腹腔内溶质清除和水分超滤持续进行，所以相比 CAPD 和 CCPD，TPD 可以显著增加小分子溶质清除。对于腹膜高转运患者，TPD 可提高透析充分性，改善超滤量。

三、自动化腹膜透析机的装置

自动化腹膜透析机是自动完成将腹透液灌入及引流出腹腔这一循环过程的设备。根据工作原理，自动化腹膜透析机可分为以下两种：

1. 动力型自动化腹膜透析机 腹透液进出腹腔并流经加温装置均通过泵的作用来实现。

2. 重力型自动化腹膜透析机 机器工作时，将腹透液泵入位于高处的容器内，加温至 37℃后，依靠重力作用，将腹透液灌入腹腔；腹透液在腹腔内保留一定时间后，放液旋钮打开，液体即流出腹腔，进入位于低位的容器。

自动化腹膜透析机的另一重要特点是可将最后一袋留腹腹透液的浓度与其他腹透液分开。因为最后一袋腹透液灌入腹腔后，会在腹腔内保留 12 小时以上，通常需要使用较高浓度的葡萄糖以保证足够的超滤量。

自动化腹膜透析机的机器更轻、更小、更易于携带，易于安装和操作。患者只需在开始时设置腹透液容量、保留时间和透析时间，机器会测定进出腹腔的腹透液量，从而计算两者之间的差值（超滤量）；同时会测量流速，根据流速计算理想的灌入和引流的时间从而确定每次交换的时间。现在的自动化腹膜透析机向更微型化、功能更丰富（数据传输、远程控制、人机对话等）的方向发展。

四、APD 和 CAPD 的比较

1. 透析充分性 从理论上讲，除 CCPD 外，APD 的各种方式在小分子溶质清除上可能因流量大，好于 CAPD，但中大分子溶质清除实际差于 CAPD。既往临床研究中 APD 和 CAPD 治疗对于尿素和肌酐清除率的比较并无定论。我们需要在透析液灌入量和存腹时间水平相当的前提下，考虑到患者在体表面积、腹膜转运类型、残余肾功能等方面的匹配程度，进行溶质清除率的比较。

2. 水钠清除和容量状态　虽然APD交换次数多，存腹时间短，高渗透析液使用更多，APD水分清除却并不一定优于CAPD。Carmona通过一项为期1年的前瞻性队列研究证明，APD治疗组水分清除量实际持续低于CAPD组，血压控制更差。这可能与夜间卧位和机器设定的排液时间短不利于腹腔内透出液的充分排出，非高转运者短存腹不能达到最大超滤，以及白天存腹时间过长造成的负超抵消等有关。

关于钠清除，目前比较公认，APD由于存腹时间相对短，水分清除较快，造成钠沉降，钠清除量小于CAPD。

APD在容量控制上是否具有优势存有争议，ADEMEX研究再次分析显示，APD者细胞外液和总体水比值高于CAPD，提示APD者有更高的容量负荷，容量负荷的标记物脑利钠肽前体是死亡的独立预测因素，透析方式却不是。这提示，与选择某一种透析方式比较，更好地进行容量管理可能是更重要的。

3. 残余肾功能的保护　尽管有人推测APD治疗使用较多高渗透析液，血流动力学相对不稳定可能导致残余肾功能丢失更快，来自美国、加拿大和荷兰的三个多中心队列研究却并未发现APD和CAPD残余肾功能下降速率的不同，而低血压、脱水状态和心血管病是残余肾功能下降的危险因素，使用ACEI是残余肾功能下降的保护因素。

4. 导管相关的感染　不少研究比较了APD和CAPD患者并发导管相关感染的差异，迄今为止有3项随机对照研究，其中最受关注的一项研究比较了Yset的CAPD和PAC-X（BaxterHealthcare）系统的APD治疗各41例，APD组腹膜炎的发生率低于CAPD组，而外口感染的发生率没有区别。Ra-bindranath等对此三项随机对照研究的荟萃分析结果也显示，APD患者腹膜炎发生率更低（RR 0.54，95% CI 0.35～0.83）。

5. 生存率　关于生存率的比较，现有的几项大规模回顾性研究得出了并不一致的结论，APD治疗的技术生存率好于、差于或与CAPD相当。这些回顾性研究结论不相同，可能与APD的具体实施方式不同，纳入分析的校正变量不同及观察时间不等有关系。最早进行，也是最受关注的一项RCT研究比较了接受Yset的CAPD和PAC-X（Baxter Healthcare）系统的APD治疗各41例，两组患者生存率和技术生存率没有差别。

6. 生活质量　对于患者来说，维持较好的情绪和生活质量常常是他们选择APD，特别是NIPD的首要原因。一项横断面研究提示，APD患者的焦虑、抑郁程度更低，生活质量调查中精神健康一项得分更高。另一项为期6个月的前瞻随机对照研究显示，APD患者有更多的时间投入到工作、家庭和社会活动中。最近一项自身对照研究再次证实，APD患者更具活力，社会功能和精神健康评分均高于CAPD患者。此外，对于需要依赖他人透析操作的患者，采用APD治疗也可以帮助他们的照顾者或家人保持正常的社会角色和社会活动。

总之，根据目前研究结果，APD在预防腹膜炎的发生和提高患者的生活质量方面优于CAPD（A级证据），而在水钠清除和容量控制、透析充分性和残余肾功能保护方面并无定论（B级证据），在患者生存率和技术生存率方面无差异（A级证据）。基于这些结果，目前欲对慢性维持透析患者进行APD或CAPD的合理化选择，尚缺乏有力的循证医学证据。

第二十一章　腹膜透析常见并发症的防治

第一节　感染性并发症

一、腹膜炎

（一）腹膜炎的症状和体征

腹痛是最常见的腹膜炎症状，常伴有腹部压痛、反跳痛，也有一些患者仅表现轻微腹痛或没有腹痛。

恶心、呕吐和腹泻也较为常见。有时，尤其是老年患者仅表现为残余肾功能的突然丢失和直立性低血压。透析患者出现腹痛也需要考虑非腹膜炎因素。移植肾失功停止激素治疗的患者，如腹膜透析治疗中出现腹痛，应考虑肾上腺功能不全。

（二）腹膜透析液

凡具有腹痛、腹膜透析液浑浊的患者均应常规检查腹膜透析液，进行革兰染色、细菌培养、白细胞计数和分类。腹膜透析液的革兰染色常显示阴性结果，但在培养结果出来之前，初步检测对治疗也具有指导意义，尤其有助于早期诊断真菌性腹膜炎。

1. 腹膜透析液浑浊　当腹膜透析液细胞计数超过 50～100/μl（50～100×10^6/L）时腹膜透析液出现浑浊。大多数情况下，突然出现的腹膜透析液浑浊加上腹部症状足以开始抗感染治疗，但也应考虑其他原因（如纤维蛋白、血液、罕见情况下肿瘤或乳糜）。有时，延长留腹时间后即使没有腹膜炎存在，腹膜透析液也出现浑浊。有报道，应用钙离子通道抑制剂可能增高腹膜透析液内的三酰甘油浓度，导致透出液浑浊；另一方面，相对澄清的腹膜透析液也不能完全排除腹膜炎。如腹膜炎早期，细胞数仅轻度升高，不足以引起腹膜透析液浑浊，但此时中性粒细胞比例升高。

2. 腹膜透析液细胞计数及分类　通常腹膜炎时腹膜透析液存在中性粒细胞绝对数和比例增高。有些情况下，腹膜透析液中的单个核细胞或嗜酸性粒细胞增多导致腹膜透析液浑浊，因此需要对腹膜透析液细胞进行分类。此时往往与腹膜炎无关，无须抗生素治疗。

3. 腹膜透析液样本留取

（1）CAPD 患者：取下装满腹腔引流液的透析袋后，将透析袋上下翻转数次，混匀引流液，从透析袋加药口抽取 7ml 样本，然后注入含有乙二胺四乙酸（EDTA）的试管内。

（2）APD 患者：从日间留腹的透析液引流袋中取样本可以很容易进行细胞计数。日间干腹患者就诊时腹腔可能残留腹膜透析液，此时，可直接从腹膜透析管留取可标本。碘伏仔细消毒导管后，用注射器小心地从腹膜透析管中抽取 2～3ml 透析液并丢弃，再换用新注射器抽取 7ml 标本，注入含 EDTA 的试管内。如不能留取足够标本，可灌入 1L 或更多腹膜透析液，引流后从透出液中留取标本。虽然引流液经稀释细胞数较低，但分类计数与从导管直接留取的结果一致。

（3）储存时间：在注入含 EDTA 的试管前，腹腔引流液样本储存时间不得超过 3～5 小时，否则，难以根据形态区分细胞种类。

4. 腹膜炎腹膜透析液细胞计数　CAPD 腹膜透析液细胞数一般＜50 个/μl，常低于 10 个/μl。白天“干腹”的 APD 患者从腹膜透析管直接引流的样本测定细胞数往往很高，尤其是腹膜透析液容量较少而从透析管直接引流者。腹腔白细胞多以单个核细胞为主（单核细胞、巨噬细胞，偶见淋巴细胞），中性粒细胞比例不超过 15%。超过 50%提示腹膜炎，＞35%应怀疑腹膜炎。少数情况下，真菌或分枝杆菌感染的腹膜透析液中性粒细胞比例也会升高。

少数情况下，中性粒细胞升高与腹膜炎无关。如在感染性腹泻或活动性结肠炎、盆腔炎、月经期或排卵期妇女及近期内做盆腔检查的妇女。

5. 腹膜透析液单核细胞　如腹膜透析液中单核细胞或淋巴细胞持续增多，应考虑结核性腹膜炎。腹膜透析液单核细胞增多也可与嗜酸性粒细胞增多同时出现。

6. 腹膜透析液嗜酸性粒细胞　腹膜透析患者可因嗜酸性粒细胞增多引起腹水浑浊，而被疑为腹膜炎。腹膜透析液单核细胞通常也随之增多。腹水嗜酸性粒细胞增多及单核细胞增多最常见于腹膜透析管置入后不久，剖腹术时进入腹腔的空气和来自腹膜透析液袋或腹膜透析管增塑剂的刺激是其可能的病因。在这些患者，嗜酸性粒细胞增多常在 2～6 周内自行消失。腹水嗜酸性粒细胞增多也可见于少数腹膜炎患者的治疗期，或不明原因地出现于其他患者。文献报道腹膜真菌和寄生虫感染也可导致嗜酸性粒细胞增多。

7. 腹膜透析液培养　正确的病原菌培养技术对于确定致病菌是极其重要的。致病菌和药敏的确定不仅有助于指导选择抗生素，而且致病菌的类型能显示感染的可能来源。培养阴性的腹膜炎不应该大于腹膜炎发生率的 20%。

（1）储存：透析液应立即进行培养。如不能立即送检，已接种的培养瓶应置于37℃孵育。

（2）送检量：至少送检50ml培养液，增加送检量可增加培养的阳性率。

（3）样品处理：腹膜透析引流液在3000g下离心15分钟浓缩病原菌，去上清后的沉淀物中加入3～5ml无菌生理盐水重悬，并分别将其接种到标准血培养基中（需氧和厌氧）。可采用快速培养技术。

（4）培养阳性：具有腹膜炎临床症状的患者70%～90%在24～48小时内可获得阳性培养结果。某些病原菌需要更长的培养时间。

（5）提高培养阳性率：可采用低渗裂解法提高阳性率。离心沉淀物用100ml灭菌水重悬，促使其中的细胞成分裂解，细菌从中性粒细胞中释放提高检出率，也适用于已使用抗生素的患者。

（6）假阳性率：采用高灵敏度的培养技术，约7%没有临床腹膜炎的患者会出现阳性培养结果，其意义不明。

8. 革兰染色　在培养已证实的腹膜炎中透析液沉淀的革兰染色阳性率也仅为50%。在真菌性腹膜炎时革兰染色也具有诊断价值。荧光吖啶橙染色据报道可以提高病原菌检出率。

9. 血培养　无须常规进行血培养，除非患者出现败血症或可疑外科急腹症。

（三）腹膜炎的初始治疗

在腹膜炎的初始治疗时，由于没有病原学检查结果的支持，通常根据经验选择抗生素，即根据腹膜透析患者和腹膜透析中心既往腹膜炎致病菌的药物敏感试验结果选择抗生素，并应使用可以覆盖革兰阳性菌和革兰阴性菌的抗生素。针对革兰阳性菌，可以选择第一代头孢菌素或万古霉素。其中万古霉素可以在患者曾有耐甲氧西林金黄色葡萄球菌感染史，临床症状明显，或有对青霉素和头孢菌素过敏者时使用，如果腹膜透析中心耐甲氧西林比率升高，也可以考虑使用万古霉素作为初始治疗药物。针对革兰阴性菌，可以选择氨基糖苷类抗生素或第三代头孢菌素。第三代头孢菌素中，常使用头孢他啶，但头孢他啶易被β内酰胺酶分解并导致作用降低。另外也可以使用头孢吡肟治疗革兰阴性菌导致的感染。如果患者对头孢菌素过敏，可以使用噻肟单酰胺菌素，即氨曲南替代。

临床上为了避免延误治疗，一旦发现透出液浑浊就应立即开始抗生素治疗，并不需要等待细胞计数的结果。

在抗生素使用中，通常采用经腹腔内给药的方式，其疗效高于静脉给药。可以在每袋腹膜透析液中加入抗生素，即持续用药；或仅每日一次在腹膜透析液中加入抗生素，即间断用药。由于后者更易操作，故多被采用。抗生素在腹腔内的保留时间至少应在6小时以上。对于存在残余肾脏功能的患者，即残余肾脏GFR＞5ml/（min·1.73m^2）者，在使用经肾脏代谢的抗生素时，其剂量需要相应增加25%。对于腹膜高转运患者，抗生素的剂量需要相应调整，并注意药物的不良反应。

另外，万古霉素、氨基糖苷类抗生素和头孢他啶可以在1L以上的腹膜透析液内配伍，但必须使用不同的注射器加入两种药物。

（四）腹膜炎的后续治疗

对于腹膜透析相关性腹膜炎患者，一旦得到病原体培养和药物敏感试验结果后，可以根据结果开始使用窄谱抗生素治疗。

通常情况下，经过48小时的初始治疗后，绝大多数腹膜透析相关性腹膜炎患者的病情可以好转。在得到病原体培养结果之前，可以继续初始治疗方案；在得到病原体培养结果之后，可以据此修改抗生素方案，治疗疗程为2～3周。如果病原体培养结果为阴性，也可以维持初始治疗方案，治疗疗程为2周。

如果使用初始治疗方案持续72小时后仍未得到病原体培养的结果，应对临床状况进行评估，如果腹膜炎已经控制，可继续使用初始治疗方案，治疗疗程为14天。如果腹膜炎没有控制，需要根据临床实际情况更改治疗方案，如使用万古霉素和碳青霉烯类抗生素。如果在腹膜炎发生的第5天之内腹膜炎得到控制，可以维持现有抗生素方案，如果患者不能耐受或考虑到抗生素的其他不良反应，如肠道菌群失调等，在保证腹膜炎被控制的前提下使用其他可能有效的抗生素，总的治疗疗程为3周。如果期间能够再次得到细菌培养结果，可以此修改抗生素方案，总的治疗疗程为3周。如果在腹膜炎发生的第5

天腹膜炎仍未控制，即出现难治性腹膜炎，应考虑拔出腹膜透析管，此时继续全身使用抗生素，治疗疗程为3周。

腹膜透析相关性腹膜炎的抗生素使用时间至少为2周，对于严重感染则需要3周的时间。凝固酶阴性葡萄球菌和培养阴性腹膜炎，透出液清亮后继续使用抗生素7天，抗生素总疗程不超过14天并通常使用14天。初始治疗反应较慢的感染，往往需要3周疗程，特别是金黄色葡萄球菌、革兰阴性菌、肠球菌感染。

难治性腹膜炎定义为经适当的抗生素治疗5天腹膜透析液不能清亮的状况。当发生难治性腹膜炎时，应拔出腹膜透析管。腹膜炎治疗的初衷应当是给予适当的治疗以保护腹膜，而不是保护腹膜透析管。延长难治性腹膜炎的治疗可能导致住院时间的延长，腹膜功能的损伤，增加真菌性腹膜炎的机会，在部分患者可能导致死亡。拔出腹膜透析管则可以减少死亡率和发病率，保护腹膜及保证继续腹膜透析的可能。腹膜炎导致的死亡发生率较低，但革兰阴性菌和真菌性腹膜炎的死亡率较高。

腹膜炎可以反复发作，其中包括所谓再发性腹膜炎，即腹膜炎治愈后4周后由不同的致病菌导致的腹膜炎；复发性腹膜炎，即腹膜炎治愈后4周内由相同的致病菌或未能确定的致病菌导致的腹膜炎；重现性腹膜炎，腹膜炎治愈后4周后由相同的致病菌导致的腹膜炎。复发、再发或重现性腹膜炎的治疗方案不同，临床预后也不尽相同，特别是再发性腹膜炎的预后不良，一旦发生则强烈建议适时拔出腹膜透析管。如果在连续的腹膜炎过程中是相同的病原体感染，则考虑所谓生物膜的形成，即病原体植入腹膜透析管中的纤维蛋白沉积物中，在抗生素治疗后可以再行导致腹膜炎的发作，常见的致病菌有表皮葡萄球菌和大肠杆菌。此时强烈建议在透出液清亮后更换腹膜透析管；如抗菌药物治疗有效且治疗疗程充足，也可以考虑同期的再置管。

临床上可以见到在腹膜炎已经得到控制后短时间内再次发作的情况，此时应高度重视真菌的可能性。

难治性腹膜炎、反复发作的腹膜炎、真菌性腹膜炎、结核性腹膜炎和多种肠道菌感染的腹膜炎需要拔除腹膜透析管。另外，腹膜透析管相关性腹膜炎，即由相同的致病菌或相同部位的外口或隧道感染导致的腹膜炎，也应考虑拔出腹膜透析管。

拔除腹膜透析管后重置腹膜透析管的时间尚未明了，最短时间为2~3周，真菌性腹膜炎可能需要更长时间。严重的腹膜炎后，部分患者可能因腹膜粘连或腹膜功能衰竭而无法恢复腹膜透析治疗。抗生素治疗时，更应高度怀疑。一旦经镜检或培养确认为真菌感染，需要及时拔除腹膜透析管，同时根据药物敏感试验结果选择使用抗真菌药物治疗，治疗疗程根据治疗效果而定。

二、皮肤出口感染和隧道感染

约1/5腹膜炎发作与出口感染和隧道感染有关。出口处的脓性分泌物提示感染存在，而局部发红不一定存在感染。出口感染的发生率约为每24~48个患者月发作一次。曾经有过感染的患者倾向于发作更加频繁。

1. 危险因素

（1）导管周围渗漏：腹膜透析液渗漏可导致皮肤隧道口及隧道愈合延迟，不利于组织的修复，为细菌的侵入提供了机会。

（2）机械因素：机械的压力，导管的经常牵动可减慢皮肤隧道口和隧道的愈合过程。这要求植管后至皮肤隧道口及隧道愈合期间避免牵扯导管，应将导管的外端用胶布较为稳妥地固定在腹壁上。最好不用锋线将导管固定在皮肤上，这样可以避免锋线过紧而导致隧道张力高所引起的组织挤压坏死。要求操作者在进行更换腹膜透析液时动作必须轻柔，尽量减少对血管的摆动和牵拉，有利皮肤隧道口及隧道的愈合。

（3）微生物的入侵：保持皮肤隧道口及隧道的无菌性在其早期愈合期尤为重要。皮肤隧道口微生物的存在是造成难以完全愈合的主要原因。几乎所有的皮肤隧道口在没有感染的迹象时也寄居着细菌。进入隧道深部的细菌数目取决于皮肤隧道口处的细菌数、种类和皮肤隧道口的出口方向以及未受损的表皮和肉芽组织所具有的防御细菌侵袭的能力。由于抗生素很难渗入至凝块，因此在凝块形成之前，就有必要保持血液和组织液有足够的抗生素浓度，这只有在植管前使用抗生素才能达到此效果。

（4）皮肤隧道口方向：判断隧道口的方向朝上时，将会由于下流的汗液、水和赃物造成出口处的污染。因为引流不好，隧道口一旦感染则难以治疗，而这些脓液由于重力的作用向隧道深部渗透，因此皮肤隧道口的方向显得非常重要。

（5）全身性因素：皮肤隧道口的愈合过程中，部分肉芽组织可逐渐被吸收，由纤维组织取代，这部分纤维及肉芽组织均由表皮覆盖。当患者营养不良、糖尿病、尿毒症本身和长期使用泼尼松，可通过破坏组织的纤维化而减慢创口的愈合。

2. 症状表现

（1）皮肤出口感染：急性感染患者诉说导管口处疼痛，局部组织红肿，有分泌物排出，可伴有全身症状如畏寒、发热等。慢性感染时可见隧道口有肉芽组织增生且炎症持续时间＞4 周。

（2）隧道感染：大多数隧道感染是由于皮肤出口感染处理不及时或处理不当，炎症向深部发展所致，极少数是由于植管过程中无菌操作不严格所引起。隧道感染早期症状较为隐蔽，可仅有低热，一般可表现为沿隧道走向有压痛，周围组织肿胀硬结，隧道周围皮肤有灼热感。一旦脓肿形成，患处触之有波动感，可伴高热和全身中毒症状，常合并腹膜炎的发生。

3. 感染治疗　如果仅有皮肤红斑可局部采用高渗盐水、过氧化氢溶液或 2%莫匹罗星软膏治疗。莫匹罗星软膏不应用于聚氨酯导管，因为软膏中的聚乙烯二醇会降解聚氨酯，导致导管损伤。聚氨酯导管可采用环丙沙星滴耳液，但疗效尚待证实。

出口感染伴脓性分泌物的治疗较为困难。感染可能扩散到皮下隧道，只能通过超声检查证实。治疗应基于细菌革兰染色和培养。出口引流物的染色和培养结果可指导初始治疗。革兰阳性菌感染的一线治疗是口服头孢菌素或抗葡萄球菌的青霉素。如根据细菌培养及药敏实验选择的抗生素治疗一周后感染仍无改善，可每日加用 600mg 利福平口服。如 2 周仍无法治愈，则应考虑外科治疗（如去顶、外涤纶套切除或拔管）。虽然隧道感染有时需要拔管，尤其是同时存在腹膜炎时，早期涤纶套切除辅以抗生素之治疗可提高导管生存率。

如存在革兰阴性菌，需依据药敏实验结果决定治疗方案。口服喹诺酮类有效，但应注意服药 2 小时内避免服用含有多价离子（钙、铁、锌、制酸剂）的药物。如果是更为严重的假单胞菌感染，则需要腹腔应用头孢他啶或氨基糖苷类药物。总之，抗感染治疗需要延续至出口部位看起来完全正常。一般治疗至少需要 2 周，而铜绿假单胞菌感染至少治疗 3 周。出口铜绿假单胞菌感染或合并隧道感染早期就应考虑拔管。在新部位重新置管通常可行。

4. 预防　治疗鼻腔金葡菌携带可有效降低金葡菌所致的导管感染。治疗方案包括利福平（600mg 口服五天）、莫匹罗星（2%软膏 2 次/日每 4 周治疗 5 天）和复方磺胺甲唑（1 片每周治疗 3 天）。一项随机对照试验证实每 3 个月口服 600mg 利福平治疗 5 天有效降低了腹膜透析管感染率。一项多中心随机试验（莫匹罗星研究组）证实鼻腔使用莫匹罗星能有效降低鼻腔带菌者的金葡菌导管感染。但由于增加了革兰阴性菌感染的概率，因此出口感染率、隧道感染和腹膜炎的概率并未降低。

出口护理的主要目标就是预防导管感染和腹膜炎的发生。已有充分证据证实所有患者都应在出口使用抗生素软膏（莫匹罗星或庆大霉素）。两项临床试验证实每天在出口处使用莫匹罗星软膏降低了导管感染和腹膜炎发生率。另一项研究证实了庆大霉素软膏在预防金葡菌感染和降低铜绿假单胞菌和其他革兰阴性菌感染方面疗效与莫匹罗星相同，腹膜炎尤其是革兰阴性菌腹膜炎的发生率降低了 35%。由于其在革兰阳性菌和革兰阴性菌感染方面的疗效，目前推荐腹膜透析患者每日在出口处使用庆大霉素软膏作为预防措施。但目前尚未评估长期用药后产生氨基糖苷类药物的抗药性的风险。

使用双涤纶套管是否降低出口感染尚无定论。置管方法十分重要。儿童使用氯己定比聚维酮碘能更好地降低出口感染的发生率。聚己缩胍抗感染效果也优于聚维酮碘。

第二节　非感染性并发症

一、引流障碍

当腹膜透析的引流量明显少于腹膜透析液的注入量，且除外腹膜透析管周围水肿时，应当考虑腹膜透析液引流困难的发生。腹膜透析液引流障碍多发生在腹膜透析置管后，以及腹膜炎开始阶段或其后阶段，但也可以发生在腹膜透析治疗中的任何时刻。引流障碍往往伴随引流状态不稳定，腹膜透析液中纤维蛋白增多。引流障碍的处理往往是多方面的，特别是当存在腹膜炎时，处理方式会有更大的变化。

（一）引流障碍的原因

1．大网膜阻塞导管　这种阻塞通常发生在手术植管后不久，可能与新的腹膜透析导管的生物相容性有一定的关系。当腹膜透析导管植入腹膜后，经过一段时间，导管外表的蛋白生物膜形成后，可减少大网膜对导管的包裹。当大网膜阻塞导管中部以下侧孔并将导管内腔阻塞，则出现单向阻塞。通常直形管比卷曲管更为多见，因此有的透析单位在采用直管植管是常规将腹膜口部位膨出的大网膜切除。

2．蛋白凝块或纤维块阻塞导管　一部分患者腹膜透析液引流不畅是由于蛋白凝块或纤维块阻塞导管内腔所致。早期导管阻塞常可由于血块的阻塞所致，几天后可能可以缓解。纤维块阻塞可见于以后的腹膜透析过程中，尤以发生腹膜炎时常见，腹膜炎后或曾多次植管的患者可由于组织残缺或豁练物也可阻塞导管，但不是阻塞的常见原因。

3．输卵管伞包裹导管　在一些女性患者，其导管引流不畅可由于活动度过大的输卵管伞阻塞侧孔或导管内腔所致，其表现与大网膜包裹相似。

4．患者便秘或膀胱充盈时　可使部分患者出现暂时性腹膜透析液引流障碍，这是由于充盈的膀胱或者充盈的结肠压迫导管腹腔末端所致。

5．导管移位　导管移位是指导管的腹腔段漂移上真骨盆，所以俗称漂管。相当一部分导管移位是由于植管时，其导管末端并未置于膀胱直肠窝或子宫直肠窝，由于大网膜的牵拉或升结肠的蠕动造成漂移。由于腹膜导管内有一条不透 X 线的含钡条纹，因此漂管移位可通过腹部 X 线检查证实。

6．其他原因　由于植管技术不熟练，造成皮下隧道与腹膜导管出口形成直角扭曲或荷包结扎在导管上过紧等原因均造成导管引流不畅。有报道，在长期腹膜透析时导管内可形成结石而发生堵管。

（二）引流障碍的处理

1．治疗便秘　肠动力降低所导致的便秘是导致引流障碍的常见原因。理论上讲，对所有出现引流障碍的患者，均应首先考虑使用缓泻剂，如果需要也可以考虑使用灌肠剂。当肠动力正常后可以再次尝试引流，通常 50%的患者在解除便秘后，管路引流恢复正常。

2．使用肝素　当腹膜透析管被纤维蛋白阻塞，或引流液中存在血凝块时，可以考虑在腹膜透析液中加入肝素（250～500U/L）。肝素具有明确的预防作用，但应经出现引流梗阻后，在腹膜透析管内加入肝素往往并不能解除腹膜透析管内的阻塞。

3．使用溶栓剂　如果肝素治疗无效，应考虑使用溶栓剂。在临床上，可以选择使用尿激酶、链激酶和组织型纤溶酶原激活剂。

（1）尿激酶：将 75000U 尿激酶溶解在 40ml 生理盐水中，全部注入腹膜透析管内，封闭腹膜透析管并等待 2 个小时，再次引流。如果引流仍不畅，可以考虑重复上述操作一次。也有学者认为仅需将 5000U 尿激酶溶解在 40ml 的生理盐水中即可。

（2）链激酶：由于链激酶可能造成变态反应，所有首先应行过敏实验。用 25G 的注射器刺破表皮，将 100U/ml 的链激酶溶液滴入，如果在 15 分钟内没有出现红斑或水疱，将 0.1ml 的溶液注射至皮下，再次观察是否出现红斑或水疱。如果皮试阴性，将 750 000U 链激酶用 30～100ml 生理盐水溶解，全部注入腹膜透析管内，封闭腹膜透析管并等待 2 个小时，再次引流。如果引流仍不畅，可以考虑重复上述操作一次。

（3）组织型纤溶酶原激活剂：有文献报道，使用 0.1mg/ml 或 1mg/ml 的组织型纤溶酶原激活剂可以解除腹膜透析管阻塞。

二、腹膜透析管移位和大网膜包裹

目前生产的腹膜透析管均具有可以被X线检查所发现的带状标记物。在特殊情况下，将腹膜透析管内注入造影剂（渗透压应在300mOsm/kg以下）也可以发现腹膜透析管的位置。通过X线检查可以发现在1个月内，Tenckhoff腹膜透析管末端位置的变化应不大于4cm。当出现腹膜透析管被大网膜包裹时，无论腹膜透析管的位置是否正确，均应考虑通过人为地调整腹膜透析管的位置，将腹膜透析管周围的大网膜游离以解除腹膜透析管的梗阻。

1. 腹膜透析管复位方法　腹膜透析管复位有三种方法，如盲法复位、腹腔镜技术复位和手术复位。

（1）腹膜透析管的盲法复位：对于绝大多数类型的腹膜透析管可以采用这种方法复位，其中对直式腹膜透析管则更易于操作。这种方法可以利用X线透视技术，但并非必须使用。首先，在腹腔内注入足量的腹膜透析液。由于腹腔内操作可能导致明显的疼痛，故可以考虑术前使用镇痛药物。将具有一定韧度的无菌金属丝适当弯曲，使之可以通过腹膜透析管进入腹腔内，其长度应短于腹膜透析管至少4cm。以皮肤为支点，将金属丝插入腹膜透析管内并柔和地旋转，逐渐将腹膜透析管的末端转移至腹腔内的理想位置。然后使用肝素盐水或腹膜透析液，观察注入和引流的状态，确定腹膜透析管的位置是否正确。虽然这种技术可以将腹膜透析管更换位置，但很难解除大网膜包裹。另外，仅有约30%的患者在术后腹膜透析管引流可以恢复正常。

（2）腹腔镜下腹膜透析管复位技术：通过腹膜透析管将600ml左右二氧化碳注入腹腔内，然后予以封闭。使用Y-TEC微套管针在腹膜透析管旁5～10cm处穿刺腹壁。应当注意，穿刺部位应当是可以植入新的腹膜透析管的位置，以备原腹膜透析管复位失败时所用。拔出微套管，插入腹腔镜，通过腹腔镜观察腹膜透析管和大网膜包裹的状况。用具有一定韧度且适度弯曲弯的无菌金属导丝，如Foley透析管导丝插入腹膜透析管内，在腹腔镜监视下，通过移动导丝将黏附于腹膜透析管上的大网膜组织予以分离。如果未成功，则可以进一步考虑将腹腔镜置于腹膜透析管与粘连的大网膜之间，通过旋转腹腔镜的方式，协助将大网膜组织从腹膜透析管上分离。之后需要再次确定腹膜透析管的位置是否正常，以及大网膜包裹是否完全解除。通过腹腔镜可以解除约50%的问题，特别是直式腹膜透析管的成功率更高。如果失败，则可以考虑通过腹腔镜植入新的腹膜透析管，并将原有的腹膜透析管拔出。

（3）手术腹膜透析管复位技术：通过手术将附着于腹膜透析管的大网膜组织予以剥离，即在局部麻醉下，在深部涤纶套位置或旁开位置切开3～5cm的切口，检查腹膜透析管，并将其上附着的大网膜剥离。切除局部的大网膜组织可以减少再包裹的可能。这一过程如果在腹腔镜下操作也是可行的。有统计表明，在术后的1个月内，仅有约5%的患者可以通过手术方式解决腹膜透析液引流障碍。

2. 腹膜透析管的更换　如果各种恢复腹膜透析管引流的方法均失败，也需要通过手术拔出原腹膜透析管并植入新的腹膜透析管。

3. 腹膜炎的治疗　急性腹膜炎有时可以导致引流障碍的发生，即刺激大网膜组织使其附着与腹膜透析管上。另外腹膜炎也可以通过腹腔内粘连等多种方式导致腹膜透析管的阻塞。在发生腹膜炎时应尽快解除腹膜透析管的阻塞以利于通过腹腔内加入抗生素。

在腹膜透析液内加入首次负荷剂量的抗生素时，如果在引流的腹膜透析液内发现纤维蛋白，需要在每袋腹膜透析液内加入1000U的肝素。如果已经出现腹膜透析液引流障碍，可以考虑在腹腔内使用链激酶、尿激酶或组织型纤溶酶原激活剂。如果在24小时内，两次使用溶栓治疗后，腹膜透析液引流依然不畅，则需要考虑植入急性腹膜透析管，或植入一个新的慢性腹膜透析管。在置管时可以考虑使用腹腔镜，或利用腹腔镜调整腹膜透析管的位置。腹膜透析管路通畅后，然后继续在腹腔内使用抗生素治疗腹膜炎，同时在每袋腹膜透析液内均需加入500U/L的肝素。如果原腹膜透析管的隧道段没有合并感染，该腹膜透析管可以暂不拔出。2～3天后，如果腹膜炎症状缓解，腹膜透析液转清，则需要拔出急性腹膜透析管。如果此时原有腹膜透析管的功能恢复正常，则继续治疗腹膜炎即可。如果原有腹膜透析管仍不能正常使用，其位置需要调整，可以采用透视下盲法复位或腹腔镜下复位，但成功率均较低。如果腹膜透析管复位失败，且腹膜透析液转清或接近正常，可以考虑同时拔出原腹膜透析管并植入新的腹膜透析管。

三、渗漏

在腹膜透析患者中，当腹膜透析液灌入腹腔后可以导致腹腔内压力（IAP）的升高。有两种因素决定了患者腹腔内压力水平，分别为透析液的容量和患者的体位。在透析液容量一定的情况下，卧位时腹腔内压力较低，坐位时较高。另外，咳嗽、弯腰和有力排便等动作均可以使腹腔内压力短时快速升高。腹腔内压力的升高可以导致腹膜透析患者出现多种机械性合并症的发生，特别是渗漏和疝气。

1．腹壁和腹膜透析管周围渗液　腹膜透析管周围渗漏往往发生在腹腔置管后的第一周内，但往往是当患者开始进行腹膜透析后才发现问题。除了出现外口皮肤处的明显渗液外，渗液还可能表现为局部皮肤肿胀、全身水肿、体重增加和引流量不足等，此时部分患者可能并未不适主诉。当患者没有经过过渡期即开始常规腹膜透析时或过渡期维持时间较短时，这种情况发生率会明显升高。超声检查可以发现深部涤纶套和皮下组织的异常，从而协助诊断。渗漏往往与涤纶套晚期感染或早期感染相关联；如果局部组织出现红肿现象，应立即行腹膜透析液的常规检查和病原体的检查。超声检查可以探及涤纶套和隧道处的液体的出现，并往往代表感染的发生。

腹壁和腹膜透析管周围渗漏的发生率尚不清楚，一般而言低于疝气的发生率。其危险因素与导致疝气发生的因素相一致，但手术技术问题可能与腹膜透析管周围的渗漏有更密切的关系。

腹壁渗漏在临床上诊断可能比较困难。当腹膜透析液排除量低于灌入量时，可能被误治为超滤衰竭。当腹膜透析液积聚在腹膜组织内时可能导致体重增加。腹壁渗漏的诊断包括腹膜透析液引流量的减少、体重的增加和腹部的膨隆，但没有全身水肿。当患者直立时，可以发现腹部不对称，腹壁局部可能表现为“凹陷”状态，特别是皮带束缚的部位和腹膜透析管的部位等。

腹膜透析管周围渗漏通常表现为外口敷料的湿润。加强CT扫描可以辅助诊断。需要注意的是，在检查前，患者应直立至少2个小时以上以便造影剂可以渗透至腹壁内。

腹膜透析管周围渗漏往往是腹膜透析置管术的合并症。外口局部缝合不能解决问题，虽然外口渗漏减少，但反而会导致腹膜透析液向周围组织内渗透。患者需要将腹膜透析液充分引流并暂停腹膜透析至少24～48小时。腹膜透析暂停的时间越长，渗漏被修补的机会越大。如果病情需要，患者应接受血液透析治疗。绝大多数情况下，腹膜透析液渗漏可以自行缓解。如果渗漏持续存在，则应当考虑拔出腹膜透析管并在对侧重新置管。

与腹膜透析管周围渗漏不同，腹壁渗漏可以发生在腹膜透析治疗的早期或晚期。使用持续性循环式腹膜透析（CCPD）治疗，通过半卧位减少腹腔内压力可以使这一情况部分缓解。如果渗漏是缘于腹壁结构完整性的破坏，那么患者需要转入夜间间断式腹膜透析（NIPD）治疗或血液透析治疗。有时腹壁异常可以通过暂时夜间间断式腹膜透析（NIPD）治疗后得以解决，甚至可以恢复当持续性不卧床式腹膜透析（CAPD）的状态。在部分情形下则需要手术处理。

阴道渗漏也可能发生，包括腹膜透析液经过输卵管而产生渗漏，此时需要行输卵管的结扎术来解决问题。也有患者因由于局部筋膜的缺陷而导致渗漏的发生，此时需要更换至NIPD或血液透析治疗。

2．胸腔积液　腹膜透析相关的胸腔积液是指由于腹膜内压力的升高，腹膜透析液由腹腔渗漏至胸腔的情形。该病的发生率并不清楚，可能是由于部分患者的胸腔渗漏现象较轻而足以导致临床症状的出现，而导致发生率降低。

腹膜透析相关胸腔积液的发生机制为膈肌存在缺陷。这种缺陷可以是先天的，患者在开始腹膜透析时即表现出胸腔积液的发生；也可以是后天的，包括腹腔内压力的升高和膈肌的损伤所致，即属于腹膜透析的晚期合并症之一。

腹膜透析相关的胸腔积液无一例外地发生在右侧胸腔，可能是左侧膈肌为心脏和心包所包绕。临床上可以表现为从无症状，直至严重的气短。当使用高渗的腹膜透析液后症状可以较重，与腹腔内压力升高相关。

胸腔穿刺及胸腔积液引流可以协助诊断，并缓解症状。胸腔积液的葡萄糖水平极度升高具有强烈的诊断意义，但并不是所有患者均存在胸腔积液、葡萄糖水平的异常变化。另外，胸腔积液呈典型的漏出液表现，其中白细胞数不定。

放射性核素检查是诊断的重要手段，将锝标记的清蛋白胶体（5mCi）加入腹膜透析液中并注入患者的腹腔内，分别在0分钟、10分钟、20分钟和30分钟进行后前位进行探测，以及在30分钟进行前后位探测。患者在注入示踪剂时应保持非卧床状态，以提高腹膜内压力，并保证示踪剂进入胸腔。如果伽马摄像不能在短时间内探及示踪剂进入胸腔时，需要延长探测时间至2～3个小时。

如果患者出现呼吸系统症状，腹膜透析治疗应立即予以暂停，并行胸腔穿刺和胸腔积液引流以缓解症状。腹膜透析相关胸腔积液的最终治疗，包括修补膈肌的异常通道，或者封闭胸腔（胸膜固定术）。在个别情况下，腹膜透析液本身可以作为胸腔内的一种刺激物而发挥胸膜固定的作用，此时需要暂停腹膜透析治疗1～2周。其后可以试行恢复腹膜透析治疗，但需要较低的透析液剂量并保持平卧位以降低腹腔内压力，以避免胸腔积液复发。胸膜固定术包括使用滑石粉、四环素、自体同源血液和抑肽酶纤维蛋白胶固定胸膜；而胸膜修补术包括对异常通道的缝合，以及通过修补材料对局部进行强化。

3．生殖器水肿　在腹膜透析患者中，腹膜透析液可以通过两种通路进入外阴部和生殖器内，即通过睾丸鞘膜突进入阴囊，导致阴囊积液和阴囊周围组织的水肿，以及通过腹壁的薄弱部位进入外阴部位，且可能与置管手术过程所导致的局部损伤相关，腹膜透析液沿前腹壁渗漏而导致包皮和阴囊的水肿。

除水肿外，患者往往因局部疼痛或不适而就诊。放射性核素检查可以帮助诊断，将3～5mCi的锝标记的清蛋白加入腹膜透析液中并注入腹腔内，使用闪烁扫描法可以发现是否存在渗漏及可能的原因。CT腹膜造影术也可以鉴别何种原因导致的阴部水肿，即前腹壁异常或经睾丸鞘膜突。

诊断后应暂停腹膜透析治疗，卧床休息，并抬高阴囊可能缓解症状。如果病情需要，可以考虑暂时使用自动化腹膜透析治疗，通过减少腹膜透析液的注入量，以及在透析时采取卧位，可以减轻生殖器水肿的进一步加重。对于尿量较少或残余肾功能较差的患者，需要暂时改用血液透析治疗。

由睾丸鞘膜积液所导致的渗漏可以通过手术解决。如果外阴部水肿是通过前腹壁渗漏而导致时，更换腹膜透析管可能会有所帮助；另外需要一段时间的血液透析治疗的过渡，以保证伤口的充分愈合。采用持续性循环式腹膜透析（CCPD）的方式，通过平卧位降低腹腔内的压力，可以减少渗漏复发的可能。

4．疝气　腹膜透析患者疝气的发生率尚不明了，由于疝气可以没有症状，因而可以被漏诊。曾有学者认为，在腹膜透析的过程中，疝气的发生率可以高达10%～20%。

导致疝气发生的主要危险因素为腹膜透析液容量过大和腹部肌肉功能失调而导致腹壁张力增加。包括坐位、等长运动、强力闭呼动作（Valsalva动作，包括咳嗽、劈柴动作等）；以及近期的腹部手术、腹膜透析管周围渗漏或血肿、肥胖、衰弱、产后，以及先天解剖异常等，均与腹膜透析患者疝气的发生相关。

在腹膜透析患者中可能出现不同类型的疝气，包括腹壁疝、腹膜透析管周围疝、脐疝、腹股沟疝（直疝和斜疝）、股疝、半月线疝、肠壁嵌顿疝、大网膜疝、膀胱膨出、肠疝等。其中，斜疝最为常见，且多为男性。

在腹膜透析患者中，疝气的临床表现程度不一，部分患者可能并不突出，而当患者站立或存在其他导致腹腔内压力升高的情形时，疝气才表现明显。

腹膜透析管周围疝需要与局部血肿和脓肿相鉴别，其中超声检查可以协助鉴别诊断，即疝气为实性物质，而其他情况多为液体物质。临床表现为阴囊肿胀的患者，应鉴别斜疝、睾丸鞘膜积液和睾丸疾病。CT检查可以协助诊断疝气，其中包括使用造影剂进行加强（如碘海醇）。在将造影剂加入腹膜透析液后，应让患者充分活动2个小时，使造影剂充分进入疝囊内，然后再进行CT检查。CT检查可以鉴别阴囊水肿的可能原因，如鞘膜腔积液与前腹壁水肿。磁共振检查也可以用于腹壁或阴部的渗液的诊断，特别是当患者对造影剂不能耐受时。

另外，对所有合并疝气的患者应充分告知嵌顿和绞窄的相关知识，即一旦疝气不能回纳，特别是出现疝内容物增大、变硬和疼痛时应及时就诊以免耽误病情。对于任何一个腹膜透析患者，当发生腹膜炎时应除外是否有疝气嵌顿的可能。

如果患者疝气较小，则发生嵌顿和绞窄的危险性增加，此时需要行疝气修复的手术；较大的疝气也可以手术治疗。另外，膀胱膨出和直肠膨出也需要手术治疗，子宫脱垂可以使用子宫托治疗，必要时需要行子宫切除术根治。

行疝气修补手术后，应尽可能保持腹膜内压力处于较低的水平，以保证切口的愈合。如果患者残余肾功能较好，可以考虑暂停腹膜透析治疗一周，在其后的一周内也需使用较低剂量的腹膜透析液，如1L的剂量。如果残余肾功能已经较低，仍需要暂停腹膜透析治疗1～2周，在其后一周内也需使用较低剂量的腹膜透析液。此时，应严密监测患者是否出现尿毒症症状和高钾血症。可以使用持续性循环式腹膜透析（CCPD）治疗，患者可以采用平卧位进行透析治疗以降低腹腔内压力。如果残余肾功能已经丧失，在手术后应开始较低剂量腹膜透析治疗，也可以采用血液透析进行过渡，直到手术切口充分愈合，多需要2～3周的时间。

对于反复发作疝气内容物膨出的患者，应避免增加腹腔内压力的动作（如砍柴样动作）。如果是手工操作的腹膜透析治疗，应减少腹膜透析液注入量并增加腹膜透析交换次数，如每日5次交换，注入量控制在1.5L；如果采用持续性循环式腹膜透析治疗，且腹膜透析液注入量控制在1L或略多的水平，并尽量减少日前透析时间；或将患者转入血液透析。如果患者的病情不允许手术或患者拒绝手术，可以考虑使用治疗疝气专用的腹带或疝带。

四、腹膜透析管涤纶套腐蚀

正常情况下，腹膜透析管的两个涤纶套与周围组织形成紧密的连接，而皮下涤纶套腐蚀是指这种连接被破坏。导致涤纶套腐蚀的主要原因是外口部位的感染，和置管时其位置过于接近皮肤表面。当深部涤纶套与周围的腹壁肌肉组织分离时，也可以导致皮下涤纶套发生腐蚀。此时整个腹膜透析管可以被向外挤出，从而导致皮下涤纶套脱出到皮肤表面。

腹膜透析管涤纶套腐蚀的主要治疗方法为削除皮下涤纶套，且当涤纶套周围发生炎症反应时及时进行。皮下涤纶套削除需要在局部麻醉下进行，在涤纶套周围用手术刀将其周围皮下组织分离。然后用消毒的单面安全剃刀，配合止血钳进行涤纶套削除。如果皮下隧道已经发生感染，则腹膜透析管必须完全拔出。术后双涤纶套的腹膜透析管就成为单涤纶套管，由于腹膜透析管的隧道已经完全开放，应高度注意隧道炎和腹膜炎的发生。

五、腹膜透析液注入和引流时的疼痛

部分腹膜透析患者，在注入和引流腹膜透析液时会出现下腹部疼痛。腹膜透析液引流时所导致的疼痛，主要原因是引流所产生的负压或激惹了周围的组织。而注入时所导致的疼痛，通常是腹膜透析液的pH值较低或温度较高所致，且当腹膜透析液的葡萄糖浓度较高时疼痛更为明显。另外腹膜透析注入时对周围组织的压力所致，如直肠、阴道或精索等可以导致腹痛的发生。偶见于大网膜包裹于腹膜透析管的情况。

如果疼痛与腹膜透析液pH降低相关，可以考虑更换碳酸氢盐腹膜透析液，这种透析液的pH值为正常水平；也可以将碳酸氢钠加入腹膜透析液内以增加其pH值。通常剂量的重碳酸盐（4～5mmol/L）可能并不足以将腹膜透析液中的酸性完全中性化，但至少可以使之不至于过度碱性。如果注入时的疼痛源自腹膜透析管的位置不当，则需要重新予以调整。

因腹膜透析液引流而导致疼痛的情况则较为多见，特别是在引流的末段，以及刚刚植入腹膜透析管后的开始几日内。此时，往往观察数日后症状可以解除，或在解决便秘后症状消失。如果症状持续存在，在部分患者中需要在引流后段中适时予以终止，即避免腹膜透析液的完全引流。对于使用腹膜透析机的患者，则可以考虑使用潮式腹膜透析的方式予以解决。对于顽固存在引流疼痛的患者，则需要调整腹膜透析管的位置，但也有不能完全解决的病例。

六、腰背痛

当腹腔内存留一定的腹膜透析液时，人体的重心可以发生前移，可以导致脊柱前突，增加了腰椎间盘和椎旁肌肉的紧张度。对于既往腰椎疾病的患者，腹膜透析液导致脊椎的变化可以加重坐骨神经痛和腰椎后关节紊乱症。对于部分患者存在前腹壁肌肉松弛，则可以加重这一问题。

当腰背痛的症状急性发作时应卧床休息和镇痛治疗。部分患者在减少腹膜透析注入量和增加腹膜透析交换次数后症状可以减轻。如有可能，应考虑使用持续性循环式腹膜透析（CCPD）的治疗方式，并减少日间透析液的注入量，保证在绝大多数时间内在平卧下进行治疗，以减少脊椎前突对腰椎间盘的压力。

如有可能，患者应适度进行腹部和腰背部的锻炼。

七、呼吸功能不全

1．原因

（1）腹膜透析时大量透析液进入腹腔使横膈活动受限，致呼吸功能降低，特别是慢性阻塞性肺部疾患的患者，肺功能明显减弱。

（2）由于透析不充分大量代谢产物积聚，肺毛细血管通透性增加以及水分限制不严、低蛋白血症、感染、贫血及血压控制不好所致肺水肿。

（3）大量胸水压迫或尿毒症性胸水并发的纤维素性胸膜炎使非扩张受限。

（4）肺部感染：如肺炎或结核所致肺不张及肺换气功能下降。

（5）糖负荷过多：腹膜透析液中大量糖的吸收及静脉高营养等使患者摄入的碳水化合物过多，使CO_2产生大大增加。为清除过多产生的CO_2，机体必须进行过度通气，从而引起患者呼吸困难。

2．处理

（1）给氧：无潴留的呼吸功能不全可适当增加氧流量或浓度，缓解患者的呼吸困难。

（2）拍背：多做深呼吸，稀释痰液，保持呼吸道通畅。

（3）对有慢阻肺的患者选择腹膜透析应非常谨慎。对必须选择腹膜透析的慢阻肺患者，应减少透析液量，增加交换液体的次数。热量的补充除了从腹膜透析液中补充的葡萄糖的热量（约占总热量的8%～20%）外，胃肠道补充应为主要途径。对已出现呼吸功能不全的患者，也应采用少量多次透析法或停腹膜透析改用其他透析方式。

（4）加强抗感染治疗

（5）纠正肺水肿，减轻心脏负担，扩血管降压。

（6）充分透析，抽吸或引流胸水。

（7）对呼吸功能不全的患者，每日碳水化合物摄入量（包括腹膜透析液内吸收的）应限制在2000kcal 以内，以免过多吸收引起糖负荷过重，影响患者呼吸功能。

第三节　其他类并发症

一、蛋白质丢失

腹膜透析治疗过程中有明显的经腹膜的蛋白质丢失存在。通常每升腹膜透析液可以有 0.5g 蛋白质的丢失，但也可能多达每日 10～20g。经腹膜透析液蛋白质丢失的蛋白质成分主要是清蛋白，另外免疫球蛋白 G（IgG）也可以多达 15%以上。这种蛋白质的丢失是导致腹膜透析患者血浆清蛋白水平明显低于血液透析患者的主要原因。除蛋白质丢失外，每日还有 2～3g 氨基酸的丢失。

在高转运和高平均转运患者中，蛋白质丢失比较明显。急性腹膜炎症可以导致更为明显的蛋白质丢失，血浆清蛋白水平在腹膜炎的过程中可以出现显著而快速的下降。如果腹膜炎没有治愈，可以导致蛋白质的持续丢失和低清蛋白血症的进行性加重，并导致蛋白质营养不良的发生。严重的经腹膜透析液蛋白质的丢失，可以导致腹膜透析暂停或终止。另外，由于腹膜透析患者残余肾功能的减退相对较慢，而对于在开始透析时表现为肾病综合征的患者，也就意味着会有持续性经尿液的蛋白质丢失。对于腹膜透析患者，应测定腹膜透析液和尿液的蛋白质丢失水平，并由此给予适当的饮食调整。

二、葡萄糖的吸收

在相当部分的腹膜透析液中，葡萄糖作为缓冲剂构成透析液的主要成分之一。虽然出现了氨基酸腹膜透析液和葡聚糖腹膜透析作为替代品，但葡萄糖腹膜透析液依然被广泛使用。葡萄糖作为缓冲剂具有其一定的优势，包括价格低廉、结构稳定、对腹膜的毒性相对较低；缺点是容易经过腹膜而被人体所吸收。通过标准的腹膜平衡试验可以确定葡萄糖的吸收量，且随着腹膜溶质转运功能的不同而存在较大的差异。通常在每次持续性不卧床式腹膜透析（CAPD）的交换过程中，有 60%～80%的腹膜透析液中的葡萄糖被人体所吸收。在自动化腹膜透析（APD）治疗中，由于每次交换的时间较短，因而每次交换所导致的葡萄糖吸收量相对较少，但每日总的吸收量仍处于较高水平。根据腹膜透析液中葡萄糖浓度的不同和腹膜透析交换的时间不同，腹膜透析患者每日葡萄糖的吸收量在100～150g，相当于摄入500～800kcal的能量。通常在腹膜透析患者中，如70kg的患者推荐每日能量摄入为2500kcal［35kcal/（kg·d）]，而经腹膜透析液所吸收的热量则占20%～30%。对于无法通过正常饮食而达到能量摄入标准的患者，经腹膜透析液可以提供一定的能量补充。这种额外的能量摄入也可以导致腹膜透析患者在开始透析的前一年内体重增加5%～10%。对于开始腹膜透析时已经超重的患者，腹膜透析治疗可以导致肥胖程度的进一步加重。

葡萄糖经腹膜透析液的吸收对患者具有一定的危害。大量葡萄糖吸收可以导致胰岛素分泌的增加，同时由于在慢性肾功能不全患者中胰岛素抵抗的现象普遍存在，两者作用相加可以进一步导致血浆胰岛素水平持续升高，而高胰岛素血症是动脉粥样硬化发生的独立危险因素。目前有研究已经证实，在腹膜透析患者中，葡萄糖的吸收至少与高糖血症的发生部分相关。对于既往没有临床糖尿病表现或糖耐量异常的患者，在腹膜透析后可以因经腹膜透析液葡萄糖负荷的出现而出现高糖血症，甚至需要使用口服降糖药物或胰岛素治疗。对于既往通过口服降糖药物就可以将血糖良好控制的患者，在开始腹膜透析后往往可能需要增加降糖药物的剂量，甚至需要改用胰岛素来控制血糖的升高。

为了减少经腹膜透析液葡萄糖的吸收，应指导腹膜透析患者加强对水和盐的控制，以避免使用过大的高渗腹膜透析液来维持体液平衡。如果情况允许，可以考虑使用非葡萄糖为缓冲剂的腹膜透析液，如葡聚糖腹膜透析液和氨基酸腹膜透析液，以避免过多的葡萄糖摄入。现有的资料也显示，使用葡聚糖腹膜透析液可以改善患者的脂质代谢谱及脂肪细胞的功能。

三、脂质代谢异常

1．腹膜透析患者脂代谢异常的特征和原因　腹膜透析患者存在多重方面的脂质代谢异常，包括总胆固醇（TC）水平升高、低密度脂蛋白胆固醇（LDL）水平升高、三酰甘油（TG）水平升高、高密度脂蛋白胆固醇（HDL）水平降低、载脂蛋白B（ApoB）水平升高、载脂蛋白A_1（$ApoA_1$）水平升高和脂蛋白（a）[Lp（a）] 水平升高。腹膜透析患者的脂质代谢异常与血液透析患者存在较大的差异，在腹膜透析患者中LDL和ApoB的水平明显升高，而在血液透析患者中基本正常，另外腹膜透析患者TG和ApoB水平升高更为显著。在腹膜透析患者和血液透析患者中均存在氧化型低密度脂蛋白（oxLDL）水平的升高，而后者是动脉粥样硬化形成的关键启动因素。

腹膜透析患者的脂质和脂蛋白在化学结构上存在一定异质性。低密度脂蛋白胆固醇（LDL）的分子结构更为缩小而紧密，说明其中载脂蛋白B（ApoB）的成分增加，同时低密度脂蛋白胆固醇的水平中度增加。这种小而密的低密度脂蛋白更易于通过内皮细胞，且更易于被氧化，因而更易导致动脉粥样硬化的发生。在腹膜透析患者中，低密度脂蛋白胆固醇（LDL）颗粒明显增加的原因尚不明了，其中经腹膜透析液丢失蛋白质而导致低清蛋白血症可能与之相关。

在腹膜透析患者中，高三酰甘油血症的出现与极低密度脂蛋白的过度产生，可能与脂蛋白脂肪酶的缺乏相关。而含葡萄糖腹膜透析液的使用，以及多种药物的使用，如β受体阻滞药等均可能与之相关。在腹膜透析患者中，三酰甘油的水平通常为2.5～4.5mmol/L，但超过6.0mmol/L的情况并不常见。

2．腹膜透析患者脂质代谢异常的治疗

（1）低密度脂蛋白胆固醇（LDL）水平和载脂蛋白B（ApoB）水平升高的治疗：在非尿毒症患者中，有强烈的证据显示，通过降低LDL水平的治疗可以显著改善冠状动脉疾病患者的预后，降低心血管事件的发生率和死亡率；即使胆固醇水平在“正常范围”的冠状动脉疾病患者也可以通过降低LDL水平的治疗中而获益。在腹膜透析患者中，他汀类药物同样可以有效降低LDL和ApoB的水平，但是否可以由此改善患者预后尚缺乏更多的研究证明。尽管如此，现有的临床工作指南，包括美国肾脏病基金会的K/DOQI指南、国际腹膜透析协会和加拿大腹膜透析协会的指南均认为，无论腹膜透析患者是否已经患有冠状动脉疾病或存在冠状动脉疾病的危险因素，均应针对LDL水平的升高而采用治疗措施。这些指南认为，在腹膜透析患者脂质代谢紊乱的处理上，在原则上应与非尿毒症的冠状动脉疾病患者相同，其重要原因是在腹膜透析患者中，致死性和非致死性冠状动脉疾病的发生率异乎寻常地增高。

羟甲基戊二酸辅酶A还原酶抑制剂，即他汀类药物在降低LDL的治疗作用最为有效；作为一线药物，在肾脏疾病患者中使用通常认为是安全的，但也有导致横纹肌溶解和肌酶升高的报道。依泽替米的主要机制是抑制经肠道的胆固醇吸收，在绝大多数患者中可以将LDL水平降低20%以上，而且在肾衰竭的患者中使用也比较安全。依泽替米可以与他汀类药物联合使用以达到治疗的靶目标，或当患者不能耐受他汀类药物时也可单独使用。另外，磷结合剂司维拉姆也可以显著地降低LDL水平。

（2）三酰甘油升高的治疗：虽然通常认为，三酰甘油水平升高也是导致冠状动脉疾病发病的独立危险因素，但其强度较低；但在腹膜透析患者中，高三酰甘油血症表现突出，而且往往与其他的脂质和脂蛋白异常相关，如LDL和ApoB水平升高，因此也需要积极处理。目前尚未证据证明治疗高三酰甘油血症可以改善透析患者的预后，但多数学者认为在这些患者中应将三酰甘油的水平控制在4mmol/L水平之下。另外，在腹膜透析患者中，三酰甘油的异常升高往往胰腺炎的发病危险明显升高。

常用的腹膜透析液导致患者存在较高的葡萄糖负荷，并可以导致三酰甘油水平的升高；尽管葡聚糖腹膜透析液或氨基酸腹膜透析可以避免这一问题，但在绝大多数患者中，葡萄糖腹膜透析液的使用仍不可避免。因此，在严重的高三酰甘油患者中，需要加强其水电解质的控制以避免高渗腹膜透析液的使用。在非尿毒症患者中的研究表明，饮酒也可以导致三酰甘油水平的升高。

他汀类药物可以降低三酰甘油的水平，但需要较大的剂量。贝特类药物，如苯扎贝特、非诺贝特和奇诺贝特也可以有效地降低三酰甘油的水平。由于这些药物均通过肾脏代谢，故其剂量应下降25%以上。主要的不良反应是肌肉毒性，所以应注意观察肌酶的变化。也有报道使用贝特类药物后可以导致残余肾功能的损害。另外需要特别注意，并不推荐将贝特类药物和他汀类药物联合使用。

（3）HDL胆固醇降低的治疗：贝特类药物具有升高HDL胆固醇的作用，但在终末期肾病患者中，HDL的升高是否可以降低心血管事件的发病率和死亡率尚不能确定。

（4）Lp（a）升高的治疗：目前在腹膜透析患者中，并没有治疗Lp（a）升高的有效药物。在部分患者中，Lp（a）升高可以与炎症反应的发生相关。

四、腹膜硬化及包裹硬化性腹膜炎

在腹膜透析治疗中，可以发生腹膜硬化和硬化包裹性腹膜炎，但两种在概念上存在明显不同。单纯性腹膜硬化是长期腹膜透析后出现间皮细胞丢失，间皮下纤维化，毛细血管增生，可以并不表现出明显的临床异常；而包裹硬化性腹膜炎则为大量纤维蛋白沉积包裹肠腔，并可导致肠梗阻的发生。

1．包裹硬化性腹膜炎的临床表现和诊断　包裹硬化性腹膜炎发病主要与长期腹膜透析的合并症相关，至少在腹膜透析治疗1年后发生。多数患者有反复腹膜炎病史，特别是金黄色葡萄球菌、真菌等感染病史，以及大剂量使用抗生素后，如万古霉素、妥布霉素、两性霉素B等。另外，也与使用生物相容性较差的腹膜透析液相关，以及长期大量使用高渗腹膜透析液，或接触消毒液（碘伏）相关。

包裹硬化性腹膜炎在临床上表现为反复发作的完全或非完全的肠梗阻症状，包括腹痛、恶心、呕吐、腹胀、食欲缺乏及体重下降等，部分患者可以出现发热和血性腹水等，患者可以由其严重的蛋白质丢失所导致的营养不良。从病理形态学上，典型表现为肠管被纤维包裹呈“蚕茧”状。

实验室检查可以发现炎症标记物水平升高，如C-反应蛋白、低清蛋白血症。腹膜透析液中可见巨核细胞，间皮细胞增多。另外，CA125水平明显降低可能与本病相关。

腹膜功能检查对诊断该病具有一定的意义，腹膜平衡试验提示，在疾病的早期出现超滤量减少，葡萄糖暴露量增加，D/Pcr水平明显升高，以后则表现为腹膜功能减退。

影像学典型改变包括腹膜增厚和钙化，伴肠粘连和肠扩张。腹部X线平片提示，小肠肠管扩张、肠腔内气液平、腹膜钙化。超声波提示，肠管扩张，表面粗糙并呈条索状，腹腔内回声增强，回声显示肠壁呈三明治样改变。CT及MRI检查提示，节段肠管内径改变，肠管粘连、扩张，局限性肠腔内气液平出现，肠壁和腹膜增厚，肠系膜脂肪密度增加，腹腔内包裹性积液，腹膜钙化。

该病诊断需要根据临床表现、腹膜功能、影像学检查和病理学检查综合判断。通常发生于长程腹膜透析患者中，透析5年以内的患者极少发生；可继发于重症腹膜炎后，但也可见于未发生过腹膜炎者；

多见于残余肾功能消失的患者；多见于超滤功能较差的患者；部分患者在停止腹膜透析后数月发病。本病需与肿瘤，包括肿瘤腹膜转移、结核等疾病进行鉴别，可以通过影像学、微生物学/细胞学、或腹腔镜下腹膜活检组织学检查等协助诊断。

2．包裹硬化性腹膜炎的治疗和预后　目前，现有的包裹硬化性腹膜炎药物治疗和手术治疗的疗效尚不确定。

对于发生肠梗阻患者，需留置胃管及胃肠减压，注意维持水、电解质平衡。营养支持治疗对该病患者具有重要的意义，积极的营养支持应早期开始，包括使用经胃肠道营养和胃肠为营养支持。有报道使用糖皮质激素，如泼尼松 40mg，可以降低患者死亡率，但不适用于已经发生明显纤维化的患者。免疫抑制剂的应用效果尚不能确定。他莫昔芬是一种治疗腹膜纤维化的药物，有报道使用 4 周以上可以降低患者的死亡率。

目前认为手术治疗中，肠粘连松解术可以改善患者预后。但对于已出现明显钙化的患者，手术难度明显增加。需要紧急手术的患者，包括合并肠缺血、感染或出血，死亡率明显升高。

本病预后较差，死亡率随腹膜透析的时间延长而增加。有报道，透龄在 8 年以上者死亡率为 8.3%，10 年以上为 28.6%，15 年以上为 61.5%。

3．包裹硬化性腹膜炎的预防　国际腹膜透析协会指出，在腹膜透析患者中包裹硬化性腹膜炎的发生率较低，现有筛查方法不足以预测该病的发生。对于 D/Pcr 水平逐渐升高及超滤量逐渐降低的患者，腹膜透析的技术失败率增高，适时终止腹膜透析治疗可能有益，但需综合患者的年龄和合并症情况而定。也应注意部分患者在停止腹膜透析后才出现包裹硬化性腹膜炎的临床表现。使用生物相容性较高的新型腹膜透析液以减少对腹膜的损伤。有文献认为，抑制 RAS 系统可能延缓腹膜纤维化的进程。定期腹腔冲洗可以清除腹腔内的炎症因子和促纤维化因子而起到预防作用。

五、电解质紊乱

1．钾代谢异常　包括低钾血症和高钾血症。标准的腹膜透析液中不含钾离子。在腹膜透析过程中，钾离子通过弥散和对流的方式予以清除，经过 4～6 个小时腹膜透析交换后，透析液中的钾离子浓度与血浆中钾离子的浓度可以接近。另外，在肾衰竭的患者中，经胃肠道钾离子的排泄水平增加。通常情况下，只有当不能耐受腹膜透析治疗或摄入过度的含钾食物，腹膜透析患者很少发生高钾血症。

在腹膜透析患者中，有 10%～30%的患者可能发生低钾血症。这一情况的发生往往与膳食摄入不良相关，此时应指导患者调整饮食结构以增加含钾食物的摄入。如果患者的血钾水平持续＜3.0mmol/L，则需要考虑口服钾的补充剂，或者在腹膜透析液内加入氯化钾。当在腹膜透析液中加入氯化钾时，通常剂量为 2～4mmol/L。

2．钠代谢异常　包括低钠血症和高钠血症。腹膜透析液的钠离子浓度通常为 132mmol/L。绝大多数腹膜透析患者可以维持正常的血钠水平。如果患者摄入过多的水分可以导致稀释性低钠血症。对于出现严重的高糖血症的患者，人体内水分可以转移至细胞外液而导致高渗性低钠血症。通常，如果血糖升高 5.6mmol/L，血钠降低 1.3mmol/L。在使用葡聚糖腹膜透析液时，也可以导致轻度的高渗性低钠血症。

当使用高渗腹膜透析而产生快速超滤时，可以通过腹膜的钠筛作用而导致高钠血症的发生，由于有更多的水分子从血液中转移至腹腔内，而钠离子的清除相关迟缓，因而血钠的水平相应升高。随着透析的进程，超滤逐渐减少，同时钠离子也从血清中弥散至透析液中，此时高钠血症得以纠正。对于自动化腹膜透析（APD）的患者，由于每次透析的时间较短，因而导致超滤较多，钠离子的弥散时间较短，此时可以表现出明显的高钠血症的发生。另外，在低转运患者中，由于超滤较多，钠离子的弥散较少，钠筛作用持续时间较长，也会导致明显的高钠血症。

3．钙代谢异常　包括低钙血症和高钙血症。腹膜透析液中钙离子的浓度为 1.25mmol/L 或 1.75mmol/L。除非患者出现极高的超滤状态，使用含钙 1.75mmol/L 的腹膜透析液通常可以维持患者处于正钙平衡的状态，并可能由此导致患者出现低转运骨病。使用含钙 1.25mmol/L 的腹膜透析液使，患者处于轻度的负钙平衡状态，但是当考虑到在食用含钙较高的食物或含钙的磷结合剂的情况下，实际上患者则应当处于中性平衡或正钙平衡状态。由于腹膜透析患者中普遍存在血管钙化的问题，对于绝大多数腹膜透析患者应当选择使用含钙 1.25mmol/L 的腹膜透析液。但对于通过食物和药物摄入钙离子不足的患者，仍然需要以使用含钙 1.75mmol/L 的腹膜透析液为主。

由于普遍使用含钙的磷结合剂和维生素 D 制剂，低钙血症在腹膜透析患者中并不常见。当出现低钙血症时，需要通过使用钙离子补充剂和维生素 D，以及使用含钙离子浓度为 1.75mmol/L 的腹膜透析液，可以有效地提高血钙水平。除非患者出现严重的负超滤，当使用高钙腹膜透析液时，均可以使腹膜透析患者出现正钙平衡。

当使用大剂量含钙磷结合剂时，在腹膜透析患者中可能出现高钙血症，此时应予以停止使用并改用非含钙磷结合剂，同时也应停止使用维生素 D 补充剂。

4．镁代谢异常　包括低镁血症和高镁血症。在非透析患者中，镁离子缺乏是动脉粥样硬化和心血管事件发生的危险因素。考虑到镁离子通常可以通过肾脏排泄，因此在腹膜透析液中含有一定浓度的镁离子，因而导致腹膜透析患者往往并不出现镁的缺乏，而是镁的过剩。

镁离子可以对抗钙离子所导致的血管钙化。有研究表明在腹膜透析患者中，血镁水平与血管钙化水平呈负相关关系。另外，腹膜透析液中的高镁状态可以抑制甲状旁腺功能，并导致无动力性骨病的发生。

5．代谢性酸中毒　慢性肾脏病患者肾脏排泄功能逐渐下降伴随肾脏泌酸功能的降低。因此，代谢性酸中毒常见于初始透析的患者。传统的葡萄糖透析液和艾考糊精透析液是以乳酸作为缓冲剂，治疗过程中碳酸氢盐进入腹腔，并随透出液排出，而乳酸则被吸收进入体内。吸收的乳酸可代谢为碳酸氢盐，纠正尿毒症的代谢性酸中毒。碳酸氢盐腹膜透析液现在可商业化购买。患者被动吸收的碳酸氢盐可纠正代谢性酸中毒。

不管使用哪种缓冲物质，腹膜透析较每周三次血液透析治疗能更好地纠正代谢性酸中毒。但在少数腹膜透析患者中纠正作用不够完全。而不能完全纠正的代谢性酸中毒可加重蛋白-能量消耗和骨质减少。观察性研究证实持续低碳酸氢根水平的患者全因死亡率或心血管死亡率均有升高。一些临床试验观察了治疗代谢性酸中毒后腹膜透析患者的获益，发现治疗后患者正氮平衡、体重增加、上臂围增加，而住院率下降。但治疗对降低患者死亡率的作用尚不明确。腹膜透析患者口服碳酸氢钠是最有效的治疗手段，目标是使血清碳酸氢盐水平大于 22mmol/L。

六、体重增加

腹膜透析患者体重增加的原因较为复杂。血透患者体重增加可提高患者生存率，但腹膜透析患者资料与之相反。肥胖的腹膜透析患者更容易出现导管问题和出口感染。患者体重通常在开始透析后出现增加，且不易控制，增加的主要是脂肪而不是肌肉。体重增加至少部分是由于透析减轻了尿毒症食欲缺乏，饮食能量和蛋白摄入增加的结果。被动的碳水化合物吸收也是体重增长的原因之一。但大型头对头对照研究不支持腹膜透析患者体重增加比血透患者更明显。使用艾考糊精透析液白天长时留腹的 APD 患者或夜间留腹的 CAPD 患者体重增加较少，但其主要反映的是体内水分变化而不是脂肪变化。少量证据显示不同透析模式患者脂肪沉积部位不同，腹膜透析患者内脏脂肪增加更为明显。尽量限制高渗透压葡萄糖透析液的使用有利于避免体重增加过多。

七、消化系统并发症

1．食管反流　腹膜透析时高容量腹膜透析液灌入腹腔，腹腔内压力升高，使食管下端贲门处压力升高，导致食管下段痉挛，从而发生食管反流，患者出现腹胀、反酸及呃逆。但 Hylander 等发现腹腔内灌入 1.5～2.5L 腹膜透析液后，进行食管测压，患者食管内压和食管下段括约肌压力并无明显增加，提示其他原因也可导致患者出现上述症状。应注意膈下脓肿、淀粉样变、电解质紊乱等也可导致患者出现上述症状。患者出现上述症状时应行食管测压、腹部 B 超、电解质检查。可使用甲氧氯普胺、多潘立酮及西沙必利等胃动力药物，必要时减少每次腹膜透析液交换量，待患者症状消失后酌情增加透析液交换量。

2．小肠穿孔　该并发症较罕见，常与腹膜透析导管有关。腹膜透析时，透析导管长时间压迫患者小肠壁，导致小肠出现压迫性坏死，从而发生小肠穿孔。患者常感腹痛，但不及急性腹膜炎剧烈，可能与溢出的部分长期被大量腹膜透析液稀释有关。其腹痛多渐起性，在腹膜透析患者出现腹膜炎时，应排除本并发症的可能。一旦确诊需外科手术处理。

3．肠道出血　是腹膜透析患者一个少见的并发症。有报道腹膜透析患者肠道出血时改行血透，患者出血症状减轻，提示腹膜透析有关因素可导致患者发生肠道出血。透析有可能导致黏膜缺血，可能原因是肠道血流低灌注所致的血管内压力降低。透析时加用葡萄糖可引起肠出血，可能与高渗腹膜透析导致肠茹膜血管扩张破裂有关。

4．肝脓肿　长期腹痛患者全身机体抵抗力下降，特别是肠襻长期浸泡在腹膜透析液中，肠壁屏障功能降低，肠壁内的细菌经黏膜侵入血流，沿门静脉侵入肝脏，常形成多发性肝脓肿。此外，在透析合并腹膜炎时，腹膜透析液中的细菌可直接侵入肝实质形成脓肿，特别在时间较长，不易控制的腹膜炎中应警惕。患者出现右上腹痛、右上腹包块、畏食、恶心、呕吐、呃逆及腹膜炎反复不愈时，应考虑肝脓肿。CT、B 超有助于诊断。确诊后可给予强有力的抗生素抗感染治疗，如脓肿比较大，可在 B 超引导下穿刺抽脓，如治疗效果欠佳可进行手术治疗。

5．肝包膜下脂肪沉积　见于糖尿病性肾病所致肾衰竭，多因腹腔内使用胰岛素所致，主要病变见于肝脏外边面，经常与腹腔内透析液接触的部分。肝包膜及脂肪沉积，其厚度与人体肥胖程度及使用胰岛素的剂量大小呈正比。脂肪沉积处的胰岛素浓度高于外周组织，故引起该部分脂肪重新代谢酯化，有时可引起脂肪性坏死，但多不引起严重病变，肝功能大多正常，临床上常易误诊为肝脏转移癌。曾有腹痛的 CAPD 患者，CT 扫描考虑为肝脏转移癌，后经穿刺活检证实为脂肪沉积的报道。

第二十二章　腹膜透析的护理

第一节　居家透析护理

一、居家腹膜透析环境的基本要求

腹膜透析是一种居家透析方式，因此相对于医院内透析更加灵活、方便。患者不需要特别固定的场所，可在更大程度上满足不同患者工作、学习、旅游等需求。在这种情况下，准备透析环境只需满足一些基本原则。

1．腹膜透析的操作地点应明亮、避风、干燥。

（1）透析期间应避免人员和动物在周围来回走动。养宠物的家庭要避免宠物在透析室活动。

（2）房间日常通风很重要，但透析时为避免空气对流和扬尘，要关窗、关门，风扇空调也要关闭。

2．空气消毒　基于我国国情，透析开始前，可应用紫外线灯消毒透析室。根据我国《医疗单位空气净化管理规范》中对室内紫外线消毒的规定，紫外线灯应采取悬吊式或移动式直接照射。安装时紫外线灯应≥1.5W/m^3（30W 紫外线灯，在 1.0m 处的强度＞70μW/cm^2），照射时间≥30 分钟。

3．透析室定期用含氯消毒液擦拭地板和家具，有利于保持透析环境和物品清洁，减少对透析造成的污染。日常消毒剂浓度推荐：须用含 500mg/L 有效氯的清洗消毒溶液（用原液为含氯 5%的消毒剂加水稀释 100 倍）。

二、个人卫生准备

1．衣服保持清洁。剪短指甲，去除污垢。

2．六步法洗手，用洗手液充分揉搓手的每个部位，至少 40～60 秒。手消毒则采用含 70%乙醇手消毒剂作为最有效的清洗剂，并且使用时间应持续 20～30 秒。同时，使用手消毒剂应至少待干 15 秒以上。

3．戴口罩、长发者建议戴帽子。戴口罩的重要性应该充分强调。北京大学第一医院研究显示换液操作中不戴口罩的患者腹膜炎发生风险为戴口罩患者的 7.26 倍。

需要注意的是，在患者进行腹膜透析操作时，任何进入透析室的人员都要戴口罩，接触患者要洗手。

第二节　腹膜透析导管护理

一、腹膜透析治疗的护理指导

在患者接受了腹膜透析治疗方法后，应当及时对患者进行腹膜透析知识培训，指导要点如下。

1．更换腹膜透析液无菌操作培训要点

（1）每次更换腹膜透析液必须按照正确操作步骤进行。

（2）戴好口罩，罩住口鼻。

（3）每次操作前必须按“六步洗手法”洗手，准确洗手可减少手上细菌的数量，减少腹膜炎的发生及其他感染的发生。第一步：湿润双手，涂抹抗菌洗手液，双掌心相对，手指并拢相互揉搓；第二步：手心对手背沿指缝相互揉搓，双手交换进行；第三步：掌心相对，双手五指分开，交叉沿指缝相互揉搓；第四步：一手握拳放于另一手掌心旋转揉搓，双手交换进行；第五步：一手握另一手大拇指旋转揉搓，双手交换进行；第六步，五指并拢指尖放于另一手掌心揉搓，双手交换进行。

洗手注意事项：注意勤剪指甲，整个洗手过程至少达到3分钟，使用清洁流动水冲洗干净后，用一次性纸巾或干净毛巾擦干后不再接触其他物品（注意关闭水龙头需用纸巾或用手肘关闭）。

（4）确保使用物品不被污染。

（5）掌握腹膜透析液知识。

（6）增强体质，预防肠道疾病，防止腹泻及便秘。

2．导管护理的培训要点

（1）禁止在导管附近使用剪刀等锐器，防止损伤导管。

（2）防止导管扭曲、打折。

（3）禁止向导管插入金属丝等任何物品及抽吸导管，来疏通导管内堵塞物。导管发生阻塞应由医护人员处理。

（4）导管固定非常重要，培训患者如何更好地保护好导管，以防牵拉。

3．相关知识培训要点

（1）环境条件：室内清洁、空气清新，门窗关闭，桌面擦拭干净。

（2）家庭需备物品：电子血压表、体温计、体重秤、恒温袋或恒温箱、挂钩或挂架（悬挂腹膜透析液用）、紫外线灯（消毒房间）、闹钟、笔记本和笔；一次性口罩、洗澡保护袋、洗手液、消毒棉签。

（3）治疗用品：双袋腹膜透析液（每个月90～150袋）、碘液微型盖［每个月90～150个（小帽）］、连接短管（3～6个月或遵医嘱更换）、蓝夹子（通常使用2个，应有1～2个备用）、无菌纱布、纸胶布、70%乙醇（擦拭桌面）。

二、腹膜透析导管出口处的护理

1．置管＜6周的短期出口处的常规护理处置

（1）物品准备：无菌手套、无菌包、无菌纱布、无菌消毒棉签、胶布、无菌生理盐水、含碘消毒液。

（2）操作：①戴口罩、六步洗手、打开无菌包、取下旧纱布敷料，动作轻柔；②戴无菌手套，以生理盐水棉签自腹膜透析管出口处向外环形擦拭至清洁；③以生理盐水棉签自出口处腹膜透析管向外擦拭至清洁，擦拭管下面时应重新更换棉签；④用碘伏棉签消毒出口处，以②③同样手法消毒出口处皮肤和腹膜透析管；⑤以无菌纱布覆盖出口处局部，并将腹膜透析管固定牢靠。

（3）要点：①每天进行1次出口处护理处置，严格无菌操作避免感染。及时发现异常变化，减少患者的感染机会。②因组织未长好，操作应动作轻柔避免牵拉，防止将管路牵拽出。③注意腹膜透析导管的固定方法，固定时应避免导管的扭曲、打折。④防止造成出口处的受伤及污染。⑤在无菌纱布覆盖的情况下，避免直接在导管上粘贴胶布，最好使用腰袋保护导管。

2．置管＞6周的长期导管出口处的护理处置

（1）操作准备

1）环境准备：清洁、安静、舒适、安全。

2）护士准备：着装整洁，修剪指甲，洗净双手，戴口罩、帽子。

3）患者准备：选择适当体位。

4）用物准备：治疗车上层放置无菌纱布或者一次性无菌敷料，无菌镊，消毒棉签，生理盐水，碘伏，无菌手套，胶布，根据伤口情况配备过氧化氢溶液、局部抗生素等，并备治疗牌。

（2）导管出口处护理检查：小心拆除纱布，勿牵拉导管，按压出口处及隧道，注意是否有渗液或疼痛。正常的导管出口处及隧道，应该是上皮组织良好完整的，干燥略带粉红，无红、肿、热、痛，以及无异常渗出液或脓血，按压隧道部位应无任何疼痛感。如有红肿或分泌物流出，应观察分泌物性状、做细菌培养，并记录。

（3）腹膜透析长期导管出口处换药操作

1）戴无菌手套。

2）用棉签蘸碘伏从导管出口处以内向外环状进行消毒出口处附近的皮肤。

3）腹膜透析管出口处情况处理：①愈合良好的出口处：用生理盐水清洗出口处。②出口处有结痂：有结痂产生时，不可用力去除，用生理盐水软化出口处结痂后，再用生理盐水清洗出口。③出口处有肉芽组织生长：生理盐水清洗出口处然后用硝酸银烧灼肉芽组织，最后再用生理盐水再次清洗出口处。④出口处有脓性分泌物流出：生理盐水清洗出口处，做出口处的分泌物培养，然后用过氧化氢清洗出口处，再用生理盐水冲洗出口处。

4）使用 9cm×10cm 无菌纱布覆盖或者用一次性的无菌纱布覆盖，再适当地固定导管。

5）不可任意使用非医生指定的油剂、粉剂等涂抹在导管出口处，以防感染。

（4）导管出口护理的基本原则：①在进行导管出口处护理前必须洗手；②在操作前把导管固定妥当；③不可扭转、拉扯或压迫导管；④不可在导管附近使用剪刀；⑤按照标准方法进行导管出口处护理；⑥每天淋浴后或流汗多时，需要进行换药护理。

第三节　置管术前后护理

一、腹膜透析置管前护理

（一）心理护理

向患者宣教腹膜透析治疗的必要性，通过幻灯片、录像带或 VCD，通俗易懂地介绍腹膜透析置管过程。减少患者手术前的压力，缓解患者紧张的情绪，保持良好的睡眠。

（二）术前评估

帮助掌握患者的一般客观资料，有利于对患者进行个体化的透前教育，更好地保证长期透析质量。其中包括：

1. 了解一般状况资料，如患者年龄、文化程度、居住条件、自理能力等。

2. 患者依从性，生活习惯、饮食习惯、自我管理能力。

3. 疾病状况，如血肌酐、肾小球滤过率、白蛋白、血红蛋白等。

4. 评估患者心理状况，有无焦虑、恐惧、抑郁等心理问题。

5. 检查有无影响出口处愈合的相关因素，如糖尿病、使用糖皮质激素、慢性咳嗽等。如有以上因素存在，应在植管前进行治疗，以免影响愈合。

6. 评估是否需要进行腹壁薄弱或疝的修复。

7. 其他工作场所、腹膜透析液配送是否便利、居住地卫生医疗水平等。

（三）术前护理

1. 手术当日备皮备皮范围：上至两乳头连线，下至大腿上 1/3，两侧至腋中线。

2．测量生命体征。

3．术前1小时预防性静脉注射抗生素，推荐第一代头孢菌素1g。

4．嘱患者术前排尿、排便，让膀胱和肠道排空。

5．出现剧烈咳嗽时应报告医生。

6．鼻部细菌培养显示携带金黄色葡萄球菌者，可每天2次局部使用莫匹罗星软膏，每月1个疗程治疗，为期5～7天。

（四）准备术中用物

1.5%腹膜透析液2L、蓝夹子2个、钛接头1个、腹膜透析内置管1根、腹膜透析短管1根、腹带1个。

二、腹膜透析置管术后护理

1．腹膜透析置管后的处理

（1）急性腹膜透析置管后的处理：急性腹膜透析管路置入腹腔后可以立即使用。例如每天进行4～8次的交换，每次透析液剂量从500ml开始，逐渐过渡至1000ml，最后为2000ml。

（2）慢性腹膜透析管路

1）处理原则：慢性腹膜透析管路置入后，在围术期内腹膜透析管的处理应遵循如下原则：①根据实际情况，应在置管2～4周后方可将每次腹膜透析液的剂量调整至最大水平；②在手术当日及围术期内，应至少每周一次，最好每周三次在腹膜透析液内加入肝素，或使用1.5%腹膜透析液注入和引流一次，以避免纤维蛋白或血凝块阻塞腹膜透析管，减少大网膜粘连的可能；③如果在置管后一周内开始腹膜透析治疗，则需要在每日一段时间内将腹膜透析液充分引流，也保证腹腔内呈干腹状态；④对患者的运动量进行必要的限制，以降低腹膜内压力，特别是当腹腔内腹膜透析液容量较高时；⑤应指导患者在围术期避免导致腹壁紧张的动作，如咳嗽等。其中，第①③④⑤目的是通过降低腹腔内压力以减少渗漏的可能，如腹腔内存在一定量的腹膜透析液，在站立或腹壁紧张时更易出现渗漏现象。如果在腹膜透析管置入后进行皮下埋藏，即使用Moncrief-Popovich技术，则不需要上述围术期的过程。

2）透析方式和方案：围术期内腹膜透析的方案取决于患者的临床状况。需要急诊开始强化腹膜透析治疗的患者，如急性肾衰竭的患者。在这种情况下，腹膜透析治疗往往并不适合，可以考虑采用临时性血液透析治疗。但由于患者往往处于卧床状态，腹膜透析所导致的腹内压增高也可以有所限制，腹膜透析液渗漏的情况并不常见。在最开始的4个循环中，可以将腹膜透析液的量控制在500ml，以后4个循环增加至1000ml，其后患者可以耐受的前提下，逐渐将腹膜透析液的剂量提高至期望的水平。当患者临床状况缓解而并不需要继续采用急诊透析的方式，则应按下述原则安排透析方案。另外，如果引流的腹膜透析液呈淡血色，则需要在最开始的几个循环中，在腹膜透析液中加入肝素（500U/L）。

需要持续性腹膜透析治疗的患者。在置管后的第一个24小时，腹腔置管术后应立即将2L含500U/L的1.5%腹膜透析液注入腹腔，然后立即引流，或在腹膜透析管内注入100ml生理盐水，其中特别是当使用腹腔镜或导针技术进行置管时更应如此。腹膜透析治疗在置管后2周后方可开始，也可提前，需要根据患者腹壁的解剖结构和术者经验而确定。应尽可能避免使用过高浓度腹膜透析液，会导致大量的超滤而增加腹压，同时每日应给予患者充足的暂停腹膜透析时间，以保障患者在腹腔内压较低的情况下促进伤口的愈合。例如，开始腹膜透析方案为在24小时内进行3次交换，时间分别为下午5时、晚间8时、夜间11时，次日晨起将腹膜透析液引流。每次交换的腹膜透析液剂量可以从小剂量开始，逐渐增加至治疗期望水平，同时患者可以耐受。也可以采用自动化腹膜透析治疗，通常为夜间间断式腹膜透析（NIPD）的模式，在夜间8个小时内进行3～5次交换，晨起将透析液引流并保持日间干腹状态。

对于不需要维持腹膜透析的患者。置管后第一个24小时，同上述过程。第二日至开始维持性腹膜透析前，至少每周一次用含500U/L肝素的生理盐水1L冲洗腹腔。

2．腹膜透析管的护理　腹膜透析置管术后外口及切口的护理和其他外科手术切口相近。在术后的1～2周内，外口及切口需用敷料覆盖，如果敷料被血液或渗出物污染时应予更换，否则应避免不必要的更换。不能使用密闭的、不能透气的材料覆盖伤口，伤口局部也不能使用各种软膏。应教育患者尽可能避免腹膜透析管在外口部位发生移动，避免伤口预后延迟或合并感染。应在腹膜透析管近外口处，用蝶形胶布将腹膜透析管与皮肤固定。然数周后腹膜透析管外口部位可以不再覆盖敷料而直接暴露于空气中，但多数患者仍需要使用敷料，以减少外界的刺激作用。如果患者不再使用敷料，应每日更换内衣。

当外口充分愈合后，应开始常规外口护理。外口护理可以使用无菌水、抗菌肥皂以及多种消毒剂，后者包括0.001%碘伏和0.005%双氯苯双胍己烷（洗必泰），应注意消毒剂浓度不能过高，否则会产生毒性。在培训患者时，应强调患者洗手的正确方法。如果患者存在鼻腔内金黄色葡萄球菌，则可能与外口相同细菌的感染相关，有学者认为可以在鼻腔内使用莫匹罗星控制细菌，并预防腹膜透析管路的相应感染。培训时还应强调患者应定期观察外口及隧道是否有感染迹象。如果伤口和外口愈合良好，腹膜透析患者可以在术后数周后开始淋浴。在淋浴后应立即将外口部位擦干。通常不推荐患者游泳，如果泳池内的水细菌计数较高时，可以增加外口感染的机会。

第四节　腹膜透析并发症护理

长期的腹膜透析会出现一系列临床并发症，如腹膜透析相关性腹膜炎、出口处感染或隧道感染、腹膜透析液渗漏、腹膜透析管堵塞及腹疝等，日常的护理工作亦显得尤为重要。

一、腹膜炎的护理

长期腹膜透析管理成功的关键是预防腹膜炎的发生，腹膜炎的预防措施除了包括规范透析管的置入技术、使用先进的透析连接系统之外，更重要的是要求患者在换液过程中坚持无菌，遵从出口处护理的规范要求进行操作。

1．检查与评估

（1）有无透出液浑浊。

（2）有无腹痛和（或）发热。

（3）腹膜炎临床诊断标准：至少存在以下三项标准中的两项，诊断可成立：①腹痛、透出液浑浊，伴或不伴发热；②透出液白细胞计数＞100×10^6/L，中性粒细胞百分比＞50%；③透出液培养有病原微生物生长。

2．护理

（1）将短管与连接系统分离，从引流袋取样送检做白细胞计数与分类、革兰染色以及细菌培养检查；在新鲜透析液加入肝素500～1000U/L，直至透出液转清（通常需要48～72小时）。

（2）只出现透出液浑浊而无其他临床症状者，可等2～3小时，待实验室结果回复后再予以处理。

（3）透出液浑浊，同时伴有腹痛和（或）发热时立即进行2～3次快速换液以减轻不适症状，等待实验室检查结果的同时，在1小时内开始初始经验性抗炎治疗。

3．患者教育

（1）出现透出液浑浊、腹痛和（或）发热时，立即与腹膜透析中心联系。

（2）留取透出液样本。

（3）采取措施减轻症状，如有腹痛，快速换液2～3次。

（4）在医师指导下，透析液中加抗生素。

（5）每袋透析液中加入肝素500～1000U/L，直至透出液转清。

（6）预防肠源性感染，避免发生便秘和肠道感染。

（7）如腹膜透析液被污染或导管长期暴露于外界环境，应预防性使用抗生素，疗程通常为2天。

（8）腹膜透析患者接受侵入性操作后可能会出现腹膜炎，所有涉及腹部及盆腔操作前应排空腹膜透析液。所有牙科操作前2小时给予阿莫西林2g口服；经结肠镜行息肉切除前应给予氨苄西林1g静脉使用。

（9）及时发现问题进行操作技术再培训。

二、出口处或隧道感染的护理

出口处/隧道的长期护理应时刻密切观察皮肤和周围组织的变化，注意是否出现肿或压痛，如有脓性分泌物应立即培养，同时开始经验性抗炎治疗，其后根据培养结果调整用药。必要时保护腹膜拔除腹膜透析管。

1．检查与评估

（1）注意出口处有无脓性分泌物，可从隧道、涤纶套或窦道中自行流出或挤出。

（2）注意出口处有无持续发红，这些是脓性分泌物排出的先兆。

（3）注意出口处有无疼痛、压痛，或隧道部的触痛。

2．护理

（1）采集脓性分泌物和（或）引流液器培养和革兰染色。

（2）有经验的腹膜透析护士可通过轻拉导管以获得分泌物样本。

（3）根据临床表现开始经验性治疗。

（4）对出口处、窦道和隧道的情况进行检查、分类和记录。

（5）如疑为隧道感染，可借助超声波协助诊断。

（6）增加更换敷料的次数。

（7）安排随访以评估疗效。

3．患者教育

（1）指导患者进行出口处护理，每天清洗出口处 1～2 次。

（2）用生理盐水软化结痂，不可用力去除结痂。

（3）感染治愈前每次清洗出口处后都应更换新的无菌敷料。

（4）注意出口处的保护，避免致病菌感染和外伤。

三、腹膜透析液渗漏的护理

腹膜透析管周围渗漏和皮下渗漏常与腹膜透析管置入技术不当，解剖异常，愈合前过早开始透析或外伤有关。腹膜透析管置入后 30 天内发生的渗漏多为显性渗漏，导管出口处或腹壁切口处最为明显。

（一）检查与评估

1．引起患者腹膜透析液渗漏的危险因素。

（1）组织愈合不良的患者，如糖尿病、老年人、营养不良及服用激素者。

（2）腹部外科手术史、疝及肥胖患者。

2．腹膜透析液渗漏的临床表现

（1）切口或导管出口处渗液。

（2）腹部水肿或腰围增粗。

（3）阴囊、阴茎或阴唇水肿。

（4）无全身水肿时，出现单侧的胸腔积液。

（5）超滤量下降。

3．外部渗漏

（1）利用尿糖试纸检测切口处或导管出口处流出的清澈液体内是否含有葡萄糖。

（2）检查出口处、皮下涤纶套、隧道及切口的情况。

（3）因渗液增多，需相应增加更换敷料频次。

4．皮下渗漏

（1）检查腰围是否增粗。

（2）检查腰背部是否出现皮下水肿。

（3）检查阴囊、阴茎、阴唇部是否出现水肿。

（4）腹部 CT 检查。

（5）嘱患者增加复诊次数，以便临床观察。

5. 透析治疗

（1）初期透析时取平卧位，给予低容量（500～1500ml）透析，直至渗漏停止。

（2）必要时暂行血液透析 1～2 周。

6. 对不需要紧急透析的新患者

（1）延迟 2 天至 3 周后再开始腹膜透析，必要时直到渗漏完全停止。

（2）对于显性渗漏者，可在有经验的医务人员指导下重新开始腹膜透析治疗。

（3）持续渗漏者可考虑外科修复。

（4）导管愈合期内暂行血液透析。

（5）反复渗漏可能需要导管重置。

（二）患者教育

1. 发生渗漏时，应注意检查导管出口处感染和腹膜炎的症状和体征。

2. 因渗液增多，需调整敷料更换的程序和频度。

3. 当发现有提示可能存在隐性（皮下）渗液的症状时，应及时报告给医护人员。

4. 外科修复手术后应调整透析方案，以降低腹腔内压力。

四、腹膜透析管堵塞的护理

透析管的流入和流出堵塞通常发生于腹膜透析早期，但也可发生于透析治疗中的任何时期，尤其是腹膜炎发生过程中或发生后。明确堵塞原因将有助于选择适当的治疗方法。

（一）引起腹膜透析管堵塞的原因

1. 引起流入堵塞的原因

（1）机械性梗阻，如夹子或连接装置的旋钮未打开。

（2）导管内腔或侧孔堵塞：如血块、纤维蛋白凝块、脂肪球等。

（3）腹腔内因素：大网膜包裹、腹腔粘连等。

2. 引起流出堵塞的原因

（1）管路装置或腹膜透析管的机械性堵管。

（2）导管内腔或侧孔堵塞：如血块、纤维蛋白凝块、脂肪球等。

（3）便秘。

（4）导管末端移位出盆腔。

（5）导管大网膜包裹或腹腔粘连。

（二）腹膜透析管堵塞的护理

1. 保守无创性治疗

（1）打开连接管路、短管和腹膜透析管上的所有夹子和旋钮。

（2）改变体位。

（3）排除阻塞（由有经验的腹膜透析医护人员执行）：用 50ml 注射器在中等压力下反复推注生理盐水。

（4）纠正便秘。

（5）腹部平片观察导管位置。

2. 有创性检查与治疗

（1）腹腔镜。

（2）在 X 线透视下，由硬质金属丝或导针进行调整。

（3）Fogarty 导管操作法。

（4）通过外科手术进行导管重整或重新置管。

（5）大网膜部分切除。

3. 纤维素相关的堵管

（1）每次换液时在腹膜透析液中加入肝素 500～2000U/L。

（2）2ml 尿激酶/链激酶（10000U）注入腹膜透析管内存留 2 小时。

（三）患者教育

1．用胶布固定腹膜透析管和短管以防导管扭曲。

2．APD 患者睡觉时应将管路位置放好以防扭曲。

3．通过饮食调整、运动和服用软化剂预防便秘。

五、疝的护理

1．检查与评估　在腹膜透析患者中疝气有以下几种：脐疝、腹股沟疝、股疝、导管切口疝、导管出口疝、切口疝等。最常见的是切口疝和导管处的疝气，也有报道认为腹股沟疝和脐疝更常见，无症状的疝非常常见，常常在发生绞窄性梗阻后才被发现。

（1）定期检查脐部、腹股沟区及切口处有无突出。

（2）如有疝存在，需进一步测定疝的可复性及大小。

2．护理

（1）观察及检查可疑部位。

（2）外科会诊，决定是否需要手术纠正。

（3）明显的疝需要外科修复。

（4）2～4 周修复术后开始进行卧位、间歇性低容量透析。

（5）必要时暂行血液透析。

3．患者教育

（1）嘱患者避免过度用力、咳嗽、便秘、爬梯、提物。

（2）如疝的大小增加或疼痛加重，应及时报告。

（3）外科手术修复后，指导患者坚持导管出口处与手术切口分开敷料以防交叉污染。

（4）注意复发。

第五节　自动化腹膜透析心理护理

自动化腹膜透析（APD）患者作为腹膜透析患者中的特殊群体，医务人员可以通过客观评估及时发现问题，并给予个性化人文关怀，从而提高患者生活质量，达到最佳治疗效果。

一、APD 患者心理障碍的原因

1．病情无法痊愈　腹膜透析是一种终身肾脏替代疗法，患者躯体方面常会存在某些不适，且饮食、饮水受限，过程漫长而艰难。患者的躯体症状及并发症的严重程度直接影响患者的心理健康。

2．经济负担重　除承担腹透液、检查、检验、复查、评估、并发症药物等费用外，还须承担昂贵的自动化腹膜透析机及自费配套管路费用。多数 APD 患者采用夜间治疗，白天工作、学习或休闲活动，仍会担心因疾病导致无法正常工作甚至失业。

3．家庭及社会支持不足　未婚、离异、丧偶或无人照护，躯体功能下降导致患者工作学习及娱乐减少；外表和自我形象改变，整天害怕出门，导致社交活动减少；每日行腹膜透析治疗，长时间外出旅行受限。

4．来自 APD 治疗的压力　包括对机器性能陌生及操作不熟练所带来的压力，操作不当或其他意外情况得不到及时的技术支持。夜间行 APD 治疗，机器报警及抽吸痛会影响患者睡眠。

5．其他　熟识的腹透患友因并发症退出腹透或死亡等多方面因素都可能诱发或加重患者的心理障碍。

二、心理障碍的临床表现

APD 患者精神并发症中焦虑和抑郁最常见，可能是器质性的，随着肾功能的减退而产生，也可能是精神性的，随着心理压力增大而出现。但负性情绪也不容忽视，如果这种精神状态得不到缓解，将导致患者情绪低落、精神萎靡、对生活丧失兴趣、对治疗的依从性降低，随之出现各种并发症，从而导致患者生活质量明显下降，大大降低存活率。

1. 负性情绪　心理学上把焦虑、紧张、愤怒、沮丧、悲伤、痛苦等情绪统称为负性情绪。负性情绪的体验是不积极的，患者的身体也会有不适感，甚至影响 APD 治疗的顺利进行，进而有可能引发新的身心伤害。

2. 焦虑　患者处于无助或忧伤的状态，尤其表现为 APD 治疗初期的前 3 个月。患者可能会担心不会操作和使用机器、APD 治疗效果、夜间报警不会处理、影响睡眠、不会计算超滤量、APD 导致其他意想不到的问题等，表现为坐卧不安，同一个问题反复咨询护士，甚至功能失调，出现口干、胸闷、心悸、出冷汗、双手震颤、厌食、便秘等。

3. 抑郁　主要表现为情绪显著下降，非常悲伤、忧虑，感到自己没有什么价值、自己责备自己、不愿与人交往、对平时感到愉快的活动没有兴趣或失去愉快感。还有些患者自暴自弃，放弃治疗，甚至出现轻生的念头。

三、APD 患者心理护理

1. 评估患者心理状态　通过语音语调、肢体语言、面部表情等，了解患者的心理感受。通过各种心理量表科学地量化评估，有助于护士掌握患者的心理状况。对于心理障碍患者，医务人员应与家属一起制订治疗及改善措施。

2. 认真倾听患者心声　耐心、细致地回答患者的问题，允许患者“发牢骚”“诉苦”，并予以正确的引导。患者压在心底的焦虑问题，往往不愿向家人透露，却能向医生和护士倾诉。这样，一方面使患者主动释放心理压力，另一方面也可以掌握患者产生焦虑的原因，从而有的放矢地帮助患者解决问题。

3. 尽快消除陌生感　APD 治疗的前期，护士须向患者做好居家 APD 治疗指导，包括讲解 APD 治疗的优缺点、操作前用物准备、操作过程的注意事项及报警处理、其他意外情况处置及后期规律随访的注意事项。APD 治疗 1 周内，护士可安排 1 次家访，协助指导居家 APD 操作流程，者有利于缩短医护患之间的距离，使患者对医护人员充满信任感。

4. 搭建患者沟通的平台　APD 治疗患者是居家腹膜透析患者中的特殊群体，可以通过现代化信息手段，如微信、APP、QQ 群等，为患者搭建沟通交流平台，向患者介绍 APD 治疗良好的病例，以增加其战胜疾病的信心和勇气。

5. 保证充足睡眠　APD 的操作大多在患者居家睡眠期间完成，需得到设备供应商强大的技术支持和产品保障，优先考虑非药物干预措施改善患者睡眠状况，如改善睡眠环境、调整 APD 机器报警音量等措施。但对于部分有严重睡眠障碍、非药物干预效果差的患者，可考虑药物治疗，改善睡眠状况。

6. 指导患者回归社会　按照腹膜透析患者护理常规，减少并发症的发生，保护残余肾功能，提高患者的自我管理能力。APD 患者多为夜间治疗模式，指导患者做些力所能及的工作或参加适当的旅游、运动，回归社会，实现自身价值，可缓解焦虑及抑郁情绪。

世界卫生组织（WHO）给健康下的定义是“健康不仅是没有疾病和虚弱，而是身体、心理和社会适应的完好状态”。对于终末期肾衰竭腹膜透析选择 APD 治疗模式的患者，除了尽可能延长患者的生命外，另一个重要目标是尽可能让这一群体维持良好的生活质量。APD 治疗是一个长期的治疗过程，腹透护士要关心患者的心理状况，加强护患沟通，及时对患者进行有效的心理疏导，鼓励其做力所能及的事情，增强恢复健康的信心，更好地融入家庭和社会，从而提高 APD 患者的生活质量。

第六节　其他护理

一、饮食护理

1. 术后无须禁食，采用易消化、富含粗纤维的食物。

2. 进行腹膜透析治疗时，白蛋白、球蛋白、免疫球蛋白都有不同程度的丢失，因此应适当补充蛋白质的摄入。一般每日蛋白质摄入量不低于1.0～1.2g/kg，最好能达到1.2～1.5g/kg，以优质蛋白为主，如鸡蛋、牛奶、瘦肉、鱼肉等富含必需氨基酸的食物，同时避免高磷饮食。

3. 水分的摄入量取决于患者的尿量和腹膜透析超滤量，每日摄水量＝前一天的尿量＋前一天的超滤量＋500ml。

二、心理护理

腹膜透析是一个长期的治疗过程，多数腹膜透析患者不仅存在身体问题，而且普遍存在心理-社会问题，尤其是行动不便的患者，担心昂贵的治疗费、缺乏自我护理能力，以致给家庭带来巨大的压力，容易产生失落、压力、失望、焦虑、抑郁等心理障碍。腹膜透析护士应关注患者的心理状况，加强护患沟通，及时给予心理疏导，增强其恢复健康的信心，从而提高患者的生活质量。

三、生活及运动指导

1. 生活指导　年轻患者可以适当参加学习和工作，老年患者可以根据自己的特长参加一些老年社团，从而充实生活。在条件允许的情况下，可以外出旅游、探亲访友。腹膜透析是一个长期的治疗过程，如果情绪出现问题，可以向家人、朋友、医务人员寻求帮助。

2. 适当的运动　散步、慢跑、太极拳都适合慢性肾病患者参与，但要避免剧烈、碰撞性或增加腹部压力的运动。

第二十三章　常见病的腹膜透析治疗

第一节　急性肾损伤

急性肾损伤（acute kidney injury，AKI）是一组由多种病因及不同发病机制引起的临床综合征，表现为肾功能急剧坏转，体内代谢产物潴留，水、电解质及酸碱平衡紊乱。应用腹膜透析治疗可以清除AKI时体内过多的水分及毒素，纠正及维持电解质及酸碱平衡紊乱。由于腹膜透析最初主要用于终末期肾脏病的治疗，因此其在AKI的透析支持治疗中并未发挥主要作用。然而，急性腹膜透析仍然是一些AKI患者的治疗选择，尤其血流动力学不稳定、严重出凝血障碍，或者在没有其他透析方式可供选择的情况下。

一、急性腹膜透析（PD）的优点

腹膜透析在AKI中的应用有其优点：

1. 腹膜透析技术简单、易于操作，已经被广泛应用；急性PD不需要体外循环设备，在许多基层医院都能进行，操作简单，接受过培训的ICU护理人员即可操作，与其他持续肾替代治疗（CRRT）方法相比，更节省人力。

2. 血流动力学稳定　急性腹膜透析能够持续缓慢地清除溶质（如尿素）和液体，因此能够在较长的时间内清除大量水分，适用于血流动力学不稳定的患者。

3. 能够缓慢纠正酸碱及电解质失衡　逐渐清除含氮废物，很少发生失衡综合征。

4. PD通路易建立　急性腹膜透析可以通过植入半硬式的导管或单涤纶套的Tenckhoff管来进行。

5. 无须动脉、静脉穿刺及全身抗凝　尤其适用于有出血倾向者、刚刚做完手术者、创伤及颅内出血患者。

6. 腹膜透析是一项高度生物相容的技术。

7. 儿童可以耐受　急性腹膜透析经常用于AKI的儿童，而且是首选的治疗方式。技术方便，相对简单，尤其在通路易于建立后，对儿童来说安全易行。

8. 透析剂量确定及调整容易，尤其对于儿童来说。

9. 静脉高营养　应用高渗的葡萄糖腹膜透析液能够提供额外的能量，对于营养不良的患者非常有益。但另一方面，在一些患者中应用2.5%或4.25%的葡萄糖透析液时，需要监测血糖水平。

二、急性腹膜透析的操作技术

急性腹膜透析可以间歇或持续进行（依赖于期望达到的液体和溶质清除量），可以手工透析或者应用自动腹膜透析机进行。急性手工腹膜透析通常由护士来操作，需要持续监督以保证正确的灌入量、准确的存腹以及引流排出时间。需要坚持记录换液量、引流量以及净超滤量。相对而言，应用自动腹膜透析机无须护士频繁换液、监督。由于在开始之前已经准备了大剂量透析液，操作中断的次数明显减少。

1．急性间歇性腹膜透析　可以应用腹膜透析机或者手工进行。处方通常应用2～3L透析液短时存腹，透析液流速2～6L/h。

2．慢性平衡性腹膜透析（CEPD）　CEPD与CAPD相似，只是CEPD应用于不能下床活动的患者。这种PD能够维持相对稳定的液体和溶质清除，可以手工透析，每天4次，每次存腹4～6小时。CEPD也可以应用腹膜透析机来操作，因此避免了频繁断开与连接，减少了腹腔感染的风险。

3．潮式腹膜透析（TPD）　TPD是PD处方的一种形式，可以在腹腔内灌入2～3L透析液后，腹腔内留10%～50%设定为潮式。

4．持续性流动性腹膜透析（CFPD）　CFPD是一种老技术，在治疗AKI时再受欢迎。CFPD应用两个通路，一个用于透析液持续进入，另一个用于透析液持续排出。大量透析液以一种持续的方式充满腹腔内（单通路CFPD）或者体外应用一袋透析液以再生无菌透析液。这一技术允许增加透析液流速至300ml/min，尿素清除在30～50ml/min。现在有几种特殊的导管设计可用于CFPD以促进腹腔内透析液的充分混合。

三、急性腹膜透析的方法

标准的急性腹膜透析处方包括透析持续时间、透析液组成、换液量、灌入引流的周期数、存腹时间、换液次数、透析液中的添加物、监测容量平衡。

1．透析持续时间　急性腹膜透析治疗的持续时间大约平均48～72小时，通常48～72次换液，平均每次换液大约持续1小时。然而，由于AKI的病因和持续时间、预期的溶质和液体的清除量以及感染风险不同，腹膜透析持续时间的长短可以明显差异，尤其在应用硬质导管的时候。为了适应AKI不可预知的病程以及这些重症不稳定患者的总体状况，急性腹膜透析可以持续24小时，之后至少每天基于患者评估和实验室参数，做进一步调整。

2．透析液组成　可以应用标准的葡萄糖浓度1.5%、2.5%、4.25%的腹膜透析液。大多数其他透析液（如氨基酸、葡聚糖透析液）在AKI中很少应用。为获得更多的超滤，开始急性腹膜透析时在大多数患者应用2.5%的透析液是合理的。在中度液体超负荷及血流动力学不稳定的患者初始应用葡萄糖浓度1.5%的透析液可能更为适当。应用标准处方，例如2L换液量存腹1小时，24小时平均脱水量：1.5%葡萄糖透析液，脱水2.5L；2.5%，4.5L；4.25%，8.5L。一旦患者容量正常，应该换为1.5%浓度的透析液，减慢换液速度。

3．换液量　指在换液期间，灌入腹腔中的透析液剂量。影响因素包括腹腔容积、出现肺部疾病或疝、尿毒症的程度、避免发生透析液渗漏。

（1）腹腔容积：腹膜面积是换液量最重要的决定因素，可通过患者的体表面积来估计。一个60～80kg的成年人能够毫不费力地耐受2L换液量。较小容量的人可能需要更小的换液量。

（2）呼吸功能不全：肺部疾病患者，如肺炎、慢性阻塞性/限制性肺病，以及需要通气支持的呼吸功能衰竭患者，可能需要更小的换液量以防止膈肌上移、限制呼吸。

（3）疝：在腹壁疝或腹股沟疝的患者，必须减少换液量以限制腹内压的升高。

（4）渗漏：在置管术后第一天，大多数临床医生保持较低的换液量以避免置管处渗漏。在接下来的3～4天，逐渐增加透析液剂量，使患者可以耐受。

4．灌入液时间　灌入液时间即将透析液注入腹腔需要的时间，这一过程通常由重力决定。通常灌液需要10～15分钟。影响灌液时间的因素包括：透析液量、透析液袋在患者腹部上方的高度以及是否存在腹膜透析管扭曲或肠动力减少导致的入液阻力。通便是有益的。为使透析效率达到最大，必须使入液时间达到最小。

5. 存腹时间　急性腹膜透析的标准存腹时间 30～90 分钟，这个时间使得尿素及液体的溶质及渗透压梯度最有利于尿素及液体清除。存腹时间少于 30 分钟通常不充分。通常 CEPD 的存腹时间 3～6 小时。在这些患者中，可以缩短存腹时间以增加总的交换次数，从而加强溶质清除。

6. 引流时间　透析液引流通过重力控制，通常 20～30 分钟。主要影响因素包括透析液引流量；引流阻力，即是否存在导管扭曲打折、肠道运动减少、透析液纤维蛋白等；患者及引流袋的高度差异。充分引流非常重要。

7. 换液的次数　通常由患者需要达到的液体清除和溶质清除量来决定。通常标准急性腹膜透析的换液次数是每天 24 次，CEPD 每天 4～6 次。

8. 透析液的添加剂　可以根据特殊情况向透析液中加药。加药过程必须遵守无菌原则。常用药物包括肝素、胰岛素、钾。

（1）肝素：可以临时向透析液中加入肝素 200～500U/L，以防止纤维蛋白形成凝块堵塞腹膜透析管。一旦引流不畅甚至梗阻时，通常对肝素的反应性很差。这时有必要注入纤维蛋白溶解剂。由于肝素或纤维蛋白溶解剂都不会通过腹膜被吸收，因此不会产生全身抗凝。

（2）胰岛素：在糖尿病腹膜透析患者，应用高渗的葡萄糖透析液使得葡萄糖负荷加重，通常需要腹腔内加入胰岛素。需要监测血糖（大约每 6 小时一次）。随着葡萄糖浓度增加，透析液中的胰岛素剂量也要增加，可参考下面的简单公式：1.5%葡萄糖透析液，加入胰岛素 4～5U/L；2.5%透析液中加入胰岛素 5～7U/L；4.25%透析液需要加入胰岛素 7～10U/L。

（3）钾：在 AKI 时，由于标准的腹膜透析液中不含钾，因此可向透析液中加入氯化钾以防止或纠正低钾血症（通常 3～4mmol/L）。

9. 监测液体平衡　准确记录液体出入量及净超滤量非常重要。急性腹膜透析患者医嘱中需要包括记每日出入量、称体重。

第二节　肝硬化

我国慢性肾脏病和终末期肾脏病的患病率逐年升高，同时终末期肾脏病合并慢性肝病的患者也越来越多见。肝硬化进入失代偿期后，由于大量腹水和低清蛋白血症导致全身血容量减少，甚至低血压，而血液透析过程对血流动力学的影响可能使有效循环血容量进一步降低，机体内环境的迅速改变可能增加肝性脑病的危险，以及肝硬化患者的出血倾向均使得血液透析在此类患者的应用中具有一定的局限性。相较而言，腹膜透析具有无需体外循环和无需使用抗凝剂的优点，对于腹水还可以起到引流和治疗的作用，而且既往观察显示腹膜透析还可以降低病毒性肝炎特别是丙肝的感染危险。

由于肝硬化失代偿期患者的疾病特点，在腹膜透析的管理中存在很多不同于其他终末期肾脏病患者的特殊问题，例如腹透置管手术的特殊要求、合并大量腹水时腹透的处方方案、更显著的低清蛋白血症与更高的腹膜炎患病率等。

一、腹透置管手术相关问题

肝硬化失代偿期患者由于低蛋白血症、营养状况差，特别是大量腹水使得腹压增加，腹透置管术后创口愈合是非常值得关注的问题。学者中心以及国外文献报道采取的措施包括术中适当引流腹水、术后绑腹带、腹透过程中卧位为主，以及腹透治疗中采取控制性引流腹水，均可以帮助减轻腹腔张力，起到促进患者创口愈合的作用。另外对于大量腹水腹腔张力较高的患者，可适当延长拆线时间至 3 周。

关于手术相关的其他问题，如术中出血、术后引流不畅等，既往观察性研究中均未提及。根据学者中心经验，只要术前准备充分、手术方法得当，肝硬化患者均可安全耐受手术。

二、溶质清除及超滤

由于肝功能异常，合并肝硬化的终末期肾脏病患者体内毒素蓄积可能比其他患者更明显，大量腹水也导致其存在严重的容量负荷，而很多学者观察发现肝硬化患者进行腹膜透析表现出了良好的毒素清除与超滤能力。学者中心肝硬化腹透患者也能够达到满意的肌酐清除率及尿素清除率（68.7L/w 及 1.83）。有的学者推测肝硬化患者的门脉高压及腹膜面积增加等因素与其腹透时的高转运特性相关。另外由于肝硬化大量腹水时，淋巴形成速度超过淋巴回吸收速度，从而导致小分子溶质及水的清除增加。

三、血流动力学

虽然在理论上和临床实践中，肝硬化腹透患者在腹透过程中能够保持良好的血流动力学定性，但目前缺乏相关的观察性和随机对照研究。有学者对 5 例肝硬化腹透患者观察发现无低血压发生，也极少有直立性低血压。而有的学者报道肝硬化腹透患者低血压的发生率是 24%，高于非肝硬化腹透患者（5%）。肝硬化病情严重程度的不同会影响观察到的低血压发生率，但由于患者样本量等限制，目前还很难进行更深入的探讨。另外由于肝硬化患者血容量的重分布使其易于出现低血压，单纯报道低血压的发生率并不能充分理解腹膜透析在肝硬化患者中应用的优势，将肝硬化腹透与血透患者进行比较应该更能说明问题。

四、腹水

肝硬化失代偿期大量腹水患者常需反复腹腔穿刺引流腹水以减轻腹腔张力，而经腹透置管可以很方便地对腹水起到引流的作用。更重要的是，既往很多观察发现腹膜透析对于肝硬化腹水可起到治疗的作用。腹膜透析治疗肝硬化腹水的机制目前不甚明确，有学者认为可能由于腹压增加对抗门脉高压，从而减少腹水形成。但大量腹水本身形成的腹压增加却并未使腹水减少，很难理解在灌入腹透液后就会对门脉高压产生显著的对抗作用，相关机制值得深入研究。

由于大量腹水的存在，肝硬化患者腹透液引流时不能像其他腹透患者一样完全排净，而需采取控制引流的方法（drainage-controlled PD）。

五、低白蛋白血症

肝硬化患者由于白蛋白合成能力下降、分解代谢增强、蛋白经腹水丢失以及蛋白摄入不足，常导致顽固性低白蛋白血症。而终末期肾脏病患者由于营养不良、炎症也常常合并低白蛋白血症。腹膜透析不仅可以通过清除毒素减轻营养不良与炎症状态，从而改善低白蛋白血症，很多学者还发现腹膜透析在减少肝硬化腹水的过程中可以显著减少腹水蛋白丢失。

除了减少腹水蛋白丢失外，由于肝硬化患者常存在负氮平衡，保证足够蛋白质及能量摄入对于低白蛋白血症的纠正也很重要。肝硬化患者营养指南建议肝硬化患者蛋白质摄入应加量至每日 1.2～1.5g/kg。另外，已有的随机对照研究发现，低蛋白饮食可能导致肝性脑病恶化，而较高的蛋白质摄入不仅不会使肝性脑病发生危险增高，甚至可能可以减轻肝性脑病，因此建议存在肝性脑病时蛋白质摄入不需减量。慢性肾脏病及透析的临床实践指南建议对于终末期肾脏病腹透患者每日蛋白质摄入量应在每日 1.2～1.3g/kg。但多数肝硬化腹透患者很难按照指南要求摄入足够的蛋白质，因此在此类患者中营养不良的发生率还是很高。因此除合并胃肠道症状导致蛋白质能量摄入不足外，有些患者可能因惧怕高蛋白食物引起肝性脑病而自行减少摄入。提示应在严密监测血氨和酸中毒的前提下，适当增加蛋白质能量摄入，观察在营养不良治疗方面的益处。

六、腹膜炎

肝硬化患者由于容易发生肠腔细菌的移位，易于发生原发性腹膜炎。而以乳酸盐为缓冲剂的腹透液可破坏腹水对细菌的防御机制，再加上全身营养状况不佳，因此理论上来说合并肝硬化的腹透患者发生腹膜炎的危险会大大增加。但在临床实践中，关于此类患者腹膜炎的发生率和常见病原菌，数量有限的观察性研究得到结论是有争议的。

有学者认为病原菌构成不一致性与肝硬化疾病严重程度有关，肝硬化病情较轻者其腹水蛋白和补体含量较高，对大肠杆菌起到抑制作用，从而降低了腹膜炎发生率。病情较重的肝硬化患者往往一般状况较差，导致操作能力下降，易于发生接触污染，而使革兰阳性菌腹膜炎发生率增高。另外腹透液连接系统的改进对腹膜炎病原的影响可能也导致不同年代的研究者得到不同的结论。

目前关于肝硬化腹透患者腹膜炎的临床观察受限于均为单中心小样本量回顾性分析，所以很难解释目前临床研究结果的不一致性，有待未来能够进行多中心大样本量前瞻性队列随访研究，一方面阐明此类患者腹膜炎发生流行病学，更重要的是能够探索有效措施减少此类患者发生腹膜炎的风险。

第三节　难治性心力衰竭

心力衰竭最重要的治疗是心功能支持治疗以及缓解由于水负荷过重引起的症状，部分患者经积极药物治疗仍不能纠正心力衰竭，称为难治性心力衰竭。这类患者常常频繁住院，生活质量下降。有研究发现采取保守治疗的难治性心力衰竭患者的1年死亡率达74%。对这类患者进行体外循环超滤脱水往往很困难，因为导致低血压和心脏缺血的风险较大，同时动静脉内瘘也会加重心力衰竭。相比较而言，腹膜透析提供缓慢持续超滤，可以作为更佳的选择。

一、腹膜透析治疗心力衰竭的优势

1．对于充血性心力衰竭患者来说，血容量过多会引起肺水肿，而低血容量会引起低血压，加重心脑肾缺血，维持体液平衡的范围相对较窄。腹膜透析脱水是一个缓慢持续超滤的过程，血流动力学波动较小，为降低水负荷提供了一种稳定而有效的治疗方式，在治疗心力衰竭的过程中可以更好地保护患者的残肾功能。

2．与普通血液透析相比，腹膜透析对于中分子物质的清除效率更好。在心力衰竭的发病与进展中有多种细胞因子和激素的参与，例如TNF、IL-1、活性氧自由基（ROS）、一氧化氮、血管升压素、血管紧张素及醛固酮等，同时这些物质在肾损伤的发病机制中也有一定的作用。由于肾功能是心力衰竭患者死亡的重要预测因子，而且是比射血分数下降更强的预后指标，所以心力衰竭与残肾功能下降常形成恶性循环。由于这些物质大多可经腹膜透析清除，所以腹膜透析可以从发病机制上对心力衰竭起到治疗作用，而且有助于保护肾功能。

3．低钠血症是心力衰竭预后不良的因素之一，而腹膜透析存在的钠筛现象有助于纠正低钠血症。研究发现，血钠＜136mmol/L的心力衰竭患者，其60天死亡危险是血钠＞136mmol/L患者的2倍，再住院风险也显著增高。一项随机对照研究发现，输入高张钠（3%氯化钠）同时给予利尿剂比单纯使用利尿剂可以显著降低心力衰竭患者的死亡风险，在31个月的随访中，前者的死亡率仅为后者的50%。但目前还缺乏相关研究明确证实腹膜透析可以通过纠正低钠血症使心力衰竭患者进一步获益。

二、伴有ESRD的充血性心力衰竭患者的腹膜透析治疗

透析人群中心力衰竭的患病率较高，HEMO研究及USRDS的数据发现透析患者中心力衰竭患病率在30%以上。伴有心力衰竭的透析患者的预后显著差于无心力衰竭的透析患者，其5年生存率低于10%，甚至有研究发现在透析开始时即存在心力衰竭的患者5年生存率为0。

此类患者中一部分是已经在接受规律腹膜透析治疗，发生心力衰竭后继续给予腹膜透析治疗，但积极调整透析方案，另一部分患者是即将进入透析或既往行规律血液透析，因心血管系统不稳定而选择了采用腹膜透析治疗。在这两类患者中进行的研究均发现腹膜透析不仅可有效改善ESRD合并充血性心力衰竭患者的临床症状，还可使左室射血分数显著增加。有学者对USRDS的数据分析表明，与血透相比，腹膜透析患者因心力衰竭住院的危险降低36%，如基线不合并心血管疾病，此危险甚至降低达40%。值得注意的是，由于腹膜透析的液体清除量较难预测，当存在腹膜功能衰竭时可能存在液体清除不充分，在家透析导致医疗监测和处方调整更少，所以在进行腹膜透析治疗心力衰竭时需密切注意对患者的透析方案进行严密的监测与及时的调整。

三、不伴有ESRD的充血性心力衰竭患者的腹膜透析治疗

部分心力衰竭患者无慢性肾脏病病史，或虽有慢性肾脏病但未进入终末期肾脏病，由于心排血量降低导致肾脏灌注不足，继而通过RAS系统和交感神经激活等神经内分泌机制共同导致肾功能受损，通常对利尿剂及其他抗心力衰竭药物治疗反应较差，使心力衰竭的治疗难度及死亡率增加。对于此类患者，也可以考虑通过腹膜透析治疗缓解水负荷过重的临床表现。

既往对于此类患者的研究发现，腹膜透析通过清除多余的水分，可以使水负荷平稳下降，从而改善肺顺应性，增加左室舒张期容量，进而改善心排血量，起到减少心力衰竭住院率和住院时间的作用。甚至有学者发现腹膜透析治疗难治性心力衰竭时，不仅血流动力学指标好转，患者的肾血流量和肾小球滤过率也得到显著改善，对利尿剂的反应也明显改善。

值得注意的是，目前对于不伴 ESRD 的心力衰竭患者行腹膜透析治疗，经验均来自于病例报告，缺乏腹膜透析与体外循环超滤脱水的比较性研究，而且多数研究中患者的中位生存时间为 1～2 年，目前还很难确定腹膜透析对于难治性心力衰竭患者长期预后的改善作用。

四、腹膜透析治疗难治性心力衰竭的相关问题

腹膜透析治疗难治性心力衰竭常常需要在置管后尽快开始透析，但过早开始腹膜透析是发生渗漏的危险因素，所以通常心力衰竭患者急性期治疗宜采取递增型治疗模式。起始剂量 500～1000ml 的高浓度腹膜透析液存腹 1～2 小时，此后逐渐增加剂量，也可以使用腹膜透析机给予腹膜透析。也有腹膜透析中心在腹膜透析置管后先经中心静脉置管行血透过渡，情况稳定后才开始行腹膜透析治疗。无 ESRD 的心力衰竭患者选择腹膜透析治疗通常给予间断腹膜透析模式，每日交换 1～3 次，糖浓度根据患者自身情况进行调整，多数情况下使用高糖透析液。

新型腹膜透析液例如 iC4dextrin，由于其超滤效果更好，非常适合用于心力衰竭患者。iC4dextrin 具有以下优势：①更好地保持腹膜透析液渗透压，提供更为生理的超滤过程；②通常仅需一次交换，降低接触污染机会，降低腹膜炎发生率；③不增加糖吸收，对碳水化合物及脂代谢的影响较小，而且减少对于腹膜的炎症刺激；④改善全身炎症状态，阻断心力衰竭的发生与发展。有学者使用 iC4dextrin 治疗难治性心力衰竭的非尿毒症患者获得良好疗效，患者的心功能（NYHA 分级）和射血分数得到改善，肌酐清除率有所增加。目前还缺乏比较 iC4dextrin 和普通含糖透析液治疗心力衰竭的研究。

此外，在准备使用腹膜透析治疗难治性心力衰竭之前，需要对患者、家属及家庭条件进行全面的评估、培训及教育，还要考虑到医疗报销等经济层面的问题，以保证患者得到最佳的医疗支持。

第五篇　透析技术在急诊科的应用实践

一、血液净化在急诊的临床应用

急诊应用血液净化的目的主要有两大类，一是急性肾损伤伴或不伴有其他脏器功能的损伤；二是非肾脏疾病或非肾损伤的急危重症状态，如器官功能不全的支持、缓慢清除水分和溶质、稳定水电解质等内环境、中毒等。

1. 急性肾损伤（AKI）　血液净化治疗 AKI 的指征：①AKI 患者伴有血流动力学不稳定；②AKI 患者伴有颅内压增高或脑水肿；③AKI 患者伴有心功能不全；④AKI 患者伴有高分解代谢；⑤AKI 患者伴有严重水、电解质和酸碱紊乱；⑥AKI 伴有肺水肿。

目前已知的各种血液净化方式均能用于 AKI 的治疗。对血流动力学不稳定的 AKI 患者，建议采用 CRRT 或持续缓慢低效透析（slow low-effeciency dialysis，SLED）。CRRT 时置换液超滤量应达 20～25ml/（kg·h）以上，采用间断或延长 RRT 时，每周尿素清除指数（Kt/V）至少应达到 3.9。

AKI 诊断目前采用 2012 年改善全球肾脏病预后组织（KDIGO）所确立的 KDIGO-AKI 诊断标准：48 小时内血肌酐增高≥0.3mg/dl（>26.5μmol/L），或血肌酐增高至≥基础值的 1.5 倍，且明确或经推断其发生在之前 7 天之内；或持续 6 小时尿量<0.5ml/（kg·h）。

AKI 血液净化的治疗时机目前尚缺乏公认的标准，应根据临床和实验室指标的变化趋势，而非单一尿素氮和肌酐值来决定 RRT 的时机。一旦出现危及生命的容量、电解质和酸碱平衡等异常，即应紧急行 RRT。对于危重症患者伴有的 AKI 应早期开始 CRRT 治疗，液体超负荷（fluidoverload，FO）是开始 CRRT

治疗的重要指标之一，当累积的体液超过体质量10%时定义为FO。

何时终止CRRT治疗的指征目前无统一标准。推荐患者临床病情好转和肾功能恢复（尿量增加）可暂停肾脏替代治疗。

2. 急性失代偿性心力衰竭（acutedecompensated heart failure，ADHF） 对于液体超负荷（FO）及利尿剂抵抗的ADHF患者，可在肾功能恶化前尽早行血液净化治疗，常用的模式有SCUF和CVVH。

体外循环血量过大可造成有效循环血量不足和严重低血压，治疗时血流量建议＜200ml/min，净超滤率＜30ml/（kg·h）。

ADHF是急性呼吸窘迫的常见病因，有致死可能。ADHF的病因包括左心室收缩或舒张功能障碍、心脏负荷改变，以及瓣膜疾病。心力衰竭可为新发，也可为慢性疾病加重。这类临床综合征的特征是心脏充盈压升高，导致液体迅速积聚于肺间质和肺泡腔，进而引发呼吸困难（心源性肺水肿）。ADHF也可表现为左心充盈压升高和呼吸困难而不伴肺水肿。少数情况下，ADHF表现为低心输出量状态，其特征是乏力、显著的运动耐受不良、厌食和认知功能障碍。

ADHF且利尿剂抵抗和（或）肾功能损伤的患者可进行超滤。相对于利尿剂治疗，超滤通过清除等张液体能维持生理性电解质平衡，可调节液体清除的容量和速率，以及可以降低神经激素活性等。3项随机试验（UNLOAD、RAPID-CHF和CARESS-HF研究）比较了超滤和利尿剂治疗对ADHF患者的作用，发现虽然超滤是去除液体容量的有效方式，但仅限用于积极利尿治疗未获得充分疗效的患者。该推荐与ACC/AHA2013年的HF指南一致。

3. 急性中毒 建议药物或毒物中毒后4～6小时内行血液净化治疗，12小时后再进行治疗效果较差。对于药物或毒物剂量较大、中毒症状明显的重症患者，经洗胃和内科常规处理后，应立即进行CRRT或HP治疗；对于部分中毒症状不明显，但伴有一个及以上器官受损的患者，尤其是伴有急性肾衰竭的患者，在出现严重并发症之前，即应行血液净化治疗。

有机磷中毒有明确血液净化指征者，早期CVVH联合HP效果更佳。

毒蕈中毒没有特效解毒剂，症状较轻者无须血液净化治疗；症状较重、血液毒素水平较高者及早行血液净化治疗，推荐CRRT或HP联合CRRT的序贯治疗为首选血液净化手段。

蜂毒中毒多种血液净化方式有良好的治疗作用，包括HD、PD、HP以及HP联合HD的序贯治疗，合并MODS者推荐CVVH。建议常规治疗基础上尽早启动CRRT治疗。

毒鼠强中毒建议行CRRT治疗，若不具备CRRT治疗条件，可连续多次进行HP联合HD治疗，治疗时间8～12小时。

关于各种毒（药）物中毒血液净化治疗及其模式选择，由于缺乏有价值的循证医学研究证据，临床医师应结合毒（药）物相对分子质量大小、溶解度、半衰期、分布容积、蛋白结合率、内源性清除率（包括肾、肝等）、药（毒）代动力学及临床经验等因素，决定是否进行血液净化治疗及其模式选择。

国际中毒血液净化（EXTRIP）工作小组推荐与建议：①锂、铊、水杨酸、丙戊酸、茶碱、二甲双胍、巴比妥类（长效）、甲醇等中毒适合血液净化；②苯妥英、对乙酰氨基酚、卡马西平中毒可尝试用血液净化；③地高辛、三环类抗抑郁药中毒不适合血液净化。

相对禁忌证有：①严重心功能不全者；②严重贫血或出血者；③高血压患者收缩压＞220mmHg；④血管活性药难以纠正的严重休克。

上述毒（药）物中毒，血液净化多用于重度中毒患者。对于急性百草枯中毒，目前EXTRIP尚未公布推荐意见。基于国内专家经验，对于百草枯中毒，建议应尽快行血液灌流，2～4小时内开展者效果较好，可根据血液毒物浓度或口服量决定一次使用一个或多个灌流器，以后根据血中百草枯浓度决定是否再行血液灌流等相关血液净化治疗。

影响毒物清除的特性包括：①蛋白结合率。毒物主要与白蛋白结合，只有游离的毒物才可以被血液净化清除，结合的毒物只有通过血液灌流清除；②分布容积（Vd）。毒物剂量除以稳定状态下毒物的浓度，代表毒物在血管内外分布的比例。Vd大说明毒物与组织结合率高，分布在血管外，较难清除（如地高辛和三环抗抑郁药）；Vd小说明毒物与血液中蛋白结合率高，分布在血管内（如苯妥英钠、苯唑西林）。Vd 小、蛋白结合率低的毒物选择 CVVHD 或 HDF；对于蛋白结合率高的毒物，对流和弥散的清除率很低，宜采用 HP 或 PE；生物毒素相对分子质量很大的如蛇毒，与组织亲合力很大，造成的危害不可逆，血液净化疗效尚不肯定。Vd 大的毒物存在“二次分布”现象，血液中毒物很快分布到组织中，故强调早期治疗；即使血液中毒物被清除，组织中毒物会不断地转移到血液中，易出现血液中浓度反跳，故采取序贯性血液净化方式 HP 联合 CBP，治疗如蜂毒中毒。血浆置换能清除体内已与血浆蛋白结合的毒素，且能补充白蛋白、免疫球蛋白、凝血因子等。CVVH 具有血流动力学稳定、能有效清除中小分子物质和消除组织水肿、置换液补充个体化，以及利于营养支持等特点，更适用于中毒所致 MODS。

4. 脓毒症　CRRT 治疗脓毒症的时机建议早期干预，诊断脓毒症休克 12～48 小时内开始 CRRT 治疗。CVVH/CVVHDF 为主要治疗模式，亦可采用多种模式杂合的 CRRT，如 CVVH/CVVHDF、脉冲式高容量血液滤过（pulse high volumehemofiltration，PHVHF）、持续性缓慢低效透析（SLED）、高截留量血液滤过（HCOHF）、高吸附血液滤过（HAHF）、HP、PE、配对血浆分离吸附（CPFA）等。

CRRT 治疗脓毒症包含两个方面：一是针对脓毒症相关的 AKI，二是针对脓毒症引发的 SIRS 以及多器官功能障碍综合征（MODS）。脓毒症诱导的急性肾小管坏死（acutetubular necrosis，ATN）常常与肾前因素有关，如肾灌注降低和全身性低血压。但是在脓毒症相关的高输出量性心力衰竭时可能会观察到肾脏灌注压增加。其他因素也可促使该影响产生，如细胞因子的释放及细胞因子激活中性粒细胞。

如何界定“早期治疗的时机”，目前尚无一致性指标。建议临床医生可将危重患者入院或入住 ICU 的天数、AKI 标准和器官（MODS、SOFA）及全身病情（APACHE Ⅱ）评判的标准结合，制定早期开始 CRRT 治疗的指标。脓毒症等需器官支持治疗的前提下，尽早开始 CRRT 治疗。

血液滤过作为一种血液净化模式，可清除导致感染性休克血流动力学崩溃的炎性分子，从而改善预后。然而小规模随机试验数据表明，在脓毒症休克患者中，常规应用血液滤过（高容量或连续性）模式的肾脏替代治疗来代替传统的血液透析证据尚不足。初步研究表明，与常规 HD 相比，高容量血液滤过或许能给脓毒症的 AKI 患者带来获益。小样本随机试验进行的 Meta 分析和一项多中心前瞻性研究（IVOIRE）未得出获益结果。同样的，一项评价脓毒症患者予 CVVH 治疗的随机试验也没有显示炎症介质清除或临床结局的改善。另一项试验因中期分析显示无论是重症脏器功能衰竭发生的频率还是严重程度，血液滤过组要明显高于对照组，研究因此提前结束。

5. 重症急性胰腺炎（severe acute pancreatitis，SAP）　SAP 以胰腺出血坏死为特征，病死率高达 20%～30%，早期死亡的原因主要是全身炎症反应综合征继发的 MODS，SAP 的晚期死亡多和感染导致的脓毒症有关。SAP 行 CRRT 治疗应在确诊 48～72 小时内进行，伴有以下情况者可立即治疗：①急性肾功能衰竭，或尿量≤0.5ml/（kg·h）；②2 个或 2 个以上器官功能障碍；③早期高热（＞39℃）、伴心动过速、呼吸急促，经常规处理效果不明显者；④严重水电解质紊乱；⑤胰性脑病或毒性症状明显者；⑥急性肺损伤或 ARDS。CVVH、CVVHDF 是合适的 CRRT 治疗模式，建议高容量血液滤过，治疗剂量不低于 35ml/（kg·h）。

高甘油三酯血症胰腺炎（hypertriglyceridemiapancreatitis，HTCP）若血清甘油三酯水平＞11.3mmol/L，且血清脂肪酶大于 3 倍正常上限并且存在低钙血症、乳酸酸中毒体征或炎症/器官功能障碍恶化体征，且其无血浆分离置换禁忌证，建议采取紧急血浆分离置换疗法（TPE）。

高甘油三酯血症（hypertriglyceridemia，HTG）是急性胰腺炎中仅次于饮酒和胆石症的第三常见病因。对于重度或极重度 HTG 加上高脂肪酶水平（＞正常上限 3 倍）的重度 HTGP 患者，TPE 是有益且首选的治疗方法，因为血浆中的甘油三酯阻碍过滤。建议采用枸橼酸盐抗凝。采用枸橼酸抗凝与降低患者病死率相关，枸橼酸是生存的独立预测因子。目前尚无证据做出有关合适的血浆分离置换液（白蛋白：新鲜冰冻血浆）的推荐。一个治疗周期后复查血清甘油三酯水平，若低于 5.7mmol/L，则停止血浆分离置换治疗。若甘油三酯水平升高（＞5.7mmol/L），通常再行血浆分离置换治疗。早期启动血浆分离置换更可能获益。

6. 严重创伤　严重创伤患者常合并严重的横纹肌溶解综合征和脓毒血症，尽快清除肌红蛋白和炎症介质是治疗的关键。建议采用 CVVH 或 CVVHDF 模式治疗，置换液流量＞35ml/（kg·h），如果可行，建议采用持续 HVHF 模式治疗，急性期推荐置换量≥3L/h。并根据病情，联合血浆置换和（或）内毒素吸附等技术。

严重创伤患者开展 CRRT 治疗时，首选局部枸橼酸盐抗凝。采用局部枸橼酸盐抗凝时，枸橼酸的剂量应＜26mmol/h。

由于挤压或压力导致的肌细胞破坏引起的全身性改变称为挤压综合征。损伤导致肌肉破坏后产生的大量肌球蛋白是一种肾毒性物质，AKI 的发生与之有关。临床特征有：①肌肉：肌浆膜泄漏、肿胀、肌间隔综合征；②循环：休克、心律失常及高钾、低钙血症所致心肌抑制、凝血功能紊乱；③电解质紊乱和代谢性酸中毒；④AKI：休克所致肾血管收缩、肌球蛋白血症所致急性肾小管损害。治疗方面除了常规的补液、碱化尿液和肌间隔综合征治疗外，应尽早行 RRT，由于肌球蛋白相对分子质量较大，在选择 RRT 时应尽量选择高通量滤器，最大限度清除血浆中的肌球蛋白。此外 CRRT 对电解质紊乱、代谢性酸中毒的纠正均可减少 AKI 的发生及促进已发生 AKI 的肾功能恢复。

挤压综合征患者一旦发生 AKI，除了维持液体及电解质平衡与组织灌注之外，并无特异性治疗，按血液净化适应证开始透析，包括 FO、高钾血症、严重酸血症和尿毒症。由于致死性高钾血症的风险很高，挤压综合征患者可能需要频繁地（每日 2 次、甚至 3 次）血液透析。使用肝素进行持续抗凝可能加重严重创伤患者的出血风险。局部枸橼酸盐抗凝避免了抗凝相关问题，但合并严重肝功能不全和低氧血症的患者不适于枸橼酸抗凝。

7. 急性电解质紊乱

（1）急性血钠异常：血清钠浓度≤120mmol/L 界定为重度低钠血症。对 AKI、慢性肾衰竭、肾病综合征、心力衰竭、严重创伤、烧伤、脓毒症和 MODS、中毒等合并有严重低钠血症患者应考虑应用 CVVH 治疗。

CVVH 治疗重度低钠血症时，开始置换液钠离子浓度高于血清钠离子 15～20mmol/L，置换液速率 2L/h，血流量 200～250ml/min。治疗初期 6 小时内，血清钠离子浓度上升速度为(2.5±0.4)mmol/(L·h)，此后逐步下调血清钠离子上升速度至（1.2±0.1）mmol/（L·h）。

低钠血症初始治疗的目标为 24 小时内升高血清钠浓度 4～6mmol/L，避免过快的纠正。对于需紧急治疗的患者，应在 6 小时或更短时间内快速达到上述目标；此后至 24 小时时，血清钠浓度可保持在恒定水平以防止过快纠正。任一 24 小时内，应控制血清钠浓度的上升少于 9mmol/L。一般来说，随后数日可保持该血清钠浓度升高速度，直到血清钠浓度正常或接近正常。1998 年开始报道 CVVH 治疗严重低钠血症。其优点为：①血钠上升速度可通过置换液 Na^+浓度调整，置换液可迅速使血液中的溶质浓度与置换液接近；②调节超滤量，精确控制容量平衡；③能清除其他溶质；④可清除其他对组织损伤的介质，如炎症介质、细胞因子等。

急性盐中毒的患者偶尔会发生 AKI 和少尿，对于这类患者建议行血液透析，可在避免液体过剩的同时降低血清钠。急性高钠血症的治疗目标为 24 小时内使血清钠快速降低至正常水平（即 140mmol/L）。对于极高血钠浓度（＞200mmol/L）的患者，建议采用 CVVH，通过加入少量 30%或 23.9%的盐水，将置换液中的钠浓度调整至比血清钠浓度低 8～10mEq/L。监测血清钠浓度，如果血清钠浓度在 6 小时内下降幅度超过 2mmol/L，则需要重新调整透析液钠浓度。

若已知或推测低钠血症起于过去的 24 小时内，或数小时内由于水摄入大量增加导致超急性水中毒（如自我诱导的水中毒，见于马拉松运动员、精神病患者和摇头丸使用者），或者短时间内（通常＜24 小时）钠摄入增加导致超急性盐中毒（如盐浴、输注高渗性碳酸氢钠治疗代谢性酸中毒、头部外伤给予高渗盐水或者宫内给予高渗盐水诱导流产造成的全身吸收等），称为“急性”血钠异常。低钠/高钠持续时间超过 48 小时为慢性低钠/高钠血症。在超急性电解质紊乱时，快速纠正血钠浓度的耐受性好，可使用常规血液透析来迅速纠正此类电解质紊乱，而不产生容量超负荷，有效避免渗透性脱髓鞘（也称为中央桥脑髓鞘溶解症）、脑疝和癫痫发作的风险。

（2）重度高钙血症：对于血清钙浓度介于 18～20mg/dL（4.5～5mmol/L）并有神经系统症状，但循环系统稳定的重度高钙血症患者，除药物治疗外，应考虑使用无钙透析液进行血液透析。

应用无钙或几乎不含钙的透析液进行血液透析及腹膜透析（虽然速度较慢）都是高钙血症的有效治疗方法，两者被认为是治疗高钙血症的最后手段。透析适用于存在严重恶性肿瘤相关性高钙血症的肾功能不全或心力衰竭，且不能安全地进行补液治疗的患者。应用 HD 治疗无肾功能衰竭的高钙血症患者可能需要更改常规透析液成分，以避免加重病情或引发其他代谢异常，特别是低磷血症。

（3）高钾血症：常规措施疗效不佳的严重高钾血症危及生命者，需要进行血液净化治疗，HD 是合适的模式。透析后钾反弹较大的患者可能需要每日透析或者行 CRRT 以避免发生反复重度高钾血症。

血钾浓度＞5.5mmol/L 称为高钾血症。高钾血症是一种常见的临床疾病，通常由急性或慢性肾脏疾病（chronickidney disease，CKD）和（或）抑制肾素-血管紧张素-醛固酮轴的疾病或者药物造成的尿钾排泄功能受损导致。

常规措施疗效不佳、高钾血症较严重或因明显的组织分解引起大量钾离子从受损细胞中释放预计血清钾水平会迅速升高时，则需要进行血液净化治疗。血液透析是首选方案，因为 CRRT 纠正高钾血症较为缓慢。HD 每小时可去除 25～50mEq 的钾离子，速度差异取决于初始血清钾浓度、选用透析仪的类型和表面积、血液流速、透析液流速、透析时间长短和透析液钾浓度。决定去除钾离子速率的主要因素之一是血浆和透析液的钾浓度梯度。所有血液透析后去除了钾离子的患者均会发生血清钾浓度反弹性升高，这是因为透析时血清钾离子浓度下降产生了一个使钾离子向细胞外移动的梯度。因此，通常不应在血液透析完成后立即检测血清钾浓度，此时测得的结果可能存在误导性。在由于受损细胞（如肿瘤细胞溶解、横纹肌溶解）大量释放钾离子而接受紧急血液透析治疗高钾血症的患者，以及在临透析前血清钾浓度高的患者接受定期维持性血液透析之后，血液透析后钾反弹更为明显。高钠透析液也会使钾反弹增加，这是因为血浆渗透压增加形成梯度使得水分向细胞外移动，继而钾离子向细胞外移动。

8. 中暑　热射病（heat stroke，HS），即重症中暑，是由于暴露在高温高湿环境中导致机体核心温度迅速升高，超过 40℃，伴有皮肤灼热、意识障碍（如谵妄、惊厥、昏迷）等多器官系统损伤的严重临床综合征。对患者的受损器官进行对症支持治疗，CRRT 是一种不可或缺的手段。

CRRT 的启动时机：①一般物理降温方法无效且体温持续高于 40℃超过 2 小时；②血钾＞6.5mmol/L；③CK＞5000U/L，或上升速度超过 1 倍/12 小时；④少尿、无尿，或难以控制的容量超负荷；⑤Cr 每日递增值＞44.2μmol/L；⑥难以纠正的电解质和酸碱平衡紊乱；⑦血流动力学不稳定；⑧严重感染、脓毒血症；⑨合并多脏器损伤或出现 MODS。如果满足以上两项或两项以上，则应立即启动 CRRT 治疗。

停用 CRRT 指征：①生命体征及病情稳定；②CK＜1000U/L；③水、电解质和酸碱平衡紊乱得以纠正；④尿量＞1500ml/d 或肾功能恢复正常。如其他器官均恢复正常，仅肾功能不能恢复的患者，可考虑行血液透析或腹膜透析维持治疗。

9. 联合体外膜肺氧合（extracorporeal membraneoxygenation，ECMO）　ECMO 原理是将体内的静脉血引出体外，在血泵的驱动下，经过膜式氧合器氧合，再输回患者体内。动力泵产生循环动力血液的转流减轻了心脏负荷、增加脏器灌注，膜式氧合器代替肺的工作，提高了血液的氧合，使全身氧供和血流动力学处在相对稳定的状态。AKI 和 FO 是需要 ECMO 辅助的危重患者常见的并发症，AKI 的发生率和合并 AKI 患者的病死率分别高达 70%～85%和 80%。

RRT 是 ECMO 辅助中 FO 和 AKI 的有效治疗手段。2012 年依据体外膜肺生命支持组织（Extracorporeal LifeSuppont Organization，ELSO）的一项调查结果显示，ECMO 同期进行 RRT 治疗的适应证主要是：FO（43%）、AKI（35%）、FO 预防（16%）、电解质紊乱（4%）和其他（2%）。ECMO 可作为 CRRT 的新的组合应用，联合多种血液净化疗法，在充分心肺功能支持治疗的基础上，清除毒素和炎症介质，维护内环境的稳态。

ECMO 辅助患者均处于至少一个脏器功能衰竭的状态，如果合并肾功能不全，AKI 一期的患者应及早行 RRT 治疗，防止继发的多脏器功能衰竭。在 RRT 模式的选择上，CVVH 和 CVVHDF 是最常用的模式。出于对疗效、血流动力学、资源消耗和抗凝等方面的考虑，CRRT 和间歇性肾脏替代治疗（IRRT）的优劣并没有明确的定论，近年来又提出了延长式间歇性肾脏替代疗法（PIRRT），以避免上述两种方式的缺点。以目前的证据，无论选择何种模式，透析效果和对患者预后的影响并不显著。透析剂量与 RRT 的模式相关，IRRT应确保每次透析的Kt/V大于1.2；CVVH建议35ml/（kg·h）的速度；CVVHDF也至少应保证20ml/（kg·h）。在临床实际情况下，受限于循环稳定、出入量控制等因素，不容易达到透析充分性，在临床条件容许的条件下尽量充分透析。除了透析量之外，RRT治疗中的液体绝对滤出量，要根据患者的液体累计负荷和有效血容量的需求掌握。

二、腹膜透析在急诊危重病患者中的应用及护理

1．应用　急性肾衰竭（acute renal failure，ARF）主要发生于院内，其发生率约占所有住院患者的5%，其中0.5%需要进行透析治疗。在ICU中，ARF是多脏器功能衰竭的最终结果，也解释了ICU中死亡率升高和透析需要增加的原因。

腹膜透析（peritoneal dialysis，PD）是利用腹膜作为透析膜，向腹腔内注入透析液，通过弥散和超滤作用，清除机体代谢废物和过多的水分，同时由透析液补充必要的物质，达到清除代谢废物和纠正水、电解质、酸碱平衡紊乱的目的。PD过程中心血管系统负荷较小腹腔注射胰岛素使血糖控制更加简便和合理；体内容量波动幅度较小，多数患者内环境相对稳定，更利于其耐受。一项加拿大成人肾脏多中心研究发现，ICU中CRF的透析方式发生了很大的变化，连续性肾脏替代治疗（CRRT）比例从5年前的9%升高到26%，PD从8%降至3%，但仍有81%的中心在ICU进行PD治疗CRF，原因可能为PD无需抗凝剂。此外，腹膜透析液反复灌洗可不断稀释、排除渗入腹腔内的各种酶类、多肽类血管活性物质、炎性物质、细胞因子，阻止其吸收进入血液循环，减缓或阻止全身炎症反应过程和脏器损害的发生、进展。

2．护理

（1）术前护理：腹膜透析置管术前向患者及家属解释透析目的、手术过程，消除患者顾虑，取得其合作。床边置管手术需做好病房的消毒隔离工作。手术当日晨清洁腹部皮肤，多毛者备皮；手术当日禁饮食，术前尽量排空肠腔、膀胱，避免手术误伤。备齐用物：腹膜透析管、钛接头、短管、干热法加热至37℃的腹膜透析液、隧道针、导针等。

（2）术中配合：虽然腹膜透析置管术的操作时间短暂（45～60分钟）且腹部伤口较小（3～4cm），但是由于是打开腹腔的直视手术，故严格的消毒铺巾操作必须仔细进行，若患者能搬动尽可能在手术室内进行，以减少感染。腹膜和腹直肌后鞘应仔细缝合，不应存在破口；腹膜透析管的第1个涤纶套应放置于腹直肌后鞘外面；此外还应用双股丝线牢固地缝合腹直肌前鞘。根据患者身高和脐至耻骨联合上缘的距离，选择正确的入口位置，确保透析管末端在膀胱直肠窝或子宫直肠窝。

（3）术后护理：术后开始进行PD操作时，护理人员应进行岗前培训，不适当的透析液温度和操作手法可能造成患者腹膜透析管的大网膜包裹和腹膜透析感染的发生，进而导致PD无法进行的被动局面。术后透析液的量应从少量开始（每次500ml），以后逐渐增加（2周后可以达到每次2000ml），这样可以避免透析液渗漏的发生。每次腹膜透析液交换时还应仔细计算超率量，必要时还应根据水钠负荷进行调控，为控制患者的体液平衡提供依据。保持大便通畅，防止便秘及腹泻。引流不畅或腹膜透析管堵塞，让患者变换体位，排空膀胱；服用导泻剂、灌肠的方法加强肠蠕动。预防腹腔感染，导管出口处及隧道感染可使腹膜炎的发生危险性增加两倍，是腹膜炎迁延不愈和复发的重要原因，也是拔管和退出PD的常见原因。

（4）护理观察：观察患者尿、便、透出液的颜色及腹部疼痛情况，监测体温、脉搏、呼吸、血压的变化，插管后低热一般不超过38℃，2天或3天后可恢复正常，不需特殊处理。注意切口有无渗血、渗液，如有渗液应及时更换敷料，避免腹部用力及便秘。手术后应注意患者血糖的变化，目前国内的腹膜透析液含1.5%、2.5%、4.25%葡萄糖，以高浓度葡萄糖作为渗透剂，通过腹膜的弥散吸收，若存在应激性高血糖或原有糖尿病患者血糖控制不佳的情况，PD的超滤量就有可能减少，从而不能有效地控制患者的水、电解质平衡，所以应将患者的血糖控制在合理的范围内（一般在7～8mmol/L）。

三、急诊血液透析中股静脉插管的护理应用

血液透析是慢性肾衰竭终末期患者维持生命的主要措施，也是治疗急性肾衰、药物中毒的主要手段，而股静脉留置双腔导管，是一种简便快速建立临时血管通路的技术。股静脉周围无重要组织器官、远离心脏、周围血管神经不丰富，置管时患者疼痛较轻、安全系数高、并发症少、成功率高。血液透析实践证明，股静脉插管为临时急症血液透析或过渡性血液透析（即内瘘使用前）提供了常用、安全、有效的紧急通道，是建立血管通路的首选方法，科学、合理、认真的护理，以及必要的健康宣教是保持导管留置成功的关键。

1．股静脉置管及透析的护理

（1）置管前的护理：多数患者插管前病情危重，医护人员应及时、简洁、明确地向清醒患者或昏迷患者家属介绍股静脉插管的重要性及相关事宜。护士应配合医生做好插管前的各项准备工作，检查手术部位皮肤有无破损感染，将穿刺部位清洗干净，必要时进行备皮。

（2）置管中的护理：护士应协助医生进行插管，同时严密观察患者生命体征，如有出血或休克征象，及时报告医生处理。患者在术中出现胸闷、气短等症状时，可给予吸氧。意识障碍或躁动不安者须由护士遵照医嘱给予适当镇静剂，也可使用安全约束带，对患者进行肢体固定，以便进行插管，防止导管扭曲等不良情况影响治疗。

（3）透析中的护理：插管过程中，应同时做好透析机以及透析器、灌流器、管路的准备。待置管完毕后，动静脉端直接连接，开始透析。护士应严密观察患者的生命体征，密切注意插管部位有无渗血、血肿，管路有无扭曲、打折，导管是否保持良好位置，着重观察血流速能否达到透析要求。

（4）透析后的护理：透析结束后，进行封管操作。首先，向导管内动、静脉端分别注入 5～10ml 生理盐水，冲洗管腔，将导管内的血液注入体内，以管内无残存血液为准。然后，按管腔容积推注肝素液封管（一般为肝素 100mg 加生理盐水至 3ml），消毒管口，更换消毒管帽，迅速闭合。用无菌纱布将管头连夹子一起包裹，妥善固定于腿部，护送患者回病房。每次透析前后应与病区护士做好交接班。经常查看穿刺部位有无出血或血肿，以及插管处疼痛、导管脱出等情况。如置管后伤口渗血严重，经及时用无菌纱布和纸卷加压包扎止血，每天换药，透析中减少肝素量，1 周后，患者症状缓解。下次透析前，要做好准备工作，用 5ml 注射器抽吸管腔内上次封管时注入的肝素盐水各 2ml 同时注意判断双腔管是否通畅，若不通畅，用 20ml 注射器高压抽吸，切不可强行向管内推注生理盐水，以免凝集的血块入血，形成血栓。

2．留置导管的健康宣教　血管通路通常被称为血液透析患者的“生命线”，留置导管作为急诊透析和未做好动静脉内瘘的长期透析患者的必要临时血管通道，其重要性不言而喻。为了保护好“生命线”，减少并发症，使透析顺利进行，护理人员除了对患者精心护理以外，对患者进行留置导管相关知识的健康宣教尤为重要。

（1）防止创口局部感染：每次透析时，除前述护理措施外，着重叮嘱患者插管期间不可淋浴，擦洗身体时不要浸湿敷料，保持插管处皮肤清洁干燥，大小便时不要被尿液污染，昏迷及大小便失禁者便后应及时清洗外阴并擦干。潮湿、污染后应及时消毒导管周围皮肤并更换敷料，预防感染。时刻保持病床清洁，污染后及时更换被褥。

（2）防止导管阻塞与打折：告诫患者避免插管扭曲受压。睡眠时取平卧位或置管对侧卧位，术侧肢体不能与腹壁成直角，以免造成导管内梗阻而无法使用。活动时，动作幅度不能太大，走动时宜和缓运动，避免下蹲等动作。

（3）防止留置导管意外脱落：确信固定好留置导管之后，患者方可进行活动。护士应嘱患者穿、脱衣服或擦洗时动作幅度不能太大，限制患者剧烈活动或下肢大幅度运动，以防牵拉造成置管松动或拔出。给患者换药时，要注意观察伤口缝线有无断裂、导管固定是否稳固、有无移位。另外嘱患者及其家属做好导管的自我护理，若发现导管有部分滑出，切不可自行将导管推入，应及时通知医生护士更换导管或更换部位重新插入。对神志不清的患者，应叮嘱家属特别看护，严防患者自行将导管拔掉，导致急性大出血。若不慎脱落，应立即用手指按压出血处，同时设法通知医生，妥善处理。

四、双腔深静脉置管在急诊血液透析中的临床应用

近年来，随着血液净化技术的设备、材料的不断改讲，在急危重症的抢救过程中，急诊血液净化技术在有效地清除炎症介质和体内讨多的代谢产物，纠正水、电解质紊乱，清除毒物，维护机体内环境的稳定和细胞生理功能等方面发挥重要作用，为抢救患者生命赢得了宝贵的时间和治疗的机会。建立一条良好的血液净化血管通路，是保证急诊血液净化顺利进行和充分血透的首要条件，而双腔深静脉置管具有快速、简便、易于操作、安全有效等特点，是行急诊血液净化血管通路的首选。

双腔深静脉置管目前因操作方便，技术成熟，临床应用十分广泛，但作为有创性操作，并发症仍较多，常见如下：①穿刺失败；②穿刺部位出血或血肿；③误穿动脉；④导管相关的感染；⑤心律失常；⑥气胸或血气胸；⑦空气栓塞；⑧窒息；⑨导丝断裂或导丝留在血管内；⑩其他。

并发症的预防：

（1）熟练掌握深静脉穿刺技术。

（2）防止局部出血、血肿及误伤动脉的处理方法：①宣传教育，让患者积极配合，摆好体位，使静脉充盈，确认好穿刺部位；②穿刺时左手示指及中指轻轻按压颈（股）动脉，先用细针注射器局麻后做试探性穿刺，由外向内，避开动脉，见静脉回血后确认静脉位置及方向，再退出细针改穿刺针按原方向角度进针至静脉，如此可避免大号穿刺针反复对局部组织及血管的损伤，可减少局部渗血、血肿的形成；③误伤动脉时应立即拔出穿刺针，并按压 20 分钟以上，无出血及血肿后再行操作；④缝合固定时注意避开颈外小静脉小血管，防止局部渗血；⑤透析结束后加用鱼精蛋白抵抗肝素预防继续出血或采用无肝素透析。

（3）导管相关感染的预防。文献报道股静脉导管留置 1 周发病率为 3.1%，2 周发病率为 10.7%；颈内静脉导管 3 周发病率为 5.4%，4 周发病率为 10.3%。感染途径：①皮肤污染，微生物从患者皮肤沿着导管表面移行；②导管接头污染，治疗、采血、输液、注射药物及中心静脉压测定时导管与外界交通。另外及少见的途径是因为输注了污染的液体。临床预防手段：①所有操作人员必须严格无菌操作，置管前必须仔细消毒皮肤同时避免皮肤损伤，要戴帽子、口罩及无菌手套；②正确护理和及时处理问题可降低感染发病率，局部换药应每日 1 次或者隔日 1 次，清洁干燥的密闭性敷料可使用 1 周，一旦敷料潮湿或被污染，应立即更换；③尽量避免留置导管接口长时间暴露在空气中，一旦卸下肝素帽，应立即接上注射器或血管路，肝素帽应一次性使用。④患者出现畏冷、寒战、发热，能排除其他感染性疾病时，立即做血培养＋药敏检查，并应用抗生素经导管滴注，待血培养结果回报后再调整治疗，血培养阴性亦不能排除感染，均应反复做血培养并抗感染治疗至症状消失 1 周；⑤如导管出口处存脓性分泌物、皮下隧道肿胀应考虑隧道感染。必须使用抗生素 2 周或拔管，耐药性菌反复感染也考虑拔管。即单纯性出口感染可抗菌治疗，一旦扩散到隧道或全身就必须拔管加抗菌治疗。

（4）心律失常多为导丝插入过深或导管过长引起，予以吸氧及稍退出导引钢丝多可恢复，必要时加用抗心律失常药物。操作均应在心电监护及有抢救措施操作间进行。

（5）导管留置时间短均为股静脉置管，若考虑短期不能拔管尽量采用颈深静脉置管。

（6）突发意外应采用应急预案；窒息多为误伤动脉或静脉后引起持续出血，血肿加大，压迫气管所致，应行切开皮肤减压或缝合出血点，必要时气管切开。气胸及血气胸发生应按一般气胸处理，严重时行胸腔闭式引流。导丝断裂或导丝留在血管内多为操作不当或器材不合格，发生后应请血管外科协助解决。

在行急诊血液净化治疗时，血管通路事关患者生命，而双腔深静脉置管因操作简便，血流量充分，能挽救患者生命，是公认的深静脉插管首选。但仍因其保留时间短，并发症多且存在风险，需要我们工作中预防改正。

第六篇　血液透析中心设置与管理

第二十四章　血液透析中心的管理

第一节　区域设置

血液净化治疗机构的区域配置应当遵循环境卫生学和感染控制的原则，做到布局合理、分区清楚、标识明确，清洁区和污染区、通道必须分开，便于工作并顺应功能流程。符合卫生部《医院感染管理规范（试行）》及《医疗机构血液透析室管理规范》和《血液净化标准操作规程-SOP》的规定。

一、清洁区

1．工作人员生活区域　工作人员更衣室、就餐室、值班室等。

2．工作办公区　办公室、会议室、水处理室、配液室、医疗耗材库房，独立的血液净化中心还会有配电间、弱电机房、氧气间、负压泵室。

二、半清洁区

治疗准备室、物品储存室。

三、污染区

透析治疗区、候诊区、接诊区、透析器复用间、污物处理室。

四、功能区域划分

1．工作人员应当从员工入口进入，并在更换衣帽鞋后方可进入治疗和准备区域进行工作。

2．患者及其家属应当从患者入口进入，患者在更衣和更鞋之后，方可进入治疗区域，并在测定血压、脉搏、体重后进入指定的床单位。行动不便患者应在护理员的扶助下，借助轮椅进入透析治疗区域，危重症患者需要透析时，应在具备抢救条件的抢救单位进行床旁透析。家属在休息厅等候，不得进入治疗区域。

第二节　区域配置

一、透析治疗区域配置

1．透析单元　透析机、病床、床用台桌。为防止交叉感染和在紧急情况下不影响抢救，透析单元占地面积应为3.2m^2，床间距不少于0.8m。

（1）有必备接口：固定双路电源，以防备停电；反渗水供给口；透析废液排水口。

（2）有应急设备：供氧装置、负压吸引装置。

2．测评设备　地秤式体重秤、电子血压计、血糖仪等。

3．操作器材　治疗操作车，内置血液透析操作必备物品；抢救车，内置抢救用药及物品、器材；污物车，盛放使用过的或疑有污染、过期或备消毒的医疗器械物品。

4．办公器材　病历车、电脑等。

5．废弃物收集物品　垃圾桶（医用垃圾、生活垃圾）、锐器盒、被服污衣袋。

6．被服　床单、被套、枕套，每次治疗后需要更换的备用品。

二、治疗室配置

1．无菌物品柜　盛放消毒未过期物品，如拆线包、缝合包、静脉切开包；无菌包注明物品的名称、消毒灭菌日期，并按日期先后顺序摆放整齐，定位、分类存放，标识清楚，按时整理补充，方便取用。无菌包在未污染的情况下，可保存7～14天，过期物品应重新灭菌。

2．一次性无菌物品柜　盛放一次性医用治疗耗材，如透析器及回路、穿刺针、注射器、无菌手套、无菌治疗巾、肝素帽、缝合线、输液器、冲洗器、中心静脉导管、消毒药包等。

3．非无菌物品柜　工作必备非无菌物品、医用胶布等。

4．药品柜

（1）备用药：应急降压药和心血管用药，如硝酸甘油、硝苯地平、卡托普利等口服药，以及抗过敏类药物如地塞米松、喘定等注射液。

（2）备用输液药品：生理盐水注射液、5%葡萄糖注射液、50%葡萄糖注射液、10%氯化钠注射液等。

5．操作台　内置消毒药品、操作器具。

6．冰箱　抗凝药物，如肝素、低分子肝素；鱼精蛋白、促红细胞生成素等需要置入冰箱的制剂和药品，以及检查用试剂盒、培养皿及试管等。

7．抢救器材　心电监护仪（携带除颤器）、简易呼吸器、移动吸痰器、氧气瓶（袋），置于移动方便的位置，备抢救急用。

8．垃圾桶（医疗废弃物、生活垃圾类）、锐器盒。

三、水处理与透析液配制间

水处理设备、透析液配制设备。水处理间使用面积不少于水处理机占地面积的1.5倍。

四、医用耗材库房

物品盛放架。

五、更衣室

衣帽柜、穿衣镜、更衣凳。

六、患者家属休息室

长椅、茶几、饮水机，有条件还可配置电视机、轻音乐回放的音响设备及适当的绿色植物盆景，自动饮料贩卖机、报刊架。

七、污物处理室

医用废物垃圾桶、生活垃圾桶、污衣袋。医疗废物箱及分类标识。

八、办公区域

根据实际情况设置。

九、消防器材

按消防规定摆放灭火器，并如期更换保持质量在使用期内。

第三节　区域管理

一、候诊区和接诊室管理规范

候诊区和接诊室既是患者等候区域，也是患者称量体重，医护人员分配患者透析单元、评估生命体征、制订治疗方案，以及开取处方和化验单等的工作区域，应注重该区域的秩序管理。

1．教育患者遵守透析室规章制度，积极配合医护人员工作，保障就诊和治疗有序。

2．保持透析等候区、更衣室环境安静和整洁。

3．患者等候区应保持地面清洁、防湿滑，不得摆放杂物，避免患者跌绊。

4．设置有清晰的挂号、就诊、收费、取药、化验和辅助检查等诊治流程的提示板。

5．在人群集中高峰时段，安排专人进行疏导和管理。

二、血液透析治疗准备室管理规范

（一）治疗准备室功能与设置

治疗准备室是放置各种药物和无菌物品的清洁区域，设置在血液透析室（中心）清洁区的位置。每班次应设置专职护士进行相关操作，进出该区域的人员应由透析中心的管理人员授权，封闭管理。

（二）治疗准备室管理

1．非传染病和传染病的患者应分区，宜设置传染病患者专用治疗准备室。

2．药品管理

（1）各种药品标识明确，独立存放，毒麻药双人双锁专人管理。

（2）静脉用、口服用、外用药物、一次性使用医疗物品标识明确并分类存放，按有效期顺序放置。

（3）根据不同药物特性放入冰箱或药柜中保存，按照时间顺序分类放置。

（4）定期检查治疗室存放药品的有效期，过期药品及时更换。

3．冰箱应使用冰箱温度表持续监测，保持清洁，物品分类摆放整齐。

4．进入透析治疗区域的物品不得再次进入治疗准备室。

5．生活垃圾桶加盖，垃圾产生后随时清理；不得放置医疗废物桶。

6．治疗准备室应达到《医院消毒卫生标准》（GB 15982-2012）中规定的III类环境。

（三）药物配制流程

血液透析过程中所需的肝素溶液、低分子量肝素制剂、红细胞生成刺激剂、铁剂等药品的配制，必须在治疗准备室对每位患者分别进行配制。

1．药品准备

（1）医护人员进入治疗准备室，应衣帽整洁、戴口罩，严格执行无菌操作原则。

（2）每次配药前先对治疗台面进行清洁消毒擦拭，确保治疗台干净整洁。

（3）根据医嘱仔细核对药名剂量，检查有效期、有无破损变色渗漏沉淀等，严格执行无菌原则，保证用药安全性。

（4）摆药、配药后产生的垃圾及时分类处理。

（5）每班清点药物。

2．药品配制

（1）操作台上多种药物时要使用阻隔措施。

（2）配药时应遵循一药一具，不得交叉使用。

（3）静脉药物现用现配。

3．药物使用

（1）配制好的药品注明患者姓名、药品名称、剂量及配制时间，放置在专用无菌治疗盘内备用，根据药品说明书要求存放，不能超过 2 小时。

（2）出治疗准备室进入患者透析单元的药品，不得再送回治疗准备室。

（3）指定患者配制的、已进入透析单元的未使用药品，不能用于其他患者。

（4）各种一次性使用医疗物品应遵循一人、一穿刺针、一注射器和一次性废弃原则。

（5）所有接触过患者的一次性使用物品直接丢弃，所有接触过患者的可复用物品如治疗车、托盘、仪器等必须经过清洁、消毒后才可再次进入治疗准备室。

（6）药品配制前后应二人查对并签名，药品使用前应再次进行查对。

三、血液透析治疗室/区管理规范

1．透析治疗室/区应禁止摆放鲜花、带土植物及水生植物水族箱，不得存放工作人员的生活用品。

2．透析治疗室/区不能存放非本班次、未使用的透析耗材、浓缩液及消毒用品。

3．医疗物品与患者生活物品不得混放。

4．透析机开机、透析管路安装及预冲期间，患者及其照护人员不能进入透析治疗室/区。

5．一个透析单元不能同时放置多个患者的治疗用品。

6．在实施有创操作时，正确使用个人防护用具（手套、口罩、护目镜/防护面罩），禁止在非操作区域戴手套。

7．打开的透析用医疗物品应封闭保存，注明开包时间，有效期 4 小时。

8．每次治疗结束对透析机表面清洁消毒并做好记录，机器表面不得有胶迹、血渍、污渍等。

9．监护仪、除颤器、输液泵、理疗仪等公用医疗器械一人一用一消毒。

10．一次性使用氧气湿化瓶和氧气管专人专用，应一次性使用。

11．复用氧气湿化瓶要一人一用一消毒。

12．急救车内喉镜、开口器、舌钳、重复使用简易呼吸气囊等用后送消毒供应中心集中清洗消毒，避污保存。

13．透析治疗室/区应达到《医院消毒卫生标准》（GB 15982-2012）中规定的Ⅲ类环境。

四、水处理间与配液间管理规范

1．水处理间、配液间应授权封闭管理。

2．保持地面清洁、干燥，不得堆放杂物。

3．使用过的透析液桶、消毒液桶等放置在专门存放区，不能与未使用桶装液体混放。

4．各种水质监测工具应独立存放，保存完好，效期、功能状态正常。

5．透析浓缩液配制前，对透析干粉进行二人查对，现用现配。

6．水处理间与配液间应达到《医院消毒卫生标准》（GB 15982-2012 中规定的Ⅲ类环境。

五、污物处理室管理规范

污物处理室是暂时存放医疗及生活废弃物的场所。

（一）医疗及生活废弃物的管理

各种医疗废弃物处理原则：第一时间、现场（透析治疗区）分类处理，封闭包装，封闭转运，严禁渗漏和遗撒，严禁锐器、生活与医疗废物混放。

1．透析穿刺针、注射针头等使用后应即刻放置专用锐器盒中。

2．治疗结束后应尽快将透析器膜内、膜外及管路内液体通过污水管道密闭排放。

3．透析器、管路及相关用毕的医疗用品（注射器、护理包、棉签、手套等）放于黄色医疗废物袋中。

4．生活废弃物品一律放置黑色垃圾袋中。

（二）污物处理室消毒及环境要求

1．建议设置污物转运专用通道，污物处理室邻近污物通道出日。

2．污物处理室保持干净整齐，通风良好，无异味。

3．各种医疗、生活废弃物密闭存放，存放时间不能超过 24 小时。

4．污物间台面、地面、门把手和保洁车等，每天用含氯消毒剂（500mg/L）或国家许可物表消毒用品进行消毒。

六、洁具间管理规范

洁具间是存放各种保洁工具及其清洗、消毒的场所。

1．洁具间保持干净整齐，通风良好，无异味。

2．消毒剂应现用现配，监测有效浓度，记录详实。

3．清洁用具应分区使用，各区域使用清洁用具分开放置，并在清洁用具上做清晰标识。

4．配置清洁区与污染区（含潜在感染风险区域）分开，普通区与隔离区分开的水池和拖布清洗池，各区域使用清洁工具分别冲洗、消毒，分开干燥存放。

第四节　防控感染

一、防控感染的标准

1．透析治疗区及治疗室等区域，应当按照《医院消毒卫生标准》中规定的Ⅲ类环境的要求进行控制。保持空气清新，进行空气消毒每日 1 次。空气培养每个月 1 次，细菌数应＜500cfu/m^3。室内保持安静，阳光充足。

2．患者使用的床单、被套、枕套等物品，为防止交叉感染应当一人一用一更换，清洗并消毒。

3．床旁监视器（透析机）表面及床用台桌表面，应用含氯消毒剂（500mg/L）擦拭；若血液污染到透析机，应立即用1500mg/L浓度的含氯消毒剂擦拭，再用500mg/L的含氯消毒剂擦拭。透析机的透析液路消毒后方可进行下一次患者的治疗，以防医源性污染；物品表面细菌数应当<10cfu/m³。

4．每次治疗结束应擦地，保持地面清洁，血液污渍应用消毒液（含氯消毒剂500mg/L）处理后再行擦拭。患者进行血液净化治疗时应当严格限制非工作人员进入透析治疗区。

5．对特殊血液透析治疗区域进行管理，对乙型肝炎病毒、丙型肝炎病毒感染的患者及梅毒螺旋体、人类免疫缺陷病毒感染的患者应设有隔离透析治疗间或者独立的隔离透析治疗区，分别在各自隔离透析治疗间内进行专机血液透析，治疗区及血液透析机相互不能混用。配备专门的治疗用品和相对固定的工作人员，对需要隔离的患者进行血液透析治疗；治疗废弃物严格按《医疗废物管理条例》的规定进行分类处理。

6．对新透析患者要进行乙型肝炎病毒、丙型肝炎病毒及梅毒螺旋体、人类免疫缺陷病毒的检查。对所有患者乙肝、丙肝病毒学检查每6个月复查1次，对梅毒螺旋体、人类免疫缺陷病毒的复查应每年进行1次。

7．按照《医院感染管理办法》，严格执行医疗器械、器具的消毒工作技术规范，并做到以下要求：①进入患者组织、无菌器官的医疗器械、器具和物品必须达到灭菌水平；②接触患者皮肤、黏膜的医疗器械、器具和物品必须达到消毒水平；③各种用于注射、穿刺、采血等有创操作的医疗器具必须一用一灭菌；④血液透析使用的消毒药械、一次性医疗器械和器具、无菌物品应当符合国家有关规定。一次性使用的医疗器械、器具不得重复使用。

8．对透析机进行有效的水路冲洗、消毒和定时酸洗。并根据设备要求定期对水处理系统进行冲洗消毒，每次冲洗消毒后应当测定管路中消毒液残留量，确保治疗安全。

9．定期进行水质检测并保留检测单据。

10．对患者进行治疗或者护理操作时严格执行无菌操作技术和手卫生规范，按照医疗护理常规执行操作，并实施标准预防。

11．建立控制医院感染监测制度，开展环境卫生学监测和感染病例监测。及时发现问题，及时进行改进，并分析原因，挖掘隐患和不安全因素，防微杜渐。当发现存在严重隐患时，应当立即报告上级，停止透析工作并进行整改。

12．当发生经血液透析导致的医院感染暴发时，一经确认立即按照《医院感染管理办法》及有关规定上报和采取紧急措施。

13．医疗废物严格按《医疗废物管理条例》的规定进行分类处理；医疗污水应当严格管理，排入医院医疗污水处理系统，消毒净化后排入市政污水管道。

二、感染控制原则

1．明确感染源与潜在危险，制订防控目标、计划、实施细则。

2．制订完善的切实可行的消毒隔离制度并执行制度，避免交叉感染，阻断交叉感染的人为途径、环境和条件。

3．在医院上级院感控制体系的指导下由专人负责，贯彻执行院感规章制度，结合血液净化工作特点提出整改措施，严格监督执行无菌操作制度，定期检查并负责上报结果。

4．提供安全医疗环境和充足的医疗保护及用具，保证人员身心健康。

5．消毒隔离培训，组织医护技人员学习传染病相关知识并形成制度，加强工勤人员培训，熟练掌握消毒隔离知识和技能，使大家对于工作任务、工作质量、质量标准、消毒隔离措施等了如指掌，便于进行全员防控，进行工作及质量管理，在管理中分类定期实施考核。

6．严格新员岗前消毒隔离技术培训考核，提高消毒隔离意识。

7．对患者和家属开展传染病危害、消毒隔离知识的普及宣教，使他们了解卫生知识、讲究卫生，养成良好的卫生习惯。

三、预防感染的实施方法

1．确定感染源与潜在危险

（1）所有患者。

（2）患者血液、体液、分泌物、排泄物及其污染物品。

（3）忽视预防院内感染等意识的人为因素。

2．执行预防感染的双向防护原则

（1）阻断患者经血及非经血疾病的传播途径。

（2）工作人员职业安全防护：

1）工作人员上岗前应掌握和遵循血液透析室（中心）感染控制制度和规范。

2）建立工作人员健康档案，定期（原则上至少1次/年）进行健康体检，以及乙型肝炎病毒、丙型肝炎病毒、梅毒螺旋体和人类免疫缺陷病毒标志物检测，并管理保存体检资料。建议乙型肝炎病毒易感（HBsAb阴性）的工作人员注射乙型肝炎病毒疫苗。

3）个人防护装备的使用：医护人员在执行可能暴露于血液、体液的操作（血管穿刺及血管通路连接与断开等操作）时，应遵循标准预防的个人防护装备使用要求，合理选择所需的个人防护装备。处置传染病患者时，应遵循《中华人民共和国传染病防治法》和《国务院办公厅关于加强传染病防治人员安全防护的意见》（国办发[2015]1号），在基于标准预防的基础上根据传播途径采取额外的隔离措施，并选择不同防护级别的个人防护装备。

4）工作人员遇锐器伤后处理：应遵循《血源性病原体职业接触防护导则》（GBZ/T213—2018）的要求处理。

A．紧急处理办法：从近心端向远心端挤出伤口部位的血液，避免挤压伤口局部，尽可能挤出损伤处的血液，再用流动水冲洗（黏膜用生理盐水反复冲洗），然后用聚维酮碘（碘伏）或其他消毒液（如75%乙醇）进行消毒并用防水敷料包扎伤口。

B．填写《医务人员职业暴露登记表》，上交感染防控管理部门备案。

C．锐器伤后传染病预防措施

①被HBV阳性患者血液、体液污染的锐器刺伤：未接种乙型肝炎病毒疫苗者，应注射乙型肝炎病毒免疫球蛋白和接种疫苗；接种过疫苗并且HBsAb阳性者，无须处理；接种过疫苗但HBsAb阴性者，应注射乙型肝炎病毒免疫球蛋白和接种疫苗；乙型肝炎病毒感染状况不明确，应注射乙型肝炎病毒免疫球蛋白和接种疫苗，同时检测乙肝病毒血清学标志，根据结果确认是否接种第2、3针乙肝疫苗。建议在最后一剂疫苗接种1～2个月后进行病毒抗体追踪检测。

②被HCV阳性患者血液、体液污染的锐器刺伤，目前不推荐采用接触后预防性药物治疗。建议于接触4～6个月后进行丙型肝炎抗体和谷丙转氨酶基线检测和追踪检测。

③被HIV阳性患者血液、体液污染的锐器刺伤，应有专业人员对暴露级别进行评估，根据暴露级别和病毒的载量水平，咨询专业医师考虑是否进行预防性治疗。

3．执行消毒隔离制度　彻底的贯彻执行消毒隔离制度及预防院内感染的相关规定，严格遵守透析治疗的操作规程。具有高尚的职业道德，做到不是应付上级检查而是实实在在、每时每刻的尽到职责。

4．及时发现工作薄弱环节　及时发现预防院感薄弱环节与工作缺陷，制订、落实整改措施，实施和修正、整改计划，注意工作细节和防微杜渐。

5．常规预防院感工作方法

（1）透析治疗区域患者聚集，应当在患者透析治疗完成、通风换气后，再承做下批治疗患者。每日进行空气消毒，预防呼吸道传染疾病。有条件的可在治疗区域安装使用空气层流技术设备，达到净化空气的作用。

（2）六步洗手法是预防感染的重要措施，是减少微生物传播的重要方法。并且非常方便经济、简单易行。六步洗手法也是无菌技术操作的重要基础。护士应该在接触患者前后、进行无菌操作前后、为患者进行护理前后洗手；并且进入和离开隔离透析室、做清洁工作和接触不洁物后均要洗手。设施中应设有流动水洗手设施，开关采用脚踏式、肘式或感应式。洗手用的肥皂应保持清洁、干燥，有条件的医院应使用液体皂。干手可选风干机、纸巾、擦手毛巾等擦干双手，擦手巾应一次性使用。不便洗手时，应配备快速手消毒剂。

（3）进入感染性疾病治疗区域前后，戴口罩和穿脱隔离衣。接触血液、体液和被污染的物品应戴手套，操作完毕脱手套并洗手后退出。

（4）进行血液透析治疗操作及中心静脉留置管配合等应符合无菌操作原则。

1）操作前：环境清洁，衣帽穿戴要整洁。戴口罩并且口罩须遮住口鼻，修剪指甲、洗手（六步洗手法）、戴清洁手套。如戴无菌手套，戴手套时应注意无菌操作步骤和原则，戴手套后如发现破裂，应立即更换。

2）操作中：①无菌物品持取：执行无菌技术操作原则；持取无菌物品（非一次性无菌物品）必须使用无菌持物钳（镊），手臂和未经消毒的用物不可触及无菌物或跨越无菌区。②进行无菌操作时：一份无菌物品，只能供一个患者使用，避免发生交叉感染。并且如器械、用物疑有污染或已被污染，即不可使用，应更换重新灭菌。③使用一次性无菌物品应注意接口部位的无菌，防止污染发生。④接血与回血操作时，穿刺、拔针与机器操作两人合作符合预防感染原则。

3）操作后：①无菌物品存取按管理标准，存放时标明灭菌日期，按类分别放置，定期实施消毒。无菌物品从无菌物品柜中取出时，按照使用量取出物品，一旦物品取出后，即使未使用也不可再放回无菌物品柜。②使用后的医疗废物按医用垃圾处理规定处理，利器放入锐器盒、沾污血液的敷料等物品放入医用垃圾、外包装等归入生活垃圾。③使用后的透析器与回路封闭后才可从透析机的固定器上摘取，归入医用垃圾。注意更换压力传感器，避免血液污染传感器。对在治疗中发生透析器破膜的透析机应当经过消毒处理后，方可为下一位患者进行治疗。

（5）无菌操作技术注意事项

1）开封后的无菌包与无菌溶液有效期均为 24 小时，铺设无菌盘有效期限不超过 4 小时。

2）使用无菌持物钳注意：①使用无菌持物钳取物品时不可触及容器口边缘及内壁，使用时应保持钳端向下不可倒转，用后立即放入容器中。②如到远处夹取物品时，无菌持物钳应连同容器一并搬移，就近取用。③无菌持物钳只能用于夹取无菌物品，不能用于换药、消毒皮肤和其他用途。④无菌持物钳、镊及容器进行高压蒸汽灭菌后应保持干燥，使用不应超过 4 小时。因目前一次性无菌物品的种类增多，无菌持物钳、镊使用机会减少甚至不设置，如果设置，在摆放 4 小时后即使没使用也应按时更换。

3）使用无菌瓶内的溶液时，不可触及瓶口。不可使用棉签直接伸入溶液瓶内蘸取，以免污染剩余的溶液。

（6）透析治疗结束后，透析机外表、床边及床用台桌表面、治疗车用含氯消毒剂（500mg/L）擦拭，以防医源性污染；物表细菌数应当＜$10cfu/cm^2$。

（7）透析治疗结束后，各透析单元使用过的止血钳应当取回，用含氯消毒剂浸泡消毒。如健之素 1500mg/L，浸泡 5 分钟，注意关节处要打开，然后冲洗备用。在有条件的医院的设施，可盛放在固定容器中送供给中心统一灭菌处理。

（8）器械消毒浸泡：应用 2%戊二醛浸泡灭菌，应浸泡 10 小时，使用时以无菌用水冲洗干净。

（9）日常无菌容器及敷料罐每周灭菌 2 次；盛碘酊、乙醇等消毒液的容器应保持密闭，乙醇、碘酊瓶每周更换 2 次，容器每周高压蒸汽灭菌 2 次。在有条件的治疗中心使用一次性碘伏消毒棉签，减少了污染机会，但应当注意使用期限。目前安尔碘作为皮肤消毒剂使用非常广泛，40ml 小的容量，使用方便并安全。

（10）注射时做到一人一针一治疗巾，药物现用现配制。必须抽出的药液或开启的静脉输入无菌液体保留不应超出 2 小时。

（11）高压蒸汽灭菌的物品如无菌包、储槽罐、敷料包，有效期为 7～14 天，敷料包打开后使用有效期为 24 小时。

（12）氧气湿化瓶、吸痰器的负压瓶、必须定期消毒，每次使用结束后进行消毒，湿化瓶用健之素 500mg/L，痰引流瓶用健之素 1500mg/L 浸泡 10～15 分钟。干燥保存。氧气湿化瓶内的湿化液为灭菌水。

（13）治疗室内的无菌物品与非无菌物品分开放置，定期消毒、保持有序标识清楚，每日行紫外线照射消毒1次，每次2小时，减少空气及物体表面的含菌量。空气消毒使用紫外线消毒灯，照射距离1.5～2.0m。

(14)隔离治疗区域按传染病管理制度及其护理常规执行，治疗室及室内物品必须做好隔离和消毒。其用过的器械、被服、病室都要经过严格消毒处理，用过的敷料等医疗废物应特殊标记以便烧毁。

(15)听诊器、血压表每日以健之素500mg/L擦拭，血压表气囊套每周清洗1次，必要时用健之素500mg/L浸泡3～5分钟。体温表使用后应当以75%乙醇浸泡消毒后，擦拭干净，最好一次一用或专人专用。

(16)消毒剂的种类较多，应充分了解消毒剂的作用、不良反应，有效时间、有效浓度，温度对药物的影响，确保使用过程中的有效作用。

6. 治疗区域保洁　血液净化治疗机构中的保洁，不仅是保持环境清洁，地面清洁干燥无污垢和杂物、物表清洁，还有垃圾收集按规定分类、被服定期更换等按医疗工作要求所进行的工作。

(1)地面：每日早、中、晚（患者进入治疗区域前和透析治疗结束患者退出后）清扫并擦地，地面应湿式清扫。并随时保持地面清洁干燥、无垃圾；进行透析操作前半小时，禁止清扫地面等工作。

每周大扫除1次。当有血迹、粪便、体液等污染时，应立即以有效消毒剂擦净。抹布、拖把应分区专用，用后消毒、洗净、晾干。

(2)空气：各室应定期通风换气，每班次患者治疗后通风30分钟，每晚用紫外线灯进行消毒。

(3)物体表面：台面、桌、椅等，每日湿擦拭2次，保持清洁、无尘土。

(4)每次治疗结束后就近分类收集垃圾

1)医疗废弃物收集

①双层医用垃圾袋（黄色）：收集感染性废弃物及药物性废弃物。感染性废弃物是被血液体液污染的物品、手套、透析器及血液回路、储液袋、注射器、一次性尿布类、传染病患者的生活垃圾。药物性废弃物是废弃的失效药物及血制品。

②利器盒：收集可造成损伤的医疗废弃物（损伤性废弃物：穿刺针、针头、手术用刀片、导丝、玻璃药瓶等）。

2)生活垃圾收集：单层生活垃圾袋（黑色），收集生活、办公等废弃物。①一次性无菌物品外包装、无菌输液袋；②患者生活垃圾饮食、果皮、食品饮料包装等废弃物、纸张等。

(5)患者使用过的被服：床单、被套、枕套用毕更换，如有特殊情况应及时更换。且脏被服不能在病室及走廊清点和放置。

四、预防院内感染中劳动保护的管理

1. 在护士中进行职业防范教育

(1)提倡科学的自我保护，防范职业暴露。

(2)合理饮食、营养搭配，保持体质。

(3)防止过劳。

2. 提供充分和优质的保护耗材　如工作服、手套、口罩等。

3. 安全使用医疗器材　感染患者治疗区域器材有明显标识，不混用；使用符合国家标准的医疗器械等。

4. 提供必要的定期体检　每年2次检查乙肝、丙肝标志物检验，必要时提供乙肝疫苗。

5. 营造轻松愉快的工作环境　减轻护理职业压力，防止过度紧张与过劳。

6. 预防针刺事故发生，防止医护人员被感染　在操作中从患者体内拔出针后，应当直接放入利器盒中，不要试图套上针套以免针刺事件的发生。当发生针刺事故时，应立即挤出针孔内的血液，用皂液和清水冲洗后消毒，并对被针刺人员进行血液检查和跟踪检查。如果是患者体液迸溅到眼鼻口黏膜时，应用生理盐水或水大量冲洗，同时应当查对患者有无传染性。如被HBV或HCV阳性患者血液污染，应在24小时内注射乙肝免疫高价球蛋白，并检查乙肝标记物。阴性者应在1～3个月再复查，仍为阴性者给予皮下注射乙肝疫苗。

五、健康教育

1．传染病知识的普及教育，如呼吸道传染的疾病：肺结核、病毒性感冒、非典型性肺炎；消化道传染途径的感染如肝炎、痢疾等。

2．各种传染途径的预防措施指导，如食具、牙具不混用，感冒应戴口罩等。

3．良好个人卫生习惯的养成指导，如不随地吐痰等公德意识的教育。

4．血液净化治疗机构关于感染预防规章制度介绍。

5．医院垃圾分类规则。

第二十五章　透析中心人员配置与职责

一、人员配置

血液净化中心必须配备具有资质的医生、护士、工程技术人员。透析室工作人员应通过专业培训达到从事血液透析的相关条件方可上岗。有条件可增加营养师、心理质询师及卫生员。

1．医生

（1）血液净化中心应由肾脏病专业的主治医生及以上的人员负责，由具有血液净化从业资质的医师从事血液净化室（中心）的日常医疗工作。医生应具有医师执业证及医师资格证，上岗前需经过轮科和接受3个月以上的血液透析专科培训，二级医院的透析专科医师须在三级医院或当地卫生行政部门指定的医院进修血液透析专科培训3个月以上。

（2）长期血管通路的建立手术必须由二级及以上医院、具有相应资质的医生进行。

（3）凡离开本专业2年以上者，再从事此项工作，必须重新认定资格。

2．护士

（1）具有国家执业护士注册证，具备血液净化相关的基础理论知识，了解掌握血液净化中心的医院感染控制规范，熟练掌握血液净化机器设备的使用，能够进行管理安装、血管通路等穿刺操作及护理，接受三级医院3个月以上的血液净化专科护理培训或完成卫计委注册认证的血液透析培训机构并取得合格证书的人员。

（2）按照国家卫计委《血液净化标准操作规程（2021版）》的要求，透析中心护理人员与机器数平均为1∶5。

（3）护士应严格执行操作规程，透析前严格核对透析医嘱和评估患者情况再进行治疗；透析中定期巡视患者，观察机器运转情况，做好透析记录；透析结束认真做好居家宣教工作。

3．工程技术人员

（1）20台透析机以上的血液净化中心应至少配备专职工程技术人员1名。20台透析机以下的中心，可由所在单位工程技术人员兼任。

（2）工程技术人员需要具有中专及以上学历。

（3）工程技术人员应具备机械和电子学知识及一定的医疗知识，熟悉血液净化中心透析机器、水处理设备等重要设备的性能、结构、工作原理和维修技术，负责执行透析用水和透析液的质量监测，确保其符合相关质量的要求；负责所有设备运行情况的登记。

（4）工程技术人员保持与透析机器及水处理设备厂家联系，定期对设备进行设备升级；并负责其日常维护，保证正常运转。

4．营养师

（1）掌握营养专业理论与临床知识，熟悉透析专科相关性疾病知识，能熟练拟定营养治疗处方及透析专科疾病的营养治疗方案，评估患者营养状况。

（2）通过严格营养基础理论学习和专业临床养技能修炼，能够指导专科透析患者在饮食、辅助治疗领域，并能够设计好方案和跟踪。

（3）能提供个体化透析患者食谱，协助医生、护士对患者进行针对性饮食指导，定期对透析患者进行透析饮食宣教。

5. 心理咨询师　取得三级以上的心理咨询师资格证书，熟悉透析专科及相关基本的理论知识，运用心理学及相关学科的专业知识，帮助透析患者及家属解除心理问题；掌握观察、理解、判断、表达、人际沟通方面科学的知识与临床心理咨询技能，帮助透析患者回归社会和家庭。

二、人员职责

1. 医师职责

（1）透析科医师应由接受过透析专业培训并取得相应资格的肾内科或泌尿外科专业主治医师以上人员担任。

（2）遵守医院及血液净化中心的各项规章制度。

（3）主治医师必须每日查房，及时处理患者的病情，不得擅离岗位。主任或副主任医师定时查房。

（4）中心的专科医师应严格掌握治疗的适应证和禁忌证。

（5）首次治疗的患者，治疗前医师应详细全面询问病情，将治疗过程中可能出现的并发症及注意事项告知患者及家属，并签订治疗协议书。

（6）维持性治疗患者，治疗前医师根据病情制订治疗方案。治疗结束后根据病情制订下次治疗调整方案。

（7）治疗过程中密切观察，及时处理各种并发症和治疗反应。根据患者情况决定是否终止透析。

（8）认真执行各种插管操作常规，并做详细记录。

（9）负责血液透析患者在血液透析中的相关治疗。

（10）定期评价维持性透析患者的治疗效果，制订持续改进措施。

（11）全面负责血液透析中心的日常规医疗、教学、科研工作，严格执行透析中心各种规章制度。

（12）熟悉透析中心各种型号机器性能、操作及常见故障的处理原则。

（13）熟悉掌握各种透析方式的适应证、禁忌证及其操作要领。掌握各种临时性、永久性血管通路的建立方法。掌握各种透析急慢性并发症的处理方法。

（14）定期举办学术讲座，不断提高医护人员素质。为患者举办透析知识咨询和讲座，不断改进医疗服务，贯彻持续性医疗质量改进。

2. 护士长工作职责

（1）血液透析中心护士长在科主任领导下，全面负责透析中心的护理管理工作，协助医师落实持续性质量改进计划。

（2）负责本院透析护士的专业技能培训和进修护士的带教，负责护理教学和科研工作。

（3）掌握患者的动态情况，并对护理质量进行跟踪调查、及时做好患者意见的征询和反馈。

（4）负责透析室护士的排班，负责对护士工作质量进行考核。

（5）定期组织护理教学查房和护理学术讲座，解决护理工作中的疑难问题。

（6）负责制定护士奖罚制度和护理员管理制度。

（7）负责透析中心易耗材料登记和申领，协助科主任进行透析中心的成本核算和控制。

（8）参加医生查房，协调医护和有关部门的关系，与工程师加强工作联系，定期进行透析机、水处理机的大消毒。

（9）参加对透析患者的健康宣教活动，举行丰富多彩的病友活动，保持良好的护患关系。

3. 专科护士职责

（1）血液透析专科护士应具备大专以上学历，同时要求从事血液透析工作 3 年以上，经过三级医院血液净化中心或当地卫生行政部门指定的医院进修血液透析专科培训至少 3 个月以上并通过考试取得相应资格证书。

（2）认真遵守医院各项规章制度、各项护理工作制度和操作规程，准确及时地完成各项护理工作及技术操作。

(3) 熟悉各种透析方式的原理，熟练掌握各种机型透析机的操作常规、报警识别、透析并发症识别和紧急处理。

(4) 正确执行医嘱，遵循医师的诊疗计划并制订相应的护理计划，协助医师做好各种诊疗工作。

(5) 透析过程中，经常巡视患者，密切观察患者病情，并及时记录，有问题及时处理。

(6) 了解患者的病情、饮食、生活等情况，为患者进行相关指导，积极开展各种形式的健康教育，做好患者的饮食管理和生活指导。

(7) 保持透析中心整治，维持透析中心的秩序，为患者创造清洁、舒适、整齐、安静的治疗环境。

(8) 做好透析中心的消毒隔离及物品的请领、管理工作。

(9) 积极参加业务学习，认真学习新技术、不断丰富血液净化方面的理论及实践知识，为患者接受高质量的透析创造良好条件。

4. 责任护士职责

(1) 患者在医生接诊后方可进入透析室，护士协调器做好上机前准备。核对患者透析器、管路、透析医嘱。

(2) 按操作规范预冲管路、透析器。

(3) 按操作规范为患者上机，再次核查遗嘱确认透析处方准确执行后立即为患者测量并记录血压、脉搏、透析机面板上的相关参数。

(4) 执行《透析期间护士巡视制度》，至少 1 小时观察并记录患者血压、脉搏和透析机各参数的数值，同时观察患者病情变化。

(5) 做好患者的输液、药物注射等治疗。

(6) 患者透析结束后进行程序消毒并使用含氯消毒液浸泡过的抹布擦拭机器。

(7) 清洁复位各种抢救仪器。

(8) 熟练掌握心电图机、心电监护、除颤仪、血糖仪等仪器设备的使用方法。做好患者的健康宣教。

(9) 负责责任区物品的分类设置、补充、查看有效期，吸氧装置的使用、浸泡，环境卫生的维护和清洁。

5. 后勤护士职责

(1) 提前到科开门、做好上机前物品的准备工作。

(2) 参与科室交班，管路预冲、上下机等护理工作。

(3) 做好科室所有物品的管理工作（包括物品的请领、整理、检查等)。

(4) 做好病区各区域的清洁管理工作。

(5) 帮助无陪护患者挂号、交费。

(6) 定期对急救器材及急救车进行检查并记录。

(7) 下班前关好门窗，保证病区的安全。

6. 血液透析室工程师职责

(1) 透析中心技师应具有大专以上学历，有机械和电子学的基础知识。学习过各种类型透析机、水处理机工作原理，维修知识的专业培训并取得相应的资格。

(2) 具有血液透析和医学相关知识，定期参加血液透析机设备维修技术培训。

(3) 熟悉本科室血液透析机的基本工作原理和构造，负责对透析机进行维修和定期保养。

(4) 掌握水处理系统的原理，负责对水处理系统进行定期消毒、维修和故障的排除并及时做好记；反渗膜每 3 个月消毒一次，管路和储水罐每 1～3 个月消毒一次。

(5) 了解透析用水的标准，并能定期监测。

(6) 了解透析液的成分及其与电导度的关系，并定期检测透析液中主要离子的浓度。

(7) 按时到岗，随叫随到，一般性问题即刻解决，疑难问题 2～3 日解决或与销售厂家联系解决。

(8) 定期为透析室医护人员进行透析设备一般性能的维护知识讲座。

7. 卫生员职责

（1）在透析管理人员指导下负责清洁卫生工作。

（2）承担患者的生活简易基础护理。

（3）配合护士搞好透析治疗区域管理，按时打扫卫生，保持环境整洁，按要求定期消毒。

（4）协助患者进入透析治疗区至透析床（椅子），协助透析结束患者离开透析治疗区。

（5）管理患者（家属）休息等候区。

（6）熟悉无菌操作，避免交叉感染，掌握常用的消毒液的浓度。

8. 血液透析中心透析患者（家属）的需知

（1）共同努力保持透析室的安静、清洁、整齐、秩序、安全。

（2）应遵守透析中心的各项规章制度。

（3）患者轮椅放置制定位置，严禁随意乱放堵塞走火通道。

（4）血液净化中心区域均不准吸烟、高声谈笑。

（5）每次透析前后都应称量体重；按签到或叫号有序进入透析治疗区域。

（6）每次透析后应了解下次透析时间，准时到达透析室。

（7）透析过程中，如有不适应立即向医护人员报告。

（8）陪伴探视者，未经准许，不准进入透析治疗区域内，若病情需要留有陪护者，陪护人员应按照工作人员指导穿隔离衣和透析中心专用鞋，进入透析间，并服从工作人员管理。

第二十六章　血液透析患者健康管理

一、生活管理

（一）血液透析患者生活管理的意义及内容

1. 生活管理的意义　血液净化方面的知识对患者是比较陌生的医学领域，对血液净化知识缺乏了解，是患者中普遍存在的问题。肾衰竭以后，血液透析治疗将替代肾，伴随着患者走过很长一段路。面对现实患者才真正开始认识“血液透析”。针对慢性肾衰竭患者的病程长，给个人、家庭、社会带来较大的经济与心理负担，以及血液透析治疗的特点，医疗机构有责任为患者和家属提供学习血液透析相关知识的条件和机会，医务人员有义务使他们明白血液透析治疗的最基本的原理，使他们明白医学知识是开启幸福生活之门的金钥匙。只有掌握它和运用它才能战胜疾病、走出沼泽。患者也有权利选择今后的透析生活和人生道路，知道今后怎样做对自己更有利。

在这当中，指导患者接受和顺从透析治疗非常重要，因为治疗是帮助患者清除代谢产物，是生存的必要条件，是生活的一部分。只有接受治疗，把它溶于生活中去，把被动治疗变成主动的治疗行为，才能减轻疾病带来的痛苦和心理负担，驱除那种被机器设备捆绑的不安全感。只有患者相信医学科学并学习运用和自我管理才能提高生活质量，进而预防合并症的发生，重返正常生活的轨道和延长寿命，这是家属和他人所不能取代的。

2. 生活管理的内容　根据透析患者对医学知识的需求、透析生活中产生的问题和血液透析治疗的特殊性，对患者进行生活管理。内容如下：①血管通路的护理管理；②透析饮食的方法、内容、注意事项；③透析治疗中会遇到的问题；④治疗相关检验值的读取；⑤饮水量和除水量与干体重的意义；⑥相关药物的服用剂量、时间与方法；⑦生活中注意事项和运动方法；⑧自我管理的意义与如何进行自我管理；⑨心理疏导与心理护理。

通过生活管理使最初接受透析治疗的患者和家属，了解血液透析治疗的方法和与治疗相关的知识，消除恐惧与陌生心理，能够勇敢面对生活。能够勇于改变固有的不适应透析生活的习惯和不健康行为以适应治疗需要，从而达到预防透析合并症的发生，减少医疗费用的目的。要使患者和家属明白，要想顺利走好今后的人生道路，必须要学习透析相关医学知识和生活常识，并运用医学知识指导自己的生活并进行科学饮食，服从治疗，顺应透析生活，防止合并症的发生。医学知识可以给患者带来光明，通过我们对患者医学知识的传播、灌输和指导，使他们学会保持健康的科学方法，在医护人员的扶助下使患者能够带病健康生活，步入良性生活轨道。

（二）生活管理的原则与方法

1．指导患者和家属建立治疗的信心　建立患者和家属的治疗信心是主要矛盾，抓住主要矛盾其他问题会迎刃而解。患者肾萎缩、功能衰竭、身体有病是无可挽回的事实，只有鼓励他们积极面对，坚强起来无所畏惧，才能树立起战胜疾病的信心。只有坚强才会心情好转，才会和家人共同与疾病作斗争，才会调动积极因素提高机体的抗病能力。

2．指导服从治疗　患者有了战胜疾病的信心，才能不怕疾病不回避问题，才能自觉提高对治疗的依从性。要鼓励和指导患者积极服从治疗，遵守治疗计划，按时检查、按时服药，鼓励患者掌握自己的疾病动态，积极反馈信息，及时取得治疗方案，预防合并症的发生，用以阻断疾病向不利的方向发展，提高生活质量和延长寿命。

3．指导科学饮食　指导和鼓励血液透析患者自我管理，要根据透析原理和营养师的指导有节制地控制饮食。按照营养指导量来约束自己，不可暴饮暴食，更不能饮食无规律。既要保持足够营养，又要保持营养量的均衡，避免饮食不足和过量，特别是限制含高钾食物的摄入，防止高血钾等危险情况的发生。在饮食中还要注意饮食卫生，防止消化道疾病的打击，自我管理好的患者，往往病情就会稳定。

4．指导规律的生活　指导患者保持有规律的起居生活和进行适当的运动，这是提高机体抵抗力从而适应透析治疗和透析生活，保证患者健康状态的重要手段。规律的生活和适当的运动还可以使患者心情愉悦，保持良好的心态，促进生活和谐。鼓励患者在医师的治疗计划、指导和评估下适当运动，达到增强患者体质，增强抗病能力，使其生命更具有顽强的活力。

5．指导劳逸结合　患者经过一段充分的血液透析治疗，清除了代谢产物和纠正了酸中毒以后，有些患者感觉自己状态很好，不注意休息，彻夜工作，也有通宵打牌娱乐，随心所欲地痛享人生者，这样体力透支对患者极为不利。会引起患者体内代谢产物的增多，加重对患者机体内各个脏器的损害。应当指导患者劳逸结合，无论是运动与工作、家务与娱乐都不能过劳，做事时不要使患者有疲劳的感觉，要让患者保持体力和机体的抗病能力。

6．指导患者保持家庭的和睦　指导患者保持家庭的温馨和睦对血液透析患者来说非常重要。家庭使患者得到精神上的安慰和生活上的支持帮助，同样，患者也是家人的精神支柱或经济来源。透析患者和家属从健康平静或甜美的生活到患病后的生活，再过渡到透析生活经历了从肉体到精神上的痛苦考验，甚至经历了经济、社会、家庭地位角色转换的痛苦考验，需要患者和家属心理上的承受和适应过程。家庭成员间互敬互爱，互相体谅、互相扶助，才能保持家庭的稳定。要指导鼓励患者和家属坚强起来，正确认识血液透析治疗只是生活支撑的一部分。指导患者不要把透析当成自己和家庭的全部生活，力所能及地从心理和精神上承担起家庭角色，分担亲人的心理负担，给家人以心理安慰。同时，鼓励患者家属勇敢地面对亲人有病的现实，挑起生活的重担，使他们珍惜家庭。有了家庭的支撑，患者才会坚强起来，才会有战胜疾病的勇气和力量。只有患者坚强起来，才能够维系和稳固家庭正常的生活。

（三）生活管理中需注意的问题

1．患者重返家庭与生活的问题　有许多慢性疾病患者，当病情发展的急性期被控制以后，症状缓解，在治疗、护理及社会医保的支持下是可以带病健康生活的。对于血液透析患者来说，像正常人一样的生活不是极其困难的事情。许多透析患者在发生尿毒症接受血液透析之初，肉体上的痛苦和疾病的折磨使患者还顾不上思想，但是经过透析治疗症状减轻以后，一些患者就出现了心理问题，他们所担心的是还能够活多久，还能否像健康人一样正常生活。因此，从护理角度对患者进行心理疏导，帮助患者建立战胜疾病的信心和为新患者介绍自我管理较好的患者做朋友，帮助患者憧憬未来，唤起对生活的希望很重要。此时患者需要毅力来战胜疾病，需要时间来适应透析治疗的生活。护士需要时间来了解患者生理和心理的健康需求，帮助患者清除毒素、缓解症状，帮助患者维持机体内环境的稳定从而适应透析治疗，以使患者回归到健康人的生活中。因此，新患者一经被纳入透析治疗就要启动护理管理，对患者进行全面评估，制订和执行护理计划。

诱导期的护理管理像晨曦中透出的一缕阳光，是患者在冰冷的谷底中感受到的一丝温暖，在万般无奈下抓住的一线希望。留给患者的印象非常深刻，甚至是铭心刻骨。要抓住这段重要时期，通过我们的护理管理给透析患者建立生的希望和活的信心。使他们忽略一些不利因素重新燃起生命之火，热爱生活，热爱家庭，平稳度过透析诱导期。在管理中应注意建立护患的相互信任，拉近护患距离，培养患者对治疗护理的依从性。等患者耐心地经过一段血液透析治疗情况好转以后重返家庭，生活能够自理了，又能够帮助家里做些家务，如买菜、做饭，能陪家人做各种力所能及的事情的时候，患者的想法又会发生新的改变。如此要抓住患者在各个时期的不同特点，抓住患者主要矛盾和对医疗、护理、知识及心理的需求，有的放矢地进行护理管理、护理干预、指导教育等使患者治疗顺利、精神振作、以平和心态面对透析治疗，以坚强毅力面对疾病。放下思想包袱，用更多的时间和精力与家人一起享受充实的生活。

2．透析治疗和饮食限制带来的压力　当血液透析患者度过了透析诱导期，迎来了透析维持期，频繁治疗会给患者带来压力引发一系列问题。主要分为治疗束缚感和饮食限制。

（1）规定的治疗次数与时间、特定的治疗地点带给患者的束缚感：如血液透析治疗一般每周 2～3 次，每次 4h 多，虽然是治疗的需要，但对有些患者来说，常产生厌烦心理。想不来又不得不来，这种很强的约束力使一些患者在心理上产生很大的反感。特别是中青年患者社会活动多一些或者还在上班，就会感到很不自由。

（2）饮食生活方面的诸多限制，使患者产生逆反心理：血液透析患者要限制食盐摄入量，无尿患者还要限制水分的摄入，限制高钾及高磷食物的摄入等，患者知道这样做有利于自身但还会感到厌烦。再有家属从旁监督，但他们缺乏技巧与艺术性，常使患者产生腻烦心理，例如越不让喝越想喝的心理长久盘踞在患者心头，这种现状持久下来患者难免产生焦虑情绪甚至心理抑郁。在这种状况下家属也同样感受到压力，又想让患者吃好喝好，又怕吃多喝多，又怕亲人受罪，又怕病情变化，心里很困惑，也很纠结。

人工肾的特殊结构与功能没有变，透析治疗的时间因此不能减，所以饮食上的限制也不能变，能变的只能是人的思想随环境的改变而改变。在减轻患者和家属的压力的过程中，思想转变是解决问题的主要矛盾方面。只有从护理方面耐心指导血液透析患者接受事实，正视有病这一现状，理解治疗原理。帮助患者逐渐适应透析生活，才能变被动为主动，减轻治疗和饮食限制带给患者的压力。如果患者能够积极转变观念，自觉适应透析治疗与生活，自我进行饮食管理，不仅患者自己的压力和腻烦心理会减轻，同时还会减轻家属的压力。

在患者和家属发生困惑和纠结之时，可以运用心理疏导的方法引导患者注意力转移或换个角度来思考问题，以减轻治疗对患者的约束感。指导患者充分利用治疗 4h 的时间，如休息、读书、欣赏音乐，还可以与其他患者聊天、交流经验等，让患者明白治疗的重要性。指导患者在治疗以外的时间里做些力所能及的工作、家务，进行适当的体育锻炼。根据体力参加一些社会活动，把生活过得充实或丰富多彩，忽略被透析设备捆绑束缚的感觉。并且指导患者的同时开导家属放下思想包袱，学习应对患者的方法和护理方法，更主要的是应当使其明确治疗目的，积极配合患者的治疗和护理。

在饮食限制方面，指导患者按照营养师的饮食处方摄取食物，学习饮食自我管理方法，培养做菜的兴趣，学习做菜的方法。在少放食盐的情况下，可以使用其他调味料如醋、香油、辛辣调料进行调剂。做到营养搭配、色鲜味美，符合透析饮食营养指导标准，我们鼓励患者创造血液透析患者自己的菜谱。对食品的选择方面指导患者在采购食品时，注意阅读包装上标注的各种成分含量，尽量少吃不明成分的食品。

在适应透析生活的过程中，开始时患者都会有受束缚的感觉，但坚持下来患者病情稳定了，生活习惯了，种种因治疗带来的压力都会随着时间的流逝逐渐消减。为了让患者能够很快适应透析生活，还应注意周围环境事物对患者的影响。有时指导患者全家改变不良的饮食生活习惯，如改正有些家庭偏重吃咸的习惯，改正喝浓茶并且反复让茶的习惯等。如果全家甚至朋友都来帮助患者适应透析生活，而且方法得当，会有助于患者较好地纳入透析生活的轨道。

3．血液透析患者的性生活问题　和谐的性生活是维系家庭的重要因素。男性患者中存在性欲减退、阴茎不能勃起或疲软，睾丸输精管萎缩或硬化、间质水肿，精液量少、精子数量少、活性低、畸形率高，血液中睾丸素浓度低下，乳房女性化等问题。女性患者中也存在月经失调、停经、功能性子宫出血、性欲减退、卵巢功能减退等情况。这些都与肾衰竭、性激素水平异常和代谢产物蓄积对身体的损害有关，只有接受肾移植后才能够缓解这种状况。

除此以外影响性功能的因素还有精神心理方面、家庭婚姻方面、社会经济方面、个人情感方面等。不仅仅是透析患者，健康人群也会有这方面的问题。有些患者希望借助某些药物解决此类问题，由于尚不清楚这些药物对透析患者的影响，希望能在医师的指导和监护下使用以确保安全。

血液透析患者经过充分的治疗，患者情况好转病情稳定以后，贫血得到很好的改善，缓解了水钠潴留，并且没有心、脑血管合并症，在患者自身状况比较好的情况下，部分患者会有这方面的生理要求和能力。

4．血液透析患者的运动管理　有些透析患者患病后一直卧床，情况好转后因为体力差仍然认为自己不能活动，形成对他人的依赖心理，一切均由家属照料。但长久的不活动产生的结果是关节僵硬、肌肉逐渐萎缩失去弹性，再想活动时肢体软弱无力，站立非常困难，不仅降低了生活质量，也增添了家庭负担。应当指导患者进行适当运动，指导长期卧床患者的功能锻炼和重返家庭患者的户外运动，防止患者肌力减退和肌肉萎缩。血液透析患者如果康复较好，具有运动的体力和要求，应当指导他们进行一些适当的有氧运动。适当的运动可以促进血液循环，增加肌力，增进健康，有助于长期维持性血液透析患者肌力减低的改善。

（1）适合于患者的运动：①伸展运动，伸展腰身活动肢体、做体操；②散步、慢走；③练太极拳、太极扇之类；④游泳，打羽毛球、飞盘、快走或骑自行车等有氧运动。适合于自身状况好的患者或根据自己的爱好。

适当运动可以改善睡眠，缓解紧张情绪，减轻焦虑，防止抑郁，放松心情，运动后给患者带来愉悦的情绪。

适当的不过劳的运动，可以减少骨钙流失，防止肌肉萎缩，使骨骼肌肉强健起来。运动还可以提高机体免疫系统的功能，增加机体抵抗疾病的能力。对患者提高生活质量和生活信心，预防合并症的发生，防止致残非常重要。

（2）运动的方法：指导患者在最初开始可以每3天1次到每天1次地适当运动，从散步开始练习。长期卧床患者可以从站立开始进行锻炼。

（3）运动时间：开始可以运动3～5分钟，休息10分钟，直至逐渐适应。

（4）运动量：指导患者在运动时量力而行，先从少量、轻量开始，逐渐增加运动量。如果出现胸闷、呼吸困难、感觉疲乏或疼痛就要停下来，防止过劳出现其他问题。

（5）运动的禁忌：运动虽然有许多长处，但不是所有患者都可以运动。透析患者的运动应当在医师对患者体力的评估之后再进行，有些患者不适合运动。例如：①血液透析治疗不充分；②患者贫血；③有消化道等症状、食欲差、精神弱、不具备运动的体力；④血压高，水钠潴留严重，心率快；⑤严重的钙磷代谢紊乱、骨质疏松严重、易发生骨折；⑥心功能差、血压不稳定；⑦有急性感染或出血的患者。

（四）对血液透析患者家属的管理

透析患者的家属，是对患者进行护理管理的主要影响因素。要充分利用他们对患者影响力的优势，在对患者实施健康教育、饮食指导等护理管理中发挥辅助作用和信息传递和反馈作用，使他们充当好护理帮手。为此，在对患者进行健康教育、生活指导时，家属也是教育和培养对象。特别要注意以下几个方面的问题。

1．指导患者家属学会观察动静脉内瘘的功能，发现问题时及时与医师联系的方法。

2．指导掌握饮食原则及制作方法，能够协助患者管理好透析饮食。

3．介绍透析患者用药的种类，按时服药的必要性，药物的服用时间、剂量、方法，使其能够协助和督促患者顺从治疗。

4．指导与患者的沟通方法技巧及家庭护理的方法。

5．掌握简单的一些应急处理：①动静脉内瘘出血；②心前区不适；③跌倒与骨折；④高血钾发生时症状及来院治疗的联系方法；⑤糖尿病患者预防低血糖；⑥预防高血压。

通过指导教育，使患者家属掌握初级护理患者的方法和了解科学健康的生活方式方法，学会照顾透析患者，真正成为患者的健康伴侣使患者终身受益。

二、心理管理

1．指导患者应对经济问题与社会问题的压力　在护理工作中通过观察和分析我们发现，在社会竞争如此激烈的现实面前，透析患者常是弱势群体。

透析患者因为患病而停止工作，经过治疗病情好转，体能恢复后重返工作出现问题：①从体力到精力都不能达到患病前的状况；②需要时间接受常规的透析治疗，因而使工作受到影响；③患者提前退休、甚至被辞退，失去工作是意料之中的事情；④再就业非常困难，有些患者自认为能够工作，却遭到用人单位的拒绝。这样状况使患者经济收入降低，生活质量和水平下降。特别是一些中年男性患者承担家庭主要经济责任，除了负担医保以外的医疗费用，还要负担孩子上学、老年人供养费用，无疑是很重的经济负担和精神压力。

如何帮助患者重返社会不仅是护理思考问题，更主要的是社会问题。从护理层面一方面要提高患者的身体素质与耐受力，另一方面是规劝和鼓励患者根据自己的体力和能够耐受程度做些力所能及的工作。还可以再学习提高技能，做一些技术含量高、工作轻省的事情。对于完全丧失工作能力的患者，为了解决生活问题还可以为其寻求政府及福利部门的帮助。

从医疗保障层面来看，过去我国是公费医疗，尽管医疗费用完全报销，但是能够被医保覆盖的人群较为局限，少数人享用。没有工作的居民、农民和边远地区缺医少药甚至根本治不起病。现在的医疗保险虽然自费一部分，但低水平广覆盖使广大人民都能享受到医疗保障。现在我国正在高速发展，综合国力正在增强，福利事业正蓬勃发展，税收制度正在完善，相信在不久的将来会迎来工农业全面发展，科学技术突飞猛进，人民生活富裕、社会高度文明和谐、医疗健康有保障的崭新国家。那时，相信国家会为患者提供更好的医疗福利与社会福利待遇。这点我们要告诉患者，使患者对未来充满信心，能够度过眼前的困难时期。

2．指导透析患者如何面对死亡的威胁　直面死亡每个人都会产生恐惧和对生的留恋，透析患者同样也不能例外。因为人生是美好的，生命是宝贵的。当人的生命即将离去的时候会有许多割舍不掉的东西，如子女、至爱亲朋、财产等。但当生存与病痛交织结合在一起的时候，这些想法都会发生改变。在接受透析治疗之后，一年又复一年的生存下来，面对死神也就无所畏惧了。与死亡相比，他们说病痛的折磨更可怕一些。因此减轻患者痛苦是医护人员义不容辞的责任，要帮助患者在有生之年尽可能幸福快乐的生活。激励患者要意志坚强，与亲人幸福快乐地过好每一天。

3．指导透析患者重返与融入社会　长期慢性肾病患者，病情得到控制症状缓解后，除了体力差以外，常与健康人没有什么区别。长期维持性血液透析患者，如果注意生活饮食上的控制，积极按时治疗，充分透析和预防合并症的发生，使病情稳定不再发展，是可以带病健康生活的。问题的关键是要指导血液透析患者融入社会，进行良好的自我管理，提高生活质量。

医护人员要及时进行心理干预，使患者保持常态，从角色、地位转换的束缚中解脱出来，要像以往健康时那样与人交往和直面生活。指导他们在身体和心情都比较好的情况下，找同学、同事、朋友聊天，享受生活乐趣和了解信息，取得帮助，指导他们沟通技巧，不要拒人于千里之外。要使患者明白在亲人以外，还有许多关心他们的同事和朋友。指导患者在情况好的时候，做些力所能及的事情，使生活充实一些。要让患者知道在与疾病作斗争的过程中他们是强者，他们已经战胜了疾病，走过了危险，他们的坚强已经赢得了大家的敬佩，使患者找回失去的尊严和自身价值感，正确对待别人出自善良、发自内心的怜悯同情，以平常心态重返社会。

4．透析患者社交问题　由于患病，患者远离社会和工作岗位，缺少正常的人际交往，常会很孤寂并影响患者的心理健康，使患者性情孤僻。在长期的透析生活中透析患者更需要从朋友那里得到帮助，这种帮助是友情、是理解、是经验的交流、是压力的释放等，是多方面的精神的东西。没有朋友的关心、理解、相互支持和友爱，就会使患者增加无助感并缺少心灵的慰藉。

从护理方面新透析患者开始治疗时，在情况的许可下，要为患者介绍几个“老”透析患者，相互聊聊天，帮助患者建立友情。老患者会热情地告诉新患者，他们刚来的时候是什么样，现在又如何。

在患者之间有着共同的语言，新老患者的经验交流与传授无论正确与否，都比医务人员的指导更具有说服力。因此我们要因势利导，为新患者寻找自我管理比较好的患者做现身说法，他们会帮新患者暂时忘却痛苦和无助，建立起战胜疾病的信心。并且新患者与素质比较高的老患者交流，对我们更有利。与此同时，要注意新老患者交流的内容，对这种无组织无系统、无约束，又必然存在的交流形式进行管理。用提示和引导的方法使这些经验的传授有益于护理和治疗工作，有益于患者，有益于医疗机构，不要走向反面。善良与同情是人的天性，要通过护理管理使患者感受到人间的温暖，以及患者间互相关心，互相爱护，互相帮助。给患者的心灵找到归属感，为他们创造友好氛围，减轻孤独寂寞感，使患者能够保持愉悦的心情。

5．血液透析患者心态问题　悲观是患者较为普遍的情绪，特别是刚刚接受血液透析治疗的患者，他们不了解肾衰竭，也不知道现代医学科学对这个病的治疗现状，没有治病的信心，因而满心的悲观情绪。保持乐观向上的心态对透析患者很重要，只有保持乐观，患者才能有与疾病抗争的勇气，才会调动积极因素，提高免疫力，增加机体抗病能力。

在护理管理方面要让患者了解治疗现状和治疗方法，使患者知道随着医学的进步和发展，不但有了透析这种肾脏替代疗法，还能肾移植。帮助患者树立信心保持积极向上的乐观情绪。使患者自觉约束自己，遵从医嘱，自觉地进行饮食疗法，运动疗法，保持高度的治疗依从性。要为患者指明今后生活的道路，支撑和帮助患者充分治疗。在医师、技师、营养师的共同协力下扶助和支撑患者和家属步入圆满的透析生活，与患者共渡难关。

6．透析患者承担家庭责任问题　有些患者患病时间长了往往会产生自私心理、人格缺失和失去生活中的责任感。比较注重自我，不注意他人的感受。在生活中以我为中心，对家属要求苛刻。在病重时家属都能理解，在病情缓解后又常年如此就会超出家属的承受能力。使家庭中矛盾丛生，出现家属采取了回避态度的情况。这些并不是儿女不孝、亲人不亲，只是患者附加给他们精神上的负担太多、太重。在长期的护理工作中时常见到有些患者面对疾病心理失去平衡，对待亲人横眉立目甚至打骂，使他们共同生活的根基发生动摇，爱情、亲情打的云消雾散，只剩下道义上的同情和怜悯，有些连这个也没有剩下，日常也能见到家属打患者的情况，患者结局也很悲惨。疾病只能在身体上打倒一个人，而来自亲情与家庭的危机才是真正打倒患者的意志使其走向绝望的原因。

在护理管理上要对患者进行心理疏导，使患者明白在面对有病这一事实上家属与患者是共同进退的，家属承担的是与患者同样的痛苦和感受，看着患者忍受着病痛，他们心理所承受的压力难以想象，甚至比患者还多一些心痛和恐惧，怕失去得更多。为了使患者能够得到来自家庭的更好的照顾、支持和理解，得到来自亲人的关爱，在患者重返家庭的过程中要劝导患者关注家庭和亲人，尽自己的可能承担起家庭责任。通过沟通指导使患者明白有舍才能有得，给予家庭更多的爱，才会得到亲人的挚爱及家庭的和睦温馨，才能维护家庭的稳定。对于长期维持性透析患者要鼓励他们像健康人一样生活和思维，拿出勇气意志，勇敢地去面对生活，为了今后的幸福生活施爱于家人，鼓励他们做生活的强者，力所能及地担负起家庭角色和人生应尽的责任。

三、饮食管理

慢性肾衰竭患者在导入透析治疗同时，应当纳入饮食管理，在饮食疗法的支持下，顺利渡过透析诱导期，平稳进入慢性维持期。在饮食指导下使患者建立适应透析治疗的自我管理行为，自觉进行饮食管理，预防合并症的发生。

1．总热量　总热量是人体摄入的三大营养物质，包含糖、脂肪、蛋白质等所有食物氧化分解所产生的总热能。摄取足够热量可以防止机体消耗自身的脂肪和蛋白质而引起的负氮平衡，人如果不吃饭会很快消瘦下来就是这个道理。没有足够热量的供给，机体将代谢蛋白质作为热量来源，蛋白质的消耗又会使血中尿素氮等代谢产物增高，从而加重肾负担，加重肾衰竭患者代谢毒素在体内的滞留。代谢产物在体内积蓄多了，不仅对各个脏器造成损害，最终导致营养不良。血液透析患者摄取足够热量，是为了避免机体消耗蛋白质，防止引起的负氮平衡。

国内学者认为血液透析患者基本总热量是 146.44kJ/（kg•d）[35koal/（kg•d）]，轻度体力活动下为 146.44～167.36kJ（35～40kcal）/（kg•d），对高分解代谢亢进的感染患者热量应达到 188.28kJ（45kcal）/（kg•d）。总热量中三大营养素糖类占总热量的 55%～60%。蛋白质占总热量的 15%～20%。脂肪占总热量的 25%～30%，这样的比例对透析患者才更为合理。

有些血液透析患者在治疗一段时间后逐渐消瘦，体重减轻，都是因为热量摄取不足造成的脂肪与蛋白质的消耗。补充足够的热量对保持体重，维持体力，防止蛋白质的消耗，维持组织的修复非常重要。对于消瘦低营养状态的透析患者，在保证充分透析的前提下，热量的摄入应当保证每日 146.44kJ（35kcal）/kg。肥胖患者及糖尿病患者在使用药物胰岛素配合下，也应达到每日 125.52kJ（30kcal）/kg，才能维持患者营养状态。

2．蛋白质　蛋白质摄入原则对透析患者蛋白质摄入量的管理非常重要，蛋白质是组成人体组织细胞最基本的物质，蛋白质由氨基酸组成。其中 8 种必需氨基酸是人体不能合成的，必须由向外界摄取来获得，因此蛋白质的过分限制会出现必需氨基酸的缺乏，使患者处于低营养状态，并使血浆蛋白低下，加重患者外周水肿。蛋白质摄入过多也会使血磷浓度增高，加重患者的氮质血症。由于血液透析治疗存在氨基酸等营养物质的丢失，营养不良患者血浆蛋白浓度低下时还会降低在透析治疗中对除水的耐受性。

国内学者认为适当的蛋白质摄入量是 1.2～1.5g（kg•d），并且应当占总热量的 15%～20%，还应根据血磷浓度适当进行调整。在蛋白质的摄取中应当注意蛋白价的问题，食品中的蛋白质种类不同，其蛋白生物价也不相同。血液透析患者在使用普通透析器进行治疗时，由于治疗本身对患者体内中分子物质的清除率较低，使中分子代谢毒素在体内蓄积引发一系列临床症状。为了从源头上控制含非必需氨基酸的植物性蛋白质的摄入，应选择摄取食物中富含必需氨基酸的优质动物蛋白质，如肉、蛋、鱼、禽、奶类，从而减少植物性蛋白质在体内代谢后中分子物质的生成。植物性蛋白质来源于豆类、谷物，应尽量减少豆类食品的摄入。

3．糖类　糖类是淀粉类物质，由淀粉分解而来的，存在于米、面、谷物、薯、土豆等当中。糖类在体内分解代谢的最终产物是二氧化碳和水，因此亦称为“碳水化合物（糖类）。”糖类是人体燃烧获能的主要来源，过多的摄入会增加体内脂肪储量引起动脉硬化，过少的摄入会造成蛋白质的消耗引起负氮平衡加重氮质血症，因而要指导患者适当摄取。

糖尿病肾病患者的糖类摄取量应在专科医师的指导下进行，即使已经处在护理饮食管理之中，也应定期检查血糖指标和接受专科医师的建议，摄取热量达到 30kcal/（kg•d）最低标准以维持营养状态。

4．脂肪　脂肪在热量中占有重要的地位，1g 脂肪彻底氧化分解产生 37.66kJ（9kcal）热量，它在氧化供能中产生的热量远高于糖类与蛋白质。长期透析患者存在脂蛋白代谢异常，促进了动脉硬化与心血管合并症的发生。我国透析患者心血管合并症发生率高，已经居死亡原因的第 1 位。因此应当积极控制脂肪的过量摄入，特别是长链脂肪酸的摄入。应当按照热量中脂肪的比例原则摄取脂肪，摄取量占总热量的 25%更为合适。同时应避免高热量饮食及限制糖类的过多摄入。

5．摄入水分与体重控制　过多的饮水量会造成患者体内水分的潴留并引起心功能不全，控制透析患者的水分摄取量仍然是患者生活中的重要问题。国内学者认为理想的水分摄取量为每日 1L+1L/尿（L）。血液透析患者最简便的水分摄入计算方法是量出为入，有尿患者与无尿患者对水的摄入量控制限度不同。

6．摄入食盐量的管理　限制透析患者水分摄入量的同时，应该限制食盐（NaCl）的摄入量。钠离子是细胞外的主要阳离子，吸引水分在血管与组织间液中，不仅加重外周组织水肿，并且增加血容量使血压增高，导致心力衰竭的发生。一些透析患者体重增长并不高却发生了心力衰竭，常与患者体内本身有存水又食盐过多有关。盐与水共存相互作用，食用 8g 盐会吸引 1L 水分在血液里，血容量增多给心血管增加了负荷，使血压增高。过高的血压使心排血无力，引发心肌肥厚，心脏逐渐增大。同时患者盐分食入过多，必然引起口渴，造成水分的大量饮入，使体重增加过多，使血液透析治疗中除水量增加，除水速度加快，增加失衡的危险性，给治疗带来困难。因此，限盐是控水的关键。国内学者认为每日 1g＋2 岁尿（L）。应该为患者提供食物含盐量表，劝其选用低盐饮食，如改用无盐酱油或改变烹调的制作方法，增添其他调味料减少食盐的使用控制钠的摄入。

7. 摄入钾量的管理　无尿的透析患者摄入过多含钾（K）高的食物会发生心律失常，有生命危险。钾离子（K^+）为细胞内的主要阳离子，参与心肌的兴奋性。正常血钾浓度为 3.5～5.5mmol/L。当患者不控制含钾高的食物的摄入时，过多摄入的钾会在体内血液中滞留积累，在血钾浓度＞6mmol/L 时，心电图可见 T 波高尖的改变，患者会出现心律失常、心动过缓；当血钾浓度＞8mmol/L 时，甚至会发生心脏停搏。国内学者认为血液透析患者钾的摄入量每天 1.5g，不应超过 2g，如果每日尿量＞1500ml，可以不必严格限制。

第二十七章　国家相关政策法规制度

一、医疗机构血液透析室管理规范

第一章　总　则

第一条　为规范医疗机构血液透析室的管理工作，提高血液透析治疗水平，有效预防和控制经血液透析导致的医源性感染，提高医疗质量和保证医疗安全，根据《医疗机构管理条例》《医院感染管理办法》和《医疗技术临床应用管理办法》等有关法规、规章，制定本规范。

第二条　本规范适用于设置血液透析室的各级各类医疗机构。

第三条　地方各级卫生行政部门应当根据当地医疗服务需求，做好血液透析室设置规划，严格实行血液透析室执业登记管理。

第四条　各级卫生行政部门应当加强对医疗机构血液透析室的管理，对辖区内医疗机构血液透析室进行指导和检查，加强血液透析治疗的质量管理，保障患者安全。

第二章　管理职责

第五条　设置血液透析室的医疗机构应当根据本规范，制定并落实血液透析室管理的规章制度、技术规范和操作规程，明确工作人员岗位职责，落实血液透析室医源性感染的预防和控制措施，保障血液透析治疗安全、有效地开展。

第六条　医疗机构应当指定相关部门负责血液透析室的质量监控工作，履行以下职责：

（一）对血液透析室规章制度、技术规范、操作规程的落实情况进行检查；

（二）对血液透析室的医疗质量、医源性感染管理、器械和设备管理、一次性医疗器具管理等方面进行检查；

（三）对血液透析室的重点环节和影响医疗安全的高危因素进行监测、分析和反馈，提出控制措施；

（四）对血液透析室工作人员的职业安全防护和健康管理提供指导；

（五）对血液透析室发生的医源性感染进行调查，提出控制措施并协调、组织有关部门进行处理。

第七条　血液透析室应当设负责人全面负责血液透析室医疗质量管理工作。三级医院血液透析室的负责人应当由具备副高以上专业技术职务任职资格的执业医师担任；二级医院及其他医疗机构血液透析室的负责人应当具有中级以上专业技术职务任职资格的执业医师担任。血液透析室负责人必须具备透析专业知识和血液透析工作经验。

第八条　血液透析室应当配备护士长或护理组长，负责各项规章制度的督促落实和血液透析室的日常管理。三级医院血液透析室护士长或护理组长应由具备一定透析护理工作经验的中级以上专业技术职务任职资格的注册护士担任，二级医院及其他医疗机构血液透析室护士长或护理组长应由具备一定透析护理工作经验的初级（师）以上专业技术职务任职资格的注册护士的担任。

第九条　血液透析室医师、护士和技师的配备应当达到医疗机构血液透析室基本标准的要求。

第十条　血液透析室医师负责制定和调整患者透析治疗方案，评估患者的透析质量，处理患者出现的并发症，按照有关规定做好相关记录。

第十一条　血液透析室护士协助医师实施患者透析治疗方案，观察患者情况及机器运行状况，严格执行核对制度、消毒隔离制度和各项技术操作规程。

第十二条　血液透析室应当根据透析机和患者的数量以及透析环境布局，合理安排护士，每名护士每班负责治疗和护理的患者应相对集中，且数量不超过 5 名透析患者。

第十三条　血液透析室技师负责透析设备日常维护，保证正常运转，定期进行透析用水及透析液的监测，确保其符合质量要求。

第十四条　血液透析室根据工作需要，可配备血液透析器复用工作人员，从事血液透析器复用工作。血液透析器复用工作人员必须经过专业培训，掌握有关操作技术规程。

第三章　质量管理

第十五条　医疗机构设置血液透析室，应当经地方卫生行政部门批准并进行执业登记后，方可开展血液透析工作。

第十六条　血液透析室应当建立医疗质量管理的相关制度，定期开展医疗质量控制工作，持续改进医疗质量。

第十七条　血液透析室应当严格按照血液透析技术操作规范开展血液透析质量及相关工作，建立合理、规范的血液透析治疗流程，制定严格的接诊制度，实行患者实名制管理。

第十八条　血液透析室应当建立血液透析患者登记及医疗文书管理制度，加强血液透析患者的信息管理。

第十九条　血液透析室应当建立良好的医患沟通机制，按照规定对患者进行告知，加强沟通，维护患者权益。

第二十条　血液透析室应当建立透析液和透析用水质量监测制度，确保透析液和透析用水的质量和安全。

第二十一条　血液透析室应当按照规定使用和管理医疗设备、医疗耗材、消毒药械和医疗用品等。

第二十二条　血液透析室应当为透析设备建立档案，对透析设备进行日常维护，保证透析机及其他相关设备正常运行。

第二十三条　血液透析室的医疗废弃物按照《医疗废物管理条例》及有关规定进行分类和处理。

第四章　感染预防与控制

第二十四条　血液透析室应当加强医源性感染的预防与控制工作，建立并落实相关规章制度和工作规范，科学设置工作流程，降低发生医院感染的风险。

第二十五条　血液透析室的建筑布局应当遵循环境卫生学和感染控制的原则，做到布局合理、分区明确、标识清楚，符合功能流程合理和洁污区域分开的基本要求。

第二十六条　血液透析室应当分为辅助区域和工作区域。辅助区域包括工作人员更衣室、办公室等。工作区域包括透析治疗区、治疗室、水处理间、候诊区、接诊区、储存室、污物处理区；开展透析器复用的，应当设置复用间。

第二十七条　血液透析室的工作区域应当达到以下要求：

（一）透析治疗区、治疗室等区域应当达到《医院消毒卫生标准》中规定Ⅲ类环境的要求。

（二）患者使用的床单、被套、枕套等物品应当一人一用一更换。

（三）患者进行血液透析治疗时应当严格限制非工作人员进入透析治疗区。

第二十八条　血液透析室应设有隔离透析治疗间或者独立的隔离透析治疗区，配备专门治疗用品和相对固定的工作人员，用于对需要隔离的患者进行血液透析治疗。

第二十九条　血液透析室应当按照《医院感染管理办法》，严格执行医疗器械、器具的消毒工作技术规范，并达到以下要求：

（一）进入患者组织、无菌器官的医疗器械、器具和物品必须达到灭菌水平；

（二）接触患者皮肤、黏膜的医疗器械、器具和物品必须达到消毒水平；

（三）各种用于注射、穿刺、采血等有创操作的医疗器具必须一用一灭菌。

血液透析室使用的消毒药械、一次性医疗器械和器具应当符合国家有关规定。一次性使用的医疗器械、器具不得重复使用。

第三十条　每次透析结束后，应当对透析单元内透析机等设备设施表面、物品表面进行擦拭消毒，对透析机进行有效的水路消毒，对透析单元地面进行清洁，地面有血液、体液及分泌物污染时使用消毒液擦拭。

第三十一条　血液透析室应当根据设备要求定期对水处理系统进行冲洗消毒，并定期进行水质检测。每次冲洗消毒后应当测定管路中消毒液残留量，确保安全。

第三十二条　医务人员进入透析治疗区应当穿工作服、换工作鞋。医务人员对患者进行治疗或者护理操作时应当按照医疗护理常规和诊疗规范，在诊疗过程中应当实施标准预防，并严格执行手卫生规范和无菌操作技术。

第三十三条　血液透析室应当建立严格的接诊制度，对所有初次透析的患者进行乙型肝炎病毒、丙型肝炎病毒、梅毒、艾滋病病毒感染的相关检查，每半年复查 1 次。

第三十四条　乙型肝炎病毒、丙型肝炎病毒、梅毒螺旋体及艾滋病病毒感染的患者应当分别在各自隔离透析治疗间或者隔离透析治疗区进行专机血液透析，治疗间或者治疗区、血液透析机相互不能混用。

第三十五条　血液透析室应当严格按照血液透析器复用的有关操作规范，对可重复使用的透析器进行复用。

第三十六条　血液透析室应当建立医院感染控制监测制度，开展环境卫生学监测和感染病例监测。发现问题时，应当及时分析原因并进行改进；存在严重隐患时，应当立即停止透析工作并进行整改。

第三十七条　医疗机构发生经血液透析导致的医院感染暴发，应当按照《医院感染管理办法》及有关规定进行报告。

第五章　人员培训和职业安全防护

第三十八条　省级卫生行政部门应当建立血液透析室工作人员岗位规范化培训和考核制度，加强继续教育，提高血液透析室工作人员的业务技术水平。

第三十九条　设置血液透析室的医疗机构应当制定并落实对本机构血液透析室工作人员的培训计划，使工作人员具备与本职工作相关的专业知识，落实相关管理制度和工作规范。

第四十条　医疗机构应当加强血液透析室医务人员职业安全防护和健康管理工作，提供必要的防护用品，定期进行健康检查，必要时，对有关人员进行免疫接种，保障医务人员的职业安全。

第四十一条　血液透析室工作人员在工作中发生被血液污染的锐器刺伤、擦伤等伤害时，应当采取相应的处理措施，并及时报告机构内的相关部门。

第六章　检查评估

第四十二条　地方各级卫生行政部门应当按照本规范的规定，对辖区医疗机构血液透析室进行定期和不定期的检查评估。

第四十三条　卫生行政部门在检查中发现医疗机构血液透析室不符合规定、存在医疗安全的，应当责令其进行整改，问题严重的，责令暂停血液透析室工作。

第四十四条　医院应当对卫生行政部门的检查指导、数据统计和质量评估予以配合，不得拒绝和阻挠，不得提供虚假材料。

第四十五条　卫生行政部门可以设置血液透析质量控制中心或者其他有关组织，对辖区内血液透析室的质量和安全管理进行评估与检查指导，促进血液透析室工作质量的持续改进。

二、血液透析室（中心）感染控制标准操作规程

血液透析室（中心）是各种感染的高发场所。感染是血液透析患者重要的并发症和死亡原因之一。防治血液透析患者传染病播散和感染性疾病是血液透析中心医疗质量管理与控制的最为重要的工作。

一、血液透析室（中心）感染控制的基本设施

（一）基本设施

1．血液透析室（中心）的结构和布局　血液透析室（中心）应遵循环境卫生学和感染控制的原则，做到布局合理、分区明确、标识清楚、功能流程合理，满足工作需要；区域划分应符合医源性感染控制要求。清洁区域：治疗准备室、水处理间、清洁库房、配液间、复用后透析器储存间及医护人员办公室和生活区；潜在感染风险区域：透析治疗室、专用手术室/操作室、接诊室/区及患者更衣室；污染区域：透析器复用间、污物处理室及洁具间。进入潜在感染风险区域和（或）污染区域的被污染物品，未经消毒不得返回清洁区域。

2．血液透析治疗室应合理设置供医务人员手卫生设备　每个分隔透析治疗区域均应配置洗手池、非接触式水龙头、消毒洗手液、速干手消毒剂、干手物品或设备等。手卫生设备的位置和数量应满足工作和感染控制的需要

3．透析治疗室每个血液透析床/椅间距不小于1m。每1个透析单元应当有电源插座组、反渗水供给接口、透析废液排水接口等。

4．应配备足够的工作人员个人防护设备　手套、口罩、工作服、防护面罩等。

5．透析治疗室应具备通风设施和（或）空气消毒装置，光线充足、通风良好，达到《医院消毒卫生标准》（GB15982）的Ⅲ类环境。

（二）传染病隔离治疗室/区

1．具有传染性的乙型病毒性肝炎、丙型病毒性肝炎、梅毒及艾滋病等血源性传染疾病患者，应在隔离透析治疗室/区进行专机血液透析，也可进行居家透析治疗。

（1）满足下列条件之一的患者，应在隔离透析治疗室/区进行血液透析：①乙型肝炎病毒（hepatitis B virus，HBV）：HBsAg（+）或HBV-DNA（+）。②丙型肝炎病毒（hepatitis C virus，HCV）：HCV-RNA（+）。建议有条件的单位检测HCV抗原，有助于减少HCV感染窗口期的漏诊，HCV抗原（+）应隔离。注意事项：对于急、慢性丙型肝炎患者在接受血液透析治疗期间HCV-RNA转阴的患者：

Ⅰ．HCV-RNA（+）定义为采用高灵敏度检测方法HCV-RNA≥15U/ml。

Ⅱ．自患者HCV-RNA检测结果首次报告转阴之日起6个月内，患者继续在隔离透析治疗室/区透析，但相对固定透析机位，并在该患者每个透析日将其安排在该机位第一个进行透析。透析前严格按照透析机使用说明对透析机进行消毒，对透析床单元严格按照医源性感染管理要求进行清洁、消毒，更换相应的物品，并做好记录。期间应当每月1次监测HCV-RNA。

Ⅲ．对于监测HCV-RNA持续阴性达到6个月以上的患者，可安置于普通透析室/区进行透析，相对固定透析机位，安排末班透析。透析结束后应当严格按照要求进行透析机和透析床单元的清洁和消毒。由隔离透析治疗室/区转入普通透析治疗室/区的患者应当在1个月、3个月、6个月各检测1次HCV-RNA。

Ⅳ．新导入或新转入HCV抗体（+）且HCV-RNA（-）的患者：如存在确切临床资料证实HCV-RNA（-）持续6个月以上，则无须隔离透析，但需要在普通透析治疗室/区持续末班透析6个月，每月1次监测HCV-RNA；对不能确认HCV-RNA（-）持续6个月以上的患者，可按照上述Ⅱ方案安排血液透析。

（2）乙型肝炎病毒重叠丙型肝炎病毒感染的患者应在隔离透析治疗室/区进行专机血液透析。如条件实在有限，可在乙肝透析治疗区透析，但相对固定透析机位，并安排末班透析。

（3）梅毒螺旋体：快速血浆反应素试验（rapid plasma reagin test，RPR）高滴度（+）、甲苯胺红不加热血清学试验（tolulized red unheated serum test，TRUST）高滴度（+）、梅毒螺旋体IgM

抗体（+）或暗视野显微镜下见到可活动的梅毒螺旋体。

（4）艾滋病病毒（HIV）：HIV 抗体（+）、HIV-RNA（+）。

2. 传染病隔离透析治疗室/区应配备专用的透析操作用品车，且不能在隔离透析治疗室/区和普通透析治疗室/区交叉使用；隔离治疗室/区的设备和物品如病历、血压计、听诊器、治疗车、机器等应有明确标识。

3. 同时设置普通透析治疗室/区、乙型病毒性肝炎和丙型病毒性肝炎隔离透析治疗室/区的血液透析室（中心），并且未设置隔离透析室/区独立物品通道，物品的流动应分别从：清洁区→普通透析治疗室/区→丙型病毒性肝炎隔离透析治疗室/区→乙型病毒性肝炎隔离透析治疗室/区，被污染且未经消毒的物品不得逆向流动。

4. 传染病隔离透析治疗室/区的护理人员相对固定，同一班次的护理人员不能交叉管理传染病隔离透析治疗室/区和普通透析治疗室/区的透析患者；传染病隔离透析治疗室/区的护理人员应加强防护，佩戴防护面罩和穿隔离服等。

5. 建议 HIV 阳性或确诊传染性梅毒的血液透析患者到指定传染病专科医疗机构或卫生行政部门指定的医疗机构接受透析治疗，或进行居家透析治疗。

6. 合并活动性肺结核的血液透析患者应在呼吸道隔离病房或到指定医疗机构接受透析治疗。

7. 呼吸道传染病疫期内，透析前应检测患者体温，可疑和确诊患者应在呼吸道隔离病房接受透析治疗。

8. 合并呼吸道感染/传染病的患者进入透析室，应佩戴口罩，做好个人防护。

二、血液透析室（中心）感染控制的规章制度

血液透析室（中心）应依据《医院消毒卫生标准》（GB15982）、《医院感染管理办法》（原卫生部令第 48 号）、《医疗废物管理条例》（国务院令第 380 号）、《医务人员手卫生规范》（WS/T 313）、《突发公共卫生事件与传染病疫情监测信息报告管理办法》（原卫生部令第 37 号）、《丙型肝炎病毒（HCV-RNA）检测结果转阴患者血液透析管理方案》（国卫办医函［2018］1000 号）、《中华人民共和国传染病防治法》等国家法律、法规，结合医疗机构的具体情况，建立血液透析室（中心）感染控制的规章制度、流程和预案，并组织血液透析室（中心）医护人员认真学习，熟练掌握，每年至少 1 次培训与考核。相关的规章制度至少包括：

1. 血液透析室（中心）感染防控的组织机构和全员培训制度。

2. 医护人员手卫生规范和无菌操作制度。

3. 医源性感染控制及消毒隔离制度。

4. 医源性感染监测和报告制度。

5. 传染病患者隔离制度。

6. 传染病新发、播散报告制度。

7. 设备设施及一次性使用医疗物品的管理制度。

8. 透析液和透析用水质量监测制度。

9. 库房管理制度。

10. 医疗废物管理制度。

11. 职业安全防护制度。

三、血液透析患者治疗前准备

1. 告知患者血液透析可能带来的血源性或呼吸道传染性疾病感染的风险，要求患者遵守血液透析室（中心）消毒隔离、定期监测等传染病控制的相关规定，并签署透析治疗知情同意书［见“附录三血液透析（滤过）治疗知情同意书”，略］，透析器复用患者应同时签署透析器复用知情同意书［“附录四透析器（滤器）重复使用知情同意书”，略］。

2. 首次开始血液透析的患者、由其他血液透析室（中心）转入或近期接受血液制品治疗的患者必须在透析治疗前进行乙型肝炎病毒、丙型肝炎病毒、梅毒螺旋体及艾滋病病毒标志物（包括抗原和（或）

抗体）的检测，推荐同时检测 HBV-DNA 和 HCV-RNA。存在乙型肝炎病毒标志物阳性的患者，应进一步行 HBV-DNA 及肝功能指标的检测；HCV 抗体阳性的患者，应进一步行 HCV-RNA 及肝功能指标的检测；乙型肝炎病毒抗原阴性但存在不能解释的转氨酶异常升高患者，应进一步行 HBV-DNA 和 HCV-RNA 检测。保留原始记录，登记患者检查结果。

3．首次开始血液透析的患者、由其他血液透析室（中心）转入、既往或现患肺结核的患者，应进行胸部 X 线和（或）肺部 CT 以及结核感染标志物检查。

4．呼吸道传染病疫期内，透析前应检测患者体温，发热患者应进行相关呼吸道传染病检查。

5．建立患者病历档案，在排班表、病历及相关文件上对合并传染性疾病的患者作明确标识。

四、血液透析治疗过程中的规范化操作

1．患者进行血液透析治疗时应当严格限制非工作人员进入透析治疗室/区。

2．以中心静脉导管或移植物导管作为血管通路的患者，血管通路的连接和断开均应进行无菌操作技术。

3．进入患者组织、无菌器官的医疗器械、器具和物品达到灭菌水平。

4．接触患者皮肤、黏膜的医疗器械、器具和物品达到消毒水平。

5．各种用于注射、穿刺、采血等有创操作的医疗器具一人一用一灭菌。

6．一次性使用的医疗器械、器具（包括注射器等）不得重复使用。

7．血液透析室（中心）使用的消毒药械、一次性使用医疗器械和器具应当符合国家有关规定。

8．治疗药品配制

（1）治疗过程中所需的肝素溶液、低分子肝素制剂、红细胞生成刺激剂、铁剂等药品的配制，必须在透析治疗准备室针对每位患者进行配制。

（2）配制后的药品直接送至每位患者的透析单元，标识清楚，一人一用。已经进入透析治疗室/区的药品不可返回进入透析治疗准备室。

（3）指定患者配制的、已进入透析单元的未使用药品不能用于其他患者。

9．对于需要紧急血液透析治疗、且血源性传染疾病标志物检测结果尚未回报的患者，可安排用于急诊的血液透析机治疗，透析结束后对血液透析机表面和内部进行严格消毒。

五、透析结束后的消毒

1．每班次透析结束后，透析治疗室/区应通风，保持空气清新。每日透析结束后应进行有效的空气净化/消毒。

2．每班次透析结束后，患者使用的床单、被套、枕套等物品应当一人一用一更换。

3．每次透析结束后，应参照医疗机构环境表面清洁与消毒管理规范（WS/T512-2016）对透析单元内所有的物品表面（如透析机外部、透析床/椅、小桌板等）及地面进行清洁消毒。对有血液、体液及分泌物污染的区域（地面、墙面），按要求使用消毒液擦拭。

（1）血液透析室（中心）环境物体表面清洁与消毒，应遵循先清洁再消毒的原则，根据环境、物体表面及其污染程度选择有效的清洁剂或消毒剂。

（2）采用 500mg/L 的含氯消毒剂或其他有效消毒剂对透析机外部等物品表面擦拭消毒；如果有血液污染，应立即用 2000mg/L 浓度的含氯消毒剂的一次性使用布巾擦拭或者使用可吸附的材料清除血迹后，再用 500mg/L 浓度的含氯消毒剂擦拭消毒。

4．每次透析结束后，按照透析机使用说明书要求对机器内部管路进行消毒，必须使用经国家食品药品监督管理总局批准的消毒液或具有所在地省级卫生计生行政部门发放的卫生许可证的消毒液商品。采用中心供液自动透析系统、无透析液内部管路的透析机，可自动冲洗后开始下次透析，无需进行机器内部管路消毒；但每日透析结束后应进行透析系统的整体消毒。

5．透析过程中如发生透析器破膜或传感器渗漏，应在透析结束时立即进行透析机消毒，传感器渗漏至根部时应更换透析机内部传感器，经处理后的透析机方可再次使用。

6．血液透析器/滤器复用

（1）经国家食品药品监督管理总局批准的可复用透析器/滤器才可重复使用，遵照原国家卫生部印发的《血液透析器复用操作规范》进行操作和管理。

（2）合并乙型病毒性肝炎、丙型病毒性肝炎、梅毒及艾滋病等血源性传染疾病患者，不得复用透析器/滤器。透析管路（包括血液滤过的连接管路）不能复用。

（3）血液透析器/滤器复用人员必须是护士、技术员或经过培训的专门人员，复用时应戴好手套、围裙、面罩、护目镜。

（4）必须使用国家食品药品监督管理总局批准的清洁剂和消毒液，以及透析器复用机器，进行复用透析器/滤器，不得人工操作复用透析器/滤器。

（5）复用应使用符合透析用水的水质生物学标准的反渗水，并且有一定的压力和流速。

（6）已处理的血液透析器/滤器应在指定区域内存放，并与待处理的血液透析器/滤器分开放置。

7. 按照水处理系统的使用说明书要求，定期对水处理系统进行冲洗消毒。

8. 护士站桌面、电话按键、电脑键盘、鼠标等应保持清洁，必要时使用消毒剂擦拭消毒。

9. 清洁用具应分区使用，不同区域使用的清洁工具应明确标识，并分别冲洗、消毒，分开干燥存放。

六、医疗污物及废物处理

医疗废物应遵循《医疗废物管理条例》及其配套文件的要求进行分类管理，封闭转运。排出的污水应遵循《医疗机构水污染物排放标准》GB 18466-2016 的要求处理。

1. 遵循医疗污物与生活垃圾分类处理原则。

2. 使用专用包装袋或容器，包装应防渗漏、遗撒和穿漏。

3. 按规定的时间、线路移送到暂时存放的专用设施，并定期清洁消毒。

4. 存放时间不得超过 24 小时。

七、感染控制监测

（一）透析室物体表面和空气监测

1. 每月对透析室空气、物体、机器表面及部分医务人员手抽样进行病原微生物的培养监测，保留原始记录，建立登记表。

2. 空气平均细菌菌落总数应≤4CFU/（5min·9cm 直径平皿），物体表面平均细菌菌落总数应≤10CFU/cm^2，医务人员卫生手消毒后手表面细菌菌落总数应≤10CFU/cm^2。

（二）透析患者传染病病原微生物监测

1. 首次开始血液透析的患者、由其他血液透析室（中心）转入或近期接受血液制品治疗的患者，即使血源性传染疾病标志物检测阴性，也建议 1～6 个月期间内重复检测传染病标志物。长期透析的患者应每 6 个月检查 1 次乙型肝炎病毒、丙型肝炎病毒、梅毒螺旋体及艾滋病病毒标志物，保留原始记录并登记。

2. 存在不能解释的肝脏转氨酶异常升高的血液透析患者，应进行 HBV-DNA 和 HCV-RNA 定量检测。

3. 血液透析室（中心）出现乙型肝炎病毒标志物（HbsAg 或 HBV-DNA）或丙型肝炎病毒标志物（HCV 抗体或 HCV-RNA）阳转的患者，应立即对密切接触者（使用同一台血液透析机或相邻透析单元的患者）进行乙型肝炎病毒或丙型肝炎病毒标志物（抗原和（或）抗体）检测，包括 HBV-DNA 和 HCV-RNA 检测；检测阴性的患者应 1～6 个月后重复检测。

4. 建议乙型肝炎病毒易感（HBsAb 阴性）患者接种乙型肝炎病毒疫苗。

5. 建议丙型肝炎患者进行药物治疗。

（三）传染病隔离透析治疗区患者的解除隔离标准与实施方案

1. 患者解除隔离标准　合并血源性传染疾病、在隔离透析治疗室/区进行血液透析的患者，满足下列全部条件，可考虑解除隔离：

（1）乙肝病毒性肝炎患者：HbsAg（-）和 HBV-DNA（-）。

（2）丙型病毒性肝炎患者：HCV-RNA（-）。检测 HCV 抗原时，HCV 抗原（-）。

（3）梅毒患者：规范治疗1年以上，IgM抗体（-）、RPR和TRUST阴性或低滴度、暗视野显微镜下无梅毒螺旋体。

2．满足上述标准的患者，可实施解除隔离透析治疗的方案

（1）传染病标志物检测首次转阴之日起6个月继续在隔离透析治疗室/区进行血液透析，相对固定透析机位，透析日安排第一个透析。监测传染病标志物，每月1次，连续6个月。

（2）传染病标志物持续阴性达到6个月以上患者，可安排在普通透析治疗室/区进行血液透析，相对固定透析机位，透析日安排最后一个透析。转入普通透析治疗室/区后的1个月、3个月和6个月各检测1次标志物，持续转阴者按普通透析患者每6个月监测1次标志物。

（3）传染病标志物监测过程中，如果出现传染病标志物阳转，则转回隔离透析治疗室/区进行血液透析；如果持续传染病标志物阴性，则在普通透析治疗室/区进行血液透析。

（四）透析用水和透析液监测

1．每年每台机器应至少进行1次透析液的细菌和内毒素检测。透析用水和透析液培养方法参照YY0572-2-2015标准规范执行，可选择胰化蛋白胨葡萄糖（tryptone glucose extract agar，TGEA）培养基、R2A营养琼脂培养基或其他确认能提供相同结果的培养基，不能使用血琼脂培养基和巧克力琼脂培养基。推荐17～23℃的培养温度和7天的培养时间。

2．应使用鲎试剂法测定内毒素，或其他确认能提供相同结果的检测方法。

3．每月1次进行细菌检测，细菌数量≤100CFU/ml；细菌数量＞50CFU/ml应进行干预。

4．至少每3个月进行1次内毒素检测，透析用水内毒素≤0.25EU/ml，透析液内毒素≤0.5EU/ml；超过最大允许水平的50%应进行干预。

5．透析用水的细菌或内毒素水平达到干预水平，应对水处理系统进行消毒；透析用水的细菌和内毒素水平合格，而透析液的细菌或内毒素水平超标，应对所有同型号透析机进行透析液细菌和内毒素检测，并校验透析机消毒程序。对于不符合或达到干预标准的水处理系统和（或）透析机，必须重新消毒且符合标准后方可使用。

八、院内感染和传染病上报

（一）血液透析室（中心）发生院内感染的上报要求

按照《医院感染管理办法》（原卫生部令第48号）：

1．医疗机构经调查证实发生以下情形时，应当于12小时内向所在地的县级地方人民政府卫生行政部门报告，并同时向所在地疾病预防控制机构报告。

（1）5例以上医源性感染暴发。

（2）由于医源性感染暴发直接导致患者死亡。

（3）由于医源性感染暴发导致3人以上人身损害后果。

2．医疗机构发生以下情形时，应当按照《国家突发公共卫生事件相关信息报告管理工作规范（试行）》的要求进行报告：

（1）10例以上的医源性感染暴发事件。发生特殊病原体或者新发病原体的医源性感染。

（2）可能造成重大公共影响或者严重后果的医源性感染。

（二）血液透析室（中心）新发传染病患者的上报要求

按照《突发公共卫生事件与传染病疫情监测信息报告管理办法》（中华人民共和国原卫生部令第37号）：

1．甲类传染病和乙类传染病中的肺炭疽、传染性非典型肺炎、脊髓灰质炎、人感染高致病性禽流感患者或疑似患者，或其他传染病和不明原因疾病暴发，2小时内上报。

2．其他乙、丙类传染病患者或疑似患者诊断后，24小时内上报。

3．新发传染病的血液透析患者应填写传染病报告表。

九、血液透析室（中心）工作人员职业安全防护和手卫生规范

（一）工作人员职业安全防护

1．工作人员上岗前应掌握和遵循血液透析室（中心）感染控制制度和规范。

2．建立工作人员健康档案，定期（原则上至少 1 次/年）进行健康体检以及乙型肝炎病毒、丙型肝炎病毒、梅毒螺旋体和艾滋病病毒标志物监测，并管理保存体检资料；建议乙型肝炎病毒易感（HBsAb 阴性）的工作人员注射乙型肝炎病毒疫苗。

3．个人防护装备的使用：医护人员在执行可能暴露于血液、体液的操作（血管穿刺及血管通路连接与断开等操作）时，应遵循标准预防的个人防护装备使用要求，合理选择所需的个人防护装备。处置传染病患者时，应遵循《中华人民共和国传染病防治法》和《国务院办公厅关于加强传染病防治人员的防护意见》（国办发【2015】1 号），在基于标准预防的基础上根据传播途径采取额外的隔离措施，并选择不同防护级别的个人防护装备。

4．工作人员遇锐器伤后处理应遵循《血源性病原体职业接触防护导则》GBZ/T213 的要求处理。

（1）紧急处理办法：从近心端向远心端挤出伤口部位的血液，避免挤压伤口局部，尽可能挤出损伤处的血液，再用流动水冲洗（黏膜用生理盐水反复冲洗），然后用碘伏或其他消毒液（如 75%乙醇）进行消毒并用防水辅料包扎伤口。

（2）填写《医务人员职业暴露登记表》，交医源性感染管理办公室备案。

（3）锐器伤后传染病预防措施

1）被 HBV 阳性患者血液、体液污染的锐器刺伤：①未接种乙型肝炎病毒疫苗者，应注射乙型肝炎病毒免疫球蛋白和接种疫苗；②接种过疫苗、并且 HBsAb 阳性者，无需处理；③接种过疫苗、并且 HBsAb 阴性者，应注射乙型肝炎病毒免疫球蛋白和接种疫苗。④乙肝病毒感染状况不明确，应注射乙型肝炎病毒免疫球蛋白和接种疫苗，同时检测乙肝病毒血清学标志，根据结果确认是否接种第 2 针、3 针乙肝疫苗。建议在最后一剂疫苗接种 1～2 个月后进行病毒抗体追踪检测。

2）被 HCV 阳性患者血液、体液污染的锐器刺伤，目前不推荐采用接触后预防性药物治疗。建议于接触 4～6 个月后进行丙肝抗体和丙氨酸转氨酶基线检测和追踪检测。

3）被 HIV 阳性患者血液、体液污染的锐器刺伤，应有专业人员对暴露级别进行评估，根据暴露级别和病毒的载量水平，咨询专业医师考虑是否进行预防性治疗。

（二）工作人员手卫生规范血液透析中心工作人员进行操作中应严格遵守国家卫生健康委员会《医务人员手卫生规范》WS/T 313。

1．下列情况下医务人员应洗手和（或）使用速干手消毒剂进行卫生手消毒

（1）接触患者前。

（2）清洁、无菌操作前，包括进行侵入性操作前。

（3）暴露患者体液风险后，包括接触患者黏膜、破损皮肤或伤口、血液、体液、分泌物、排泄物、伤口敷料之后。

（4）接触患者后。

（5）接触患者周围环境后，包括接触患者周围的医疗相关器械、用具等物体表面后。

2．手部没有肉眼可见污染时，宜用速干手消毒剂进行卫生手消毒。

3．下列情况应洗手，不可单纯使用速干手消毒剂进行卫生手消毒

（1）当手部有血液或其他体液等肉眼可见的污染。

（2）可能接触艰难梭菌、肠道病毒等对速干手消毒剂不敏感的病原微生物。

（3）便前便后。

4．下列情况医务人员应先洗手，然后进行卫生手消毒

（1）接触传染病患者的血液、体液和分泌物以及被传染性病原微生物污染的物品。

（2）直接为传染病患者进行检查、护理、治疗或处理传染患者污物。

5．戴手套不能代替手卫生，戴手套前和脱手套后应进行手卫生。

6．戴手套的时机

（1）接触患者或透析单元内可能被污染的物体表面时戴清洁手套。

（2）注射药物、抽血、处理血标本、处理插管及通路部位、处理或清洗透析机等操作时戴清洁手套。

（3）接触不同患者、进入不同治疗单元、清洗不同机器时应洗手或使用速干手消毒剂进行卫生手消毒，并更换清洁手套。

（4）进行深静脉插管、拔管和连接血管通路以及移植物内瘘穿刺时戴无菌手套。

（5）处理医疗污物或医疗废物时要戴清洁手套。

（6）复用透析器的工作人员应戴清洁手套。

7. 不戴手套的时机

（1）透析前准备（透析机检测、安装及冲洗管路和透析器）。

（2）测量患者血压等体检操作。

（3）离开透析单元时，应脱下手套，并进行洗手或卫生手消毒。

（4）配制各种药品。

（5）接触医疗文件。

（6）接触门把手、电脑、键盘、电话等公用物品。

（7）接触手机等个人用品。

三、独立血液透析中心建设和管理规范

独立血液透析中心是一个以“医生为主导、护士为主体、患者为中心、医保为基础”的具有独立法人资格的新型医疗机构，独立血液透析中心首先是一个医疗机构，依法合规是第一要务。在医疗、医政、医疗废物、药械管理、医患关系等多方面也符合医院管理的基本规律。

第 1 节　法律主体地位

根据现行法律，独立血透中心是独立法人单位，是定位于基层医疗卫生的新型医疗机构。

一、独立血透中心是独立法人机构

根据“67 号文”的规定，独立血液透析中心定义如下：

1. 新型的医疗机构类别：单独设置的医疗机构，区别于设置在医疗机构内部的“血液透析室”“血液透析中心”“血液净化中心”。

2. 独立法人实体：具有独立的民事法律地位、具有法人资格，可以独立承担法律责任。

3. 所有制形式：“67 号文”并未规定申办主体，因此可以认为：社会资本及主体可以设立，如各类公司、个人；国有资本及主体也可以设立，如国有资产管理经营机构、各类公立医院机构；港澳台、国外主体申办要遵循特别法律规定和要求。

4. 经营性质：营利性与非营利性，设立主体可以自己选择，作为公司投资运营的连锁中心，营利性法人实体是应当的选择。但国家也鼓励社会资本创办非营利性的医疗机构。

总结：现实中的独立中心可能的三种实体形态，一是社会办医的营利性医疗机构；二是社会办医的非营利性医疗机构；三是公办的非营利性医疗机构，即公立医院类似主体申办的独立透析中心，与其他公立医疗机构完全相同。

二、独立血透中心属医疗机构

“67 号文”虽然基本明确了独立血液透析中心的地位和标准，但毕竟该文的法律层级和效力偏低，并且属于单独“立法”的范畴，因此需要更高层级的立法确认。2017 年 2 月 21 日颁布，4 月 1 日执行的，《国家卫生计生委关于修改〈医疗机构管理条例实施细则〉的决定》（中华人民共和国国家卫生和计划生育委会第 12 号令），在第三条增加第十三项：“（十三）医学检验实验室、病理诊断中心、医学影像诊断中心、血液透析中心、安宁疗护中心”。这样正式确定了血液透析中心的法律地位：新增的常规医疗机构类别，从特殊变为常规，从此血液透析中心医疗机构执业许可证上的机构类别告别了“其他”归类。

三、独立血透中心定位于基层医疗机构

《中华人民共和国基本医疗卫生与健康促进法》（以下简称“《卫生法》”）作为我国第一部基本卫生大法，具有划时代的意义。其法律效力层级最高，属于“基本法律”范畴，即有全国人大颁布的法律；第一次系统的对我国卫生体系进行了梳理和规范，成为未来中国医疗卫生领域改革和发展的基本依据。

2020 年 6 月 1 日实施的《卫生法》对我们现存的医疗机构进行了明确的分类和规划，第三十四条规定：“国家建立健全由基层医疗卫生机构、医院、专业公共卫生机构等组成的城乡全覆盖、功能互补、连续协同的医疗卫生服务体系”。也就是说我国现存的几万家医疗机构要统一归入三个类别：“基层医疗卫生机构”“医院”“专业公共卫生机构”。而从第三十五条对这三类机构的定义来看，独立血液透析中心只能属于“基层医疗卫生机构”即“主要提供预防、保健、健康教育、疾病管理，为居民建立健康档案，常见病、多发病的诊疗以及部分疾病的康复、护理，接收医院转诊患者，向医院转诊超出自身服务能力的患者等基本医疗卫生服务”。这个定位非常重要，尤其是对“67 号文”对独立透析中心的设置和管理要求有较大影响，我们在后面的法律适用部分论述这个问题。

第 2 节　监督管理

独立血液透析中心日常接受的监管主要涉及的内容主要包括卫生监督、医保监督、药械监督和群众监督等。

一、卫生监督

1．监督范围　按照卫生监督相关的法律法规，目前独立血液透析中心所涉及到卫生监督的主要范围有：

（1）对中心的执业资格、执业范围及其医务人员的执业资格、执业注册进行监督检查，规范中心医疗服务行为，打击非法行医。

（2）对中心的传染病疫情报告、疫情控制措施、消毒隔离制度执行情况和医疗废物处置情况进行监督检查，查处违法行为。

（3）对中心传染病疫情报告和医疗废物处置情况进行监督检查，查处违法行为。

（4）卫生监督工作中一般还包括有采供血、非法胎儿性别鉴定、病原微生物等内容，独立血液透析中心日常工作不会涉及。

2．监督方式

（1）现场检查：医疗机构一般每年要接受两次例行的卫生监督部门的检查，以及不定期的对血液透析专业的院感、质控专项和涉及到药品、医疗器械、医疗质量、医疗服务等的常规检查。特别是因为其他区域或者医疗机构出现重大质量和医疗安全等问题的时候，当地卫健委均会立刻组织开展针对这些问题的专项督导和检查。检查都有专业人员或者卫生执法人员到现场进行，随着卫生行政执法的逐渐规范化、制度化，这些检查和督导工作已经成为了卫生行政部门对包括独立血液透析中心在内的医疗机构加强管理的主要工作方式。

（2）检查人员会根据现场检查和询问的情况，出具相应的行政执法文书，包括现场检查和询问笔录以及卫生行政执法意见书，整改通知书。中心负责人和被检查人应当确认检查反馈内容无误后签字，并在指定的工作日内提交整改报告并整改到位，否则卫生监督部门有权利对未整改到位的单位和个人做出相应的行政处罚。

3．常见行政处罚内容

（1）中心未取得《医疗机构执业许可证》擅自执业的。

（2）中心逾期不校验《医疗机构执业许可证》仍从事诊疗活动的。

（3）中心诊疗活动超出登记范围的。

（4）中心使用非卫生技术人员从事医疗卫生技术工作的。

（5）中心出具虚假证明文件的。

（6）中心违反《医疗废物管理条例》，将未达到国家规定标准的污水、传染病患者或者疑似传染病患者的排泄物排入城市排水管网的。

（7）中心发生医疗废物流失、泄漏、扩散时，未采取紧急处理措施，或者未及时向卫生行政主管部门和环境保护行政主管部门报告的。

（8）中心违反《中华人民共和国传染病防治法》。

4．法规依据

（1）机构管理类：包括《医疗机构管理条例》及其实施细则，《独立血液透析中心设置标准和管理规范》《医疗机构校验管理办法》《医疗机构血液透析室管理规范》等。

（2）技术管理类：《血液净化标准操作规程（SOP）》、《医疗技术临床管理办法》以及各项血液净化的技术规范和国家标准等。

（3）人员管理类：《执业医师法》《医师执业注册暂行规定》《护士执业注册管理办法》等。

（4）药械管理类：《药品管理法》《医疗机构药事管理规定》《医疗器械监督管理条例》《药品不良反应监测和管理办法》《处方管理办法》等。

（5）院感管理类：《医院感染管理办法》《消毒管理办法》《传染病防治法实施办法》《医疗机构传染病预检分诊管理办法》《医疗废物管理条例》等。

二、医保监督

1．医保监督的主要内容　近两年，随着国家新的医疗保障局成立以及一系列相关医保法律、法规和文件的出台，对于医疗机构的医保监管又提升到了新的高度。很多医疗机构由于对政策的不理解和不当经营，遭到了医保的处罚和医疗费用的拒付。根据最新的国家医疗保障局行政执法事项清单的规定，独立血液透析中心相关的医保监督的主要范围包括以下内容。

（1）对医疗保险经办机构以及医疗机构、药品经营单位等医疗保险服务机构以欺诈、伪造证明材料或者其他手段骗取医疗保险、生育保险基金支出的处罚。

（2）对以欺诈、伪造证明材料或者其他手段骗取医疗保险、生育保险待遇的处罚。

（3）对采取虚报、隐瞒、伪造等手段，骗取医疗救助资金的处罚。

（4）对纳入医疗保障范围的医药价格违法违规行为的查处。

（5）对医疗救助的监督检查。

（6）对纳入基本医疗保险基金支付范围的医疗服务行为和医疗费用加强监督管理。

2．独立血液透析中心医保合规的要点

（1）严格按照当地医保部门认可的医疗收费标准制定服务项目、药品和耗材的收费价格。

（2）熟悉掌握当地的医保各相关法规和政策，掌握定点医疗机构要求、医保规范的诊疗目录和药品目录，加强对医保文件的理解和学习，并贯彻到中心每位员工。

（3）积极做好医疗收费和诊疗信息对接工作，和医保信息系统建立通畅的联系和对应的项目字典，尽可能的保证和当地医保的信息字典完全相对应，减少和医保相关部门沟通的成本和拒付的风险。

（4）及时、充分的和医保部门沟通，配合医保要求及时提供相应的报销文件，符合当地的医保文件和政策的要求。

（5）及时掌握国家和当地医保政策的变化，适时保持中心医保政策的更新，并做好医护人员的培训工作和透析患者的宣传工作。

（6）对困难患者和群众进行扶贫救助等行为时，应当通过正规的社会公益组织和合法的渠道，并在医保部门备案得到认可时方可执行。

三、药械监督

独立血液透析中心主要是血液透析治疗，治疗过程中需要的包括血液净化设备、水处理设备、抢救设备、血液透析专用耗材以及常用的药品等，所以和医院一样必须遵循相关的管理法规和规定的要求，并且接受所辖地的药品监督管理机构统一的监督管理。独立血液透析中心主要涉及的药品和医疗器械的监督管理内容包括：

1．供应商的生产许可证、销售许可证，药品和医疗器械的产品注册证、卫生许可证、卫生许可批件等相关资质，涉及到一些消毒用品的还单独有特殊的资质要求。

2．药品和医疗器械的采购、入库、验收、登记、保管、出库、使用等一系列完整的记录。

3．药品和医疗器械的存放要符合相应的环境要求，要有专人负责保管，药房和库房做好温、湿度监测和登记，达到相应的标准。

4．药品和医疗器械的效期、批号的管理和合理使用。

5．药品和医疗器械的不良事件的上报和跟踪。

6．过期药品和医疗器械的保存和销毁。

7．中心涉及药品和医疗器械管理工作人员的资质。

四、群众投诉和监督

独立血液透析中心作为独立的医疗机构，也同样是医疗行风管理、行业文明建设的重点单位，在日常工作中也会被提出相应的一些要求，在创建文明城市建设或者日常的文明检查中，作为独立的医疗机构，也经常被提出的要求和检查内容包括：

1．中心要设立社会监督电话和意见箱，并有专人负责管理。

2．建立群众联系制度，听取和了解所在地区群众的反映与意见。

3．定期向患者发放“征求意见卡”，进行满意度调查，要求患者满意度达标。

4．在患者中聘请义务监督员，定期召开医患沟通座谈会，征求意见。

5．上岗人员佩戴附有本人照片、姓名和编号、科室、职称或职务等内容的胸卡。

6．中心候诊区域一般还需要在醒目位置张贴：

（1）公开主要检查、治疗、手术的收费项目及标准，公开常用药品价格和自费药品品种。

（2）公开张贴卫健委制定的医务人员医德规范。

（3）公开医保政策和报销事项。

（4）设置宣传栏，大力进行健康教育和宣传，推广爱国卫生运动，倡导文明卫生。

第3节　法律适用和展望

一、现存法律法规及适用规则

1．涉及独立血液透析中心的法律法规　目前颁布有效并适用于独立血液透析中心法律法规如下：

（1）特别法：特别法是个法律术语指适用于特别的法律关系主体、特别时间、特别地区的法律或规范。“67号文”即2016年12月21日，原国家卫计委印发《国家卫生计生委关于印发血液透析中心基本标准和管理规范（试行）的通知》（国卫医发〔2016〕67号文）是现存唯一有效针对“独立血液透析中心”设置、审批、标准、管理规范的特别法规；

（2）一般法：一般法亦是法律术语，相对应于特别法，适用于一般的法律关系主体、通常的时间、国家管辖的所有地区的法律或规范。适用于“独立血液透析中心”的一般法众多，例如《医疗机构管理条例》、《医疗机构管理条例实施细则》、

《执业医师法》《传染病防治法》涉及到医疗机构消防、感控、消毒、医疗废物处置等方面的法律法规规范都属于这个范畴，我们通常所说的“SOP”即《血液净化标准操作规程（2010版）》（以下简称“SOP”）也属于这个范畴。

2．适用规则　《中华人民共和国立法法》第九十二条至九十五条规定了法律适用的原则：特别法优于一般法，新法优于旧法，旧的特别法和新的一般法冲突时，由制定机关裁定。因此，有关独立透析中心的法律适用应该是：

（1）“67号文”是现行适用于独立透析中心最优先的适用规范，范围是：独立透析中心的基本标准和管理。

（2）其他涉及透析中心的“一般法”如消毒、感控、医疗废物处置等内容，如果“67号文”没有涉及的，适用这些“一般法”。

（3）关于“SOP”与“67号文”适用规则

1）在谈论法律适用规则之前，应该先明确法律法规规范的内容和立法规范对象。由此可知：“SOP”

规范对象和目的是：“加强血液净化质量安全管理，明确操作规范，保障医疗质量和患者安全”（详见卫医管发〔2010〕15号文）”，重点是操作规范，目的是安全和质量；“67号文”规范对象是“血液透析中心设置工作”，目的是“ 实现区域医疗资源共享，提升基层医疗机构服务能力，推进分级诊疗具有重要作用”；

2）“SOP”与“67号文”适用原则清晰明了：①在涉及“血液透析中心设置工作”方面的“血液透析中心基本标准和管理规范”范畴，唯一有效使用的规范只有“67号文”；②在涉及到“操作规范”的内容，适用“SOP”并以“SOP”为准（详见卫医管发〔2010〕15号文）；③“SOP”和“67号文”应当各司其职，尤其在《中华人民共和国基本医疗卫生与健康促进法》实施后，更应当执行法律法规的准确性和严谨性。有关独立“血液透析中心设置工作”的更新和修改，必须通过修订“67号文”的程序和途径依法开展；有关“操作规范”内容的更新和修订，则只能通过修订“SOP2010版”的程序和途径依法开展。这是《中人民共和国立法法》的基本要求，如果违背，相关个人、单位、政府部门可以申请或者依职权撤销。

二、独立血液透析实务中的法律应用

1．卫生规划　卫生规划曾经是申请设立医疗机构的一个必备条件，随着国家鼓励社会办医的政策推进，逐步放松了卫生规划，也取消了申请设立医疗机构必须先取得卫生设置规划同意的规定，《国务院办公厅关于支持社会力量提供多层次多样化医疗服务的意见》（国办发〔2017〕44号）等多个文件都明确表明了此意见。

2．两证合一　两证是指之前申办医疗机构所必需获得的“医疗机构设置许可证”和“医疗机构执业许可证”。2017年《国家卫生计生委关于深化“放管服”改革激发医疗领域投资活力的通知》（国卫法制发〔2017〕43号），规定：“对二级及以下医疗机构的设置审批与执业登记“两证合一”。2018年6月15日国家卫健委、国家中医药管理局下发《关于进一步改革完善医疗机构、医师审批工作的通知》（国卫医发〔2018〕19号），规定：“除三级医院、三级妇幼保健院、急救中心、急救站、临床检验中心、中外合资合作医疗机构、港澳台独资医疗机构外，举办其他医疗机构的，卫生健康行政部门不再核发《设置医疗机构批准书》，仅在执业登记时发放《医疗机构执业许可证》”，即独立血液透析中心申办设置直接按照两证合一执行。

3．规划、住建、环保、消防等跨部门审批问题　《医疗机构管理条例实施细则》原第十八条规定“医疗机构建筑设计必须经设置审批机关审查同意后，方可施工”。由于医疗机构的建筑设计涉及规划、住建、环保、消防、卫生计生等多个部门。按照行政审批制度改革要求，各部门应当各负其责，推动并联审批，不互设审批前置条件。因此，《实施细则》第十八条修改为：“医疗机构建筑设计必须按照法律、法规和规章要求经相关审批机关审查同意后，方可施工”。也就意味着规划、住建、环保、消防等不属于卫健委主管的内容，原则上不再要求医疗机构执业登记时提供消防、环保合格等证明材料，改为告知制，当然需要注意：

（1）执业登记时不强制要求并不等于申请人不需要办理。

（2）各自卫生主管机构要求和执行有所区别，在申请设置时必须要了解清楚。

4．诊疗科目的设定和增加

（1）首先，关于透析辅助科室的诊疗科目设定问题。《关于进一步改革完善医疗机构、医师审批工作的通知》（国卫医发〔2018〕19号）规定：医疗机构可以委托独立设置的医学检验实验室、病理诊断中心、医学影像诊断中心、医疗消毒供应中心或者有条件的其他医疗机构提供医学检验、病理诊断、医学影像、医疗消毒供应等服务。卫生健康行政部门可以将该委托协议作为医疗机构相关诊疗科目的登记依据，并在诊疗科目后备注“协议”。也就是说独立血液透析中心的辅助科室：检验、影像、药剂、消毒供应等可以通过协议解决并在医疗机构执业许可证上备注“协议”。

（2）其次，新增科目的问题：门诊手术（血透内瘘手术、腹透置管）、中医科（门诊）、康复科（门诊）、营养科（门诊）、腹膜透析室，及其他科室是否可以增设？各地卫健委有不同说法，有说“未禁即可”符合增设要求就可以增加；有说“不可以”，独立透析中心只能做透析直接相关的事情“只有明确写了可以才可以”。这个问题按照现行法律的解读是：根据《医疗机构管理条例实施细则》第三十条的规定，独立血液透析中心作为一类医疗机构，是可以申请增设其他诊疗科目的，但要根据审批机关提供材料（包括人、设备、技术能力等）和证明可以开展此科目。

三、建议与展望

1.《基本卫生法》实施后，独立血液透析中心同医院内“血液透析室”的设置是否应该有标准差异：“适度宽松”还是“适度从严”？2010 年原卫生部批准开展“独立血液净化中心”试点工作时，对于此类透析机构的患者群体限定为稳定的维持性透析患者，对于初次透析、并发症多的重症患者仍选择医院内透析机构;而考察国外其他地区的类似透析中心,基本都和医院内的透析机构形成顺畅的转诊关系,稳定透析患者转至社区、重症患者住院透析（稳定后转回社区）。由此可见：

（1）国外成熟经验是对医院内透析机构收治患者类型和社区透析中心收治的患者有区别的。

（2）我国的独立透析中心作为基层卫生机构，应该发挥在透析治疗中的补充作用，因此不能把医疗机构内设血液透析室和独立透析中心完全等同，根据《中华人民共和国基本医疗卫生与健康促进法》第三十五条的规定，独立血液透析中心应该收治常见、稳定的透析患者；医院透析室应该收治急危重症和疑难病症的患者透析。由此可见，独立透析中心的设置标准和要求应当“适度宽松”于医院内设立的透析机构，否则就失去了设立独立透析中心进行基础医疗机构进行分级诊疗的意义和可操作性。

（3）通过“67 号文”发布后三年多的医疗实践看，百余家独立透析中心并没有发生严重的医疗安全事故，也没有发生集体性感染事件。而且 CNRDS 的数据报送也显示独立血液透析中心服务的透析患者呈逐年增长的趋势。以上事实证明，“67 号文”所设置的“血液透析中心基本标准”“血液透析中心管理规范”是切实可行、宽严适中的，基本实现了国家卫健委的初衷：既保证医疗安全，又促进血液透析的基层下沉。

2. 独立透析中心和上级医院的新型关系　根据《中华人民共和国基本医疗卫生与健康促进法》第三十五条的规定，基层卫生机构的主要职责包括：“接收医院转诊患者，向医院转诊超出自身服务能力的患者等基本医疗卫生服务”。医院的主要职责包括：“提供疾病诊治，特别是急危重症和疑难病症的诊疗”、“对基层医疗卫生机构的业务指导等工作”。根据《基本卫生法》对基层卫生机构的定义，独立透析中心肯定属于基层医疗卫生机构，由此来看独立透析中心和上级医院的关系可以做新的定义：

（1）医院（指透析中心所在区域的上级医院）应当承担对独立血液透析中心患者的急危重症、疑难病症的诊疗工作，同时还应当对独立血液透析中心进行业务指导等工作。

（2）独立血液透析中心应当：“常见病、多发病的诊疗以及部分疾病的康复、护理，接收医院转诊患者，向医院转诊超出自身服务能力的患者”。

（3）根据以上规定，对独立血液透析中心所在地区的上级医院而言，对独立血液透析中心开展“67 号文”所规定的“血液透析患者急性并发症救治”“血液透析患者慢性并发症的诊治”应该是医院应尽的义务，而不是通过“医疗服务协议”来实现，“67 号文”关于协议医院的规定应该修订。

（4）根据以上规定，作为基层医疗卫生机构的独立血透析中心的标准和技术要求肯定要“略低于”医院，同时根据常见病、多发病向下转诊的分级诊疗要求，医院理论上应该将稳定的维持性透析患者转给所在区域的独立透析中心，这样才能在血液透析治疗领域实现分级诊疗，常见多发和急危重症分治。

3. 其他的前置审批程序或者流程问题　按照国务院“放管服”的要求、《基本卫生法》的精神以及“67 号文”的规定，独立血液透析中心的审批设置应当：

（1）“两证合一”一次性完成医疗机构执业验收和血液透析专项执业验收。

（2）除此之外，除非有法律明文规定，不得在增加任何前置性条件、程序、要求。

（3）对于一些独立血液透析中心在筹建过程中遭到居民投诉而导致的争议，相关政法部门提出进行“维稳评价”的问题，目前看没有找到明确的法律规定：医疗机构设置要开展“维稳评价”，所以设置人在申请设置时应该强化选址评估、加强同居民等相关主体的沟通即公示，并要留存证据，以防止后期产生纠纷。

四、血液净化中心医疗废物管理条例

一、基本原则

1．医院污物实行就地分类袋装，分别处理。

2．污物处理应做记录，有据可查。

3．传染性污物必须置于密闭容器内运送并及时焚烧。

二、实施办法

1．传染性污物装入黄色塑料袋送垃圾存放处。主要包括：

（1）传染性病原体的培养物和贮存物（含微生物室所有培养物）。

（2）病理性污物，包括人体组织器官、肢体胎盘、胚胎、实验动物实体组织。

（3）污染的实验室污物。

（4）与血及伤口接触的石膏、绷带敷料手套等。

（5）丢弃的生物制品（如血清、疫苗）。

（6）难以消毒和毁形的污染性一次性医疗用品。如血袋、引流袋、引流管注射器。

2．锐器入盒处理。包括一次性注射针头穿刺针、头皮针、刀片等。

3．一次性医疗用品用后放专用黄色垃圾袋。

4．生活垃圾袋装入黑色塑料袋中，按市政垃圾处理办法处理。

附：医疗废物处理人员培训手册

一、医疗废物相关法律

医疗卫生机构应当依照《中华人民共和国固体废物污染环境防治法》的规定，执行。

1．医疗废物进行登记，登记内容应当包括医疗废物的来源、种类、重量或者数量、交接时间、处置方法、最终去向以及经办人签名等项目。登记资料至少保存 3 年。

2．采取有效措施，防止医疗废物流失、泄漏、扩散。

3．禁止任何个人转让、买卖医疗废物，禁止在运送过程中丢弃医疗废物；禁止在非贮存地点倾倒、堆放医疗废物或者将医疗废物混入其他废物和生活垃圾。

4．医疗废物专用包装物、容器，应当有明显的警示标识和警示说明。

5．医疗卫生机构应当建立医疗废物的暂时贮存设施、设备，不得露天存放医疗废物；医疗废物暂时贮存的时间不得超过 2 天。医疗废物的暂时贮存设施、设备，应当远离医疗区、食品加工区和人员活动区以及生活垃圾存放场所，并设置明显的警示标识和防渗漏、防鼠、防蚊蝇、防蟑螂、防盗以及预防儿童接触等安全措施。医疗废物的暂时贮存设施、设备应当定期消毒和清洁。

6．医疗卫生机构应当使用防渗漏、防遗撒的专用运送工具，按照本单位确定的内部医疗废物运送时间、路线，将医疗废物收集、运送至暂时贮存地点。

7．转让、买卖医疗废物，邮寄或者通过铁路、航空运输医疗废物，或者违反本条例规定通过水路运输医疗废物的，由县级以上地方人民政府环境保护行政主管部门责令转让、买卖双方、邮寄人、托运人立即停止违法行为，给予警告，没收违法所得；违法所得 5000 元以上的，并处违法所得 2 倍以上 5 倍以下的罚款；没有违法所得或者违法所得不足 5000 元的，并处 5000 元以上 2 万元以下的罚款。

二、医疗废物分类

医疗废物，是指医疗卫生机构在医疗、预防、保健以及其他相关活动中产生的具有直接或者间接感染性、毒性以及其他危害性的废物。医疗废物共分五类，并列入《国家危险废物名录》。

1．感染性废物　感染性废物是指携带病原微生物具有引发感染性疾病传播危险的医疗废物。包括：棉球、棉签、引流棉条、纱布及其他各种敷料，一次性卫生用品、一次性使用医疗用品及一次性医疗器械，废弃的被服，其他被患者血液、体液、排泄物污染的物品。

隔离传染病患者或者疑似传染病患者产生的生活垃圾。病原的培养基、标本和菌种、毒种保存液。

各种废弃的医学标。废弃的血液、血清。用后的一次性医疗用品及一次性医疗器械视为感染性废物。

2．病理性废物　病理性废物是指在诊疗过程中产生的人体废弃物和医学试验动物尸体。包括：手术及其他诊疗过程中产生的废弃的人体组织、器官等。医学实验动物的组织、尸体。

3．损伤性废物　损伤性废物是指能够刺伤或割伤人体的废弃的医用锐器。包括：医用针头、缝合针。各类医用锐器，包括：解剖刀、手术刀、备皮刀、手术锯等。载玻片、玻璃试管、安瓿等。

4．药物性废物　药物性废物是指过期、淘汰、变质或被污染的废弃药品。包括：废弃的一般性药品，如抗生素、非处方类药品等。废弃的细胞毒性药物和遗传毒性药物，致癌性药物，如硫唑嘌呤、苯丁酸氮芥、萘氮芥、环孢霉素、环磷酰胺、苯丙胺酸氮芥、司莫司汀、三苯氧氨、硫替派等。可疑致癌性药物，如：顺铂、丝裂霉素、阿霉素等；免疫抑制剂。废弃的疫苗、血液制品等。

5．化学性废物　化学性废物是指具有毒性、腐蚀性、易燃易爆性的废弃化学物品。包括：医学影像室、实验室废弃的化学试剂。废弃的过氧乙酸、戊二醛等化学消毒剂。废弃的汞血压计、汞温度计。

三、医疗废物处理人员安全防护制度

为加强员工自我防护和安全意识，提高医疗废物处理人员个人防护能力，特制定医疗废物处理人员个人防护制度，相关人员须严格执行。

1．管理部门为医疗废物处理工作人员配备防护用品（工作服、防水围裙、橡胶手套、防水靴、口罩、帽子等）。

2．对医疗废物处理工作人员定期进行健康体检，必要时对有关人员进行免疫接种。

3．配置防渗漏、防遗撒、无锐利边角、易于装卸和清洁的专用运送工具。

4．任何在医院内的医疗垃圾都被认为有传染性，因此工作人员接触医疗垃圾的过程中必须着工作服、佩戴橡胶手套、口罩；工作结束后认真洗手，更换衣服。

5．从垃圾桶内拿出垃圾袋时要拿垃圾袋的上部，不要拿垃圾袋的侧部，防止扎伤自己，装车时垃圾袋尽量不要超出车的边缘，防止在运送过程中碰及到他人。

6．对于在产生、收集、贮存、运输、处置医疗废物的过程中，必须防止医疗废物直接接触身体，一旦发生刺伤、擦伤等职业暴露时按职业暴露要求及时报告医院感染管理科，并根据种类与受伤害程度，采取相应应急措施，跟踪随访。

7．后勤处与医院感染管理科对医疗废物处理人员安全防护制度执行情况进行指导、监督检查。

四、医疗废物管理应急预案

按照《医疗废物管理办法》第二十八条的规定：发生医疗废物流失、泄露、扩散和意外事故时，需采取以下紧急处理措施：

1．应立即以此为中心 2 米范围内化为隔离区，疏散周围人员，采取以下紧急处理措施：

2．包装袋破损废物泄露在运送车上，要用爱尔施 2000mg/L 消毒液喷洒，然后再用持物钳将废物收集到备用塑料袋内。

3．包装袋破损废物泄露在地面上，要用爱尔施 1000～2000mg/L 消毒液喷洒，再用持物钳将废物收集到备用塑料袋内，然后用消毒液浸泡后的墩布擦拭，用后墩布要做好消毒处理，晾干备用。

4．遇血液、体液等喷溅到墙壁和物体表面，立即使用爱尔施 1000～2000mg/L 消毒液擦拭，高度 2～2.5 米。

5．每次运送医疗废物时，应有两位运送人员以备突发情况的发生。

6．如被损伤性废物刺伤或血液、体液等喷溅时，应采取正确冲洗、消毒处理措施，并立即上报医院感染管理科。

7．医疗机构发生因医疗废物管理不当导致 1 人以上死亡或者 3 人以上健康损害，需要对致病人员提供医疗救护和现场救援的重大事故，应当在 24 小时内县卫生局主管部门、县环保局主管部门报告，并采取上述紧急处理措施；县卫生局接到报告后，应当在 12 小时内向市卫生局报告。

五、医疗废物处理人员职业暴露后处理

每次收集、运送医疗废物工作结束后，脱掉手套，并按正确卫生洗手法洗手：

取适量肥皂（皂液），均匀涂抹至整个手掌、手背、手指和指缝。

认真揉搓双手至少15秒钟，应注意清洗双手所有皮肤，包括指背、指尖和指缝，具体揉搓步骤为：

第1步：掌心相对，手指并拢，相互揉搓。

第2步：手心对手背沿指缝相互揉搓，交换进行。

第3步：掌心相对，双手交叉指缝相互揉搓。

第4步：弯曲手指使关节在另一手掌心旋转揉搓，交换进行。

第5步：右手握住左手大拇指旋转揉搓，交换进行。

第6步：将五个手指尖并拢放在另一手掌心旋转揉搓，交换进行。掌心相对揉搓。

收集、运送医疗废物过程中如不小心被刺或眼部粘膜等发生职业暴露时，按以下步骤进行处理：

1. 轻轻挤压伤口，尽可能挤出损伤处的血液，再用肥皂和流动水进行冲洗，禁止进行伤口的局部挤压，从近心端向远心端挤压。

2. 受伤部位的伤口冲洗后，用消毒液（75%乙醇或者0.5%碘伏）进行消毒，并包扎伤口，被暴露的黏膜，反复用生理盐水冲洗干净。

3. 填写《医务人员职业暴露登记表》，交医院感染管理办公室备案。

五、血液透析室（中心）肾脏病康复体系建设的专家共识

数十年来，终末期肾病（end stage renal disease，ESRD）的患病率和发病率逐年上升，防治形势日趋严峻，已成为全球范围内危害人类健康、加重社会经济负担的公共卫生问题。

血液透析是治疗ESRD的有效手段之一，在我国，维持性血液透析（maintenance hemodialysis，MHD）患者的数量迅猛增长，中国血液净化病例信息登记系统（Chinese national renal data system，CNRDs）的数据显示截至2019年底系统内共登记的MHD患者已经达到63.3万例。然而，伴随透析龄增长，MHD患者将会出现不同程度的生理功能下降、心理、认知功能障碍，严重影响了MHD患者的生活质量（quality of life，QOL），大大增加了家庭及社会负担。因此，关注MHD患者的功能障碍，实施综合临床康复干预，已经成为广大医护工作者面临的严峻挑战。

当前，已有大量临床研究证实，血液透析室（中心）实施肾脏病康复（renal rehabilitation，RR）治疗可以改善MHD患者生理、心理及认知功能障碍，提高心肺耐力，改善营养水平及QOL评分，降低心血管疾病危险因素，促进家庭和社会回归。

然而，目前我国血液透析室（中心）的RR尚处于起步阶段，由于人们对RR缺乏足够重视，且RR专业性强，流程相对复杂，存在一定操作风险，各级医院的血液透析室（中心）并未广泛开展。而同期，日本、美国、欧洲各国已经认识到RR对MHD患者预后的重要价值，已经实现了三级医院-社区-家庭的RR体系。

本共识围绕RR的定义、血液透析室（中心）RR体系建设的人员、场地、设备需求、RR的服务内容、质量控制体系等内容，经过2轮专家讨论，制定了该共识，旨在为血液透析室（中心）的RR体系建设提供理论依据和临床指导。

一、RR的定义

1995年由“the Life Options”项目组联合多学科专家组发布了正式的RR的概念：即集医学治疗、患者教育、健康咨询、饮食管理及运动训练为一体的综合治疗，目的是使肾脏病患者达到最佳的职业潜能、功能状态及生活质量.

二、血液透析室（中心）开展RR的基本要求

1. 机构要求

（1）应具备合法的经营资质，取得医疗机构执业许可证。

（2）应具备开展RR相适应的固定场所、基础设施，服务环境安全、卫生、整洁。

（3）应具备与开展RR相适应的康复管理及康复服务人员。

2．人员基本要求　RR治疗团队是由RR医师、护士、康复评定师、康复治疗师（包括物理治疗师、作业治疗师、心理治疗师、职业康复师）、营养师等组成的多学科团队，团队成员需具备相关专业学历，具备国家认定的职业资质，并经过RR专业知识培训。对缺乏RR医师、康复评定师、康复治疗师等专业人员的中心，非康复专业的医师如具有6个月以上、护士如具有3个月以上在综合医疗机构康复部门或者二、三级康复医院从事康复治疗工作或接受培训的经历，并经过RR专业知识培训，也可开展MHD患者的RR.

（1）RR医师：RR医师领导整个肾康复治疗小组，对MHD患者临床及功能障碍状况进行评估，为患者制定个体化的完整的康复计划，指导和监督康复计划的实施，并对治疗效果做出评定。

（2）护士：负责患者的一般护理工作，对MHD患者日常生活活动能力（activity of daily living, ADL）进行评估，并进行RR的随访、指导和监督；对患者及家属进行RR相关知识的鼓励和教育。

（3）康复评定师：完成MHD患者部分运动功能及认知功能的评定。

（4）物理治疗师：使用运动疗法、手法和理疗等物理方法，最大限度地促进、维持和重建MHD患者的运动功能。

（5）作业治疗师：为MHD患者完成回归社会进行必要的适应性能力训练，提高ADL水平，帮助MHD患者更好地完成做家务、上班工作、使用公共交通工具等日常生活和社会活动。

（6）心理治疗师：为MHD患者提供必要心理辅导支持、认知功能康复，改善心理和认知功能障碍。

（7）职业康复师：对MHD患者的就业能力进行评定，根据MHD患者所从事的职业进行就业前训练，促进MHD患者重返工作岗位，并做好回归工作后的随访。

（8）营养师：定期开展MHD患者营养管理健康教育讲座，指导MHD患者调整饮食结构，维持良好营养状态。

3．康复设备

（1）应具有专门的功能评估工具：基础设备包括体重计、量尺、秒表、握力计、ADL评估量表、QOL评估量表、生理/心理/认知等功能评估量表。有条件的单位可配备心肺运动耐力测试系统、等速运动仪、人体成分分析仪等。

（2）急救设备：应具有专门的急救设备，基础设备包括血压计、心脏电除颤仪、常规急救药品、急救车、供氧设施、心电图机、心电监护仪。

（3）运动康复常用设施：基础设备包括运动康复训练用软垫或瑜伽垫、哑铃、沙袋、弹力带、平衡球、功率自行车、卧位康复脚踏车、握力圈、计步器或运动手环等。有条件的单位可配备院内运动软件管理系统、遥测运动心电监护系统等。

4．康复场地　血液透析室（中心）在规划RR区域时，需要考虑环境因素，部分RR项目需要额外的活动空间，比如RR宣教会议、储存运动器材等。以下为血液透析室（中心）RR单元的结构布局概况，需要注意的是其设置应结合本血液透析室（中心）的现状，尽可能做到合理布局，功能分区明确。

（1）工作人员办公区域：为工作人员书写临床/康复治疗相关文书、存放相关规章制度、安排业务学习以及讨论RR相关事宜的区域，需配备电脑、打印机和网络设施，安装医院信息系统和血液透析管理数据库，方便查阅患者的临床和（或）功能障碍的资料。无单独空间的中心可与血液透析室（中心）的办公区合并。

（2）接诊区：应配备血压计、听诊器、体重秤、血糖仪等基本医疗设施，以便工作人员为MHD患者制定或调整RR处方，建立患者登记和医疗文书管理制度。无单独空间的血液透析室（中心）可与血液透析室（中心）接诊区合并。

（3）康复评定区域：康复评定区域为MHD患者进行功能状态（包括生理及心理等功能）及QOL评分评估的区域，应配备评估所需各项量表以及相关测试设备。

（4）康复治疗区

1）血液透析治疗区域：MHD患者可以血液透析床为单位进行透析中的康复运动，于透析治疗中的第1～2小时进行有氧运动、抗阻运动或有氧联合抗阻运动训练，透析中心应配备运动康复所需的弹力带、握力圈、运动沙袋等，有条件的单位可购置床旁踏车训练器，进行透析中的主动和（或）被动运动康复，透析中心工作人员需要做好运动康复中的指导、监督和管理，包括运动前、运动中、运动后生命体征、主观疲劳感觉评分以及透析血管通路的监测等.

2）透析间期运动康复治疗：MHD患者在非透析日进行运动康复的区域，有条件的血液透析室（中心）可专门设立，并配备康复训练器材及基本抢救设备等。

3）MHD患者心理、认知功能障碍的康复治疗：建议在相应的康复治疗科室中进行。

（5）RR宣教会议区：为参与RR的患者进行宣教的会议区，定期为MHD患者分享康复相关的典型病案，包括血液透析室（中心）工作人员、康复治疗师、患者和家属讨论RR计划及其调整、与MHD患者分享RR的成果，患者间的经验分享等。

三、为MHD患者RR的服务内容

1．适应人群　MHD患者出现ADL下降、肌力下降、心肺耐力下降或功能障碍，心理和（或）认知功能障碍等，并签订知情同意书。

2．MHD患者RR前的评估

（1）MHD患者临床状况评估：包括：①病史评估：症状、合并症情况，尤其是有无心血管疾病、骨关节异常等病史；用药史；生活习惯；运动习惯；家族史等。②体格检查。③实验室检查。

（2）MHD患者运动能力评定：MHD患者运动能力评估包括心肺耐力、肌肉力量、肌肉耐力、柔韧性等几个方面。由于超过50%的MHD患者难以完成最大摄氧量（maximal oxygen uptake，VO_2max）的测定，因此，传统的运动负荷测试常不能提供最有价值的信息用于制定运动处方和评价运动效果，建议为MHD患者使用应用于其他人群（如老年患者）的简易身体功能测试，如6分钟步行试验等进行运动能力评定。

（3）其他方面的评估：包括ADL评估、心理功能评估、认知功能评估、职业能力评估等。

3．康复服务内容

（1）改善生活方式，合理饮食，戒烟、戒酒等。

（2）临床药物治疗：MHD患者一体化治疗，包括保证透析充分性、纠正贫血、钙磷代谢紊乱、酸中毒，积极控制血压、血糖及管理其他合并症等。

（3）运动康复

1）根据MHD患者基础活动状况及运动能力评估开具运动康复的个体化处方。

2）一次运动训练的基本组成包括：热身、运动训练、整理活动、拉伸运动等几个部分。

3）MHD患者运动处方的基本内容包括：运动频率、强度、时间、类型、总量和进阶。建议MHD患者每周至少需要进行3～5次低至中等强度的运动训练，运动类型包括有氧运动，抗阻运动以及柔韧性训练，推荐运动总量为消耗热量500～1000kcal/w（或不低于每周150分钟中等强度运动，或不少于7000步/日）；遵循以低强度运动开始，循序渐进，逐渐增加运动强度、时间和运动总量的原则。需要注意的是，较小的运动量也可以为部分低适能MHD患者带来健康获益，但目前缺少证据来确定最小推荐量。

（4）心理、认知康复服务：对存在任何心理、认知功能障碍的MHD患者，包括焦虑、和（或）抑郁、和（或）认知功能障碍、和（或）其他类型心理功能障碍，应及早启动心理、认知功能评估以及康复服务。

（5）职业康复服务：对于有就业和（或）就学意向的MHD患者，应该明确患者的工作/学业目标，协助患者联系用人单位、进行职业康复培训、协调MHD治疗时间（比如开展夜间透析等），促进MHD患者最大限度回归社会。

（6）对MHD患者实施RR的流程：包括初期基线状况的评定——制定康复训练计划并实施——3～6个月后进行再评定—调整康复训练计划并实施康复。

四、血液透析室（中心）三级康复医疗服务体系

根据各血液透析室（中心）的康复医疗资源特点，构建MHD患者三级康复医疗体系：即初级-中级-高级RR体系，其准入标准详见附件1。在三级医疗机构之间构建以功能评定为依据的康复流程，进而形成上下互联互通的康复医疗联合体，实现分级康复医疗和双向转诊，满足MHD患者的康复治疗需求。

五、建立MHD患者RR医疗质量控制标准

1. 制定科室管理规章制度、各级人员岗位职责制度，知情同意制度等，有卫生部门认可的仪器操作常规、RR诊疗规范和常规等。

2. 团队成员需经过康复治疗专业知识的培训并具备国家认定的执业资质。

3. 建立运动康复急救应急预案：所有参加RR的医务人员需定期进行心肺复苏演练，定期参与康复病例讨论。

4. 建立患者信息登记、文书管理制度，由RR医师开具康复处方，康复团队执行人员执行康复处方并记录（包括实施时间，训练内容，监测指标），记录内容统一保管，供复核和审查。定期召开MHD患者康复治疗讨论会议，并将讨论记录存档。

5. 建立并实施康复服务质量管理体系，严格实施内部质量管理与控制。并接受行政部门国家卫生健康委或康复质控中心开展的康复质量管理与控制。

六、总结

伴随着全球范围内MHD患者的逐渐增多，血液透析室（中心）开展RR能够改善MHD患者生理、心理及认知功能障碍、提高心肺耐力、营养水平及QOL评分，促进家庭和社会回归，在血液透析室（中心）实施RR应成为MHD患者管理中的重要组成部分。本共识就血液透析室（中心）RR的康复体系建设进行了阐述，以期为血液透析室（中心）的RR体系建设提供理论依据和临床指导。

附件1：血液透析室（中心）肾脏病康复体系建设（初级）准入标准

一、科室设置

1. 设立MHD患者RR诊室，可兼做健康教育室及功能评估室，RR诊室可设置在门诊或血液透析室（中心）。

2. 人员至少配备1名RR医师，1名护士（护师），康复治疗师、心理治疗师、营养师可兼职。

3. 康复场地RR建筑面积不少于20m^2。

二、康复设备要求

1. 具有健康教育相关的幻灯、材料、模拟器材等。

2. 功能评估设备　包括体重计、握力计、量尺、秒表、ADL量表、生活质量调查简表（health survey short form-36Item，SF-36）、心理量表、健康筛查表、Borg主观疲劳感觉评分量表等。

3. RR区急救设备　包括血压计、电除颤仪、常规急救药品、急救车、供氧设施、心电图机等。

4. 运动疗法常用设备　包括训练用瑜伽垫、功率自行车、握力圈、哑铃、沙袋、弹力带、跑步机等运动器材。

三、RR内容

1. 适应人群　MHD患者出现ADL下降、肌力下降、心肺耐力下降或功能障碍，心理和（或）认知功能障碍等，并签订知情同意书。

2. RR治疗前的评定

（1）临床状况评估：生物学病史和治疗、心血管危险因素、生活方式、体格检查及实验室检查等。

（2）量表评估：包括ADL量表、SF-36生活质量评估量表等。

（3）身体体质评估：身高，体质量，腹围，臀围，计算体质量指数BMI。

（4）运动能力评定

1）心肺耐力评定：可采用6分钟步行试验评定心肺耐力，部分患者可以推荐到上级医院进行运动负荷测试。

2）肌力评定：可使用握力测试、最大重复次数（RM）来评定肌力。

3）柔韧性、平衡性评定：可采用关节活动度来评估柔韧性，采用计时起走试验评定平衡性。

（5）心理、认知功能评估：使用心理认知评估量表［焦虑自评量表（SAS）、抑郁自评量表（SDS）、简易智能精神状态检查量表（MMSE）或蒙特利尔认知评估量表（MoCA）等］进行评估。

3．RR 治疗内容

（1）改善生活方式，合理饮食、戒烟、戒酒等。

（2）临床药物治疗：MHD 患者一体化治疗，包括保证透析充分性、纠正贫血、钙磷代谢紊乱、酸中毒，控制血压、血糖及管理其他合并症等。

（3）运动处方：包括：①有氧运动：包括慢跑、快步走、广场舞、骑自行车、游泳等，有条件的医院可进行透析中的卧位踏车运动等。②抗阻运动：包括拮抗自身重力的运动如深蹲、向后摆腿、直臂上举、下肢平举等运动，或使用弹力带、沙袋、哑铃等健身器材进行，有条件的中心可以使用沙袋或弹力带进行透析中的抗阻运动。③柔韧性与平衡性运动：包括颈部拉伸、耸肩或绕肩、侧拉伸、单腿站立等拉伸和伸展性练习。

（4）心理/认知康复治疗：对存在心理/认知功能障碍的患者推荐到心理/认知康复门诊进行诊疗。

（5）社会康复：积极鼓励 MHD 患者回归社会，对有就业能力的患者推荐患者到上级医院进行社会康复指导。

（6）阶段性评定：每 3～6 个月对 MHD 患者进行再评定并调整康复治疗处方。

四、安全及质量保证

1．制定科室管理规章制度、各级人员岗位职责制度、知情同意制度、仪器维修保养制度、消毒隔离制度等，有卫生部门认可的仪器操作常规、RR 诊疗规范和常规等。

2．团队成员需经过康复治疗专业知识的培训并具备国家认定的执业资质。

3．建立运动康复急救应急预案。所有参加 RR 的医务人员需定期进行心肺复苏演练，定期参与康复病例讨论。

4．建立患者信息登记、文书管理制度，由 RR 医师开具运动处方，康复团队执行人员执行康复处方并记录（包括实施时间，训练内容，监测指标），记录内容统一保管，供复核和审查。定期召开康复讨论会议，并将讨论记录存档。

附件 2：血液透析室（中心）肾脏病康复体系建设（中级）准入标准

一、科室设置

1．设立 MHD 患者 RR 诊室，康复功能评估及治疗室。

2．人员至少配备 1 名肾脏内科专业的 RR 医师，1 名护士（护师），1 名康复治疗师，心理治疗师和营养师可兼任。

3．康复场地 RR 建筑面积不少于 30m^2。

二、康复设备要求

1．具有健康教育相关的幻灯、材料、模拟器材等。

2．功能评估设备　体重计、握力计、量尺、秒表、ADL 量表、SF-36 生活质量量表、心理量表、健康筛查表、Borg 主观疲劳程度量表等。

3．RR 区急救设备　包括血压计、电除颤仪、常规急救药品、急救车、供氧设施、心电图机等。

4．运动疗法常用设备　包括训练用瑜伽垫、功率自行车或跑步机、握力圈、哑铃、沙袋、弹力带、卧位康复踏车等。

三、MHD 患者 RR 治疗

1．RR 服务范围

（1）能够开展院内 MHD 患者康复治疗。

（2）能够开展 MHD 患者门诊康复治疗及家庭康复治疗。

（3）协助初级 RR 机构完成运动负荷能力测试，指导其开具运动处方，对低、中危人群进行 RR 训练。

（4）可协助高级 MHDRR 机构完成科研项目并向上级机构转诊。

2．适应人群　MHD 患者出现 ADL 下降、肌力下降、心肺耐力下降或功能障碍，心理和或认知功能障碍等，并签订知情同意书。

3. RR 治疗前的评定

（1）临床状况评估：生物学病史和治疗、心血管危险因素、生活方式、体格检查及实验室检查等。

（2）量表评估：包括 ADL 量表、SF-36 生活质量评估量表等。

（3）身体体质评估：身高，体质量，腹围，臀围，计算 BMI。

（4）运动能力评定

1）心肺耐力评定：可采用 6 分钟步行试验评定心肺耐力，部分患者可以进行运动负荷测试。

2）肌力评定：可使用握力测试、最大重复次数（RM）来评定肌力。

3）柔韧性、平衡性评定：可采用关节活动度或功能性动作筛查如深蹲、单腿主动上抬等评定柔韧性，采用计时起走试验评定平衡性。

（5）心理、认知功能评估：使用心理认知评估量表［推荐 SAS、SDS、医院焦虑抑郁量表（HADS）、MMSE 或 MoCA 等］进行评估。

4. RR 服务内容。

（1）改善生活方式，合理饮食、戒烟、戒酒等。

（2）临床药物治疗：MHD 患者一体化治疗，包括保证透析充分性、纠正贫血、钙磷代谢紊乱、酸中毒，控制血压、血糖及管理其他合并症等。

（3）运动处方：包括：①有氧运动：包括慢跑、快步走、广场舞、骑自行车、游泳，以及进行透析中的踏车运动等。②抗阻运动：包括拮抗自身重力的运动如深蹲、向后摆腿、卷腹等，或使用弹力带、沙袋、哑铃等健身器材进行，以及使用沙袋或弹力带进行透析中的抗阻运动。③柔韧性与平衡性运动：包括颈部拉伸、耸肩或绕肩、侧拉伸、单腿站立等拉伸和伸展性练习，太极拳，八段锦等。

（4）心理、认知康复：对存在心理或（和）认知功能障碍的患者推荐到心理门诊进行诊疗。

（5）职业康复：鼓励 MHD 患者回归社会，对有就业能力的患者推荐患者到上级医院进行职业康复指导。

（6）阶段性评定：每 3～6 个月对患者进行再评定并调整康复治疗处方。

四、安全及质量保证

1. 制定科室管理规章制度、各级人员岗位职责制度、知情同意制度、仪器维修保养制度、消毒隔离制度等，有卫生部门认可的仪器操作常规、RR 诊疗规范和常规等。

2. 团队成员需经过康复治疗专业知识的培训并具备国家认定的执业资质。

3. 建立运动康复急救应急预案。所有参加 RR 的医务人员需定期进行心肺复苏演练，定期参与康复病例讨论。

4. 建立患者信息登记、文书管理制度，由 RR 医师开具康复处方，康复团队执行人员执行康复处方并记录（包括实施时间，训练内容，监测指标），记录内容统一保管，供复核和审查。定期召开康复讨论会议，并将讨论记录存档。

5. 建立并实施康复服务质量管理体系，严格实施康复质量管理与控制。并接受卫健委行政部门或康复质控中心开展的质量管理与控制。

附件 3：血液透析室（中心）肾脏病康复体系建设（高级）准入标准

一、科室设置

1. 设立 MHD 患者 RR 诊室，康复功能评估及治疗室，包括运动训练室、康复咨询室（用于心理、营养及行为干预）、示教室（用于从业人员培训及带教）等。

2. 人员至少配备 1 名肾脏内科专业的 RR 医师，1 名护士（护师），1 名康复治疗师，1 名心理治疗师（可兼职），1 名社会康复治疗师（可兼职），1 名营养师（可兼职）。

3. 康复场地　RR 建筑面积不少于 $100m^2$。

二、康复设备要求

1. 具有健康教育相关的幻灯、材料、模拟器材等。

2. 功能评估设备　心肺运动测试仪（平板或踏车）、等速运动仪、身体成分分析仪、体重计、握力计、量尺、秒表、ADL 量表、SF-36 生活质量评估量表、心理量表、膳食结构测评表、健康筛查表、Borg 主观疲劳感觉评分量表等。

3．RR 区急救设备　包括血压计、电除颤仪、常规急救药品、急救车、供氧设施、心电图机等。

4．运动疗法常用设备

（1）运动设备：训练用医疗功率自行车或跑步机（4～6 台）、医疗用上肢和下肢肌力训练设备或医用多功能训练器、医用平衡测定训练仪、训练用瑜伽垫、训练用平衡球、哑铃、沙袋、弹力带等。

（2）运动监测设备：心率表、运动心电监护仪或无创动态血流动力学监测设备，医疗运动康复远程心电监护设备、院内运动软件管理系统。

三、RR 治疗

1．RR 服务范围

（1）能够开展院内 MHD 患者康复治疗。

（2）能够开展门诊 MHD 患者康复治疗及家庭康复治疗。

（3）能够指导下级医院开展 RR 治疗或接受转诊。

（4）能够开展 MHD 患者 RR 从业相关人员的培训并进行资质认定。

（5）能够开展 RR 相关的教育及科学研究工作。

2．适应人群　MHD 患者出现 ADL 下降、肌力下降、心肺耐力下降或功能障碍，心理和（或）认知功能障碍等，并签订知情同意书。

3．RR 评估内容

（1）临床状况评估：生物学病史和治疗、心血管危险因素、生活方式、体格检查及实验室检查等。

（2）量表评估：包括 ADL 量表、SF-36 生活质量评估量表等。

（3）身体体质：身高，体质量，腹围，臀围，计算 BMI，皮褶厚度，使用人体成分分析仪进行人体成分分析。

（4）运动能力评定

1）心肺耐力评定：采用运动负荷测试、6 分钟步行试验等评定心肺耐力。

2）肌力评定：使用握力测试、最大重复次数（RM）来评定肌力，使用等速肌力运动仪进行等速肌力测定等。

3）平衡性、柔韧性评定：可采用关节活动度或功能性动作筛查如深蹲、单腿主动上抬等评定柔韧性，采用计时起走试验评定平衡性。

（5）心理、认知功能评估：使用心理认知评估量表（推荐 SAS、SDS、HADS、MMSE 或 MoCA 等）进行评估。

4．RR 治疗内容

（1）改善生活方式，合理饮食、戒烟、戒酒等。

（2）临床药物治疗：MHD 患者一体化治疗，包括保证透析充分性、纠正贫血、钙磷代谢紊乱、酸中毒，控制血压、血糖及管理其他合并症等。

（3）运动处方：包括：①有氧运动：包括慢跑、快步走、广场舞、骑自行车、游泳，以及进行透析中的踏车运动等。②抗阻运动：包括拮抗自身重力的运动如深蹲、向后摆腿、卷腹等，或使用弹力带、沙袋、哑铃等健身器材进行，以及使用沙袋或弹力带进行透析中的抗阻运动。③柔韧性与平衡性运动：包括颈部拉伸、耸肩或绕肩、侧拉伸、单腿站立等拉伸和伸展性练习，太极拳，八段锦等。

（4）心理、认知康复：包括肌肉放松训练、减压训练、音乐疗法、认知行为疗法等。

（5）社会康复：社会康复治疗中心给予社会康复指导。

（6）阶段性评估：每 3～6 个月对患者进行再评估并调整康复治疗处方。

（7）RR 医师要在 MHD 患者实施 RR 的开始到结束，定期进行汇总数据，每 3～6 个月实施再评定，根据康复效果做出康复计划的调整，提高 RR 的完成率和治疗效果。

（8）建立康复治疗的数据化管理体系，加强康复治疗的定期随访。

四、安全及质量保证

1．制定科室管理规章制度、各级人员岗位职责制度、知情同意制度、仪器维修保养制度、消毒隔离制度等，有卫生部门认可的仪器操作常规、RR 诊疗规范和常规等。

2．团队成员需经过康复治疗专业知识的培训并具备国家认定的执业资质。

3．建立运动康复急救应急预案。所有参加 RR 的医务人员需定期进行心肺复苏演练，定期参与康复病例讨论。

4．建立患者信息登记、文书管理制度，由 RR 医师开具康复处方，康复团队执行人员执行运动康复处方并记录（包括实施时间，训练内容，监测指标），记录内容统一保管，供复核和审查。定期召开康复治疗讨论会议，并将讨论记录存档。

5．建立并实施康复治疗服务质量管理体系，严格实施康复质量管理与控制。并接受卫健委行政部门或康复质控中心开展的质量管理与控制。

参考文献

[1]杜萍.血液透析专科护理服务能力与管理指引[M].沈阳：辽宁科学技术出版社，2021.

[2]王丽芹.血液透析护理实践精讲[M].北京：中国医药科技出版社，2020.

[3]王兴，王蕾，孟月.血液透析与患者健康解读[M].北京：中国医药科学技术出版社，2022.

[4]陈楠.肾脏病诊治精要[M].上海：上海科学技术出版社，2022.

[5]卢才菊、王静、杨毓珩.腹膜透析实用手册[M].北京：化学工业出版社，2023.

[6]陈香美.血液净化标准操作规程[M].北京：人民卫生出版社，2021.

[7]仲琦，孙辉，李海波.常见急危重症临床诊疗新思维[M].北京：中国纺织出版社有限公司，2021.

[8]徐军，刘霜.急诊科主治医生 1000 问（第 2 版）[M].北京：中国协和医科大学出版社，2022.

[9]余学锋.内分泌代谢疾病诊疗指南（第 3 版）[M].北京：科学出版社，2021.

[10]李美娟.现代临床常见病护理学[M].昆明：云南科技出版社，2020.

[11]雷颖.基础护理技术与专科护理实践[M].郑州：河南大学出版社，2020.

[12]于宁.现代内科疾病诊断与治疗[M].北京：科学技术文献出版社，2018

[13]葛均波，徐永健，王辰.内科学（第 9 版）[M].北京：人民卫生出版社，2018

[14]万学红，卢雪峰.诊断学（第 8 版）（精校修订版）[M].北京：人民卫生出版社，2018.

[15]向晶，马志芳.血液透析专科护理操作指南[M].北京：人民卫生出版社，2014.

[16]王质刚.血液净化学（第 4 版）[M].北京：科学技术出版社，2016.

[17]刘杨东，主译.血液透析血管通路手术与腔内介入实践指南[M].北京：科学出版社，2018.

[18]翟丽.实用血液净化技术及护理（第 2 版）[M].北京：科学出版社，2018.

[19]于宁.现代内科疾病诊断与治疗[M].北京：科学技术文献出版社，2018.

[20]中华医学会外科学分会胰腺外科学组.慢性胰腺炎诊治指南（2014）[J].中国实用外科杂志，2015，35（3）：277-282.

[21]谌贻璞.肾内科学（第 2 版/研究生）[M].北京：人民军医出版社，2015.

[22]梅长林，余学清.内科学·肾脏内科分册[M].北京：人民卫生出版社，2015.

[23]孙世澜，吴彼得.肾衰竭诊断治疗学（第 2 版）[M].北京：人民军医出版社，2012.

[24]陈孝文.急性肾损伤（第 2 版）[M].北京：人民卫生出版社，2010.

[25]付平.连续性肾脏替代治疗[M].北京：人民卫生出版社，2016.

[26]李春盛.急危重症医学进展[M].北京：人民卫生出版社，2014.

[27]王敬东.急危重症医学诊疗[M].上海：同济大学出版社，2014.
[28]马滕骧.现代泌尿外科学[M].天津：天津科学技术出版社，2000.
[29]汪年松.继发性肾脏疾病[M].北京：科学技术文献出版社，2009.
[30]陈香美.现代慢性肾衰治疗学[M].北京：人民军医出版社，2001.
[31]江华，刘必成.肾脏病学进展2020[M].北京：中华医学电子音像出版社，2020.
[32]刘许蒙，曾彩虹.人工智能在移植肾脏病理中的应用进展[J].医学研究与战创伤救治，2023，36（12）：1317-1321.